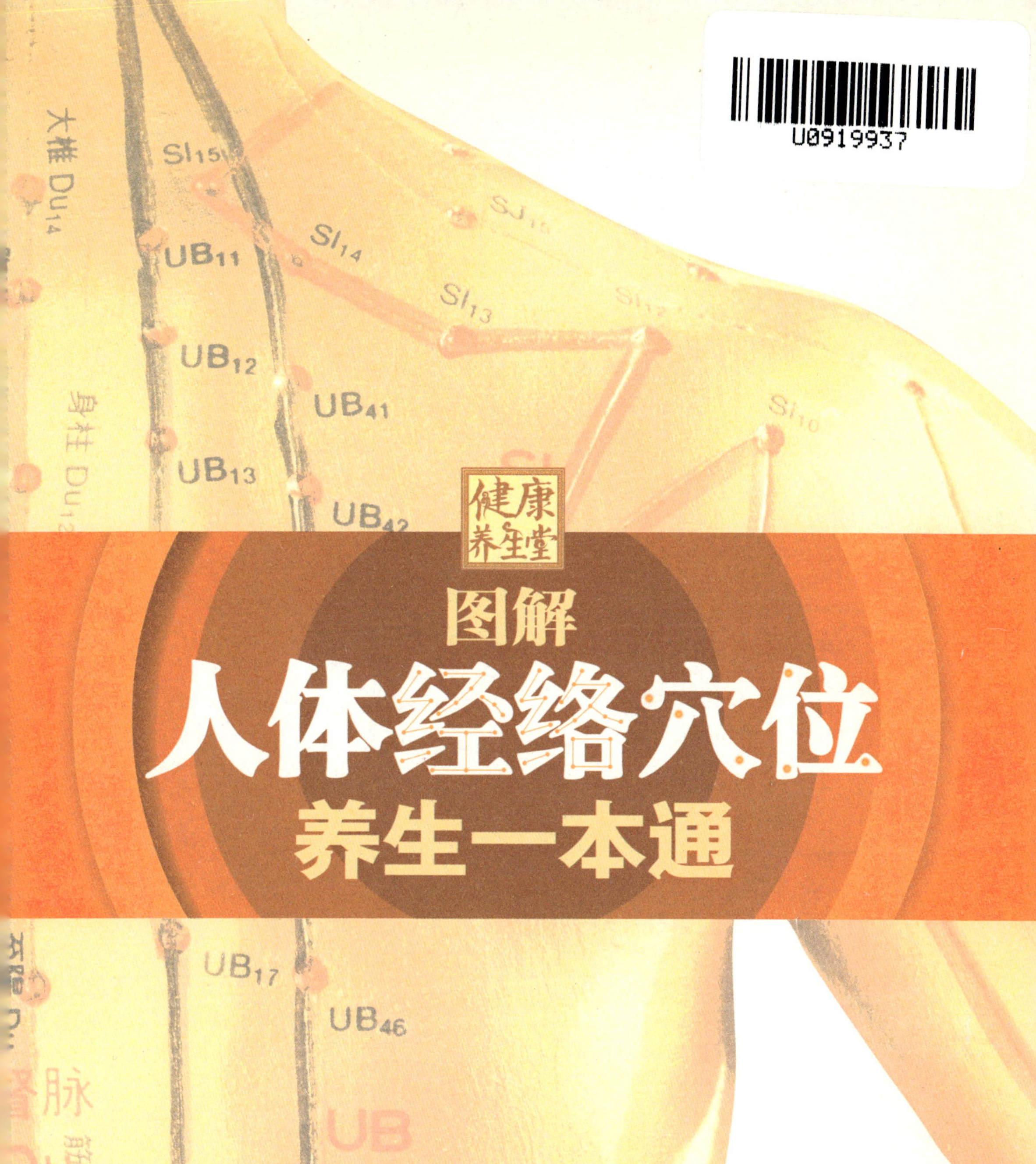

健康养生堂

图解人体经络穴位养生一本通

【薛卫国◎主编】

北京中医药大学针灸推拿学院

副教授 硕士生导师

浙江出版联合集团

浙江科学技术出版社

图书在版编目（CIP）数据

图解人体经络穴位养生一本通／薛卫国主编. —杭州：浙江科学技术出版社，2013.9
ISBN 978-7-5341-5559-8

Ⅰ.①图… Ⅱ.①薛… Ⅲ.①经络－穴位按压疗法－图解 Ⅳ.①R224.1-64

中国版本图书馆CIP数据核字（2013）第141727号

健康养生堂

图解人体经络穴位养生一本通

薛卫国 主编

责任编辑：宋 东 王 群 刘 丹
责任校对：王巧玲 李骁睿
责任美编：金 晖
责任印务：徐忠雷
特约编辑：解鲜花
特约美编：王道琴
封面设计：罗 雷
版式设计：李自茹

出版发行：浙江科学技术出版社
地址：杭州市体育场路347号
邮政编码：310006
联系电话：0571-85058048
制　　作：日知图书（www.rzbook.com）
印　　刷：天津市光明印务有限公司
经　　销：全国各地新华书店
开　　本：710×1000 1/16
字　　数：200千字
印　　张：16
版　　次：2013年9月第1版
印　　次：2013年9月第1次印刷
书　　号：ISBN 978-7-5341-5559-8
定　　价：39.00元

massage

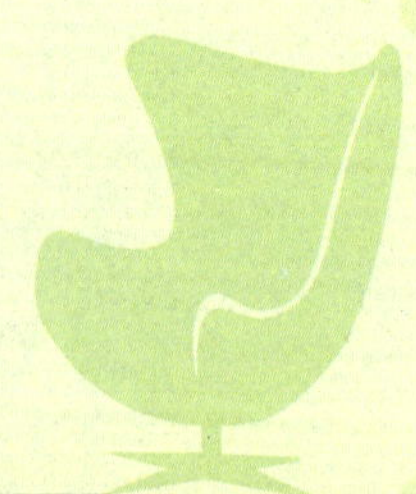

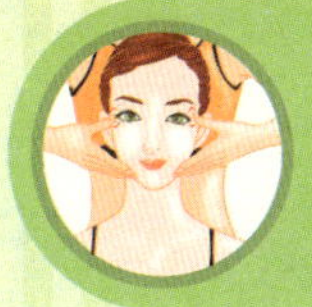

唤醒你身体的自我治愈力

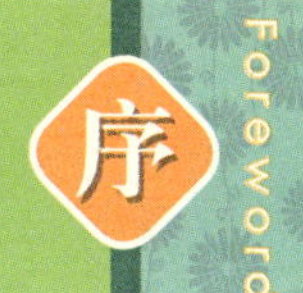

人体内有一套修复系统，它时刻护卫着我们的健康。平常的日子，它维护着我们脏腑器官的正常运行；当疾病来袭时，它又会整装待发地与疾病展开厮杀。这套修复系统就是我们身体里的经络。

敲敲经络，保健无忧

经络是我们身体里的灵丹妙药，是一学就会、一用就灵的健康养生大法。身体是否健壮及寿命的长短都与它息息相关。平时我们走路时间过长或者感到双腿发沉时，经常会用手捶捶腿，其实就是无意识地敲经络，让自己的肌肉与神经放松。当我们的身体内部出现问题时，就会在身体表面产生异常，用手触摸会有压痛及硬块，这时就需要我们找准病因，及时敲打经络，防病治病。

打通经络，百病不愁

经络畅通是保证我们身体健康的重要因素，经络不通，即使怎样的外部保健也只能治标不治本。经络是我们身体内部气血的大通道，一旦发生堵塞，身体就会出现各种不适症状。所以说，人之所以会生病，最根本的原因就在于身体里的经络运行不畅。

每天10分钟，你会有惊人的发现

爱美的女性朋友在每天洗脸时、临睡前轻轻按摩自己的脸部、身体10分钟，15天后，你就会发现一个容颜靓丽、充满活力的俏佳人。对于男性朋友来说，快快扔掉那些令你尴尬不堪的药物吧，只有通过打通身体里的经络才能真正实现强健腰膝、固肾益精的目的。而打通经络，保证脏腑功能正常，才是老年人通向长寿之路的捷径。经过抚触按摩后，宝宝吃饭、睡觉更香了，大脑反应更快了。由此可见，按摩是适用于全家老少的简易保健法。

薛卫国

北京中医药大学针灸推拿学院

副教授 硕士生导师

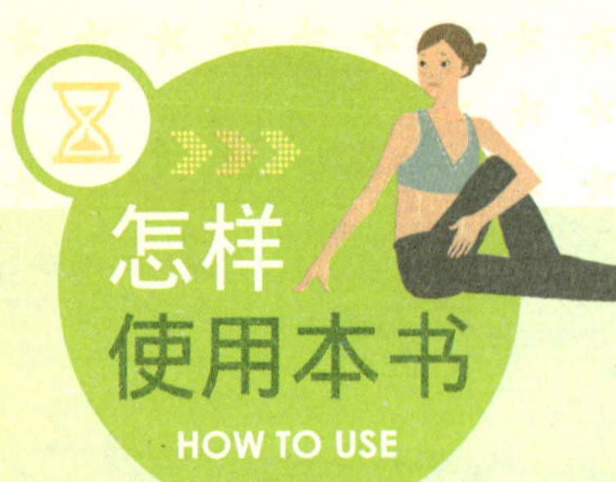

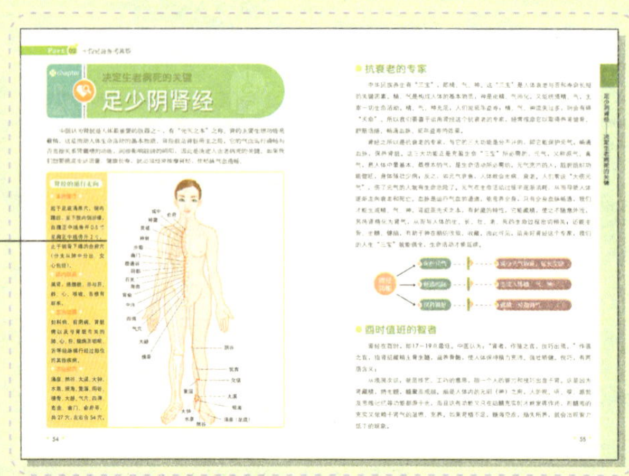

经络、穴位一目了然

每条经络的循行走向、主治概要、包含穴位都用图片和文字直观地展示出来，便于参照、了解和使用。

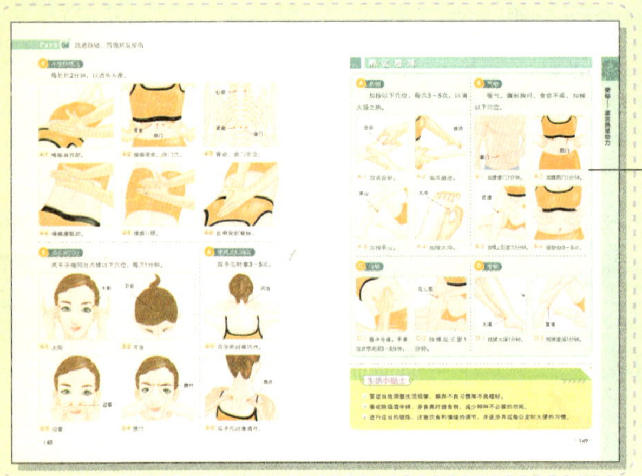

辨证加减

根据中医辨证分型原理，在该病症基本的按摩治疗手法基础上，部分病症还增加了“辨证加减”，即根据病症的特有症状进行相应的按摩。

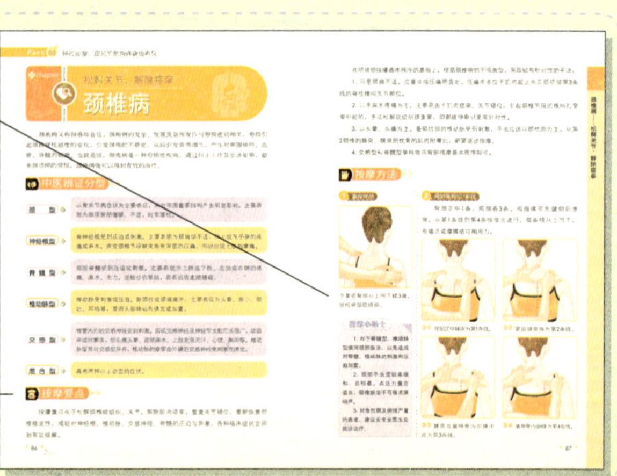

详尽说明，直观演示

专业按摩师亲自指导，按摩过程的每一步都安排了彩色演示图片，一目了然。同时附有专业详细的操作说明，保证一看就会，简便易学。

按摩要点

对症按摩前需要先了解明确的按摩取穴原则和基本程序步骤。

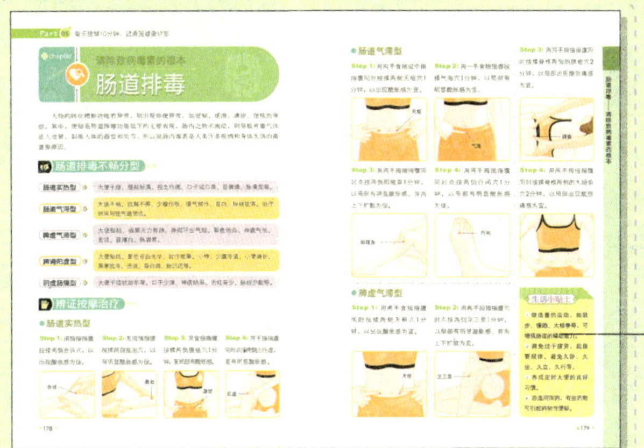

生活按摩小贴士

介绍按摩过程中需要特别注意的问题，或者生活调理中尤其重要的事宜，可以让你补充按摩治疗，并将疾病扼制在初发期。

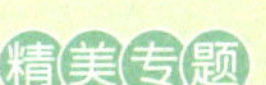

精美专题

特设精美而内容新颖专题，充盈知识体系，增添生活情趣。

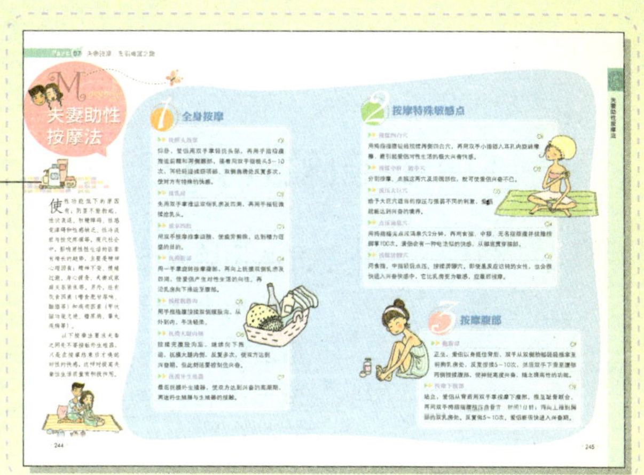

特殊说明

◎ 本书的图示穴位为参考位置，根据不同的身高、体型可能会存在一定的出入。

◎ 自我按摩保健以及普通的理疗按摩，对穴位精确性的要求并非很高，所以，在按摩过程中无需过于拘泥于穴位的准确性，参照图示的位置同时顾及周边即可见效。

◎ 器质性病症的按摩治疗，必须在正规医院确诊的前提下进行，且应将按摩作为辅助治疗手段，不可用按摩治疗代替医院治疗。

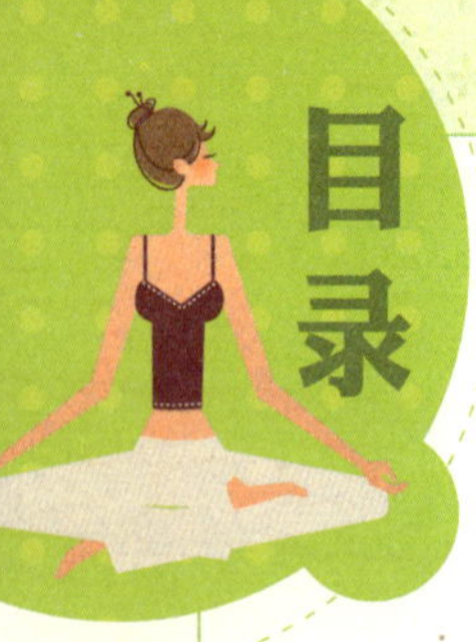

目录

经络按摩，最实用的自我保健法

massage

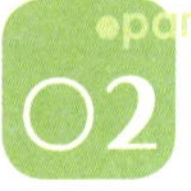

十四经脉各司其职

massage

轻松按摩，跟关节肌肉疼痛说再见

massage

疏通经络，摆脱常见疾病

massage

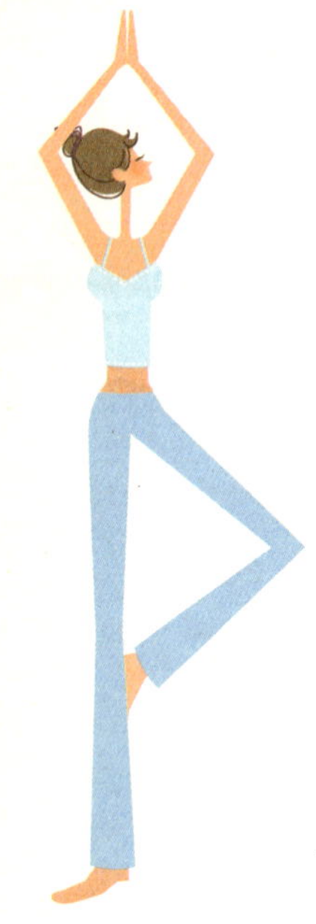

part 05 每天按摩10分钟，远离亚健康状态

massage

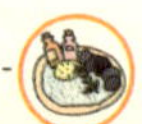

CONTENTS

part 06 经络按摩，还女人天然之美

massage

part 07 夫妻按摩，告别难言之隐

massage

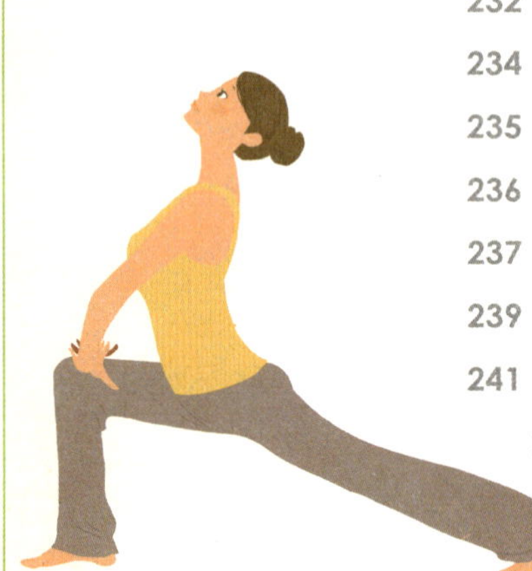

part 08 抚触按摩，让宝宝感受真实的爱

massage

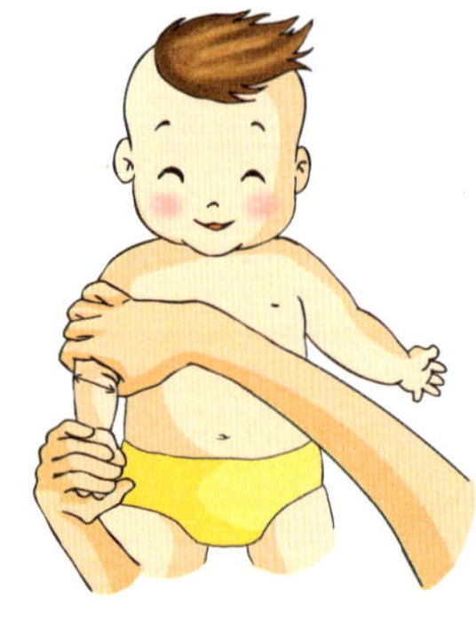

part 01

经络按摩，最实用的自我保健法

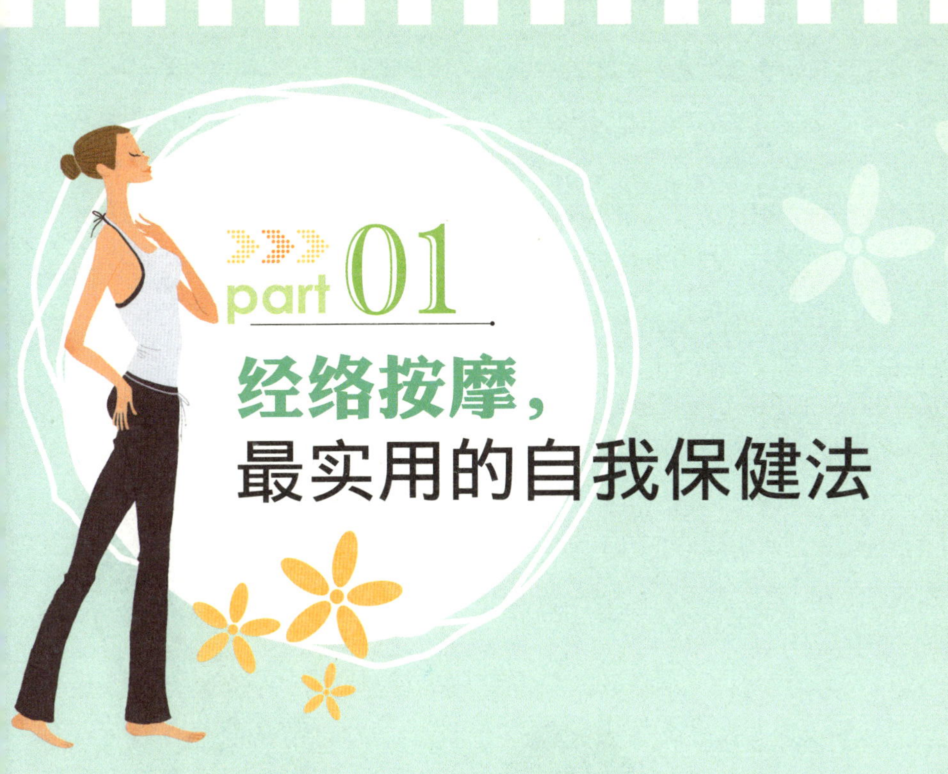

massage

经络畅通，百病不生

经络的重要意义在《黄帝内经》中就已有非常明确的阐述：“经脉者，所以能决死生，处百病，调虚实，不可不通。”（《灵枢·经脉篇》）“经脉者，人之所以生，病之所以成，人之所以治，病之所以起，学之所始，工之所止也。”（《灵枢·经别篇》）。懂得养生的古人把经络看成是生命的半边天。熟识经络来调气养生，使宗气振奋，营卫畅通，元气充沛，就能够神气十足地健康生活，且能抗衰老、防疾病、延年益寿。它既可以增强自身功能，又是适应自然的捷径。因此，现代也有学者将经络称作“人体的医魂”。

其实经络并非人们所想象的那么玄妙。经络是由经脉和络脉组成的，经就是干线，络就是旁支。人体有12条主干线，以及任督二脉，还有无数条络脉。经和络纵横交错，在人体内共同构成一个环流网状系统，遍布于全身的各个部位。它不仅分布于体表，而且进入体内，与脏腑相联，并且循环往复、周而复始、运行不息，担负着运送全身气血、沟通人体内外上下的功能。

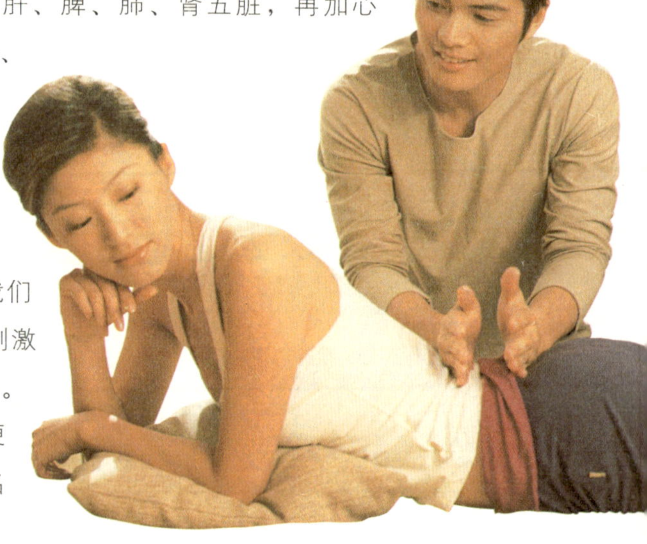

人体十二正经为：六脏（心、肝、脾、肺、肾五脏，再加心包）、六腑（胃、小肠、大肠、膀胱、胆、三焦）。每个脏腑都连接着一条经络，一共12条经络，其走向在四肢两侧，基本对称相同，掌控着心、肝、脾、肺、肾、胆、大肠、小肠等诸多器官的正常运行。只要我们掌握了这些经络穴位及正确的疏通刺激方法，就能把健康掌握在自己手中。因此，“不诵十二经络，开口动手便错”这句话不仅是学医者的至理名言，也是珍爱生命众人的养生真理。

人体十二正经为：

十二正经
六脏
心经
肝经
脾经
肺经
肾经
心包经
六腑
胃经
小肠经
大肠经
膀胱经
胆经
三焦经

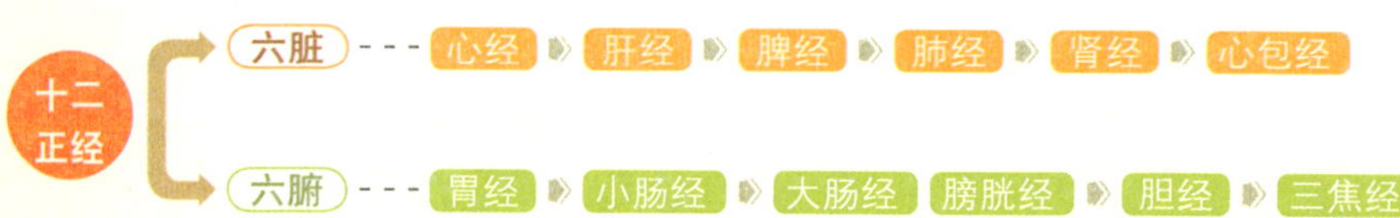

 疏通经络是按摩送给身体的良药

传统中医学特别强调经络穴位的重要性。经络是人体气血流行的通道，它内连于脏腑，外达于四肢，是内在脏腑与外在四肢穴位的联系通道。人体不适多由经络气血不畅或不足引起。按摩时，刺激外在的穴位，可激发经络的经气，并通过经气运行将这种信息传达到内脏，从而对内脏产生调整作用。按摩穴位时的酸、麻、胀、痛感觉可沿着经络传导到病变的部位，传统称为“得气”，现在称为“循经感传”。按摩时若出现循经感传、气血通畅，则会有良好的治疗效果。当然，没有循经感传并不意味着没有效果，这要看各人的体质情况。身体敏感程度不同，其“得气”的感觉是不同的。但只要刺激经络穴位，都会产生一定的调整作用。因此，按摩时找准经络穴位，可取得更好的疗效。

造成经络气血不畅或不足的原因有多种，大致分为“外因”和“内因”。所谓外因，是指寒冷、湿气、季节变换、天气变化等自然环境因素。所谓内因，是指人自身的感情、情绪变化，即所谓的“七情”——喜、怒、忧、思、悲、惊、恐。这些外因或内因，使人体经络气血滞留，导致内脏或体内其他组织异常，从而出现各种症状。

按摩小贴士

中医学《黄帝内经》的藏象理论将人体的内脏器官总括为六脏六腑，脏为阴，腑为阳，分别配置一条经络，即十二正经，它们组合成人体完整的阴阳组合系统。十二正经的循行，起始于环绕肺的肺经，顺序经由各脏腑经络，最后到环绕肝脏的肝经又再度回到肺经，形成循环全身之流程。六脏含心、肝、脾、肺、肾以及心包；六腑含小肠、胆、胃、大肠、膀胱、三焦。其中“三焦”不是独立的脏器主体，而是按脏腑部位和功能分为三个部位：心、肺为上焦；脾、胃为中焦；肝、肾、大肠、小肠、膀胱为下焦。而传统的五脏六腑，源自中国先秦至汉代时占主导地位的“天六地五”学说。当时人被认为是天地阴阳相合的产物，人的五脏应地之五行、六腑应天之六气，所以，尽管之后五脏中增加了心包一脏变为六脏，但仍一直沿用“五脏六腑”的说法。

快速取穴让按摩事半功倍

当外邪侵袭人体或人体内部功能不协调时，就会在人体体表出现疼痛、酸困的点或线，这些线就是所谓的“经络”，而这些疾病的反应点就是“穴位”。经络与天地相合，经穴的数量也与一年365天相配，因此，全身共有365个经穴。如果把各脏器和经络比为水龙头和水管，那么，只要水管没有异常，从水龙头流出的水就可畅通无阻。穴位相当于水管上的一些点，通过按压这些点，可以调整水管里的水流。而通过按压这些点去体会是否有异常反应，也可知道水管的运行情况是否正常，或者说其连贯的脏腑是否健康。

穴位分类

中医中的穴位根据其位置和特点，分为以下几种：

1 经穴
指在经络上的穴位，有固定的标志性位置和公认的针对性功效。

2 经外奇穴
指那些没有列入经络的经验穴位，也有一些标志性的位置。

3 阿是穴
指那些没有名称和位置的压痛点，随不同个体、不同身体情况而定，没有固定位置，它需要通过触压而产生酸困、胀痛反应的随机点。

怎样找准穴位

根据身体标志定位

身体标志分固定标志和活动标志。

◆**固定标志** 是指由骨节和肌肉所形成的突起、凹陷、五官轮廓、发际、指（趾）甲、乳头、肚脐等。如阳陵泉穴在腓骨小头前下方1寸；三阴交穴在足内踝尖上3寸、胫骨内侧缘后方；攒竹穴在眉头；天枢穴在脐中旁开2寸处。

◆**活动标志** 是指各部的关节、肌肉、肌腱、皮肤在人活动时出现的空隙、凹陷、皱纹、尖端等处，是需要采取相应的活动姿势才会出现的标志，如微张口时耳屏与下颌关节之间呈凹陷状处为听宫穴所在；下颌角前上方约1横指、咀嚼时咬肌隆起，按之凹陷处即颊车穴。

“骨度”折量定位

是以身体的部位及线条作为简单的度量参考。

两乳头之间的距离约为8寸。

心窝到肚脐约为8寸。

肚脐到耻骨约为5寸。

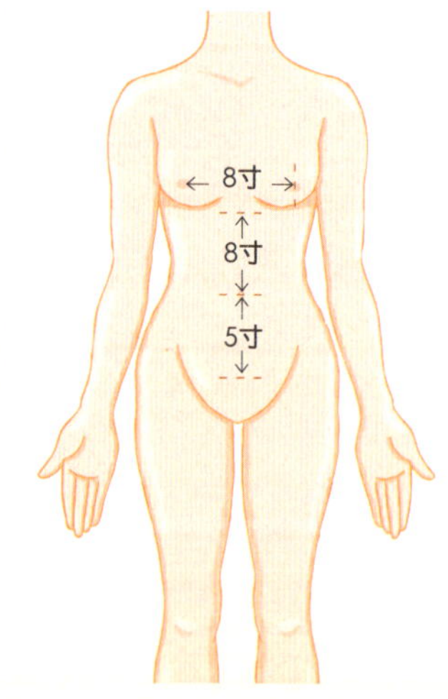

利用手指度量定位

中医学对穴位位置的表述，通常都是以身体标志为参照基准，提供穴位与此标志的关系。如：阳陵泉穴在腓骨小头前下方1寸处。按摩时可以用手指作为度量尺寸工具来寻找穴位，这被称为“手指同身寸取穴法”。

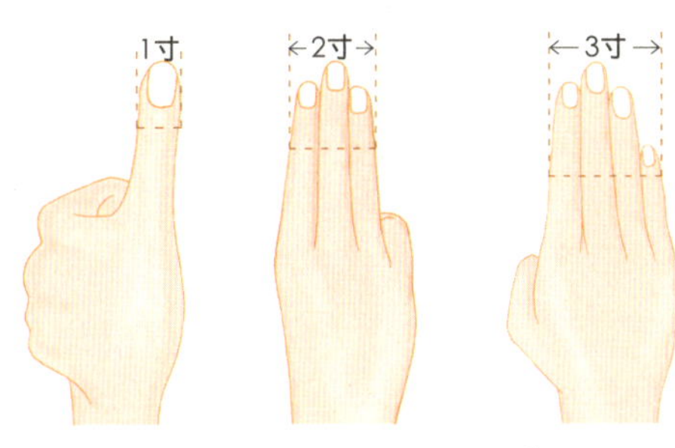

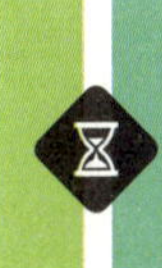

不是所有人都适合按摩

按摩的适应证

◆ **伤筋疾病** 就是人们通常所说的颈、肩、腰、腿痛。由于急性扭伤、慢性劳损及老化导致运动系统的软组织，如肌肉、肌腱、韧带、关节软骨等损伤，从而出现颈、肩、腰、腿等处的疼痛，是按摩最为见效的疾病。

◆ **内科疾病** 头痛、失眠、便秘、腹泻、肠胃不适、咳嗽、抑郁等可以通过按摩取得有效的治疗。

◆ **妇科疾病** 痛经、闭经、生殖系统炎症、子宫肌瘤等，按摩可得到调理缓解。

另外，神经精神、内分泌、免疫系统和消化系统疾病，通过按摩也可以达到比较好的辅助治疗效果。

除了作为疾病的辅助治疗方法之外，按摩还可以作为日常放松身心、保持身心健康的重要手段。

不宜按摩的情况

按摩并非适用于所有的疾病或身体状况，在某些疾病或某种身体状况下，按摩会适得其反。

1. 局部有皮肤破损、出血、感染，或局部损伤肿胀严重，或有骨折、脱位、结核、骨髓炎、化脓性关节炎、肿瘤、严重骨质疏松等疾病的患者，不宜按摩。
2. 身体过度疲劳、饥饿、醉酒的人，不宜按摩。
3. 有传染病或身体极度虚弱的人，不宜按摩。
4. 患有严重心、肺、脑、肝、肾等内脏疾病，或有血液病容易出血不止的人，不宜按摩。
5. 孕妇或经期妇女的腰骶部和小腹部，不可按摩。
6. 疾病本身比较严重，如疼痛严重，有严重的脊髓、神经干、血管压迫或损伤者，亦不可按摩。

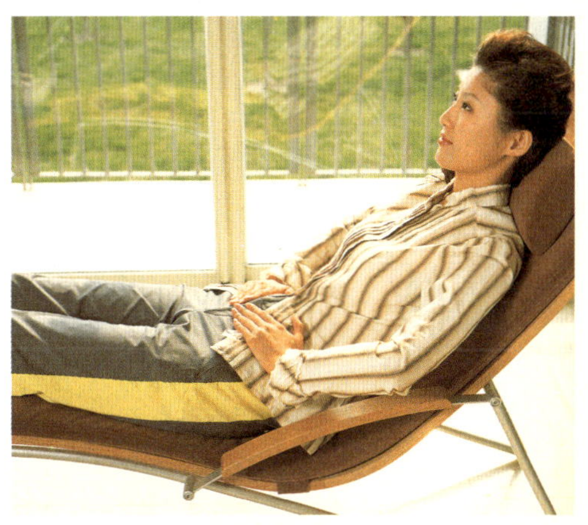

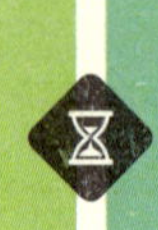

按摩前必须要做的功课

环境准备

按摩是人人可操作的放松及保健方法，在任何环境下都可进行，但一个幽雅、整洁、安静、舒适的环境必然更有利于心理及生理上的放松。按摩时可播放喜爱的轻音乐，喷洒少量的香水或空气清洁剂，营造一种良好的氛围；减少按摩过程中可能出现的打扰，如关闭电话等。

物品准备

◆ **按摩床** 普通的家庭单人床或地毯对于按摩来说都是很适宜的。床不能太高或太低，但略低一点的床更有利于施术者在按摩过程中利用自己的体重。

◆ **软枕** 仰卧位时在颈下或俯卧位时在胸前、小腿前垫放软枕，可减少固定体位时间过长引起的局部不适。

◆ **纯棉的毛巾被或布单** 按摩巾可用纯棉的毛巾被或布单，这不仅能让患者感觉到舒适、温暖，而且可避免化纤或粗糙布料对施术者手部皮肤的损伤。

◆ **润滑油** 可以用按摩油、精油，或者用普通的乳液、滑石粉也行，目的是有利于推法、擦法的操作。

精神准备

施术者和受术者身心的放松对按摩效果尤其重要。施术者全身的放松能保证手法舒适、自然、柔和、透彻，而受术者的放松可使手法起到事半功倍的效果。施术

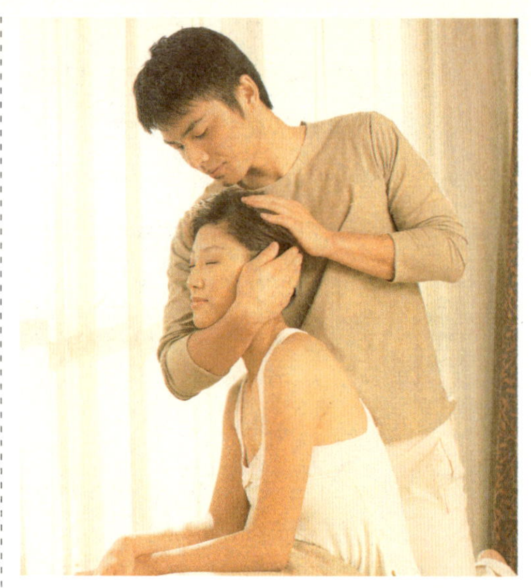

者如果心情紧张，该放松的肌肉不放松，就会手法不到位，甚至在按摩过程中满头大汗。心情放松，手法放缓，是对施术者的基本要求。受术者应该找一个舒适的体位，以保证身体各部位可充分放松。

按摩的先后顺序

通常的按摩是讲究先后顺序的，一般都先取俯卧位按摩腰背及下肢后侧，后取仰卧位按摩头面部、胸腹部、下肢前侧，最后取坐位按摩颈、肩、上肢。

单一部位的手法操作程序，遵守“放松→治疗→放松”及“面→线→点→面”的原则。

神秘的阴阳经脉

阳经的含义

◆ **太阳经** 指阳气旺盛，因为其位于人体的最表层，感受外邪后，是最先发病的经脉。

◆ **少阳经** 有阳气减弱的含义，其位置在半表半里，位于太阳与阳明之间，故为太阳与阳明两经之间的枢纽。

◆ **阳明经** 是阳气发展的最后阶段，也有“在太阳和少阳两经阳气的基础上，继续发展”的意思，其位置在太阳与少阳的里面。

阴经的含义

◆ **太阴经** 指阴气旺盛，因为其位于三阴经的最表层，故有“太阴为开”之称。

◆ **少阴经** 有阴气减弱的含义，其位置在太阴与厥阴的中间，故有少阴为枢之称，也就是说，本经在两阴经之间起着枢纽作用。

◆ **厥阴经** 是阴气发展的最后阶段，开始重新向阳的方面转化。即，在太阴和少阴两经阴气交尽之际，其位置在太阴与少阴的里面，故有厥阴为合之称。

阴阳经脉的配对

在中医学上，五脏属阴属里，故为内，六腑属阳属表，故为外，五脏六腑有相互表里配偶的关系。故阴经属阴、属内，阳经属阳、属外，两者相对。阴经和阳经同脏腑表里关系一样，相互配对：

手太阴肺经（里）----手阳明大肠经（表）

足太阴脾经（里）----足阳明胃经（表）

手少阴心经（里）----手太阳小肠经（表）

足少阴肾经（里）----足太阳膀胱经（表）

手厥阴心包经（里）----手少阳三焦经（表）

足厥阴肝经（里）----足少阳胆经（表）

脊椎推拿治百病

脊椎功能紊乱是造成颈、肩、腰、腿痛及其他各类疾病的重要原因，脊椎按摩可有效改善相应内脏的功能。中医认为，督脉是阳脉之海，总督一身之阳气；任脉是阴脉之海，主管一身之阴血。督脉与任脉皆起始于小腹部，沿背部之脊柱上行，与肾相连。人们常说肾为本，其实与督脉、任脉为阴阳之本的意思相同。肾虚，在按摩、针灸上主要意味着督脉、任脉的气血不流畅。督脉在人体内的分布除背部正中的脊椎棘突（注：棘突，即背部可以摸到的骨突，督脉穴位都位于棘突之间）外，还包括紧贴棘突两旁的夹脊穴（注：夹脊穴在每个胸腰椎棘突下，旁开0.5寸处）、背俞穴（注：背俞穴是内脏气血在背部的反应点）的膀胱经。在按摩治疗疾病时，把握住督脉这一中心点，就可以起到事半功倍的作用。

夹脊穴的针对病症

夹脊穴属腧穴中的经外奇穴，位于背腰部，在第1胸椎至第5腰椎棘突下两侧，后正中线旁开0.5寸，每侧17个穴位。

通常来说，胸1～5的夹脊穴主治心、肺、胸部及上肢疾病；胸6～12的夹脊穴主治胃、肠、脾、肝、胆疾病；腰1～5的夹脊穴主治腰、骶、小腹部及下肢疾病。

目前，也把颈椎棘突下两侧旁开0.5寸处称为颈夹脊，可治疗头面五官、颈部及上肢疾病。

脊椎数序的窍门

几乎所有脊椎穴位的寻找定位，都是按脊椎棘突为参照的。不要对着第10胸椎、第3腰椎这样好像很专业的名词发呆，其实这些穴位非常好找。人的脊椎主要由7个颈椎、12个胸椎、5个腰椎、1个骶骨、1个尾骨组成。当然，数这些椎骨棘突的时候，不用总是都从最上面颈椎的棘突开始数起，可利用下列方法找出作为基准的棘突。

头往前低下时，脖子后面突出的一块骨突，就是第7颈椎棘突。而第7颈椎骨下面的一个脊骨突出处，即是第1胸椎棘突。

若以线连接左、右两边肩胛骨的下端，正好是第7胸椎棘突和第8胸椎棘突之间。

腰的左、右两边有极突出的“髂骨”（为髋骨最上部），连接其左、右侧上端之线，则为第4腰椎棘突，也就是通常我们系腰带的位置。

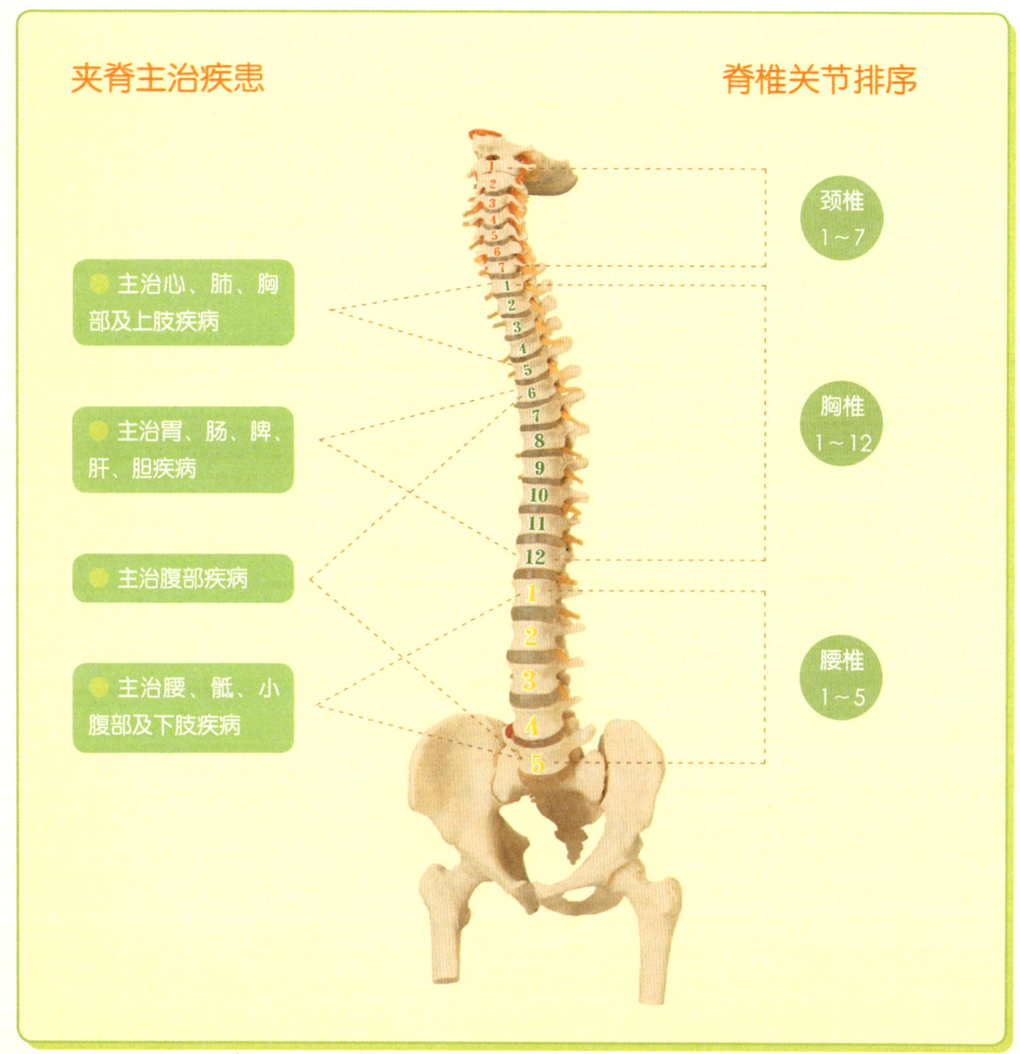

按摩常用手法图解

在临床按摩治疗时，应结合具体治疗部位和病情，选择适当的手法。一般是遵循放松→治疗→结束的顺序。先选择接触面积大的放松类手法，如滚、揉、拿等进行放松，再选择接触面积小的手法，如点、拨等，或关节运动类手法进行治疗，最后再选用叩击类手法结束。

01 揉法 massage

【操作手法】揉法是用手指、手掌、前臂或肘等做轻柔缓和的环旋运动。揉法常与按法相结合，在按压的基础上做环旋运动，增强了手法的深透性与作用层次。根据着力部位的不同，可分为指揉法、鱼际揉法、掌揉法、前臂揉法、掌根揉法、肘揉法。

指揉法

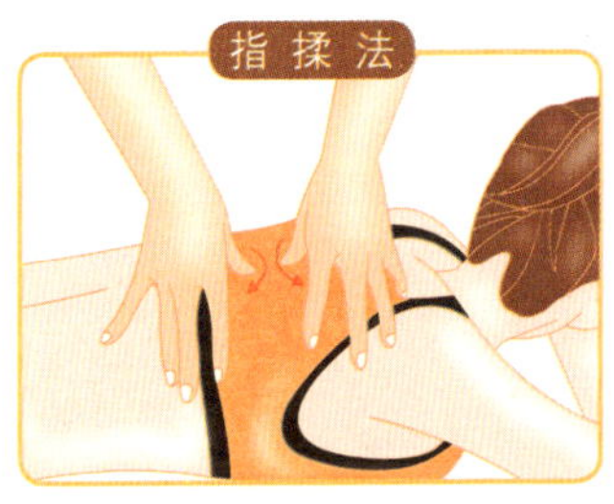

掌揉法

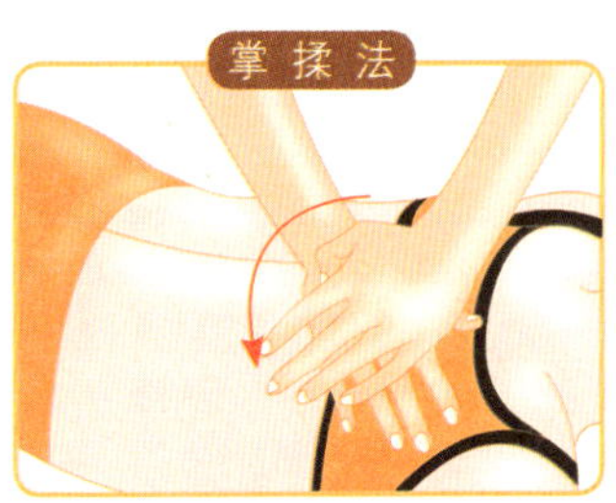

前臂揉法

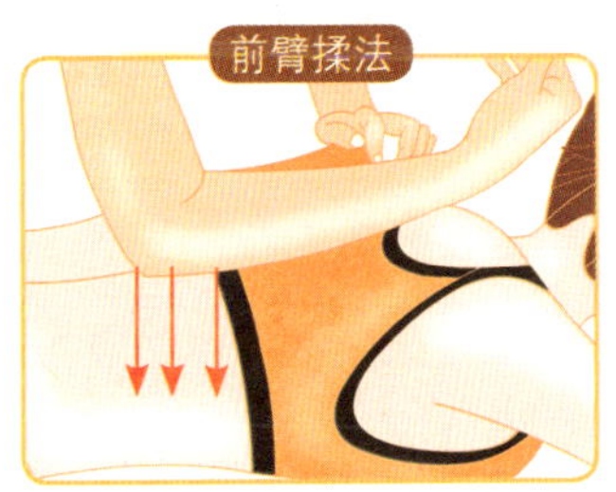

肘揉法

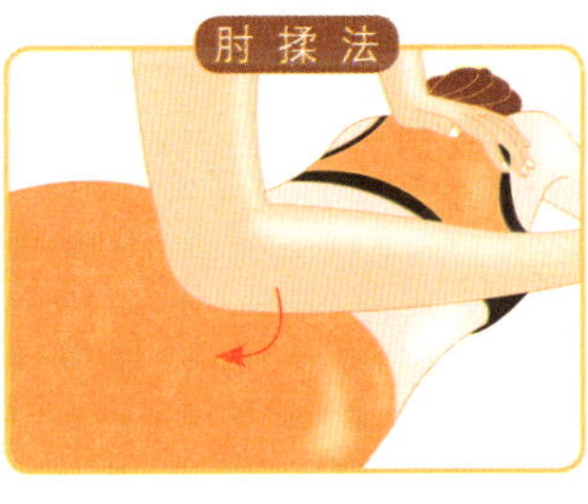

【适用部位】揉法轻柔缓和，刺激量中等，可用于全身各部位。指揉法主要用于穴位等接触面较小处；掌揉法主要用于腰背、腹部等大面积平坦部位；鱼际揉法多用于头面部；掌根揉法、前臂揉法、肘揉法主要用于肩背腰骶部。

【作用及适应证】揉法可缓解肌肉痉挛、消除疲劳，是常用的保健手法。此法也可以缓解损伤部位的疼痛，用于腹部则有调理胃肠功能的作用。按揉穴位可疏通经络、行气活血，起到调节脏腑功能的作用。

02 滚法 massage

【操作手法】手部呈圆锥样滚动，使产生的力通过小鱼际及手背尺侧，轻重交替、持续不断地作用在治疗部位上。依吸附及施力部位的不同，可分为小鱼际滚法、掌指关节滚法、拳滚法等。

【适用部位】滚法的接触面积大，压力大，主要用于颈、肩、腰、背及四肢肌肉较丰厚处。

【作用及适应证】滚法所产生的力作用于肌肉层，在关节附近操作时，常配合关节的活动。滚法具有放松肌肉、缓解肌肉痉挛的作用，多用于治疗运动及神经系统疾病。

滚　法

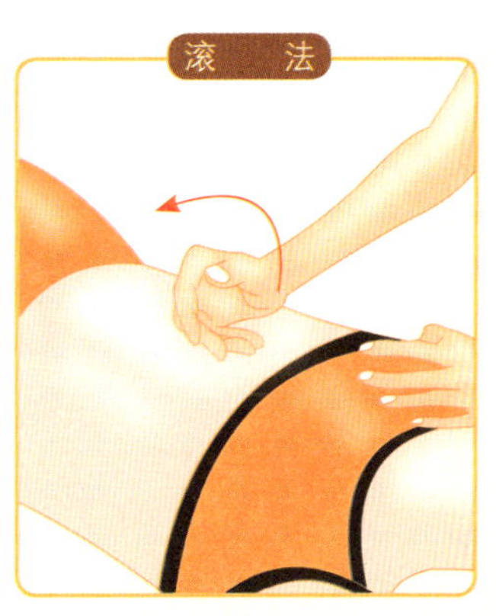

03 拿法 massage

【操作手法】捏而提起谓之拿。具体为拇指与其余四指对合呈钳形，捏并提起治疗部位，继而放松，一紧一松连贯地作用于治疗部位。捏拿的方向要与肌腹垂直。捏力可轻可重，形成“轻快”与“慢重”两种方式。

【适用部位】拿法适用于颈项、肩背及四肢等肌肉丰厚处。

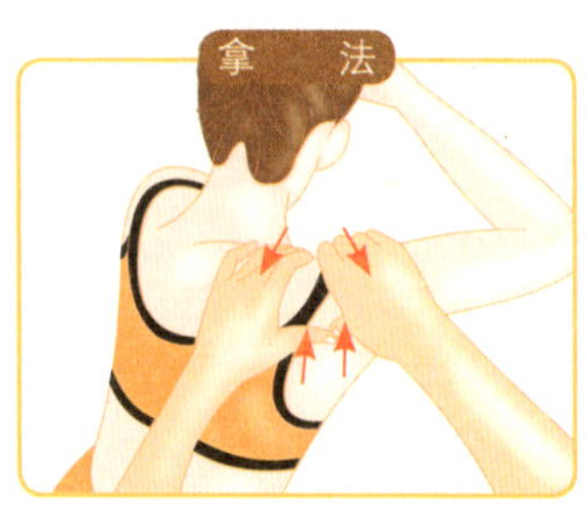

【作用及适应证】轻拿法可舒筋通络、行气活血，缓解肌肉痉挛，提高肌肉的兴奋度，消除疲劳，是保健时常用的手法。重拿法，特别是在颈肩等人体上部，可祛风散寒、开窍明目，治疗颈项强痛、风寒痹痛、肌肉酸痛、伤风感冒等。拿肩井穴属重拿法之一，可作为总结束势，通调周身气血，使人精神一振。

04 摩法 massage

【操作手法】摩法是以掌或食指、中指、无名指指腹置于治疗部位，做节律性的环形运动。用力宜轻不宜重，动作要缓和协调。依着力部位的不同，分为掌摩法、指摩法。运用摩法时可根据治疗目的配合适当介质，以加强其功效。

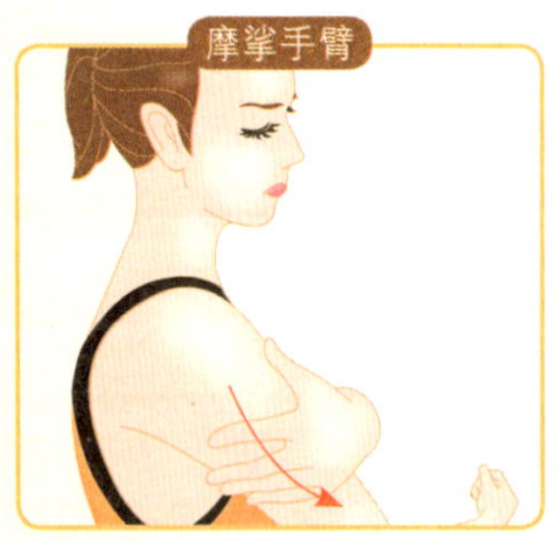

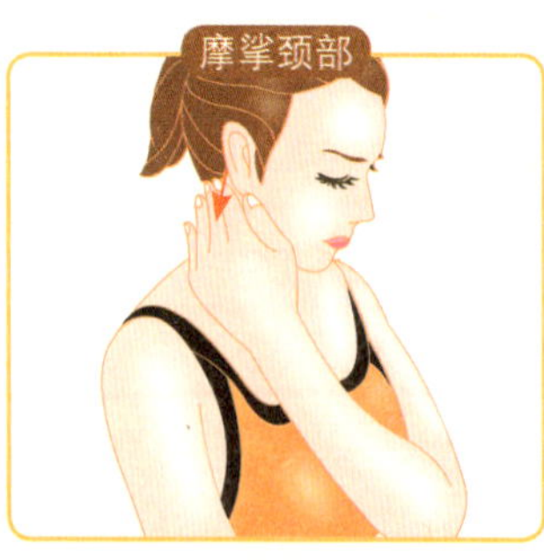

【适用部位】摩法用于面部、胸部或某些穴位。掌摩法多用于胸腹部和背部；指摩法多用于面部和肿胀疼痛之处。

【作用及适应证】摩法刺激轻柔和缓，是治疗消化系统疾病以及美容保健的常用手法。掌摩法用于胸部可宽胸理气，宣肺止咳；用于腹部能和中理气，调理胃肠功能，顺时针作用于腹部时，有通腹作用；逆时针作用于腹部有涩肠作用；作用于小腹部可温肾壮阳、暖宫调经。指法主要用于颜面、眼周的穴位，可用于治疗眼部疾病，也可用于美容保健。指摩法作用于穴位时，根据不同的穴位有不同的治疗作用，如摩膻中穴可宽胸理气，治疗胸闷、气喘、心悸等症；如摩腰骶部及肿胀处可行气活血，散瘀消肿。

05 按法 massage

【操作手法】按法是以指、掌、前臂等部位垂直于体表缓慢向下按压并持续一定的时间，即“按而留之”。力量常来自于施术者的体重，通过上肢传至着力部位。本法常与其他手法配合使用，如按揉、按摩等。

依着力部位的不同，按法可分为指按法、掌按法、前臂按法、肘按法等。拇指按法以拇指螺纹面着力于治疗部位；中指按法以中指螺纹面着力于治疗部位。

【适用部位】 按法适用于全身各个部位。指按法多用于穴位或压痛点；肘按法多用于肌肉丰厚处；掌按法、前臂按法可用于面积较大的治疗部位，如腰背、臀部、下肢后侧。

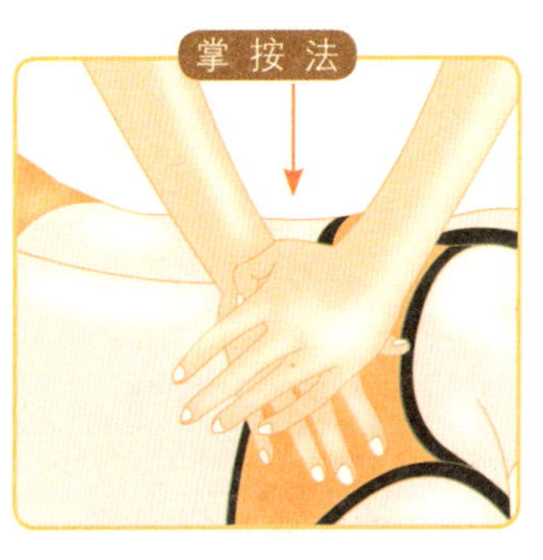

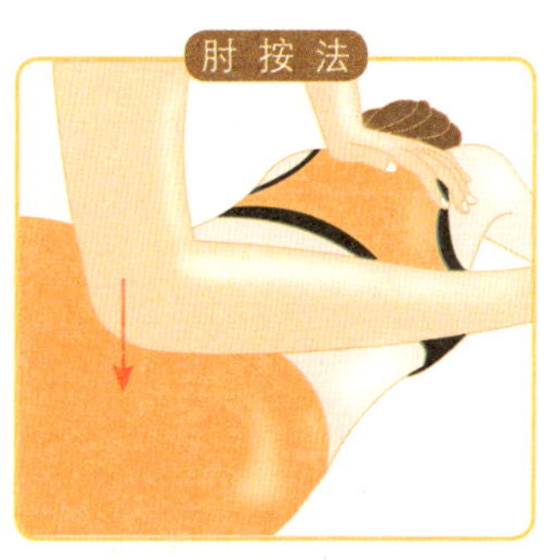

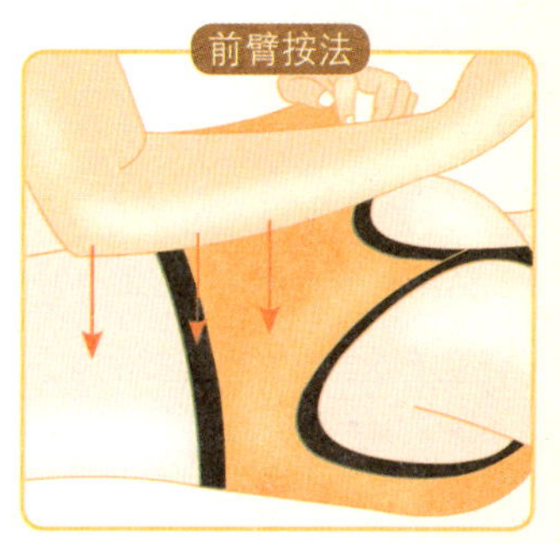

【作用及适应证】 掌按法接触面大，重点在于放松肌肉，舒筋通络，按压动脉可起到行气活血、温经通络、开通闭塞的作用，主治风寒痹痛、脘腹下肢冷痛等；指按法接触面较小，可起到疏通经络、行气活血的作用，除治疗局部疼痛外，可用于缓解各种内科痛症，如胃脘痛、胆石症等。

06 点法 massage

【操作手法】 点法是以指端或屈曲的指间关节背侧着力，持续地垂直于体表向下用力；也可瞬间用力点按人体的穴位。依着力部位的不同，可分为拇指点法、中指点法、肘点法、屈食指点法等。本法着力面小，故刺激量大，作用层次深，患者局部应有酸、麻、胀、重等感觉。点后多配合揉法以减缓局部不适。

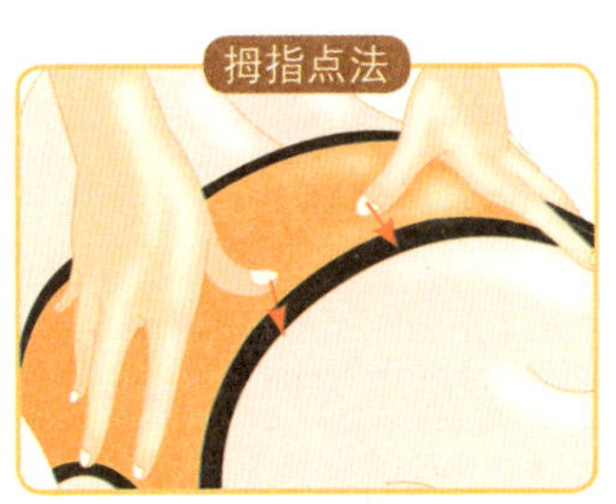

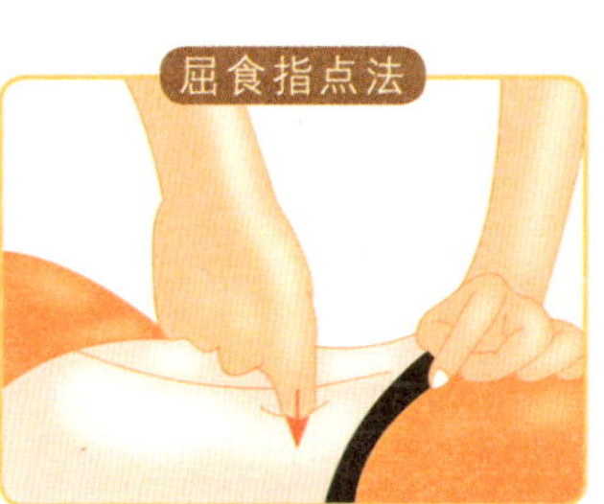

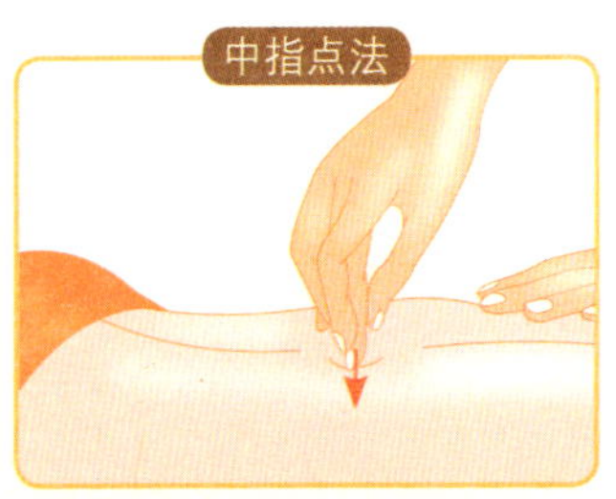

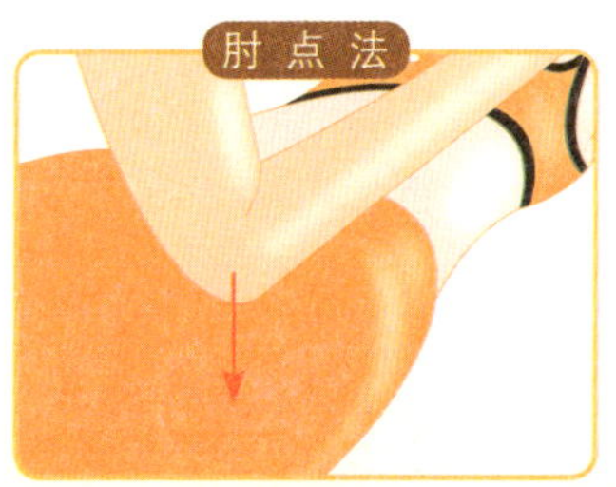

【适用部位】 点法可用于全身各部位，多用于穴位、痛点等较小部位。

【作用及适应证】 点法结合适当穴位及痛点，可通经止痛，治疗各种痛症，且可通经活络、通调脏腑、调理气机，多用于止痛、急救、调理脏腑等。

07 拨法 massage

【操作手法】拨法是以拇指螺纹面或指端、尺骨鹰嘴（即屈臂时肘下的突出骨节）按于肌腱、肌腹、腱鞘、神经干的一侧，做垂直、横向地越过肌腱、肌腹、腱鞘、神经干的滑动，指下有弹动感。应先按后拨。依着力部位的不同，有拇指拨法、肘拨法、掌指拨法等。

【适用部位】拨法常用于肌腱、肌腹、腱鞘、神经干、痛点及条索处。肘拨法多用于臀部环跳穴或脊椎两侧骶棘肌。

【作用及适应证】拨法刺激较大，具有疏筋通络、分筋理筋、解痉止痛、分解粘连的作用，主要用于伤科疾病的治疗，并广泛应用于各种软组织损伤的筋结、条索及压痛点。在保健中应适当减小按压和拨动的力量。

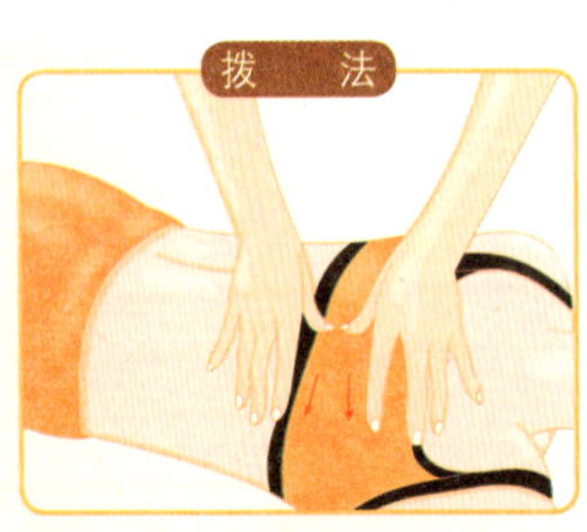

08 捏脊法 massage

【操作手法】捏脊法是双手捏提脊椎两侧皮肤，并交替向前捻推。捏脊方向为自下而上，从臀裂至颈部大椎穴。一般捏 3 ~ 5 遍，以皮肤微微发红为度。在捏最后一遍时，常常捏 3 下，向上提 1 次，称为“捏三提一”，目的在于加大刺激量。捏拿肌肤松紧要适宜，应避免肌肤从手指间滑脱。应沿直线捏，不要歪斜。依捏提手指的不同分为拇指前位捏脊法、拇指后位捏脊法。

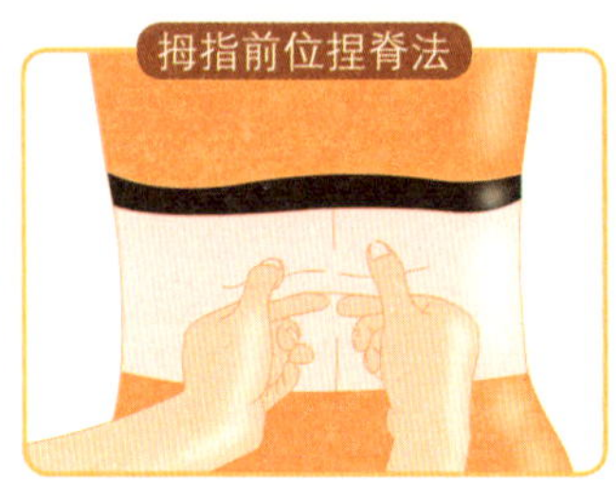

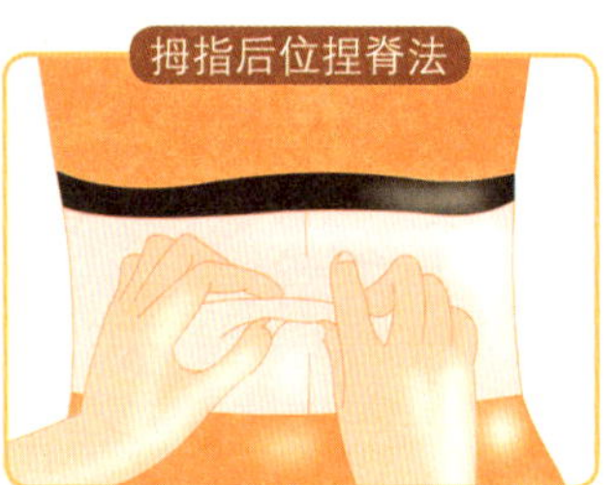

【适用部位】捏脊法主要作用于脊椎（背部督脉和两侧膀胱经）。

【作用及适应证】捏脊法能很好地调节脏腑的生理功能，对调理胃肠功能、促进消化吸收、提高人体抵抗力和失眠有一定的效果。本法不仅可用于成人，而且也可用于儿童。

09 拔伸法 massage

【操作手法】拔伸法靠患者自身体重或助手固定关节的近端，施术者托握关节远端向远处牵引。依用力方式有持续用力与瞬间短促用力，故本法分为持续拔伸法与瞬间拔伸法。各个部位的拔伸应根据解剖及生物力学特点，选择适当的方向、角度、力量及持续时间。施术前应排除患者无外关节的骨质病变。依拔伸的部位，本法包括颈部拔伸法、腰部拔伸法、肩关节拔伸法、肘关节拔伸法、腕关节拔伸法、掌指关节拔伸法、指间关节拔伸法、髋关节拔伸法、膝关节拔伸法、踝关节拔伸法、趾间关节拔伸法等。

【适用部位】拔伸法适用于颈腰部及四肢关节。

【作用及适应证】颈腰部的拔伸法可增大颈腰椎的椎间隙，

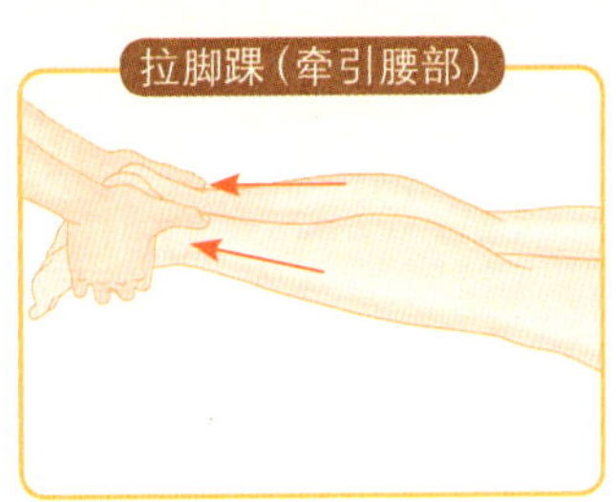

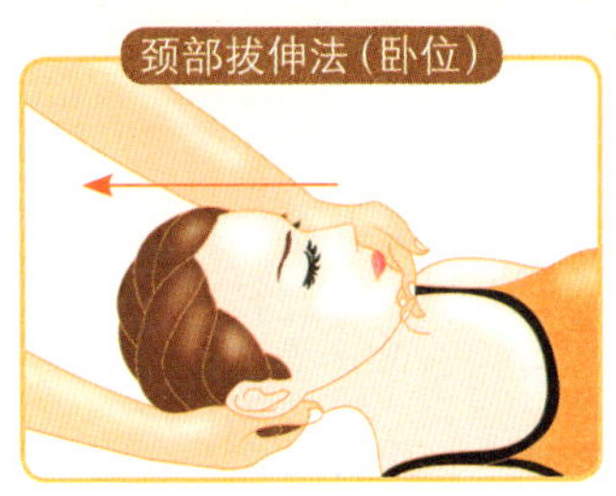

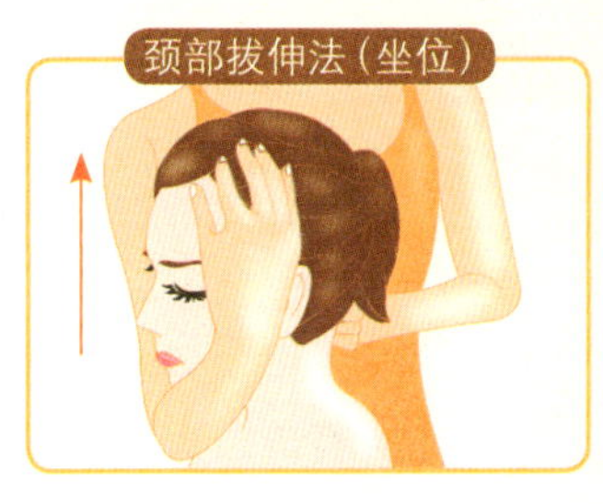

减小椎间盘内的压力，还可以调整椎间关节，放松椎旁肌肉，多用于治疗颈椎病、腰椎退行性脊骨炎、腰椎间盘突出症、颈腰部扭伤或落枕时出现的椎间关节紊乱等。四肢关节的拔伸法皆可舒筋通络，分解粘连，整复关节错位，治疗关节的急慢性伤筋及关节囊粘连。

10 摇法

massage

【操作手法】摇法是固定关节近端，施力于关节远端，使关节做被动的环转运动，即屈、展、伸、收的连续动作。环转应缓慢、均匀、协调，幅度要由小到大，逐渐增加，在人体关节的生理活动范围内进行。也可在拔伸的基础上摇动。依施治关节的不同，摇法包括颈部摇法、腰部摇法、肩关节摇法、前臂摇法、腕关节摇法、髋关节摇法、膝关节摇法、踝关节摇法等。

【适用部位】摇法常用于颈部、腰部及肩、肘、腕、髋、膝、踝等关节。

【作用及适应证】摇法可放松肌肉，滑利关节，增加关节的活动范围。此法用于关节局部保健、关节局部的软组织损伤及关节退变性疾病的治疗。

颈部摇法可增加颈部活动范围，主要用于治疗颈椎病、落枕；腰部摇法可增加腰部活动范围，治疗腰部软组织损伤引起的腰功能受限，如急性腰肌损伤、腰椎间盘突出症；肩部摇法可恢复肩关节正常运动范围，治疗肩周炎或创伤后因固定导致的肩关节粘连；前臂摇法可恢复前臂旋转运动功能，用于治疗前臂旋转功能受限，如前臂骨折引起的前臂旋转功能受限、肱骨外上髁炎的治疗等，还可用于前臂部的保健；腕部摇法可恢复腕关节旋转功能，用于腕部伤筋和前臂下段、腕部骨折致腕部运动功能受限的治疗；髋部摇法可增加髋关节活动范围，治疗髋关节功能受限，还可用于治疗小儿髋关节过性滑膜炎（小儿髋关节错缝）；膝部摇法可加大膝关节屈伸、旋转运动的幅度；踝部摇法可加大踝关节屈伸、旋转运动的幅度。

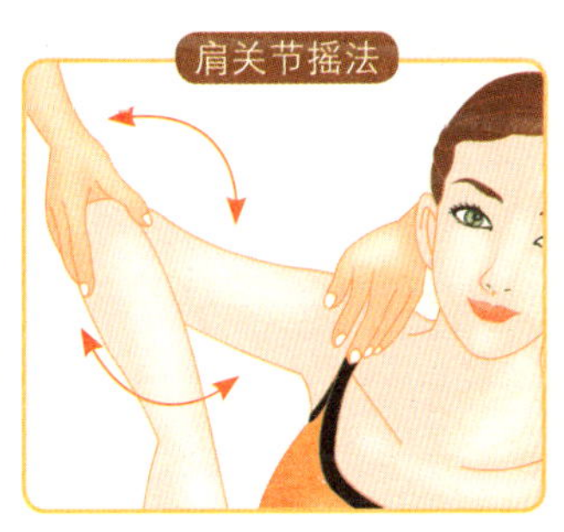

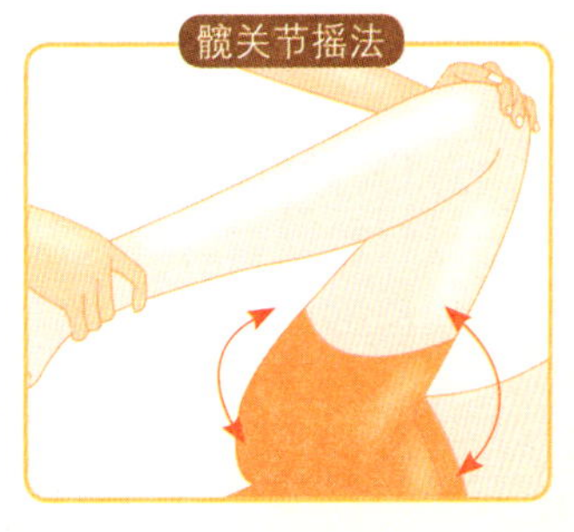

11 扳法 massage

【操作手法】依据生物力学原理，通过推扳旋转或提拉脊柱以调整或松动椎间关节。动作强调准、稳、巧、快，即局部推扳的定位要准；瞬间发力前的准备动作要稳，先使需扳动的脊柱节段达到最大运动限度；推扳瞬间要顺势利导使用巧劲；推扳之力为有控制的、瞬间的、幅度稍大的短促之力。施术前应排除患者无外脊柱结核、肿瘤、骨折及脊髓、神经根、动脉严重受压病变。应防止粗暴用力而损伤椎间关节的关节囊及周围组织。根据扳动的部位，扳法可分为颈椎扳法、胸椎扳法及腰椎扳法等。

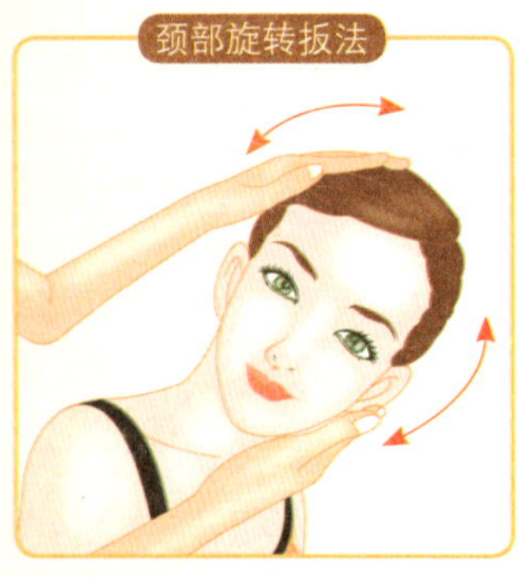
颈部旋转扳法

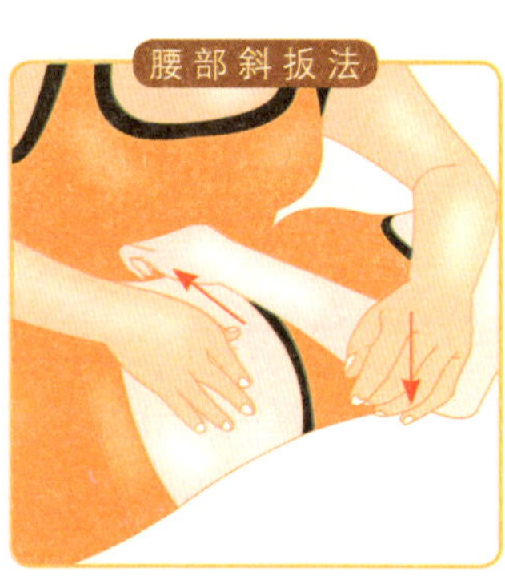
腰部斜扳法

【适用部位】扳法主要用于颈、胸、腰段脊柱。

【作用及适应证】扳法的主要作用为纠正椎间关节错位，解除椎间关节滑膜嵌顿，还可松解关节周围软组织的粘连，解除椎旁肌的痉挛，同时本法也是治疗脊柱相关疾病的主要手法。

颈椎扳法可调整颈椎椎间关节的紊乱，治疗颈椎病、落枕、寰枢椎半脱位及颈部扭伤所致的椎间关节紊乱症。

胸椎扳法可调整胸椎椎间关节和肋椎关节的紊乱，治疗胸肋屏伤（又称岔气、闪气），并且对因胸椎椎间关节紊乱导致的消化系统及心血管疾病也有很好的治疗作用。

腰椎扳法可纠正腰椎椎间关节紊乱。其中腰部侧扳法、腰部后伸扳腿法、腰部后伸扳肩法又称为“腰部三扳法”，是治疗腰椎间盘突出症的重要手法。凡各种急、慢性损伤导致腰椎椎间关节紊乱者，本类手法均有效。

12 推法 massage

【操作手法】推法是用指、掌、拳或肘紧贴于一定部位，以适当的压力进行单方向的直线运动。着力部位与治疗部位间应涂滑石粉、按摩乳等介质或平整的按摩巾。一般先按后推，压力宜平稳适中，推进的速度应缓慢均匀，做到“轻而不浮，重而不滞”。应参考经络走行方向、血液运行方向及肌纤维方向推动。可分为单手的拇指推法、剑指（食、中两指）推法、掌推法、拳推法、肘推法、双手分推法等。

【适用部位】拇指直推法、分推法常用于头面部（开

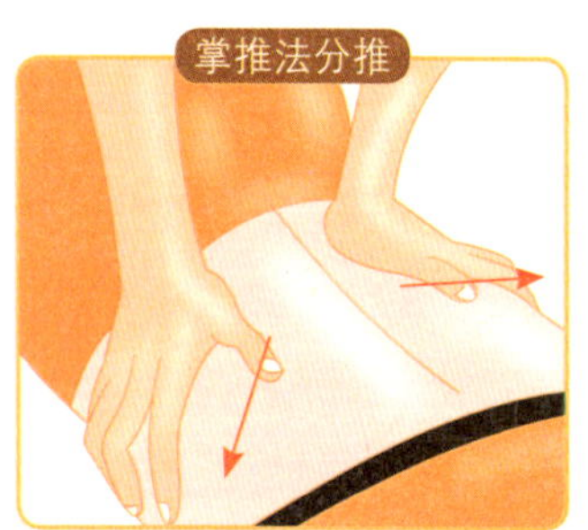
掌推法分推

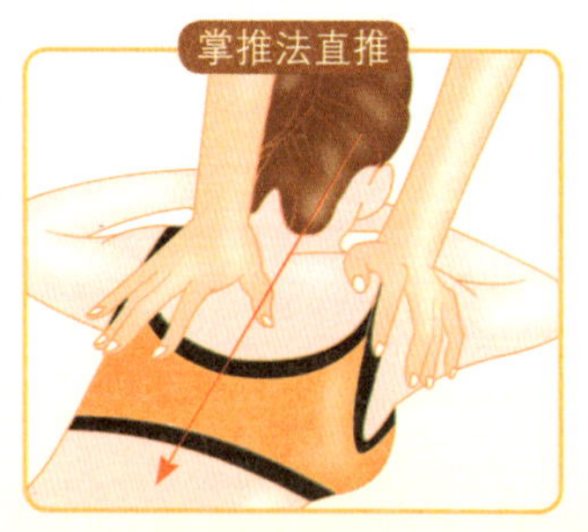
掌推法直推

天门、推坎宫、推胆经）、颈项部（推桥弓），也用于手足肌腱、腱鞘部位。掌推法多用于腰背部、上下肢。鱼际分推法可用于胸腹部，称“分胸腹阴阳”。拳推法、肘推法用于脊椎两侧、下肢。

【作用及适应证】推法可通经活络，行气活血，祛风散寒。拳推法、肘推法多用于治疗痹证之重者。推法用于头部可清利头目、镇静安神、平肝潜阳；用于肌腱可疏筋通络、松解粘连；用于胸腹部可宽胸理气、消胀除满。推法主治头痛、失眠、眩晕、颈肩腰腿痛、筋脉拘急、胸闷胁痛、脘腹痞胀等。从肢体远端向近端推，则可促进静脉血液回流，治疗肢体肿痛、麻木。

13 梳法

massage

【操作手法】梳法是用屈曲的五指指端、指腹或爪甲面贴附于头皮，做从前向后的单方向滑动。

【适用部位】梳法适用于头顶、头侧有头发处。

【作用及适应证】梳法可镇静安神，清利头目，多用于治疗头痛、头晕、失眠或保健。

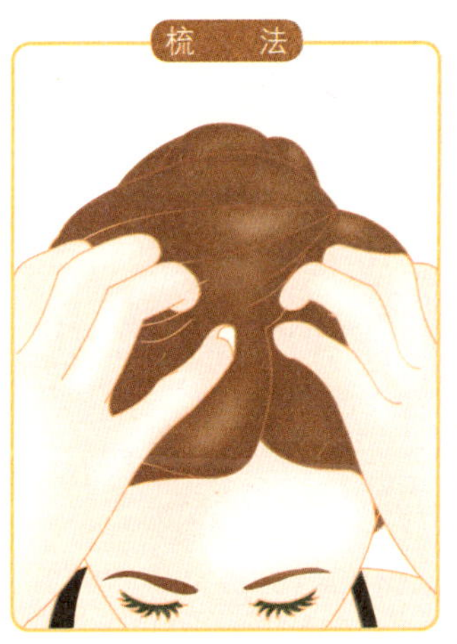
梳法

14 振法

massage

【操作手法】振法是以掌或中指指端置于治疗部位，带动治疗部位做连续、快速的上下振动。施用振法时，着力部位应紧贴皮肤。振动应连贯持续，每分钟施振 500 ~ 600 次，持续 5 分钟以上。施术者自然呼吸，不可屏气。依着力部位的不同，分为掌振法与指振法。

【适用部位】振法主要用于腹部、腰部和穴位。掌振法作用于腹部称为振腹，作用于腰部称为颤腰。指振法多用于穴位。

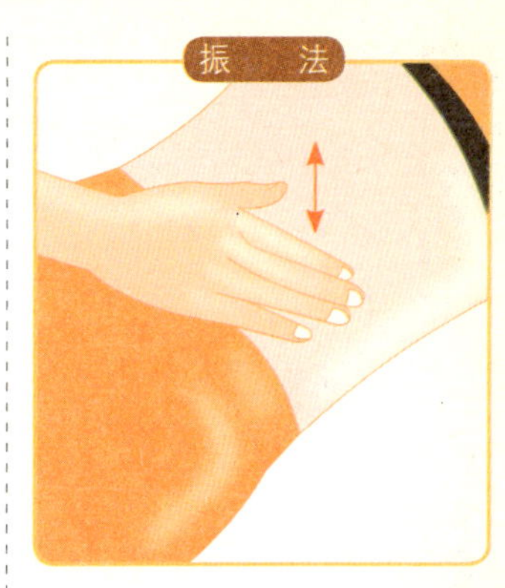
振法

【作用及适应证】振腹有健脾助运、理气和中、温中散寒、消食导滞、通行腹气、调理胃肠功能的作用，多用于治疗脾胃虚弱引起的消化不良、肠动力降低、脘腹疼痛、下元虚冷、痛经等症。颤腰用于治疗腰椎间盘突出症。指振法作用于穴位时，有调理气机的作用，如作用于膻中穴，可宽胸理气，调整上焦之气机。除膻中穴外，指振法还常用于以下穴位：百会、中脘、梁门、天枢、气海等。

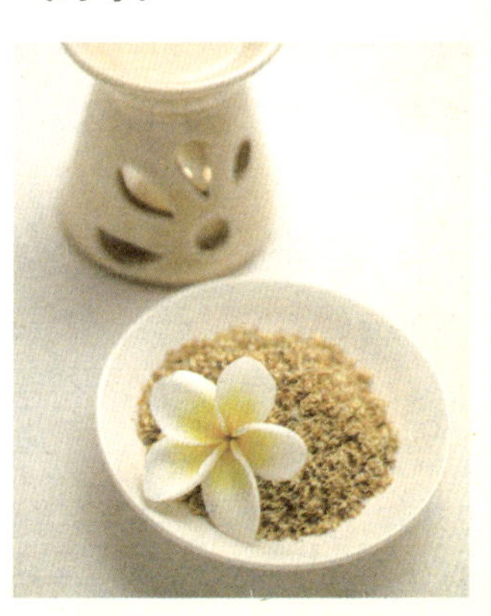

15 搓法 massage

【操作手法】搓法是以双手掌面夹住胸胁、肢体等治疗部位，并相对用力，分别向相反方向快速搓转、搓揉或搓摩，同时上下往返移动。搓动时用力要对称。搓动要快，移动要慢。

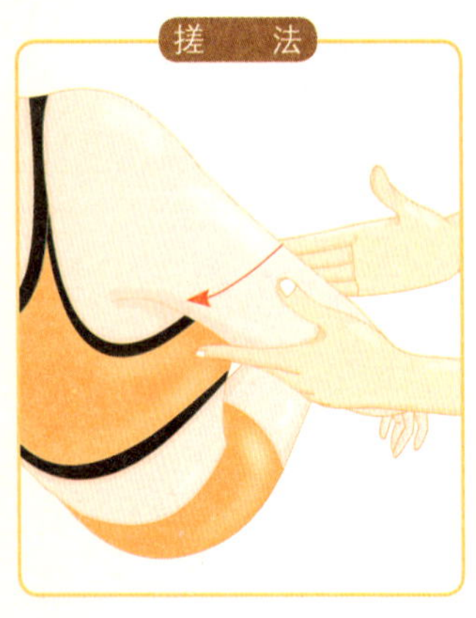

【适用部位】搓法主要用于四肢、胸胁，以上肢为主。

【作用及适应证】搓法可舒理肌筋，调和气血，又称“散法”。多用于治疗结束手法。胸胁部搓法可疏肝理气，调和气血，可用于治疗肝气不舒引起的胸胁胀满、腹泻等。

16 捻法 massage

【操作手法】捻法是用拇指螺纹面与食指侧缘或螺纹面夹住治疗部位，靠拇指、食指指关节的相对运动，做方向相反的快速搓揉或搓转。本法用于手指部和耳部。捻动要快，移动要慢。捻动时以食指运动为主，拇指运动为辅。动作要有连贯性。

【适用部位】捻法主要用于手指和耳部。

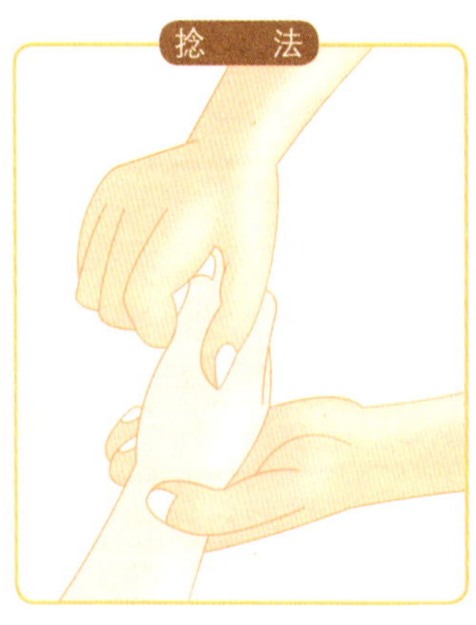

【作用及适应证】捻法用于手指两侧时，有疏通皮肤的作用，用于治疗手指的麻木、肿胀；用于耳部时，有调养神志之功，可用于治疗头、面部疾病，也常用于保健。

17 抖法 massage

【操作手法】在患肢放松的情况下，握住患肢远端，让患肢做快速、连续、小幅度的上下颤动。一般是在适度拔伸患肢的基础上做。在抖动过程中，可以瞬间加大抖动幅度 3 ~ 5 次。抖动时，施术者要自然呼吸，不可屏气。

【适用部位】抖法多用于四肢部位。

【作用及适应证】抖法可放松肢体的肌肉、关节，有舒筋通络、通利关节、调和气血、松解粘连的作用；常与搓法结合，作为上下肢治疗、保健的结束手法。也常用于治疗肩周炎，解除肩关节囊的粘连。

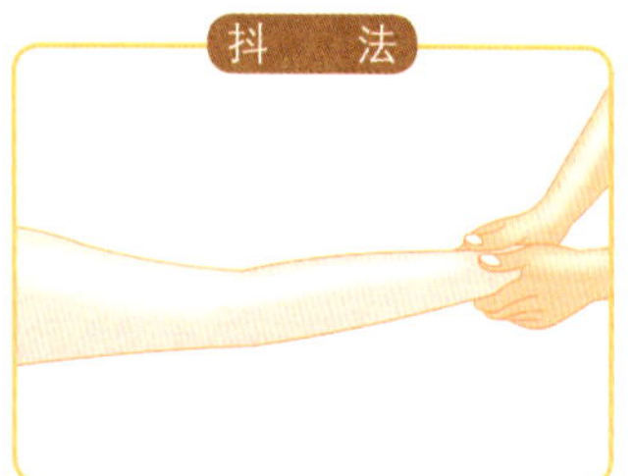

18 擦法 massage

【操作手法】擦法是用掌面、大鱼际或小鱼际着力于治疗部位，做快速的直线往返擦动。治疗部位应充分暴露，涂适量润滑剂，如按摩乳、松节油等。动作要连续，速度要均匀且快，往返距离尽量拉长。使产生的热能透达深层组织。在施用本法时施术者要自然呼吸，不可屏气。本法多用在治疗的最后，除可加湿热敷或用拍法外，不可再用其他手法，以防损伤皮肤。依着力部位不同，可分为掌擦法、大鱼际擦法、小鱼际擦法。一般来说，压力大，接触面积小，速度快，则产热高。

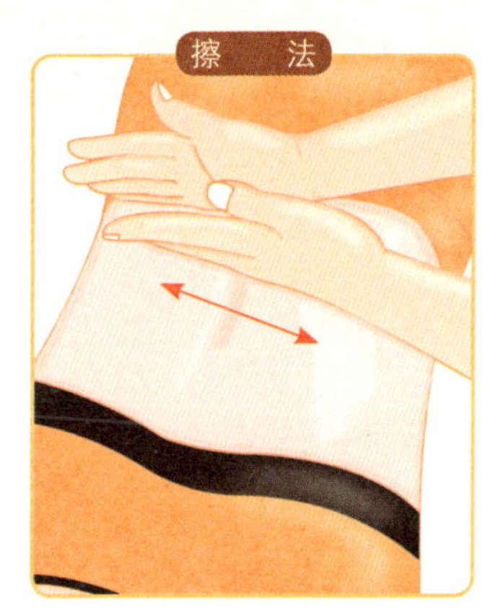

【适用部位】擦法主要用于腰骶、四肢部。掌擦法主要用于腰背部；大鱼际擦法主要用于四肢；小鱼际擦法多用于肩背、腰骶及下肢。

【作用及适应证】擦法可温通经络，祛风散寒，用于治疗内脏虚损性病症、风寒湿痹及慢性软组织损伤。

19 击法 massage

【操作手法】击法是以肘关节的屈伸，带动拳背、掌根、小鱼际、指尖等有弹性、有节律地击打治疗部位。依着力部位的不同，分为拳背击法、掌根击法、侧击法（小鱼际击法）、指尖击法、桑枝棒（辅助器械）击法等。

【适用部位】拳背击法用于腰背部；小鱼际击法用于颈肩及下肢后侧；指尖击法用于头部；桑枝棒击法用于腰背部及下肢的后侧。

【作用及适应证】掌根击法和侧击法可通过振动缓解肌肉痉挛，消除肌肉疲劳。指尖击法可开窍醒脑，改善头皮血液循环。击法多在治疗结束时应用。

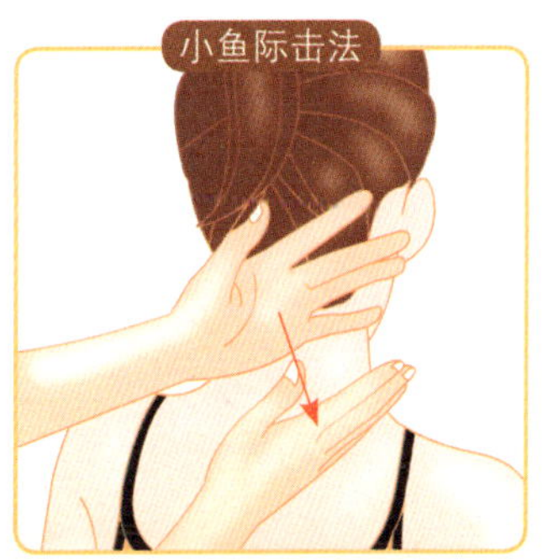

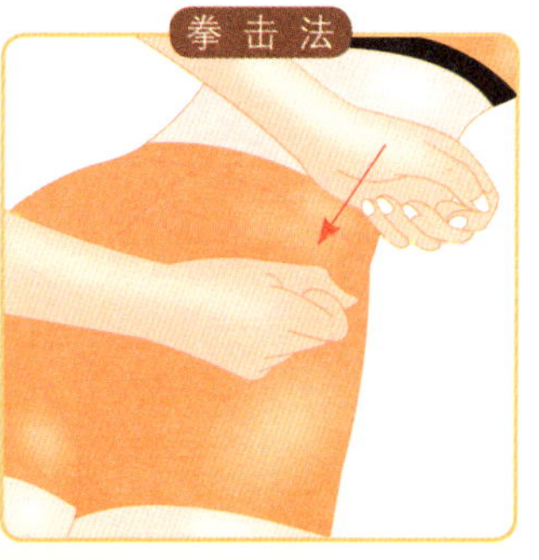

20 拍法 massage

【操作手法】拍法是五指并拢微屈呈虚掌，靠肘关节、肩关节的屈伸带动腕关节、手掌，虚掌拍打治疗部位。拍打时腕关节应放松，拍打瞬间力量垂直向下，整个掌指周边同时接触体表。

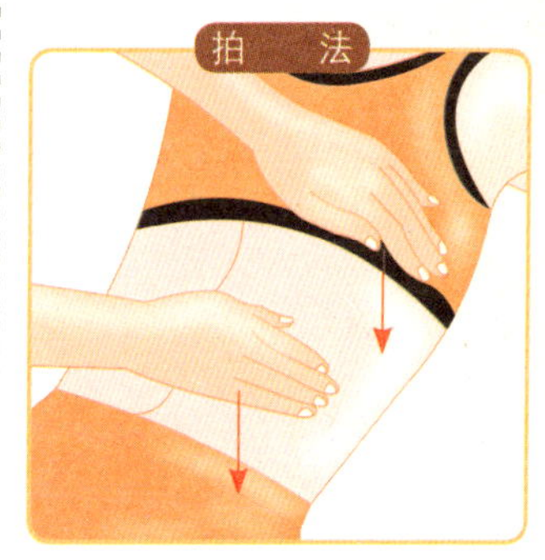

【适用部位】拍法适用于背及腰骶部。

【作用及适应证】拍法可舒筋通络、行气活血，常用作肩背、腰臀、下肢部的保健及结束手法，同时可深入脏腑，调经活血，振奋脏腑阳气。此法用于背部可祛痰止咳；用于腰骶部可治疗腰痛、痛经等病症。

按摩常用操作程序

先取俯卧位按摩腰背及下肢后侧，后取仰卧位按摩头面部、胸腹部、下肢前侧，最后取坐位按摩颈、肩、上肢。

单一部位的手法操作程序，遵守“放松→治疗→放松”即“面→线→点→面”的原则。

俯卧位

腰背部

1. 背部摩法或双掌分推法
2. 脊柱及膀胱经掌按法
3. 腰背脊柱及两侧掌按揉法
4. 腰背两侧骶棘肌滚法
5. 沿督脉、夹脊穴及膀胱经第一、二侧线拇指按揉法
6. 掌指拨法或肘拨骶棘肌
7. 拇指及肘点揉、拨背俞穴、压痛点
8. 腰部斜扳法
9. 腰部后伸扳法
10. 腰部揉法、滚法
11. 掌推法推背部督脉及两侧
12. 背腰骶部脊柱两侧小鱼际擦法
13. 背腰骶部掌拍法

髋部及下肢后侧

1. 臀部掌揉法或滚法
2. 拇指点、揉骶骨外侧缘、臀中肌
3. 拇指或肘点、拨臀部压痛点及环跳穴
4. 掌按法、拿法、揉法、滚法放松下肢后侧及腘窝
5. 拇指按揉腘窝肌腱
6. 拇指点揉承扶、殷门、风市、委中、太溪穴
7. 从背腰至足，掌推下肢后侧、外侧的膀胱经、胆经
8. 拳叩臀部，小鱼际击下肢后侧

仰卧位

头面部

1. 前额直推法（开天门）、分推法（推坎宫）、揉运太阳穴、点头侧3穴（头维、率谷、角孙穴）
2. 纵向点按印堂穴至百会（头顶五经）
3. 拿揉胸锁乳突肌，推胆经、推桥弓，先左后右
4. 双手擦耳、捻揉耳郭
5. 揉项后五经，点风池穴
6. 推坎宫，指抹鼻旁、口周，摩面，点面部穴位
7. 扫散头部两侧
8. 头顶指尖击法及梳法

胸腹部

1. 从胸部中线向两侧分推胸阴阳，摩胸、摩胁肋
2. 从上向下直推胸腹部
3. 分推腹阴阳
4. 摩腹
5. 揉腹
6. 点按中脘、下脘、天枢、气海、关元穴
7. 腹部推荡，点按天突、膻中穴
8. 腹部振颤、腹部提抖
9. 按腹主动脉、股动脉

坐位

颈项背部

1. 项背部掌揉法或滚法
2. 拿背部斜方肌及肩井穴
3. 拇指揉背部夹脊穴、膀胱经第一、二侧线（纵行线）及自大椎穴棘突从内到外，沿冈上肌至肩峰部（横行线）
4. 弹拨、点按背俞穴及大椎、肩外俞、天宗穴
5. 背部及项部拿法
6. 拇指揉项部五条经脉，自上而下揉颈椎正中及其两侧
7. 弹拨、点按风池、天柱、肩井穴
8. 颈部拔伸法、摇法、斜扳法
9. 拿揉项部及背部肩井穴
10. 小鱼际击肩井穴、掌拍背部、背部从上向下掌推法

肩部及上肢

1. 滚肩关节周围（肩前、肩外侧及肩后）
2. 肩部拿法
3. 拇指揉肩前关节间隙、喙突至结节间沟一线，肩后冈上肌、冈下肌、肩胛骨外侧缘
4. 点按肩关节周围压痛点及肩髃、肩髎、肩贞穴
5. 肩关节扳法、摇法
6. 拿肱二头肌、肱三头肌及前臂肌肉
7. 拇指揉手三阴、三阳经
8. 弹拨极泉、臂臑、小海穴（食指拨动），点按曲池、手三里、合谷、外关、内关、劳宫穴
9. 肘关节、腕关节摇法，配合弹拨痛点
10. 掌推、捋上肢内、外侧面
11. 肩关节及上肢搓法、抖法
12. 抹手背，捻法理手指

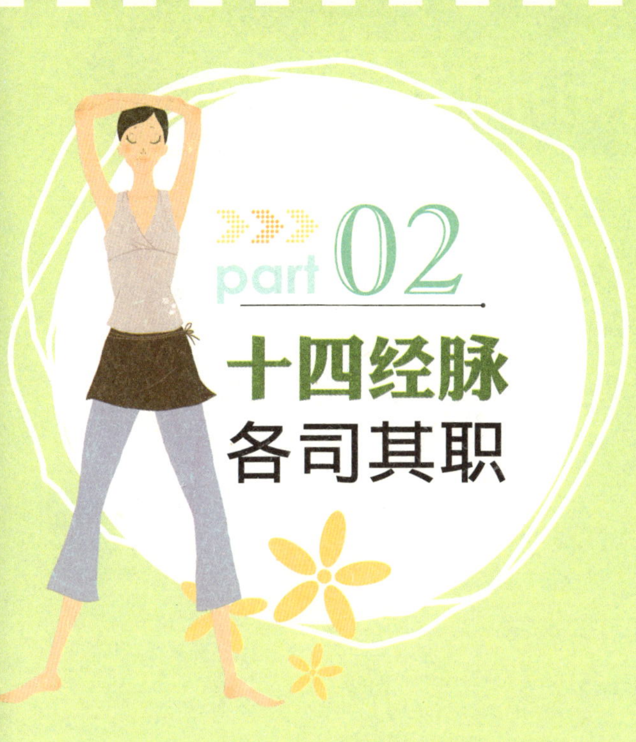

part 02 十四经脉 各司其职

massage

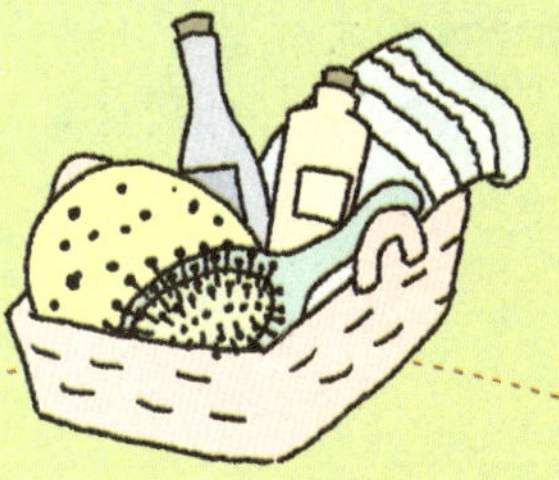

chapter

肺脏健康晴雨表

手太阴肺经

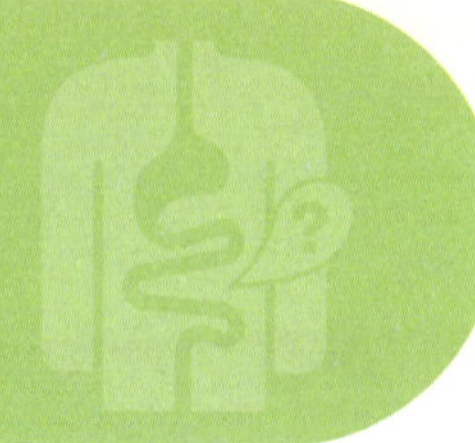

手太阴肺经简称“肺经”，它就像晴雨表一样，能反映肺脏功能的正常与否。如果肺脏有病，肺经会如实地把变快、变慢甚至停止工作的信息反映给自身，但前提是我们能读懂这张表，争取做到“察外知内，见微知著”、“不治已病治未病”，就是要练就一身能发现疾病、调节疾病的功夫，把肺脏的健康掌握在自己的手中。

肺经的循行走向

◆ 体表循行 ◆

从胸前壁外上方，沿上肢内侧前缘下行，止于拇指桡侧端，其支脉从腕后到食指桡侧端，与手阳明大肠经相接。

◆ 体内联系 ◆

起于中焦，属肺，络大肠，与肺、鼻、喉咙有联系。

◆ 主治概要 ◆

肺系疾病：咳嗽、气喘、咽喉肿痛、咯血、胸痛；外经病：肩背痛、肘臂挛痛、手腕痛。

◆ 本经腧穴 ◆

中府、云门、天府、侠白、尺泽、孔最、列缺、经渠、太渊、鱼际、少商。

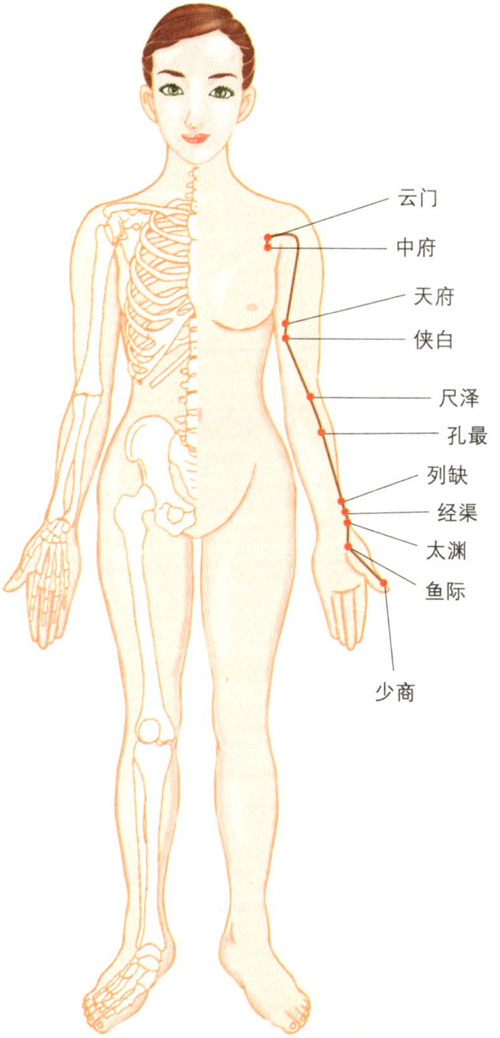

长跑的起跑线

手太阴肺经是十二正经气血运行之始，好比是长跑的起跑线。经脉是气血运行的通道，它如环无端，周而复始，那么为什么把肺经定做十二正经气血运行之始呢？这是由经脉的起跑地点和肺脏的功能所决定的。气血在人体的运行犹如围绕环行跑道上长跑的运动员，起跑线是他长跑的起点，也是一圈的终点，同时也是下一个轮回的起点。显然，对于每个运动员来说，起跑线上的准备工作是至关重要的，他必须有充足的能量做基础，一个好的开始将是成功的一半。肺经就是这个重要的起跑线，它起于中焦，中焦脾胃为人体气血生化之源，它把生化出来的养料上注给肺脉，又在肺脏主气、司呼吸、通调水道、朝百脉、主治节的功能作用下，通过百脉输送到全身。因此可以确定，十二正经气血运行始自手太阴肺经。

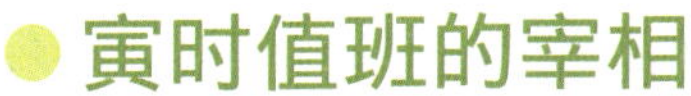

寅时值班的宰相

谈过了肺经在经脉运行中的起跑线作用，接下来说说肺经在哪个时段当家做主人。中医称肺脏为“相傅之官”，有宰相之能。经脉气血是按“肺大胃脾心小膀，肾包焦胆肝还肺”的顺序不断运行的，它们分别与寅卯辰巳午未申酉戌亥子丑的地支时辰相对应，到哪个时辰就哪条经脉做主人。

手太阴肺经的流注时辰为清晨3～5点（寅时），可谓是寅时值班的宰相。此时经脉气血循行流注至肺系，因此肺部功能不好的人（如气喘、肺气肿患者）常在此时咳嗽，呼吸困难；如果是上夜班的人或是老年人在此时醒来，切记不要抽烟，以免肺部受到伤害。保养之道为可在此时吃补肺食物，如燕窝、银耳、罗汉果等，而且在清晨醒来，尚未开口时食用最佳。

寅时也是号脉的最好时机，此时阴阳开始平衡，肺经值班。如果脉硬，40岁以上的人要考虑是否患有高血压；如果二三十岁的人脉紧，可能是工作压力太大，还可能患有焦虑症。又紧又硬的脉叫做弦脉，若是号出此脉就有患高脂血症、动脉硬化的可能了。所以，我们可以在清晨锻炼时试测一下，对预防肺系疾病效果很好。

寅	卯	辰	巳	午	未	申	酉	戌	亥	子	丑
肺经	大肠经	胃经	脾经	心经	小肠经	膀胱经	肾经	心包经	三焦经	胆经	肝经

重点穴位介绍

鱼际穴 位于第1掌骨掌侧中点，赤白肉际肌肉隆起状若鱼形，所以称为鱼际，又称板门，为手太阴肺经之荥穴，清肺热、利咽喉的效果很好；最奇特的是它能治小儿疳积，按揉、点刺放血均可。如果你家有小儿不爱吃饭，身体消瘦，不妨一试。

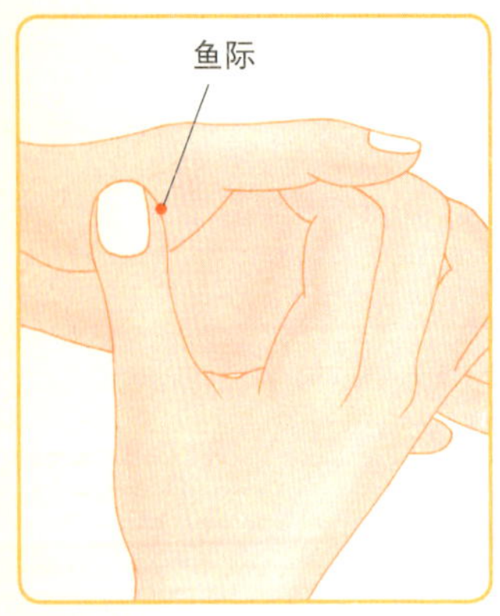

点揉鱼际穴

太渊穴 太，大也；渊，深也。穴当寸口，脉气深入留注所会之处，博大而深，通于百脉，犹水流浚汇也，因此得名太渊。此穴为肺经原穴，调理肺气、止咳化痰、补气效果极佳。如有人总觉得气不够使，有吸不上气的感觉，就常点揉此穴吧。

尺泽穴 古以腕后至肘为一尺；泽指沼泽，水之聚集也。本穴为肺经合穴，位于肘横纹中、肱二头肌腱桡侧凹陷处，如水入大泽，因此得名尺泽。此穴能调理肺气、清肺利咽、泄毒止痛。如有人肺热咳嗽、咽喉肿痛时可刺激此穴。

孔最穴 孔，指孔穴；最，聚也。此穴为肺经气血汇聚之处，因此得名孔最。它对头痛、发热无汗和咳嗽气喘治疗效果不错，还能治痔疮，有上述症状者不妨按摩此穴。

少商穴 少是小的意思；商为五声之一，此穴为手太阴之井，井有脉气初出而微小之象，故名少商。位置在拇指桡侧，距爪甲角约0.1寸。有咽喉肿痛者，用三棱针点刺出血马上见效。经常摩擦、按压此穴，有宣肺、利肺的功效，有助于维持呼吸系统健康。尤其在秋季，经络运行到手太阴肺经，更是进行呼吸系统保健的最佳时机。此外，咳嗽时用力重掐拇指尖端，还能缓解咳嗽症状。

中府穴 两手叉腰立正，在锁骨外侧下方凹陷处，距前正中线6寸即云门穴。乳头在第4肋间隙，向上3肋即第1肋间隙。云门穴直下1寸，平第1肋间隙处即是中府穴。该穴是手太阴肺经和足太阴脾经的交会穴，有调理肺气、治疗喘咳的功效，可以用来检测肺是否出现疾病。按摩此穴可治疗咳嗽、气喘、支气管炎、肩背疼痛，也可治疗青春痘与脱发。

云门穴 两手叉腰立正，在锁骨外侧下方形成的凹陷处即是。按摩此穴对咽喉肿痛、胸痛、咳痰、呼吸困难、发热、四肢酸痛、肩部疼痛、背脊间疼痛皆有疗效。

天府穴 腋前纹头下3寸（4横指），肱二头肌桡侧缘（靠拇指侧）。此穴可治疗鼻血不止、头部充血、眩晕、突然受寒、气喘、前臂桡侧疼痛或麻木。

列缺穴 在前臂内侧前缘，桡骨茎突上方，腕横纹上1.5寸。两手虎口自然平直交叉，食指尽端到达处即是。此穴对面神经麻痹（嘴歪）、头痛、颈项不适、上肢麻痹、手肘无力、掌中热、咳嗽、咳痰、胸闷、咽喉肿痛、鼻疾、齿痛等有效。

肺和皮肤的守护神
手阳明大肠经

手阳明大肠经是肺脏和皮肤的守护神，它能帮助肺脏把浊气及时排泄出去，从而维护肺脏的健康；也能帮助人体把淤积在体内的毒素清理干净，有效地防治皮肤病。总之，它就像一个天神，时刻庇护在我们身边，维护着我们的肺脏，呵护着我们的肌肤。如果你还在为青春痘等皮肤问题而心烦意乱的话，就有必要了解一下可敬的大肠经了。

大肠经的循行走向

◆ 体表循行 ◆

起于食指桡侧端商阳穴，沿上肢外侧前缘上行，至肩、颈、面颊，左右交会于人中穴，止于对侧鼻翼旁的迎香穴（交胃经）。

◆ 体内联系 ◆

属大肠，络肺，并与鼻、下齿有联系。

◆ 主治概要 ◆

头面五官疾患、热病、皮肤病、肠胃病、神志病等及经脉循行部位的其他疾病。

◆ 本经腧穴 ◆

商阳、二间、三间、合谷、阳溪、偏历、温溜、下廉、上廉、手三里、曲池、肘髎、手五里、臂臑、肩髃、巨骨、天鼎、扶突、口禾髎、迎香等。

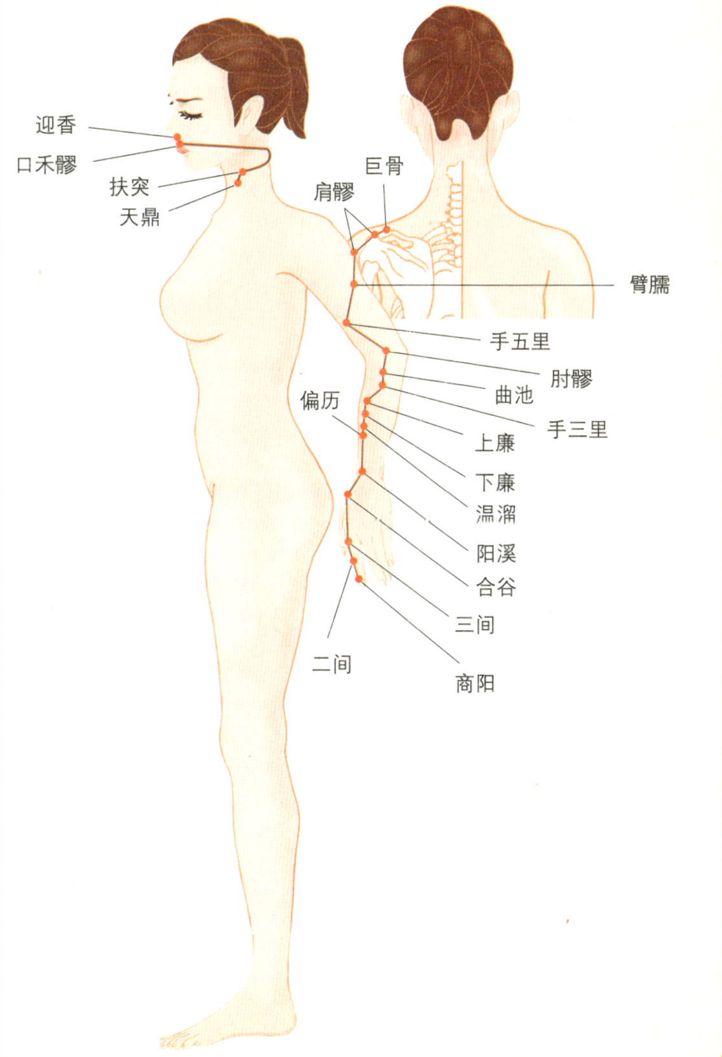

默默奉献的无名英雄

为什么说大肠经是可敬的？因为在当今社会上，总有这样一些人，他们起早贪黑，夜以继日，默默无闻地工作，很少有抛头露面的机会。表面看起来他们似乎无足轻重，位卑言轻，但是他们的作用却是不可或缺，甚至是无可替代的。大肠经就是这样的无名英雄，它好像没有什么广大而显赫的功效，但有些特殊的疾病，真得它亲自出马才行，皮肤病是最典型的例子了，荨麻疹、神经性皮炎、日光性皮炎、银屑病、疥疮、丹毒、疖肿、皮肤瘙痒等，都让人痛苦不堪。在百治无效之际，从大肠经论治，通常都会得到意想不到的效果。还有这样的人，他们往往只顾享受口腹之欲，却让大肠承担痛苦，他们嗜食麻辣火锅等辛辣食物，大便时却如火烧般痛苦；他们嗜食膏粱厚味、肥软精细之物，却因缺乏纤维质，致使残渣不易排出，积留在大肠中，成为致病因子。因为大肠经为多气多血之经，阳气最盛，若合理运用，最善消除体内热毒。若平日常常敲打，不仅可以有效防治皮肤病，还可帮助人体把多余火气去掉，对治疗便秘也十分有效。从现代医学角度来讲，经常刺激大肠经还可增强人体免疫力，防止淋巴结核病的生成。可见，大肠经不愧为无名的英雄、隐身世外的高人。

卯时值班的清洁工

大肠经在卯时，即早上5～7点最旺。中医说大肠为“传导之官，变化出焉”，传导即传化和疏导的意思。因此，我们也概括出了大肠的两大功能——传化糟粕和主津。传化糟粕指大肠上接小肠，接受小肠传过来的食物残渣，吸收其中多余的水液，形成粪便，又借助大肠之气的运动，将粪便传送至大肠末端，并经肛门有节制地排出体外；主津指大肠吸收水分，参与调节体内水液代谢的功能。我们把大肠的这种功能形象地理解为清洁工作用。又因为大肠经在卯时值班，所以称它为“卯时值班的清洁工”。卯时即早上5～7点钟，这个时候天基本亮了，我们的清洁工也该值班了，所以又称天门开了。我们应该起床后空腹喝杯水，排出粪便，把垃圾毒素排出来，称作地户开，也叫肛门开。有人会问，我们怎样照顾大肠呢？其实，按时排便是最好的方式。因为便秘是百病之源，短期便秘是肠道健康亮起红灯的警讯，长期便秘则是肠道健康的无形杀手。长期

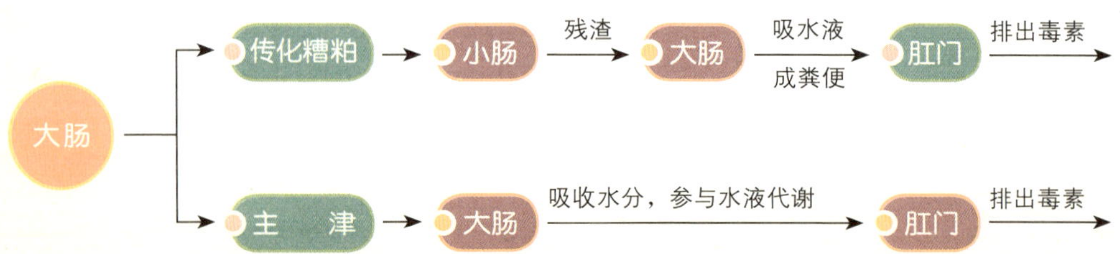

便秘，也就是我们所说的习惯性便秘，会因体内产生的有害物质不能排出，从而引起腹胀、口臭、食欲减退和易怒等身体症状；还会使身体发胖、皮肤老化，引起贫血、肛裂、痔疮、直肠溃疡等疾病。那有人还会问，如何保证按时排便呢？适时按摩我们的大肠经穴，使其经气通畅，保证大肠功能正常，就能摆脱便秘及其他相应疾病的困扰了。

重点穴位介绍

商阳穴 位于食指指甲盖外侧，用指甲掐就可以找到。它是大肠经体内经脉气血向体表经脉运行的出口，经常按揉可以调节便秘。晕倒的人掐按此穴则有复苏之效。

三间穴 承担大肠经气血物质的传输作用，是大肠经的俞穴，位于食指近拇指侧根部，第2掌指关节后。此穴最大的特点就是位置好找，按摩方便，随时都可以操作。此穴有消炎、止痛、抗过敏的功效，可作为日常的保健穴，常揉多按，效果甚佳。

合谷穴 别名虎口，位于手背第1、2掌骨间，第2掌骨桡侧中点处，大肠经气血会聚于此，为强壮穴、止痛穴、急救穴，有养阳、生津、通腑、退热、消炎等作用，还有健脾胃的作用。只要按摩合谷穴，就可以使合谷穴所属的大肠经经脉循行之处的组织和器官疾病减轻或消除，如治疗痔疮发作、缓解下齿痛、救治晕厥等。所以说它是大肠经送给人体最好的礼物。尽管按压合谷穴的好处很多，但是需要注意，孕妇不宜按摩合谷穴，更不要针灸，医药文献记载针刺合谷穴有可能导致流产。

阳溪穴 翘起拇指，拇指根与背腕之间有一凹陷，凹陷处即为此穴。此穴最善缓解头痛及眼痛酸胀，但若用按摩法，一定要闭目，掐按一分钟才能有效。此穴名为阳溪，意指阳气像溪水般周流不止，所以此穴最善通经活络。经常按摩，并配合金鸡独立，可以有效防止脑卒中和高烧不退等。

温溜穴 大肠经的阳热经气在此聚集并缓慢蒸散，常按摩可补阳气，使人感觉温暖。长痘痘的人可以揉此穴，效果很好。

曲池穴 此穴为大肠经经气最强盛之穴，是大肠经合穴，位于肘横纹端点处，有降血压、治疗皮肤病及通便的作用。大肠经和肺经的关系非常密切，若肺机能不好，皮肤就会苍白干燥、失去光泽。按揉此穴能够促进血液循环，排除毒素。

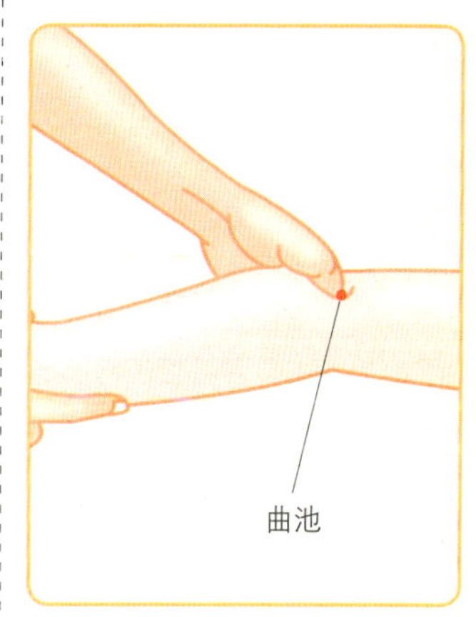

点揉曲池穴

迎香穴 在鼻翼外缘中点旁，在唇沟中。用食指指腹轻轻按压迎香穴对大肠健康有益，便秘或腹泻时按压此处也可改善症状。此穴还有通鼻窍、治鼻炎、预防感冒的作用。

chapter

胃肠功能的庇佑者

足阳明胃经

爱吃，能吃，还能消化，这是一种难得的福气。然而俗话说得好，“人吃五谷杂粮，哪有不生病的”，其实我们身体的很多病都是吃出来的，是损伤脾胃引起的。一旦脾胃有病，身体倦怠、缺乏元气、皮肤黑黄、嘴唇干裂、发声无力、精神不振、闷闷不乐、坐立难安等症状全都找上门来。请关注胃经吧，它是胃肠功能的庇护者。

胃经的循行走向

体表循行

起于眶下缘（承泣穴），至嘴角，沿耳前上行至前额角（头维穴），延颊下行至胸前正中线旁开4寸，至腹正中线旁开2寸，再至下肢外侧前缘，止于第2趾外侧端（厉兑穴），足背分出至大趾内侧端，交脾经。

体内联系

属胃，络脾，并与喉咙、唇、上齿、眼、鼻、耳、乳部有联系。

主治概要

胃肠不适、头面五官疾病、神志疾病及皮肤病；经脉所过部位的病痛。

本经腧穴

主要有承泣、四白、大迎、人迎、水突、乳中、天枢、伏兔、阴市、梁丘、足三里、丰隆、冲阳、陷谷、内庭等，共45穴，左右合90穴。

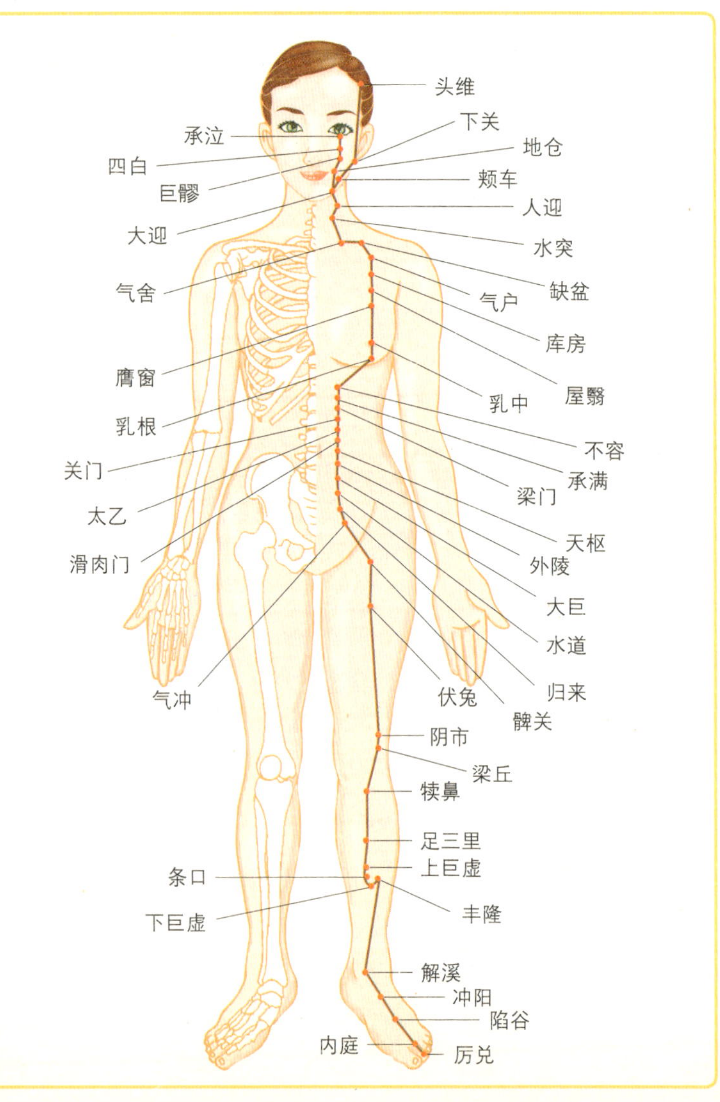

多气多血的勇士

经络是运行全身气血、联络脏腑与体表、沟通上下内外的道路。各条经络气血的多少是个固定常数，能反映出人体正常的生理规律。太阳经常多血少气，少阳经常少血多气，阳明经有少阳经之多气，有太阳经之多血，为太阳、少阳相合而成，所以它多气多血。

从胃腑功能分析也可得知：阳明为五脏六腑之海，其他各脏腑都有经脉与阳明相通，接受阳明的气血，故只有阳明经气血俱多才能满足各脏腑的需要。我们全身的脏腑、筋脉、肌肉、皮毛全依赖气血、津液的充养，一旦胃经功能紊乱，脾胃失调，气血津液化生不足，我们的脏腑、筋脉、肌肉、皮毛就会受损，尤其是我们的容颜最易衰老。因为胃经循行于面部，中医讲“阳明脉衰，面始焦”，所以欲美容、不致面色憔悴者，应保养好自己的阳明经。尤其是女性过了35岁后，胃经功能就会出现明显衰退，这个时期是女性一生的重要转折点，更应该加强对多气多血阳明经的调理，才能防止早衰。所以说胃经犹如多气多血的勇士，保护着我们不老的容颜。

辰时启动的发电站

胃经在辰时，即上午7～9点时启动值班。中医认为，脾胃是“仓廪之官”，胃为“水谷之海”，它像一个发电站，生成营养物质，是人体能量的源头。能量一旦不够用，很多器官代谢速度就会减慢，工作效率也会降低，长期下去，疾病也就随之而来了。由此看来，养好这个后天发电站是非常重要的！

那如何保养我们的发电站呢？吃早餐是必须的。经脉气血是从子时阳气初升，到寅时就升起到肺经了，到卯时阳气就全升起来了，辰时太阳也已经升起来了，天地出现一片阳的气象。这个时候，人体阳气充足，气机旺盛，需要补充一些阴性物质，也就是早餐。让早餐在胃中受纳腐熟，到了下一个时辰巳时，脾经当值的时候，把食物变成精血，然后输送到你的全身。如果不吃早饭，脾胃就会空运转，人体就会感到头晕无力，脾胃功能也会失常。所以我们一定要吃早饭，而且要吃得很细致、很丰盛才可以。

与此同时，循按胃经也是一个不错的选择，因为按摩胃经可以调节人体的胃肠功能，启动人体的“发电系统”以供应全身脏腑器官。

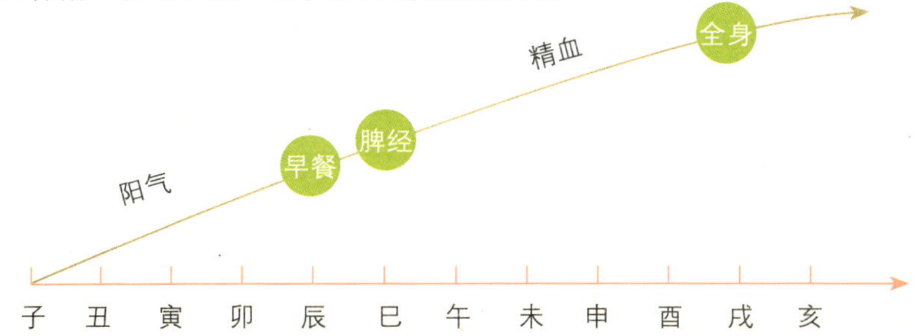

重点穴位介绍

按摩胃经和重点穴位，第一可以充实胃经的经气，使它和与其联系的脏腑的气血充盛，这样脏腑的功能就能正常发挥，不容易被疾病“打败”；第二可以从中间切断胃病发展的通路，在胃病未成气候前就把它消弭于无形之中。

四白穴 在眼眶下面的凹陷处，即当你向前平视的时候沿着瞳孔所在直线向下找时，在眼眶下缘稍下方能感觉到一个凹陷，这就是四白穴。小时候做眼保健操时，第三节就是按揉四白穴。所以这个穴位的第一个疗效就是治疗眼疾，对近视眼有很好的防和治疗效果，对眼袋、黑眼圈也有特效，有这些烦恼的人不妨按压这里。另外，我们也叫四白穴为“美白穴”或者“养颜穴”，每天坚持用手指按压它可以消除眼部的皱纹，美白的效果也非常不错。

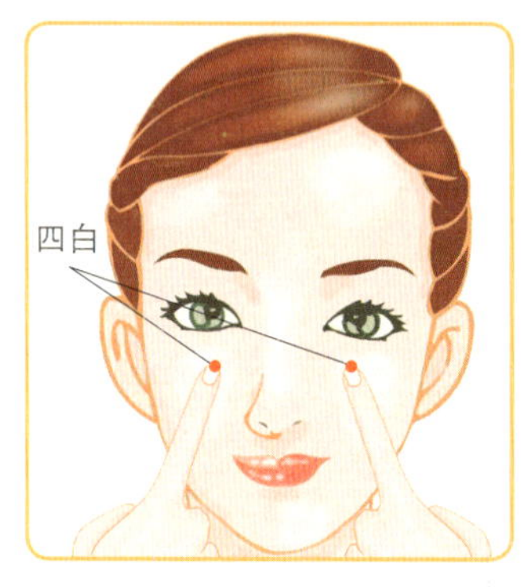

指压四白穴，能提高眼睛机能，对于近视、色盲等眼部疾病很有疗效

天枢穴 在肚脐旁边2寸，两边各有一穴，是大肠的“募穴”。“募穴”就是五脏六腑之气集中在胸腹部的穴位。因为募穴接近脏腑，所以不论病生在内或外邪侵犯，都可以在相应的募穴上有异常反应，如压痛、酸胀、过敏等。可以根据这些反应来诊断和自我治疗相应脏腑的疾病。从解剖学上来说，天枢穴所在的位置对应的刚好是肠道，所以点揉天枢穴可以增加肠道的良性蠕动，对便秘、消化不良、脐周疼痛、恶心呕吐有很好的作用。

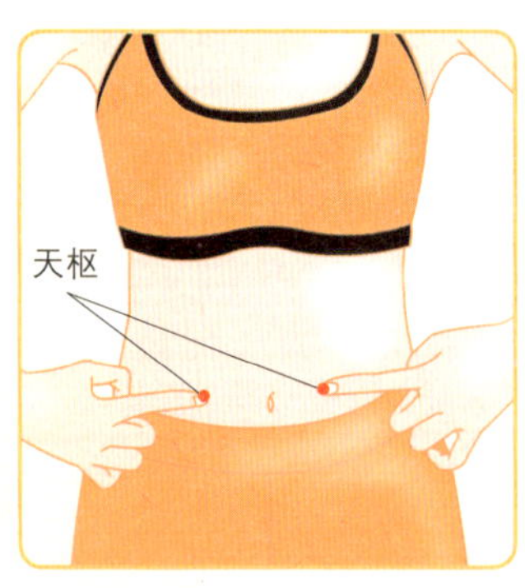

天枢穴常用于治疗急慢性胃炎、急慢性肠炎、阑尾炎、肠麻痹、细菌性痢疾及消化不良

梁丘穴 是胃经的郄穴，郄穴就是治疗急症的穴位。有人突然胃疼、胃抽筋或痉挛，按摩此穴非常有效。这个穴位在膝盖上2寸，两个大拇指合在一起大概在胃经处上下左右按压，最敏感的地方就是了。

足三里穴 在膝眼下3寸向外旁开1横指，为胃经气血在此形成的气血场，能化燥醒脾、生发胃气，是历代医家赞誉最多的人体

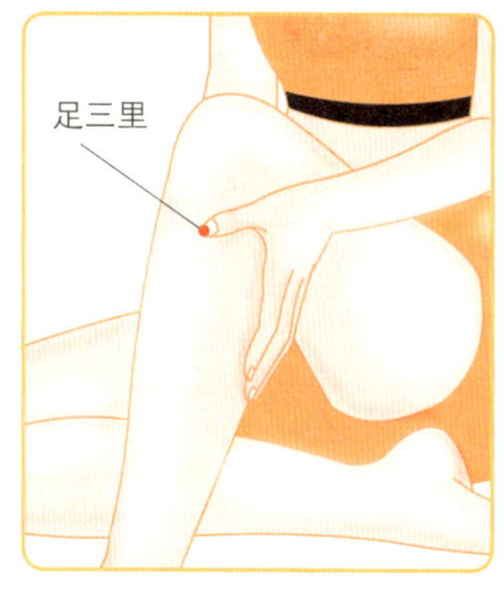

每天按压足三里穴，每次按压5～10分钟，每分钟按压15～20次，直至穴位有针刺一样的酸胀、发热的感觉，坚持2～3个月，就能改善肠胃功能，使人精神焕发、精力充沛

大穴，被奉为长寿第一要穴。此穴功用很多，是治疗各种胃病的首选。若能适时点揉，会有即时缓解胃病之效。该穴还是个“消气穴”，消的是胃肠的浊气。许多人肚子整天胀胀的，那就常揉揉足三里穴吧。对糖尿病患者来说，刺激该穴还可以降低血糖；对胃下垂的患者来说，按揉该穴也有升提之效。另外，肌肉萎缩、痛风、高血脂、醉酒等都是它的适应证，中老年人艾灸足三里穴，疗效往往更佳。所以民间有谚：“常灸足三里，胜吃老母鸡。”可以说足三里穴是胃经最得力的干将。

丰隆穴 此穴疗效显著，我们常把它叫做“化痰穴”，凡嗓子有痰咳不出的人，点按此穴，立即就会喉咙清爽。只是此穴位置不太好找，在小腿前外侧，外踝尖上8寸，胫骨外侧2横指。丰隆，就是丰满隆起的意思，所以此穴肉厚而硬，点揉时可用按摩棒，或用食指节重按才行。找穴要耐心些，可在经穴四周上下左右点按试探，取最敏感的点就对了。当你有痰吐不出的时候，丰隆穴会变得比平时敏感许多，自己就会浮出水面，不用担心找不到。

承泣穴 瞳孔正下，眼球、眼眶下缘间凹陷处。能有效消除眼睛疲劳，改善视力，减轻头昏眼花症状；可治疗眼睛酸痛流泪、夜盲症、眼睛充血，也能消除眼袋、淡化黑眼圈，治疗口眼歪斜及面肌痉挛。

人迎穴 在喉两侧，从喉结往两侧约1.5寸处，胸锁乳突肌前缘。按压有脉搏跳动感。可治疗气喘、支气管炎、胸闷、高血压、头痛、眩晕、心悸、甲状腺功能亢进，能顺畅血液循环，消除脸部小皱纹，还可减缓喉咙痛、声音沙哑等症状。

水突穴 位于喉结下侧，人迎穴下方约2寸处，胸锁乳突肌的前缘。可缓解支气管、咽喉炎症引起的喉肿痛、呼吸困难、气喘、声音沙哑等。

胃经还有不少功能奇特的穴，需要你去关注，比如乳中、陷谷、解溪能很快消除乳房胀痛等，这里就不一一叙说了。

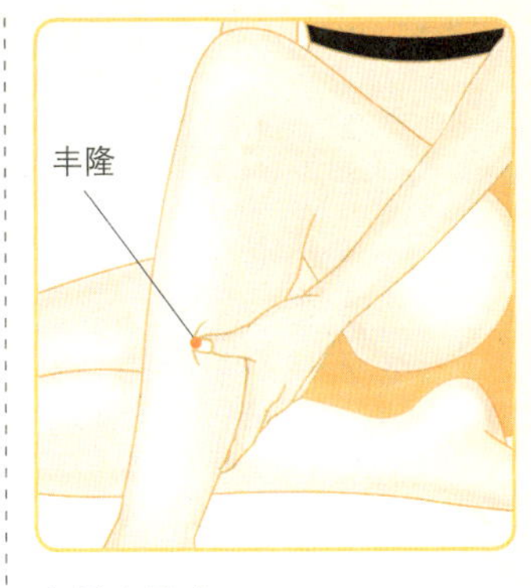

点按丰隆穴

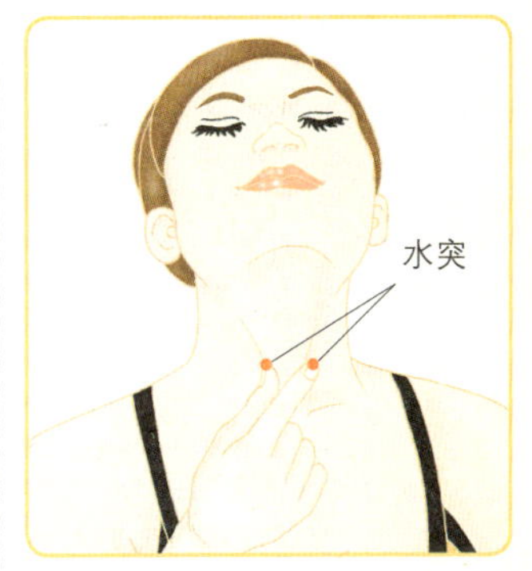

点按水突穴

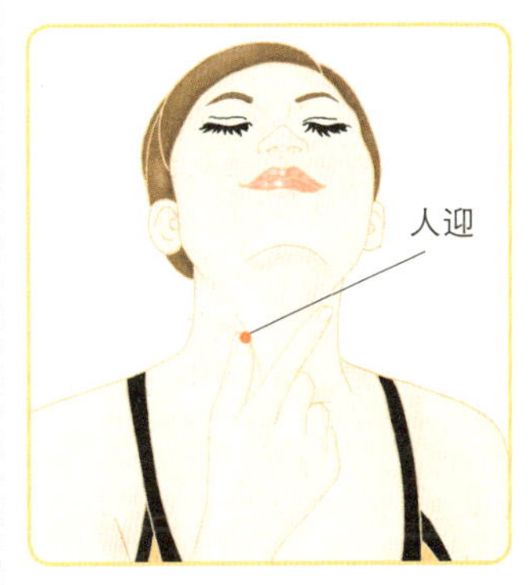

人迎，意指胃经气血由本穴向胸腹以下的身体部位传输

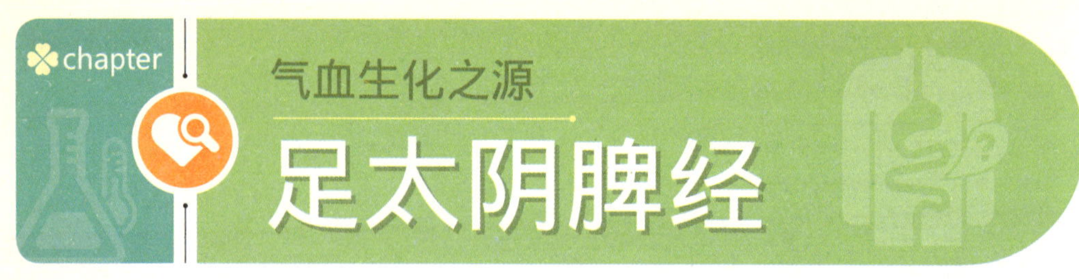

chapter

气血生化之源

足太阴脾经

中医认为，脾为后天之本、气血生化之源。人出生后，所有的生命活动都有赖于后天脾胃摄入的营养物质。脾的功能旺盛，机体的消化吸收功能才健全，才能化生精、气、血、津液，为机体提供足够的原料，使脏腑、经络、四肢百骸以及筋肉、皮、毛等组织得到充分的营养。所以，我们要学会利用脾经去调节气血，以达延年益寿之功。

脾经的循行走向

◆ 体表循行 ◆

起于足大趾内侧（隐白穴），至内踝前，上行腿肚，经膝股部内侧前缘，入腹部，过膈上行，散舌下。

◆ 体内联系 ◆

属脾络胃，与膈、咽喉（食道）、舌、心有联系。

◆ 主治概要 ◆

脾胃病、妇科病、前阴病及经脉循行部位的其他疾病。

◆ 本经腧穴 ◆

隐白、大都、太白、公孙、商丘、三阴交、漏谷、地机、阴陵泉、血海、箕门、冲门、府舍、腹结、大横、腹哀、食窦、天溪、胸乡、周荣、大包，共 21 穴，左右合 42 穴。

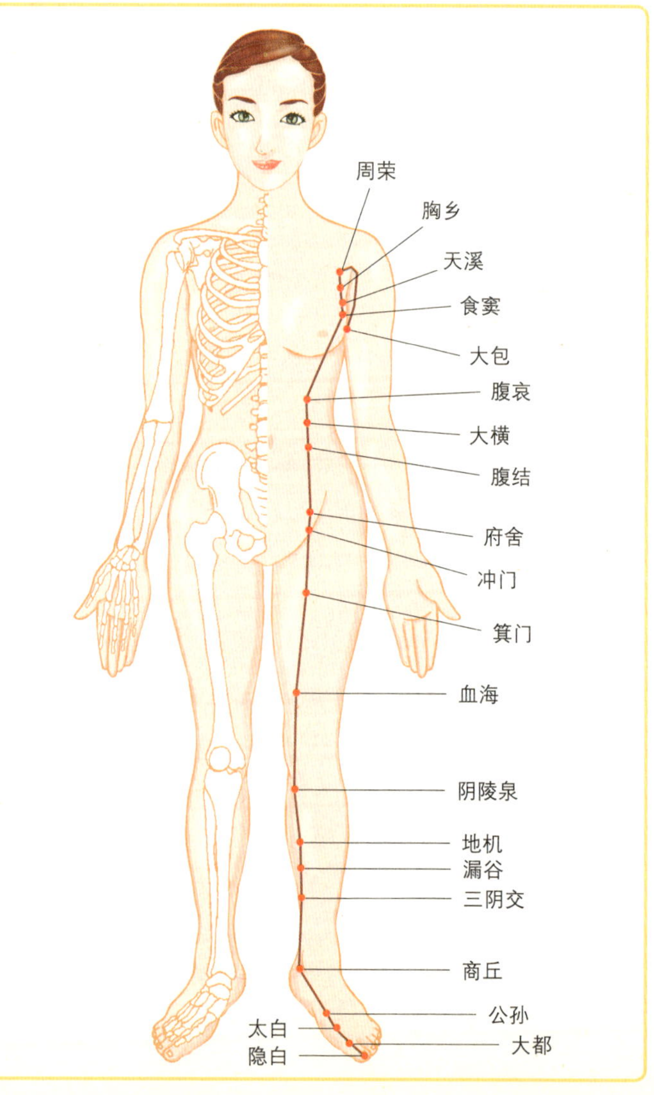

不能歇工的丫鬟

脾经在经络这个大家族里面，地位相当于一个丫鬟。“脾”字的右边和“婢”字的右边一样，都是“卑”，“卑”是地位低下的意思。脾经作为丫鬟是非常忙碌的，哪儿出现问题，它就得马上去解决；或者把这个信息及时传递出去。我们都知道，在一个大家族里，最怕丫鬟生病，丫鬟一生病，就没人做饭、干活，这个家族就会处在一个瘫痪的状态。对于我们人体来说，一旦脾经这个丫鬟生病，最先的表现就是舌头不灵活、僵硬。因为脾经在循行的路线上是沿着咽喉上来的，它“连舌本、散舌下”，与舌头密切联系；其次表现为一吃饭就往外吐，胃痛、腹胀、打嗝；还会出现身体特别沉、大便溏泄等症状，这些都与脾脏主运化、主四肢的功能分不开的。

其实，脾经这个丫鬟上报信息的职能也很重要，它相当于检察院系统，负责监督各方出现什么问题，然后再把这些问题传达给中央。如果一个女子月经不调或者不来月经，但是流鼻血（中医里叫做经血倒流），它会报告这是脾统血的功能减弱了。如果嘴唇变薄或者嘴唇有一些病变，也说明脾经有问题了。因为脾开窍于口，故脾经有问题就会表现在口唇上。如果大脚趾疼痛，实际上也是脾经有毛病，可沿着脾经做一些调理，会非常有效。

巳时值班的粮食局长

脾经在9～11点巳时最旺。中医讲脾胃是“仓廪之官”，脾为“后天之本”、“气血生化之源”，相当于现代医学的整个消化系统，是生成营养物质供给五脏六腑活动的能量源泉。它就像土地孕育着万物，供养着生命，离开了它，人类就无法生存，所以在中医上有“脾土”、“胃土”之称。脾胃的功能正常，机体的消化吸收功能才能健全，才能化生精、气、血、津液。所以，脾胃可以称为人体内的粮食局长，身体所需的一切物质都归其调拨。我们可以设想，如果它们工作不负责任，或者贪污浪费，其结果会是怎样呢？无疑会引起全身脏腑的混乱。由此看来，监管好这个粮食局长很重要！那如何监管呢？有没有一劳永逸的好方法呢？

其实最安全有效且持久的方法就是揉脾经，这样可以调节人体的消化系统功能，迅速增强人体的气血，为防病治病储备最大的能量。同时还要注意饮食，不食用燥热

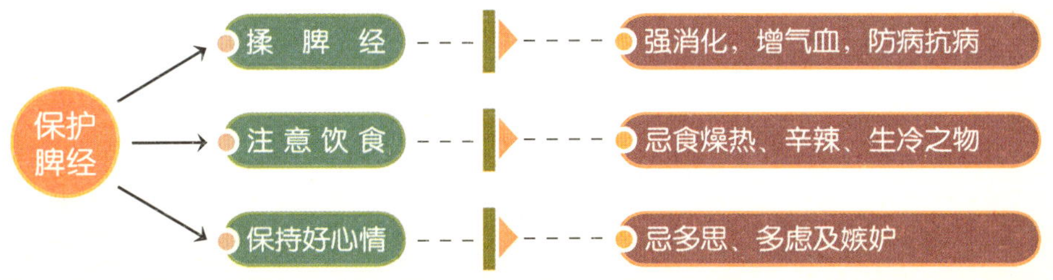

及辛辣刺激性的食物，以免伤胃败脾；不食生冷食物，以免寒凉损伤脾阳，导致脾失健运，湿邪内生；同时要保持好心情，喜悦轻松的心情对脾有益，嫉妒、忧虑、多思则对脾不利。

重点穴位介绍

隐白穴 位于大脚趾内侧，趾甲旁约1毫米的位置，为脾经的井穴，能健脾和胃、益气统血、安神定志。这是一个止血要穴，对鼻出血、妇女月经不调、月经崩漏很有疗效。一些人因为失血过多而出现的心烦多梦，甚至昏厥，可以点按此穴进行医治。

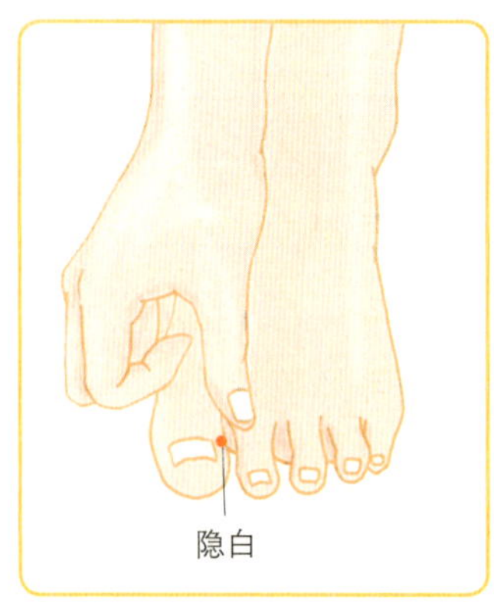

隐白穴内气血为脾经体内经脉外传之气，气体蒸发后逸出，不容易被人察觉，因此得名

太白穴 位于足内侧缘，在第1趾骨小头后下方凹陷处，是脾经的原穴，能健脾和胃，理气化湿。因此，按摩太白穴对胃痛、食欲不佳、腹胀都颇具疗效。现代人工作繁忙，难免会患上胃病，按揉太白穴就可以防治。另外，揉太白穴还可以调节血糖，治疗糖尿病。

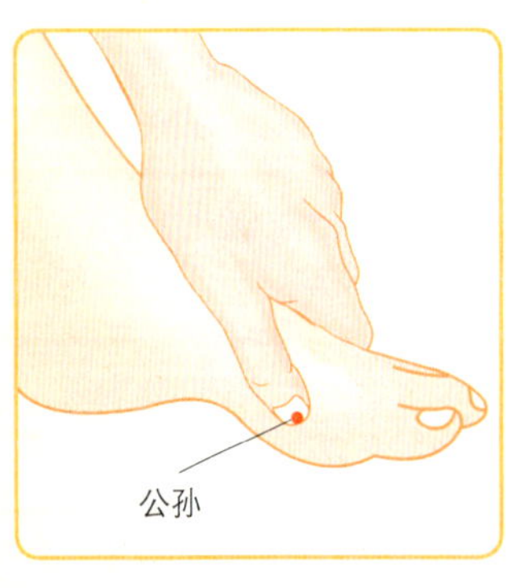

公孙穴是脾经的络穴，入属脾脏，联络胃腑，又和位于胸腹部的冲脉直接相通，所以它有兼治脾胃和胸腹部各种疾患的作用

公孙穴 从太白穴往上1寸就是公孙穴，八脉交汇穴之一，与心相通。此穴功能非常强大，能通气、活血、化瘀，还可以加强小肠蠕动，增强消化能力。无论妇科血病，还是消化不良，赶紧揉揉它，很快就会好的。公孙穴可以有效防治胃酸过多，降低饥饿感，对于想减肥但难耐饥饿的人来说可以经常按摩。

商丘穴 位于内踝下方凹陷处，能健脾化湿，理气活络。脾经上的穴位都是帮助血液循环的，能把新鲜血液引到病灶上去，所以，你每天一定要多揉揉商丘穴，把气血引下来，可以消除下身的各种炎症，如膀胱炎、尿道炎、盆腔炎等。

三阴交穴 在脚内踝上3寸，也就是4横指的地方。这是治疗妇科疾病的要穴，无论妇科问题是发生在子宫、卵巢还是乳腺，都可以用三阴交穴来治。每天多揉揉三阴交穴，就可以解决这些问题。有文献记载，三阴交与合谷穴合用会导致堕胎，因此怀孕的女性不宜按摩这些穴位。

漏谷穴 从三阴交穴贴着腿骨内侧下缘往上3寸，就是漏谷穴。漏谷，就是谷子漏出来的意思，也就是吃下肚的东西，没能得到很好的消化，营养没被吸收又排出来了，这叫做“完谷不化”。多揉漏谷穴就可以治疗这些肠胃消化问题。漏谷穴还可以治疗小便不利，对男性前列腺问题也很有疗效。

血海穴 此穴专治皮肤瘙痒问题，调节血液循环。血海穴也是专门治痒痒的穴位，老年人身上经常瘙痒，用艾条灸一灸血海穴就能很快止痒。这个方法效果最好，而且很方便。有出血、贫血、瘀血者都可以按摩这个穴。

地机穴 地机就是大地充满生机的意思。因为脾属土，土属大地，而且人体的后天之本都靠脾胃来供应，所以揉地机穴可以增强整个肠胃的运化功能。贴着胫骨往上走，与腿肚子上的最高点正对着的地方就是地机穴。地机穴对胰腺很有帮助，像慢性胰腺炎、糖尿病都可以通过按揉地机穴来防治。

阴陵泉穴 顺着胫骨一直往上，捋到膝窝下卡住捋不动了，那个地方就是阴陵泉。该穴是一个祛湿的要穴，而人体湿气大就容易滋生细菌，引起水肿及各种炎症，包括皮炎、皮疹等。另外，脾是生痰之源，是管湿气的，如果湿气多了运化不出去，就会变成痰。所以，要从根本上解决生痰的问题就要健脾，而每天坚持多揉阴陵泉穴就很好。

府舍穴 在小腹部。脐与耻骨之间是5寸，乳头距前正中线是4寸，此穴在乳头直下，脐下4寸，耻骨上1寸。对便秘、腹胀、腹部有硬结、腹痛、疝气有效。

大横穴 仰卧，伸直膝盖，上身稍往前用力抬起，心窝至脐附近会出现左右2条纵行的肌肉。肌肉的外缘线相当于通过腹部的脾经经络，府舍、腹结、大横、腹哀穴就位于该肌肉外缘，大横穴平肚脐，主治消化系统疾病如便秘、腹痛、急慢性腹泻，也可用于月经不调、神经衰弱等病。

大包穴 此穴是脾经的最后一个穴，在肋骨这块儿，腋窝直下6寸处。“大包”可以理解成大包大揽的意思，比如急性腰扭伤、急性脖子扭伤、急性肋间神经痛，大包穴都能治，也是治急性扭伤的要穴。

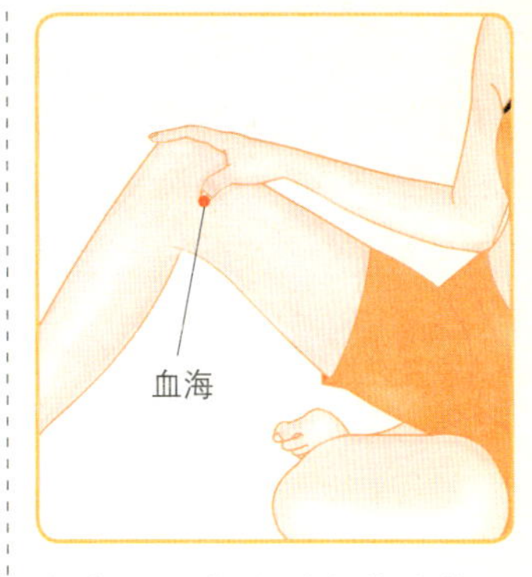

血海是生血和活血化瘀的要穴。按揉的最好时间为上午9时～下午1时

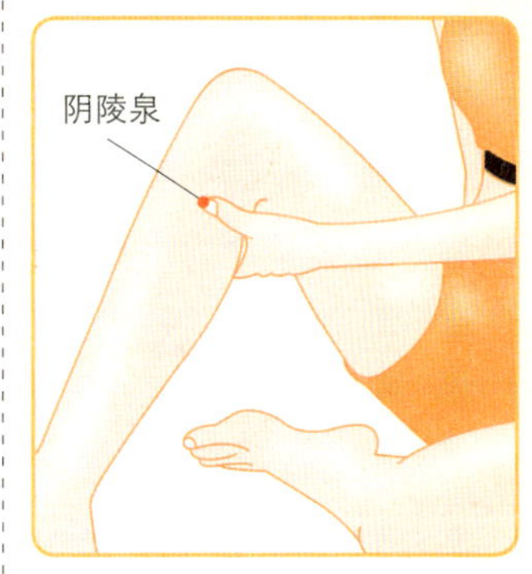

阴陵泉意指脾经地部流行的经水及脾上物质混合物在本穴聚合堆积

天溪穴 乳头中央的穴位，称为乳中。乳中距前正中线4寸，本穴位于乳中外侧2寸，在第4肋间隙。常用于治疗胸痛、胸闷。如乳房肿大疼痛、乳腺炎、乳汁过少，也可以按压本穴减轻疼痛。

chapter

百病由心生

手少阴心经

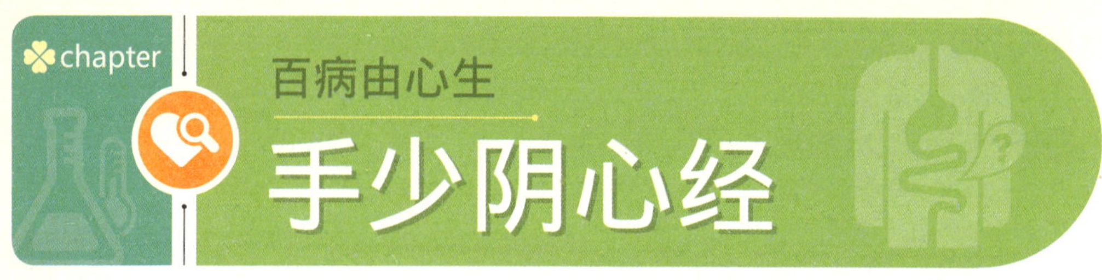

心主宰着人体五脏六腑、形体官窍的一切生理、心理活动，百病由心生！经络调理法是治疗早期心脏病的好方法，运用点穴的方法循经点按心经的穴位，通过经气传导，加快通往心脏气血运行的速度，达到恢复心脏功能的目的，这种方法值得推广。

心经的循行走向

◆ 体表循行 ◆

起于腋窝的极泉穴，循于上肢内侧后缘，至掌后骨部，入掌内，止于小指桡侧端少冲穴（交小肠经）。

◆ 体内联系 ◆

属心，络小肠，并与肺、咽喉、眼有联系。

◆ 主治概要 ◆

心、胸、神志及经脉循行部位的其他疾病。

◆ 本经腧穴 ◆

极泉、青灵、少海、灵道、通里、阴郄、神门、少府、少冲。

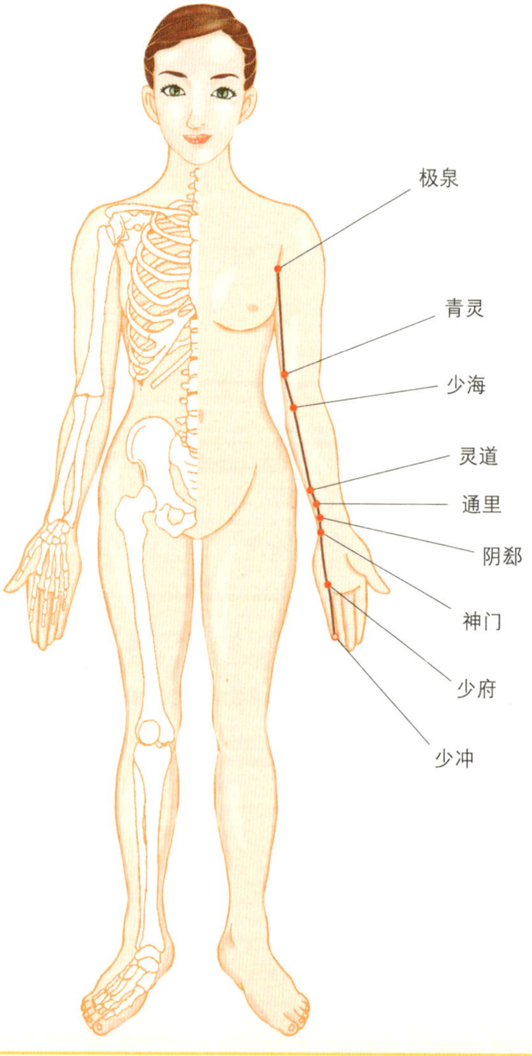

生命勤劳的鼓手

我们的心脏每天都在跳动着，发出节奏单一却奇妙的乐音，为机体不断地输送着气血，营养着全身，延续着我们的生命。而手太阴心经就像是一个勤劳的鼓手，调节着心脏的这种节奏，掌控和续写着生命的乐章。一旦我们这个鼓手打鼓的节奏出现紊乱，我们的生命就会受到威胁，甚至死亡。中医学认为，心脏是生命的根本，它具有主血脉和主藏神的作用。主血脉功能正常，则“人心动，血行诸经”，心脏就会像一个“永动机”一样，周而复始，循环往复，推动着血液在经脉内运行，使血液运行到全身以滋养各个脏腑组织器官，发挥其营养和滋润的作用。主血脉功能失常，则会在面色、舌色、脉象、胸部感觉四方面出现异常，表现为面色、舌色的淡白无华，脉细无力，胸前闷痛、心悸心慌等症状。心藏神功能正常，则“主明下安”。心就像一个君主一样，主宰着人体的各部分生理活动和精神意识活动，使自己的下属脏腑器官们在功能上互相协调，彼此合作，互助互用，在行动上协调一致，从而使机体精神饱满，精力充沛，神志清晰，思维敏捷；反之，如果心藏神的功能失常，则“心动五脏六腑皆摇”，机体轻则出现失眠多梦、神志不宁、反应迟钝、健忘等症状；重则出现精神失常、神昏谵语，甚至昏迷、不省人事。由此可见，心脏病变不仅导致脏腑功能失调或亏损，还可以导致神经疾病。所以要充分信任我们的“鼓手”，通过对该经的按摩调理，保护我们的心脏及其他脏腑器官的功能正常。

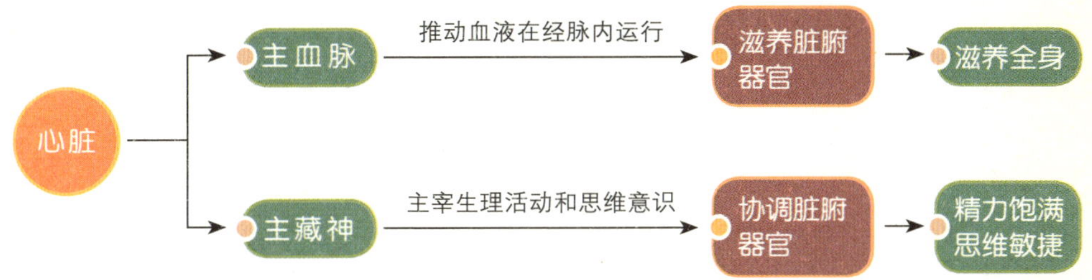

午时值班的君主

心经在午时，即中午11点～下午1点最旺。中医认为“心者，君主之官，神明出焉”。心是五脏之首，是人体的君主。心主血脉，它配合其他脏腑的功能活动，推动血液输送至全身；心藏神，统管全身的精神、意识、思维活动，午时保养心脏至关重要。午时太阳挂在天空中央，是地面上阴影最短的时候，也是一天中阳气最盛的时候。我们通常说的子午时刻，是人体气血阴阳交替转换的一个临界点。以气的变化来说，阳气是半夜子时开始生，午时阳气最亢盛，午时过后则阴气渐盛，子时阴气最为旺盛，所以人体阴阳气血的交换是在子、午两个时辰。人体也要注重这种天地之气的转换点。午时阳气盛，动养阳，静养阴，所以此时宜静养。对于普通人来说，睡午觉最为重要，可以静卧闭目养神或小睡一会儿，但午睡不宜超过1个小时，否则易引起失眠。此外，还要注意心经的通畅，如果心经不畅，人体在午时就会有反应，轻者会有一种煎熬感，感觉胸闷、呼吸不畅或耳鸣、声哑；重则夜晚难以入睡，且多梦、盗汗、心里惶恐不安，总好像有什么事要发生似的。此时，照顾好心经，适时在心经上实施揉按会大有好处。

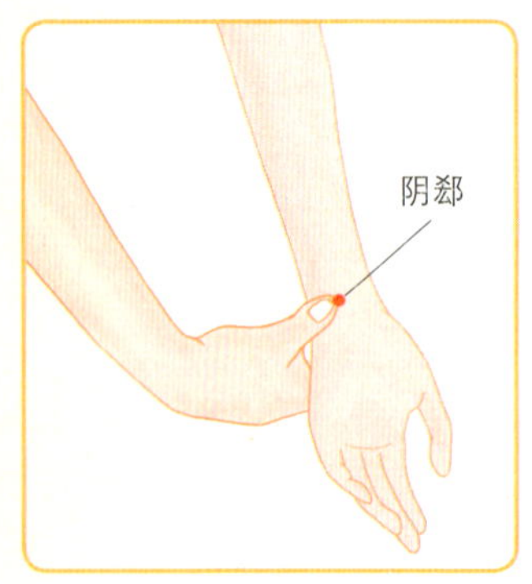

俗话说“阴郄多治血，阳郄多治疼”。阴郄穴多用来治疗血分的疾病

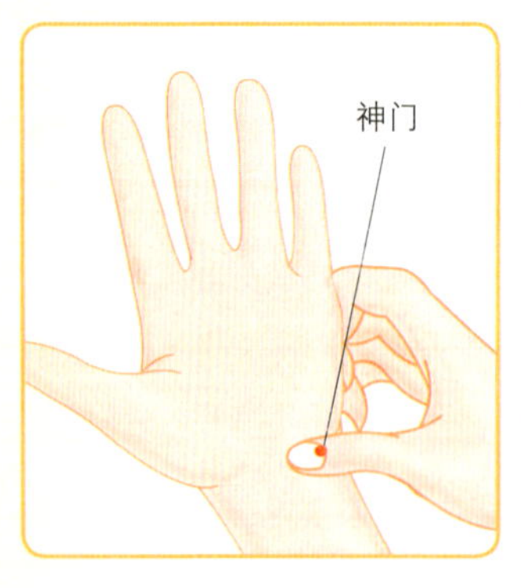

神门，意指心经体内经脉的血气物质由此交于心经体表经脉

重点穴位介绍

极泉穴 位于上臂外展，腋窝正中，血管搏动处。此穴能宽胸宁神，治疗心悸气短，还能为心经传输血液。如果一个人突然供血不足，出现头晕、心悸等症状，可以按极泉穴，血液会迅速地供给心脏，症状会立刻好转。另外，此穴还是针刺麻醉要穴。

少海穴 屈肘，在肘横纹内端与肱骨内上髁连线中点取穴，是心经的合穴。此穴能运化心血，宁心安神，治疗心神疾病，还与肾相通，是一个调节心肾的重要穴位。

灵道穴 腕横纹上1.5寸，能宽胸理气，降浊升清，宁心安神。按摩此穴有防心脏早搏、辅助治疗慢性心脏病的作用；还能平静心神，治疗心跳过速。

通里穴 腕横纹上1寸，心经络穴，能沟通心肾，开窍利咽。语言不利的人可尝试按摩此穴。

阴郄穴 腕横纹上0.5寸，心经郄穴，能生发心气，宁心潜阳，凉血安神，是治疗吐血的特效穴。心烦急躁的人常按此穴，可预防脑出血。

神门穴 腕横纹上尺侧端，是心经腧穴、原穴，能补益心气，宁心安神，是治疗心神疾病非常重要的穴位。常按摩此穴可以安定心神、改善睡眠，还能增强胃动力，防治便秘，并可预防老年痴呆，治疗晕车、高血压等症。

少府穴 在手掌面第4、5掌骨之间，握拳时，当小指尖处，心经荥穴，能发散心火，宁心安神，是治疗先天性心脏病的要穴。另外，如果舌尖起泡（有心火），按摩这个穴位有奇效。

chapter

擒拿液病的机敏杀手

手太阳小肠经

中医有“小肠主液”之说，这是因为小肠能泌别清浊，参与了人体的水液代谢。小肠的这种功能决定了小肠经的治疗范围，凡与“液”有关的疾病，都可以先从小肠经来寻找解决办法。所以，手太阳小肠经是手到病除的液病杀手。

小肠经的循行走向

◆ 体表循行 ◆

起于手小指尺侧端（少泽穴），循行于上肢外侧后缘，绕行肩胛部，从颈部经面颊，到目外眦，止于耳前听宫穴，分支从面颊抵鼻，止于目内眦（交膀胱经）。

◆ 体内联系 ◆

属小肠，络心，并与胃、食管、目、耳有联系。

◆ 主治概要 ◆

头项、五官病症、热病、神志疾患及本经循行部位的其他疾病。

◆ 本经腧穴 ◆

少泽、前谷、后溪、腕骨、阳谷、养老、支正、小海、肩贞、臑俞、天宗、秉风、曲垣、肩外俞、肩中俞、天窗、天容、颧髎、听宫。

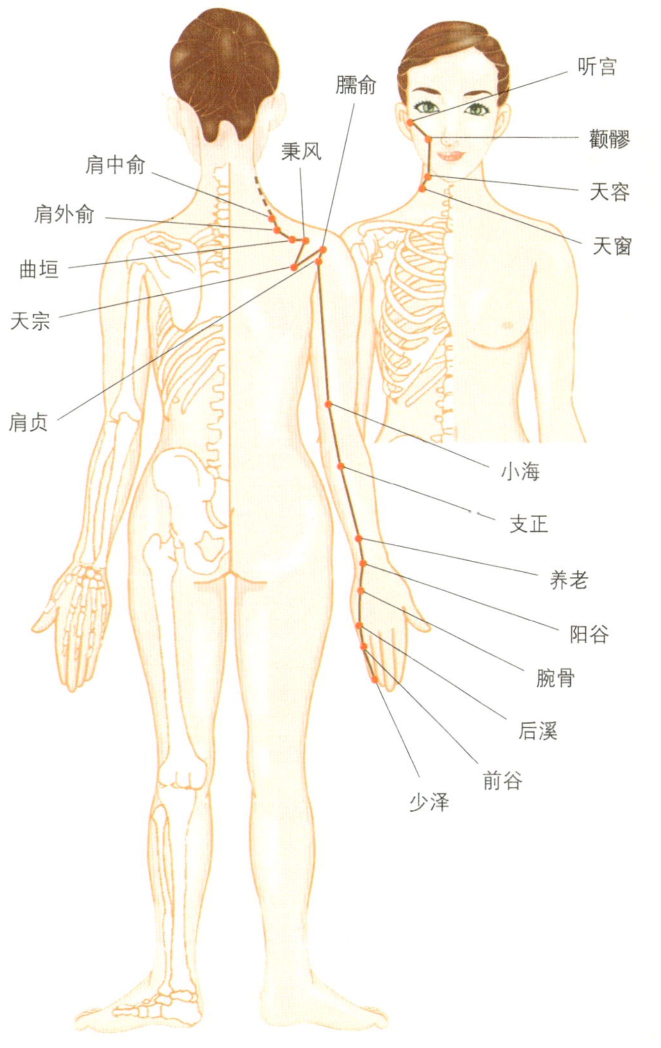

第二生产线的工人

如果把脾胃比作人体养料的第一生产线，那么小肠就可以看成是第二生产线，而手太阳小肠经就是我们第二生产线的工人。它将经第一生产线初步加工过的食物，进一步加工整理，并将其分为有用的水谷和无用的糟粕两部分。再将水谷加工为可以被机体利用的营养物质，上输心肺，营养全身；把糟粕中的水分归于膀胱，渣滓归于大肠，借助二便排出体外。如果我们这个生产线的工人罢工，则二便失调，气机阻滞，滞而为痛，表现为腹部疼痛等；也能导致消化、吸收障碍，表现为腹胀、腹泻、便溏等；甚至会使第一生产线脾胃升降受阻，出现呕吐、不思饮食等症状；再严重就会让我们的“君主”心脏上火，出现小便短赤、灼痛、尿血、心中烦热、面红、口舌生疮等症状。可见，调理好小肠经，对消化、泌尿、循环等多个系统都能起到良性的调节作用。

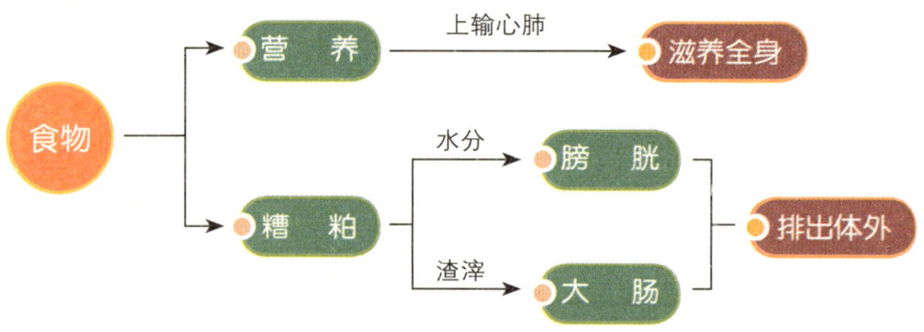

未时值班的工人

小肠经在未时，即13～15点最旺。中医认为“小肠者，受盛之官，化物出焉”。小肠是食物消化和吸收的主要场所，其主要功能是将经胃初步消化的食物进一步消化，将食物中那些精华养料吸收后，通过脾的运化，滋养全身，并将消化后糟粕样的化物传送到大肠，而其中的水液则通过其他脏腑的作用渗入膀胱。所以小肠经被看成是人体未时值班的生产线工人，它辛勤地加工着供身体应用的养料。

未时阳气开始下降，阴气开始上升，是按揉小肠经以保养小肠的最佳时间。保养小肠相当重要，因为心和小肠互为表里。表是阳，里是阴，阳出了问题，阴也会出问题，反之同样。心脏病在最初很可能会表现在小肠经上。有的人每到下午2点多钟就会胸闷心慌，可到医院又查不出心脏有什么问题。这就是因为小肠属阳属表，一旦出了问题，里边的心脏肯定也会出现问题。再者，小肠与脾胃的生理功能关系密切，二者同为机体升降之枢纽。小肠的气化存在于生命活动的全过程之中，是津液生成、输布、调节的重要器官。所以，我们不仅要适时地在小肠经上做一些按摩导引，还应该做少量和缓的运动，这样更有助于营养物质在小肠内的消化吸收，使二便通调，气机舒畅。

重点穴位介绍

少泽穴 小指尺侧指甲角旁约0.1寸，手太阴小肠经的井穴，这个穴位能清心泻热，治疗咽喉疼、牙龈肿痛，只要放出一滴血，就会立刻见效。经常按摩还可以保健乳房。

后溪穴 在手掌小指侧，微握拳，在小指近手掌那节（第5掌指关节）后的远侧掌横纹头赤白肉际处，即手掌和手背交界的地方，手的外侧方。这是个非常重要的穴位，不仅是小肠经的腧穴，还是八脉交会穴，与督脉相通，能解表清热、通阳舒筋。此穴可以治疗腰痛、腰椎间盘突出、肩膀痛，是颈肩痛的首选穴。落枕时揉按此穴止痛效果明显。此穴还是治急性腰扭伤和肘臂痉挛的特效穴。

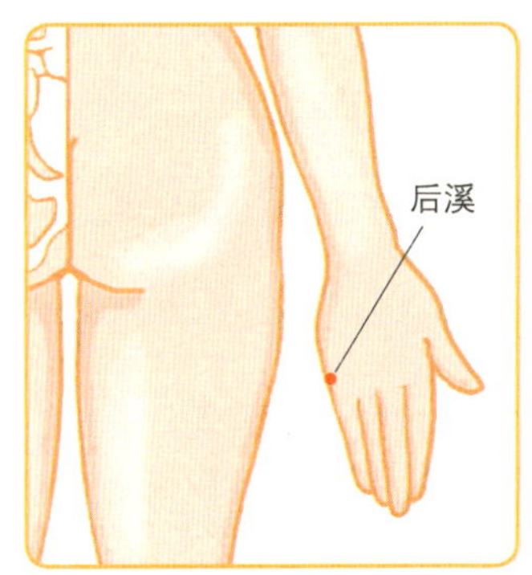

经常在电脑前工作的人，每隔1小时，将双手上的后溪穴放在桌沿上来回滚动3～5分钟，可以消除疲劳，降低电脑辐射影响

养老穴 取穴时以掌心对着自己的胸部，当尺骨茎突桡侧缘凹陷中，小臂内旋则找到这个穴位，为小肠经“郄穴”。顾名思义，这个穴位就是能让老年人强身保健的穴位。常按揉对老年人的眼花耳聋有很好的预防作用，还可蓄元气、调精神、梳理气机、止肩肘痛。

支正穴 掌心对胸，腕横纹上5寸。此穴为小肠经的络穴，能沟通心经与小肠经的气血，解表通经，舒肝宁神。此穴可治头项强痛，还能治疗寻常疣、扁平疣类的赘生物。

小海穴 位于肘关节外侧。取穴时屈肘抬臂位，在尺骨鹰嘴与肱骨内上髁之间取穴，我们通常说的麻筋就在此处经过。按摩此处可以改善肢体麻木，肠胃功能不好的朋友也可以应用此穴。

肩贞穴 位于肩关节的后面，自然下垂手臂时，手贴近身体，在腋后线头向上1寸（同身寸）处。操作时胳膊稍向上抬起，另一手从腋下穿过向上，用中指点揉；或者另一手从前面经过，手掌掌根放在肩关节的正上方，中指到达的地方。此穴是治疗肩周炎的要穴，按摩此处能起到舒筋活络、散结止痛的作用。

天宗穴 位于肩胛骨冈下窝的中央，能活络宽胸，也是治疗肩周炎的要穴。按揉此穴可以放松整个肩部的肌肉，对长期伏案工作的人是再适合不过啦；另外还能治疗乳痈，与少泽穴同为乳房的保健要穴。

听宫穴 位于耳屏前，张口凹陷处，此穴可宣窍聪耳，治疗耳鸣耳聋、中耳炎等耳部疾病，常掉下巴者也可揉按此穴预防和治疗，效果不错。

人体排毒通道的掌控者

足太阳膀胱经

膀胱经是十二正经中最长的一条经脉，也是穴位最多的经脉，它的通畅与否直接掌控着我们身体内毒素的排泄，绝不能忽略。如果这个掌控者发生异常，会影响全身毒素的排泄，从而出现头痛、头重、全身肌肉酸痛、脸部皮肤无光泽、耳鸣、容易疲劳、精神欠佳等症状。我们可从刺激膀胱经上的穴位，消除和缓和各种不舒服感。

膀胱经的循行走向

◆ 体表循行 ◆

起于目内眦旁的睛明穴沿头至下项，沿背腰骶中线旁 3 寸至股外侧后缘，再至小腿外侧后缘，下外踝后，止于足小趾外侧端的至阴穴（交于肾经）。

◆ 体内联系 ◆

属膀胱，络肾，并联络眼、脑、耳部。

◆ 主治概要 ◆

头面五官、项、目、背、腰、下肢部病症及神志病。背部第一侧线的背俞穴及第二侧线相平的腧穴，主治与其相关的脏腑疾病和有关的组织器官疾病。

◆ 本经腧穴 ◆

睛明、攒竹、大杼、肺俞、心俞、志室、肾俞、承扶、承山、金门等，共 67 穴，左右合 134 穴。

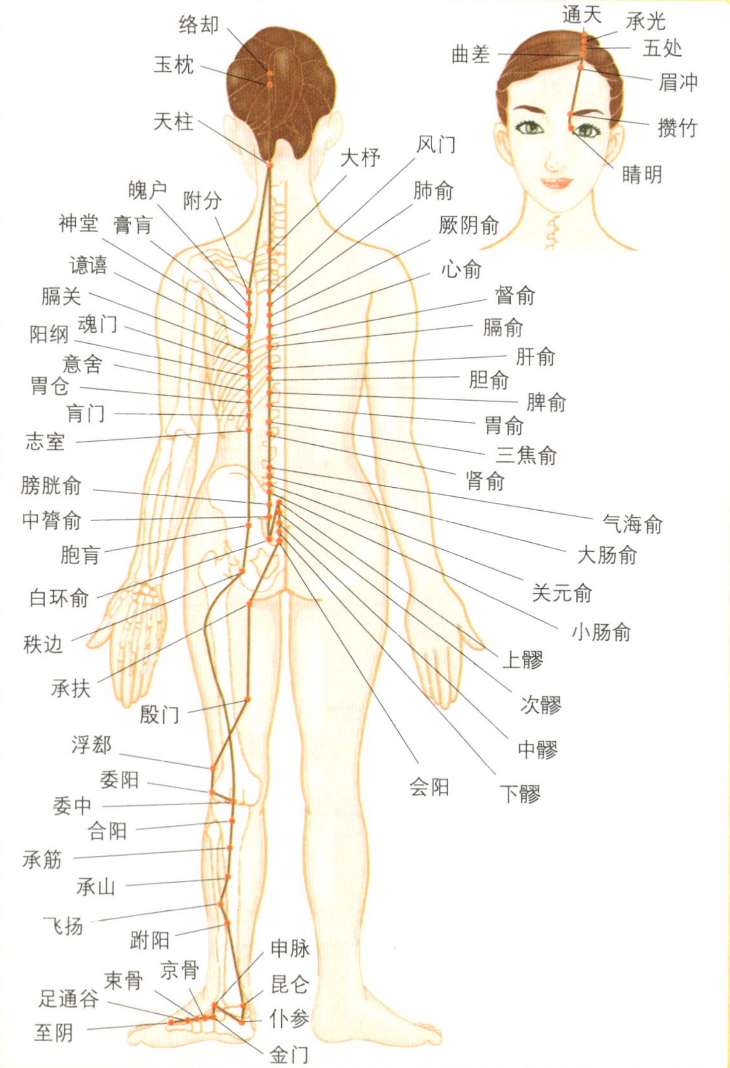

十二正经的卫士

膀胱经上达头面、颈、背、腰、躯干，下抵腿、足，特别是背部有4条正经，使整个背部为之所主，又络肾，与心、脑等器官直接发生关系，是十二正经中分布最广泛的经脉。该经有67穴之多，占十四经脉（含任、督二脉）经穴总数（至今十四经脉已发现361个穴位）的21.6%，是十二正经中穴位最多的经脉，可谓是十二正经的核心。这些特点也为膀胱经的卫士作用打下了结构基础。

足太阳膀胱经，太阳主表，能统摄营卫，又为诸阳主气。生理状态下，太阳经气充盛，功能正常，卫气行于肌表，发挥其卫外而固摄肌表的作用。发病时太阳经气虚弱，功能下降，卫气固表之功失调，外邪乘虚而入。因此，太阳经实为人体卫外的屏障，外邪入侵，太阳则首当其冲。所以医圣张仲景创立六经辨证，太阳病证为其首纲。这显示了太阳经在外邪是否会使人体致病方面所处的重要地位，是身体抵御外界风寒的重要屏障。若这条经络通畅，外寒难以侵入，内毒及时排出，身体何患之有？所以我们一定要打通膀胱经，让更多的气血流入这条经络，让其更好地保护十二正经。

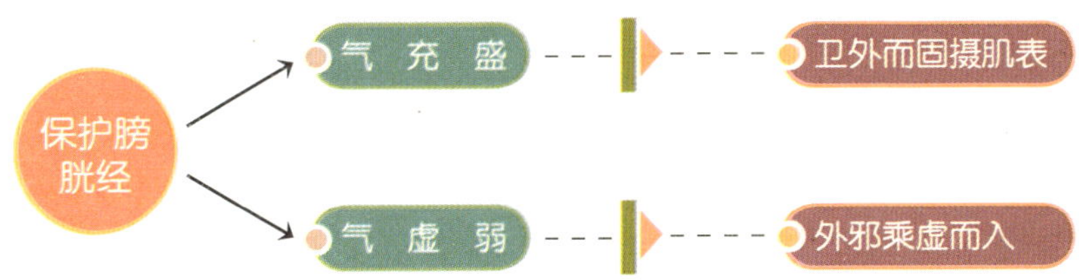

申时值班的环保局长

膀胱经在申时，即15～17点最旺。膀胱的主要功能是储尿和排尿。而尿液也可以看成是人体排放出的污水。我们的膀胱经就像一个环保局长，掌管着污水合理地排放。如果它滥用职权、玩忽职守，就会使膀胱功能失调，出现尿痛、排尿不畅、甚则癃闭的病症，最后就会出现毒物蓄积，危及全身脏腑功能，甚至生命。所以，膀胱经这个申时值班的环保局长安于本职是很重要的。申时阳气继续下降，阴气继续上升，是按揉膀胱经穴以保养膀胱的最佳时间。我们通过按摩膀胱经上的相应穴位，可以有效地防治泌尿系统的疾患。最主要的是梳理膀胱经在背部的4条经线，这4条经线上有着各脏腑的俞穴，与各脏腑相通，从而可达到改善五脏六腑的功能，提高机体免疫力，防止衰老的目的。如果有记忆减退者，在这个时段按摩膀胱经也有不错的效果。因为记忆力衰退主要是因为气血津液不能濡养脑髓，但膀胱经是人体最长的一条经脉，其一端直至脑部，所以按摩膀胱经可以使气血更好地流注于脑部，濡养脑髓，从而增强我们的记忆力和判断力，提高工作和学习效率。

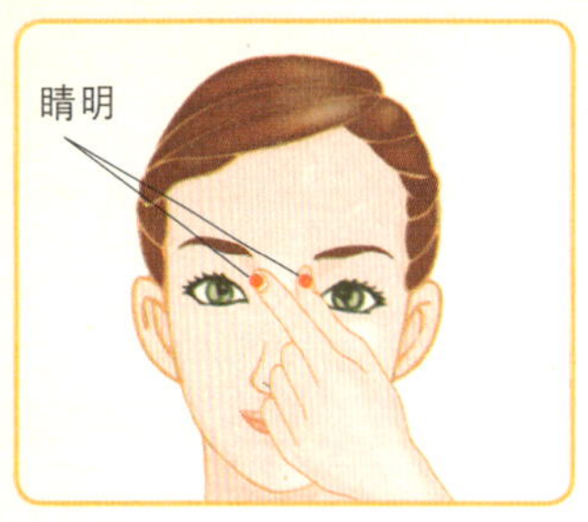

按揉睛明穴对眼睛胀痛、青光眼、白内障、结膜炎等有很好的效果。经常用眼的人可以常按揉此穴，明目效果很好

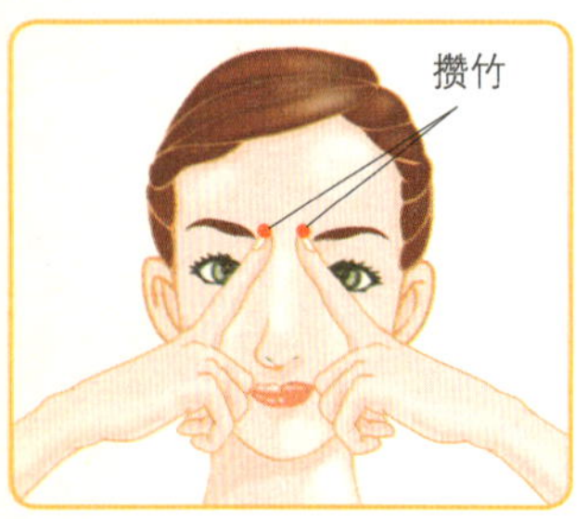

用指尖按压攒竹穴还可以治疗打嗝

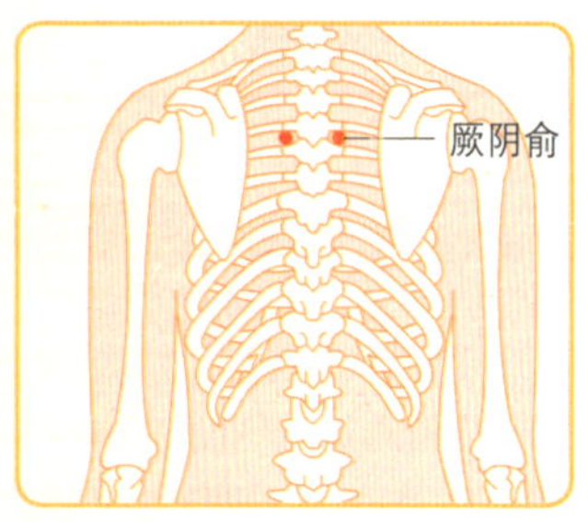

指压厥阴俞穴，可以治疗疾病性气喘、咳嗽

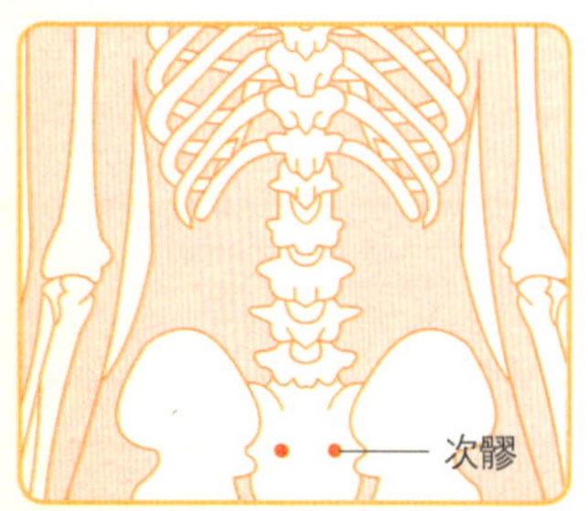

次髎穴可以起到舒缓子宫疼痛的作用

重点穴位介绍

睛明穴 目内眦角稍内上方凹陷处。膀胱经的气血在此交于眼睛，能清热、祛风、明目。眼保健操第二节就是按摩这个穴位，可以缓解眼疲劳，治疗近视眼，最神奇的是点按此穴可以治疗打嗝和心跳过速。有上述症状的人可以经常重温眼保健操哦！

攒竹穴 在眉头凹陷中，能清热明目，祛风镇痉，是治疗呃逆的要穴，对老年顽固性呃逆尤其适宜。此穴还可以明目，点按此穴可谓一举两得。

天柱穴 后发际正中旁开1.3寸，斜方肌外缘，能止痛宁神。我们可以双手抱头，用大拇指揉按治疗头痛，对治疗颈椎病也有很好的效果。

大杼穴 第1胸椎棘突下，旁开1.5寸，八会穴之骨会，能宣肺止咳，舒筋活络，常揉按能治与骨有关的病症。此穴还是祛风要穴，可治伤风感冒、肺热咳嗽。

肺俞穴 第3胸椎棘突下，旁开1.5寸，能宣肺平喘，是治疗肺脏的要穴，对哮喘、盗汗效果不错。

厥阴俞穴 第4胸椎棘突下，旁开1.5寸，能宽胸理气，是治疗心脏类疾病的要穴。如果有人觉得心慌，揉按可立即缓解症状。

心俞穴 第5胸椎棘突下，旁开1.5寸，能宁心通络，对预防和治疗冠心病有特效。

肾俞穴 第2腰椎下，旁开1.5寸，能补肾强腰、通阳利水，是补肾和治疗腰痛的要穴。这个穴位很好找，双手垂直，肘部对应的膀胱经的位置就是肾俞。该穴能提高机体免疫力，增强机体的代偿能力。

次髎穴 第2骶骨后孔中，能健脾调经，是治疗痛经的要穴，有此症状的女性不妨一试。

志室穴 第2腰椎棘突下，旁开3寸，能补肾益精，是男科要穴，对阳痿、早泄等病症效果很好。

委中穴 腿后腘横纹中央，能舒筋脉，是治疗腰背痛的要穴。有口诀说，“肚腹三里留，腰背委中求，头项寻列缺，面口合谷收”。将腿放在一钝性物上，靠大腿的自身重力点按就能奏效。

承山穴 位于委中穴与昆仑穴之间，能舒筋活络，理气消痔。此穴位是治疗腿疼的要穴，如有人剧烈运动后小腿抽筋，点按此穴会很快缓解。而且此穴位还能治疗痔疮。

昆仑穴 位于外踝尖与跟腱之间的凹陷处。此穴有降压的效果，还能治头痛。另外，昆仑穴也是治疗腰痛的要穴。深受上述症状困扰的人可以时常对此穴加以刺激，会收到很好的效果。

金门穴 膀胱经的郄穴。此穴是治疗腰疼、头痛等病的要穴。可能有人经常习惯性的踝部扭伤，那就请在洗脚时经常揉按此穴，会起到预防效果。

风门穴 位于背部第2胸椎棘突下方的凹陷处，旁开1.5寸，是治疗初期感冒的重要穴位。平时按摩本穴位可增强抵抗力，预防感冒，还可缓解头痛、咳嗽、气短、呕吐、眩晕、慢性支气管炎、脸部水肿及颈肩酸痛、胸背痛。

会阳穴 在尾骨端的两侧旁开0.5寸处。按揉此穴可促进肛门周围的血液循环，调节直肠蠕动。常用于治疗痔疮、便秘、腹泻等，还可治疗阳痿、白带异常。

殷门穴 位于大腿后承扶穴与委中穴的连线上，承扶穴在臀横纹中点，委中穴在腘横纹中点。两横纹间距按骨度分是14寸，承扶穴下6寸即是殷门穴。此穴是治疗坐骨神经痛的特效穴位，可改善腰背酸痛、大腿疼痛、小腿抽筋。常按摩可促进气血循环、消肿瘦臀，具有纤细美腿功效。

秩边穴 位于白环俞穴的旁边，骶骨正中嵴旁开3寸。对于各种痔疮、便秘、小便不畅、阴部疼痛及腰腿痛、坐骨神经痛有很好的疗效。

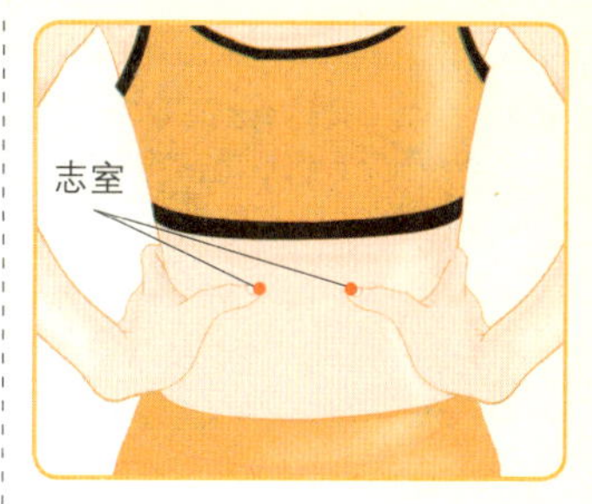

指压志室穴，可以去脂、消腹部赘肉，还可以强化夫妻性生活，对阳痿、早泄、遗精、阴囊湿疹、腰痛等病都很有效

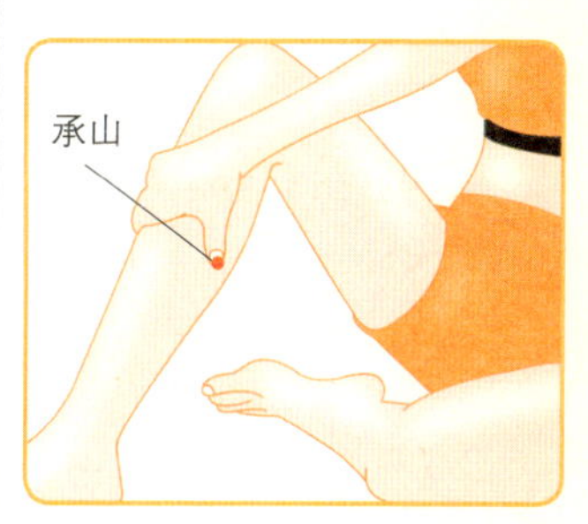

按揉承山穴加食疗，可以改善小儿厌食症

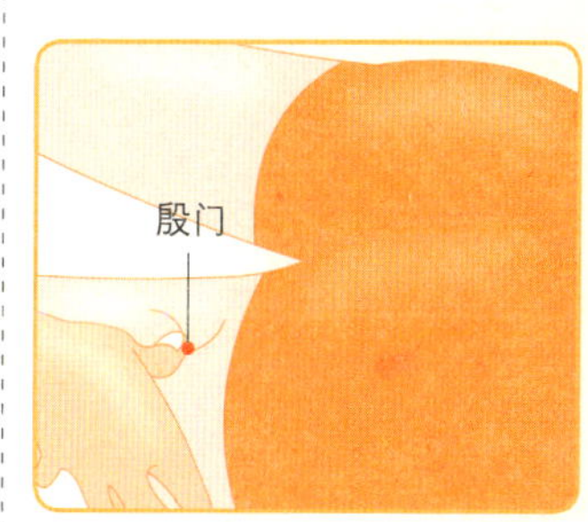

按压殷门穴，可治疗坐骨神经痛

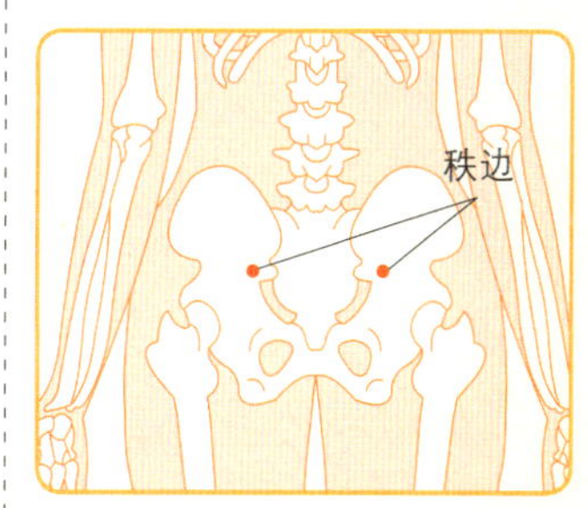

秩边，意指臀部外散的水湿气由此传于膀胱经

决定生老病死的关键

足少阴肾经

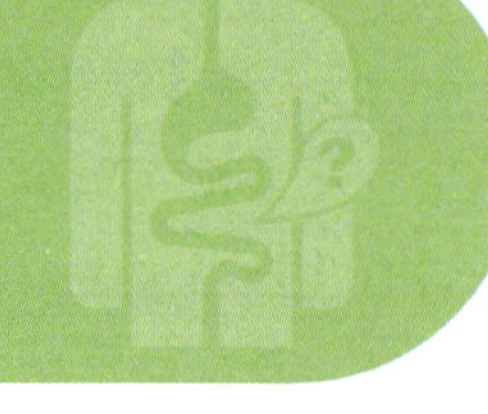

中医认为肾脏是人体最重要的脏器之一，有“先天之本”之称。肾的主要生理功能是藏精，这是推动人体生命活动的基本物质。肾经就是肾脏所主之经，它的气血运行通畅与否直接关系肾藏精的功能，间接影响脏腑的阴阳，因此是决定人生老病死的关键。如果我们想要提高生活质量，健康长寿，就必须经常按摩肾经，使经脉气血通畅。

肾经的循行走向

◆ 体表循行 ◆

起于足底涌泉穴，绕内踝后，至下肢内侧后缘，自腹正中线旁开 0.5 寸至胸正中线旁开 2 寸，止于锁骨下缘的俞府穴（分支从肺中分出，交心包经）。

◆ 体内联系 ◆

属肾，络膀胱，并与肝、肺、心、喉咙、舌根有联系。

◆ 主治概要 ◆

妇科病、前阴病、肾脏病以及与肾脏有关的肺、心、肝、脑病及咽喉、舌等经脉循行经过部位的其他疾病。

◆ 本经腧穴 ◆

涌泉、然谷、太溪、大钟、水泉、照海、复溜、阴谷、横骨、大赫、气穴、四满、商曲、幽门、俞府等，共 27 穴，左右合 54 穴。

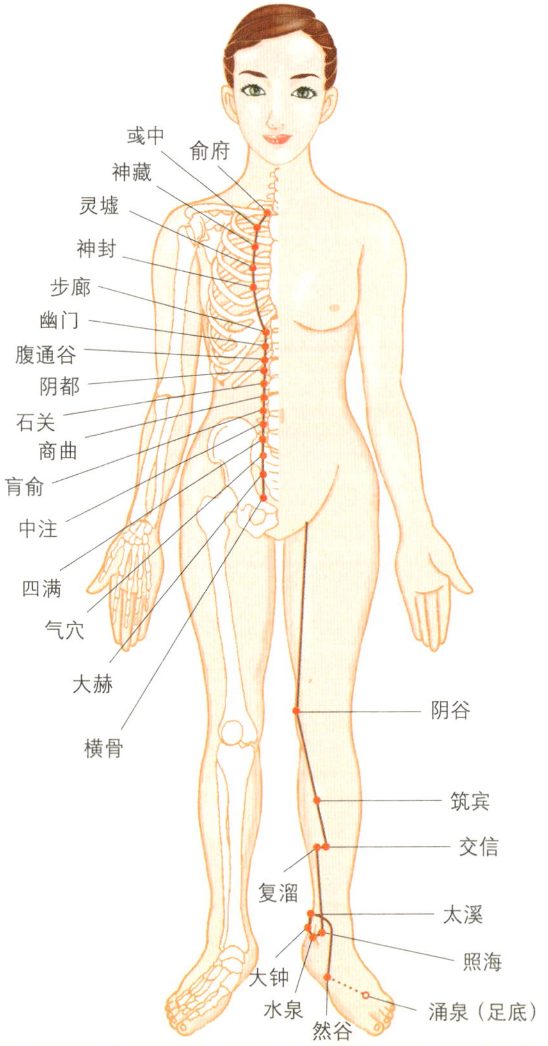

彧中
俞府
神藏
灵墟
神封
步廊
幽门
腹通谷
阴都
石关
商曲
肓俞
中注
四满
气穴
大赫
横骨
阴谷
筑宾
交信
复溜
太溪
照海
大钟
水泉
然谷
涌泉（足底）

抗衰老的专家

中华民族养生有“三宝”，即精、气、神。这“三宝”是人体衰老与否和寿命长短的关键因素。精、气是构成人体的基本物质，神是由精、气所化，又能统摄精、气，主宰一切生命活动。精、气、神充足，人们能延年益寿；精、气、神流失过多，则会有碍“天命”。所以我们要善于运用肾经这个抗衰老的专家，经常按摩它以取得养肾健骨、舒筋活络、畅通血脉、延年益寿的效果。

肾经之所以是抗衰老的专家，与它的三大功能是分不开的，即它能保护元气，畅通血脉，保养肾脏。这三大功能正是充盈生命“三宝”所必需的。元气，又称原气、真气，是人体中最基本、最根本的气，是生命活动所必需的。元气充沛的人，脏腑组织功能健旺，身体强壮少病；反之，如元气衰惫，人体就会生病、衰老。人们常说“大伤元气”，伤了元气的人就有生命危险了。元气在生命活动过程中逐渐消耗，从而导致人体逐渐走向衰老和死亡。血脉是运行气血的通道，能营养全身，只有全身血脉畅通，我们才能生成精、气、神。肾脏是先天之本，有封藏的特性，它能藏精，使之不随意外泄，另将肾精化为肾气，从而与人体的生、长、壮、老、死的生命过程密切相关；还能主骨、生髓、健脑，有助于神在脑的收敛、收藏。由此可见，运用好肾经这个专家，我们的人生“三宝”就能俱全，生命活动才能延续。

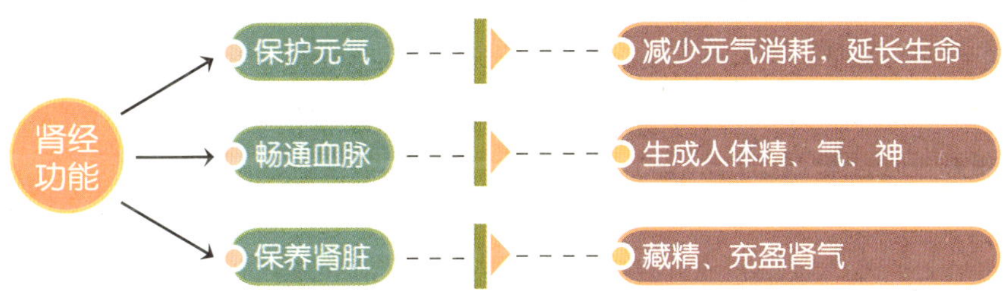

酉时值班的智者

肾经在酉时，即17～19点最旺。中医认为：“肾者，作强之官，伎巧出焉。”作强之官，指肾脏藏精主骨生髓，滋养骨骼，使人体保持精力充沛、强壮矫健。伎巧，有两层含义：

从浅层次说，就是技艺、工巧的意思，指一个人的智力和技巧出自于肾。这是因为肾藏精，精生髓，髓聚而成脑。脑是人体内的元阳（神）之府，人的视、听、嗅、感觉及思维记忆等功能都源于此，而且这些功能又只在脑髓充实时才能发挥作用，而髓海的充实又依赖于肾气的温煦、充养。如果肾精不足，髓海空虚，脑失所养，就会出现智力低下的现象。

从深层次说，指人的生殖繁衍能力出自肾。这是因为肾藏精，主二阴。当肾中的精气充盈到一定程度时会产生一种精微物质名“天癸”，这种精微物质类似于现代医学所说的“荷尔蒙”，能促进人体生殖器官发育成熟和维持人体的生殖功能。肾精一旦缺少，天癸亦随之衰竭，导致人的生殖功能衰退，生殖器官日趋萎缩，从而丧失生殖能力。可见，肾脏对于生殖功能的重要性。

由此，我们知道了智力和技巧均出自肾，繁衍后代与肾更是关系密切。所以，我们要利用好肾经当班的时段，合理地循按肾经，保护好肾精。只有肾精足，才能生出有较高智力和技巧的孩子。

重点穴位介绍

涌泉穴 足趾跖屈时呈凹陷处，为肾经井穴。本穴为肾经的第一要穴。肾经的经水由此外涌而出，能散热生气。此穴和足三里穴并称两大养生穴位，最实用的功效在于此穴能引气血下行，可以治疗高血压、鼻出血、头目胀痛、哮喘等气血上逆的症状，还能急救中暑昏迷者。经常按摩涌泉穴不仅有助于睡眠，还可补肾健脑、增强智力。

然谷穴 足内踝前下方、舟状骨前下凹陷处，为肾经荥穴。肾经外涌的地部经水在此大量蒸发水气，能升清降浊。按此穴可以清肾经虚火，常用于月经不调、带下、遗精、消渴、泄泻、咯血、咽喉肿痛、小便不利、小儿脐风、口噤等症，效果显著。

太溪穴 内踝尖与跟腱之间的凹陷中，足少阴肾经的腧穴，也是原穴。肾经水液在此形成较大的溪水，能清热生气。此穴为补肾要穴，常按能加强肾功能。凡由肾虚引起的各种症状，如腰酸、头晕、耳鸣、脱发、牙齿松动、哮喘等，按摩此穴都可得到明显的效果。此穴还能治失眠、耳鸣，对男女生殖功能改善也大有裨益。

大钟穴 太溪穴下0.5寸稍后，在足跟内缘处，肾经络穴。肾经经水在此如瀑布般从高处落下，能联络表里，按摩此穴对治疗便秘、遗尿效果不错，也可以治疗失音症。

水泉穴 太溪穴直下1寸，肾经郄穴，肾经水液在此聚集形成水潭，能传递水液。按摩此穴可治月经不调、痛经、经闭、子宫脱垂、小便不利等妇科疾病。

照海穴 内踝尖下方凹陷中，八脉交会穴之一。肾经经水在此大量蒸发，能吸热生气，对于扁桃体发炎、咽喉肿痛的治疗效果很好。经常按摩此穴还能治疗失眠、癫狂。

复溜穴 太溪穴直上2寸，跟腱的前方，肾经经穴。肾经的水湿之气在此再次吸热蒸发上行。按摩这个穴位能治疗水肿、无汗或多汗，对治疗腹胀、腹泻效果最好。

阴谷穴 它是肾经的合穴。肾经的水湿之气在此汇合，能治泌尿、生殖系统疾病，对女性月经不调、男性外阴瘙痒等疾病有特效。

救命的经络

手厥阴心包经

中医讲心包经，简称心包，亦称“膻中”，是包在心脏外面的包膜，具有保护心脏的作用。古代医家认为，心为人身之君主，不得受邪，若外邪侵心，则心包经当先受病。如果要防止外邪逆传心包，而出现昏迷、胡言乱语等病入膏肓症状，就请合理应用我们的心包经吧，它为心包所属，是一条救命的经络。

心包经的循行走向

◆ 体表循行 ◆

从胸部抵腋下，沿上肢内侧正中下行，止于中指端。支脉从掌中至无名指尺侧端，与手少阳三焦经相接。

◆ 体内联系 ◆

属心包，络上、中、下三焦。

◆ 主治概要 ◆

心胸病：心痛，心悸，心烦，胸闷，胸痛；神志病：不寐，多梦，癫痫，小儿高热惊厥；外经病：肘臂痛，掌心热。

◆ 本经腧穴 ◆

天池、天泉、曲泽、郄门、间使、内关、大陵、劳宫、中冲。

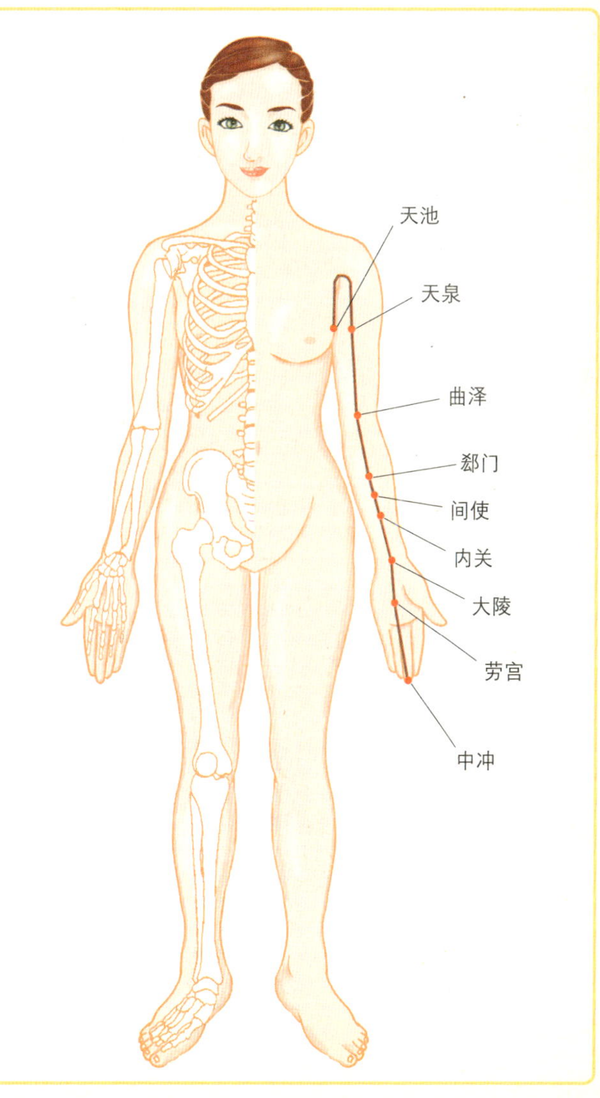

快乐幸福的源泉

人的情绪活动与脏腑气血有着密切的关系。中医认为人的情绪能直接伤及脏腑从而引发疾病，所以很重视对“七情”（喜、怒、忧、思、悲、恐、惊）的调节。在正常情况下，“七情”是人体对客观事物和现象所做出的情绪反应，一般不会使人发病，只有突然、强烈或长期持续的情绪刺激，超过人体本身的生理调节范围，引起脏腑气血功能紊乱，才会导致疾病的发生。《黄帝内经》里说“人有五脏化生五气，以生喜怒悲恐惊”，可见情绪活动的基础是五脏的精、气、血。因此，情绪活动与五脏有相应的规律，即心在情为喜，肝在情为怒，脾在情为思，肺在情为忧，肾在情为恐。毫无疑问，内脏的气血变化也会影响情绪的变化，如《黄帝内经》说：“肝气虚则恐，实则怒；心气虚则悲，实则笑不休。”反之，“七情”太过也会损伤相应的内脏，引起疾病。

但是要注意，“七情”皆从心而发，心是人体生命活动的主宰，既主宰人的生理活动，也主宰人的心理活动，人的“七情”都是外界刺激通过人的感官内传于心，由心做出反应，所以说“七情”由心而发。由此可见，心动则五脏六腑皆摇，心安则五脏六腑皆安。心包能代心受邪，所以注重心包经的按摩应用，可以使我们的心免受过激情绪所伤，从而能保持一个健康和缓的心境。

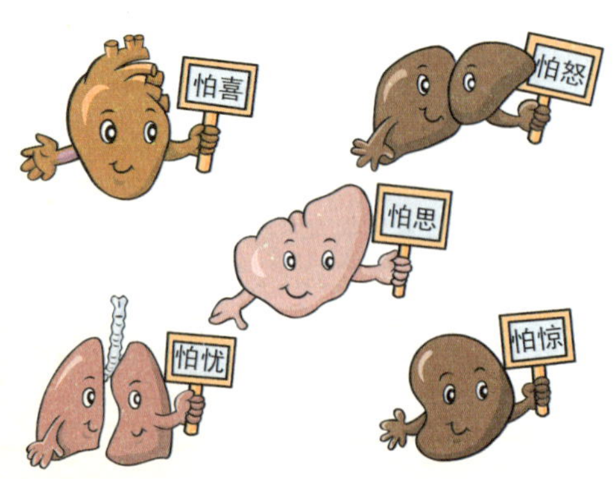

戌时值班的大内侍卫

心包经在戌时，即19～21点最旺。中医认为：“膻中者，臣使之官，喜乐出焉。”“膻中”就是心包，它位于两乳之间的正中位置，是宗气汇聚的地方。

宗气又是什么呢？它是聚积在人体胸中的气，又称大气，可以推动肺的呼吸。凡言语、声音、呼吸的强弱及嗅觉的灵敏度，都与宗气有关。宗气还有协助心气推动心脉搏动、调节心律的作用。如果宗气不足，就会出现气短、喘促、呼吸急促、气息微弱、肢体活动不便、心脏搏动无力或节律失常等问题。

心包因其部位接近于心肺，又是人体宗气的发源地，能助心肺输传气血，协调阴阳，使精神愉快。心包可以保护心脏，使其不受外邪侵入；如有外邪侵入，心包首当其冲掩护心脏。因此，心包的一个重要功能就是代心受邪。它包裹并护卫着心脏，好像保护君主的“大内侍卫”，随时等待临危受命、代心行事。心脏病最先表现在心包上，心包经之病叫“心中憺憺大动”，患者会感觉心慌。心脏不好的人，最好在戌时循按心包经。此刻还要给自己创造安然入眠的条件，不要进行剧烈运动，以散步最好，否则容易失眠；晚餐不要过于肥腻，否则易生亢热而致胸中烦闷、恶心。

重点穴位介绍

曲泽穴 肘微屈，肘横纹中间，是心包经的合穴，心包经气血在此会合，能散热降浊气，直通心包。此穴可治疗心痛、心悸等心脏类疾病，还能除烦降腻，治疗胃痛、呕吐等胃系病症。

内关穴 腕横纹上2寸，心包经络穴，还是八脉交会穴，能宽胸宁神，和胃止痛，除烦。此穴是调节心率的重要穴位，如果有人总觉得心脏跳动过快或过慢，失眠、压力过大，可以按摩这个穴位；晕车的朋友按摩可以止晕、止吐。

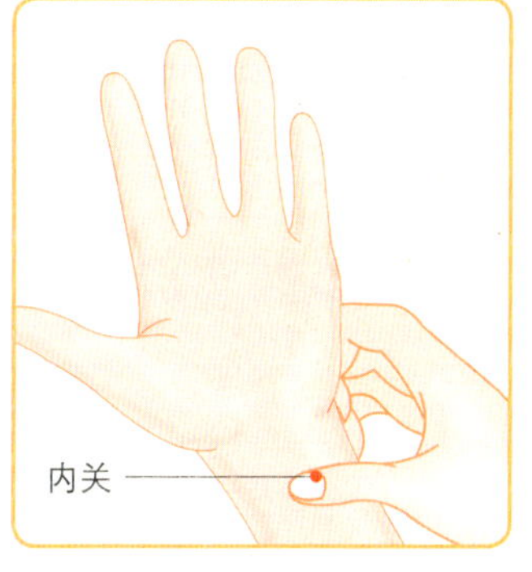

内关穴是心脏的保健要穴，能够宁心安神、理气止痛

郄门穴 在前臂掌侧，曲泽与大陵的连线上，腕横纹上5寸。这是个急救穴，能宽胸安神，清营凉血，防心绞痛。此穴是心包经的郄穴，郄穴是孔隙的意思，能聚集气血，临床上常用于急救。

间使穴 腕横纹上3寸，是心包经经穴，能养心安神，宽胸化痰，开窍启闭，治疗热性病效果很好。有胃热呕吐者可以尝试按摩一下；另外，按摩此穴对冠心病也有很明显的改善作用。

大陵穴 腕横纹中央，心包经腧穴，也是原穴，能清心宁神，和胃宽胸，是治疗口臭的要穴。按摩此穴可治疗老年人的足跟痛，还可改善心脏功能，一举多得，老年人不妨一试。

劳宫穴 握拳，中指尖下就是此穴，心包经荥穴。此穴名就是劳累以后到宫殿里去休息之意，能清心化痰，凉营醒神。没事搓搓手心对心脏病有辅助治疗作用，还能使人放松。如果精神过度紧张或演讲紧张，都可以搓搓手心，让自己的心神安定下来。此穴还能降血压，患有高血压且情绪易激动者，尤其适合按揉此穴。

中冲穴 此穴为心包经的终端，位于中指末端，能清心除热。指压中冲穴可以用于心绞痛的应急治疗。此外，持续刺激指尖5分钟，便可以明显改善失眠状况，但掐中冲穴比较痛，不适合小儿。

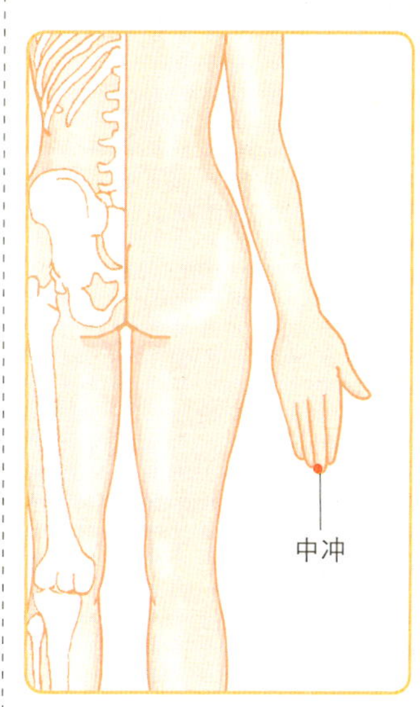

临床治疗发现，掐按中冲穴可用于预防便秘。如果困倦时揉捏此穴，能起到醒脑提神的功效

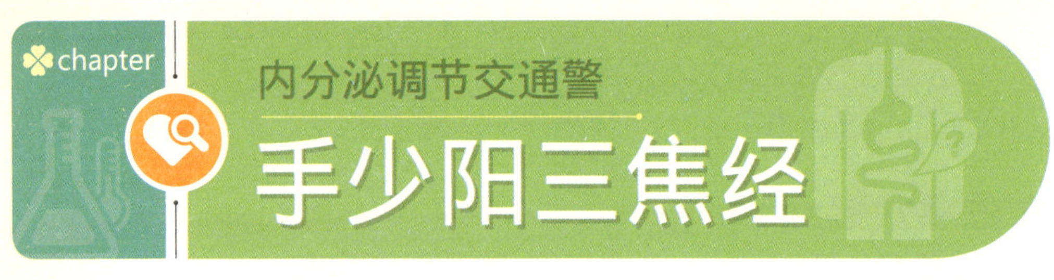

内分泌调节交通警

手少阳三焦经

三焦到底是什么？中医将它作为六腑之一，“腑”就是容器腔。胃是一个容器腔，肠也是一个容器腔，三焦就是把五脏六腑都包括在里面的大腔。因此，三焦是人体最大的一个腑，主一身之气，说白了就是调气的大通道。三焦又为水道，若三焦受邪，则气机不畅，腑气不通，津液不下，而成便秘。

三焦经的循行走向

◆ 体表循行 ◆

起于无名指尺侧端关冲穴，至手背，转上肢外侧正中，依次按肩、颈、耳后、耳前走，止于眉梢的丝竹空穴，于目外眦交胆经。

◆ 体内联系 ◆

属上、中、下三焦，络心包，并与耳、眼有联系。

◆ 主治概要 ◆

头侧、耳、目、咽喉、胸胁部疾病和热病，如偏头痛、胁肋痛、耳鸣、耳聋、目痛、咽喉痛及经脉循行部位的病变。

◆ 本经腧穴 ◆

关冲、液门、中渚、阳池、外关、支沟、会宗、三阳络、四渎、天井、清冷渊、消泺、臑会、肩髎、天髎、翳风、丝竹空等，共23穴，左右合46穴。

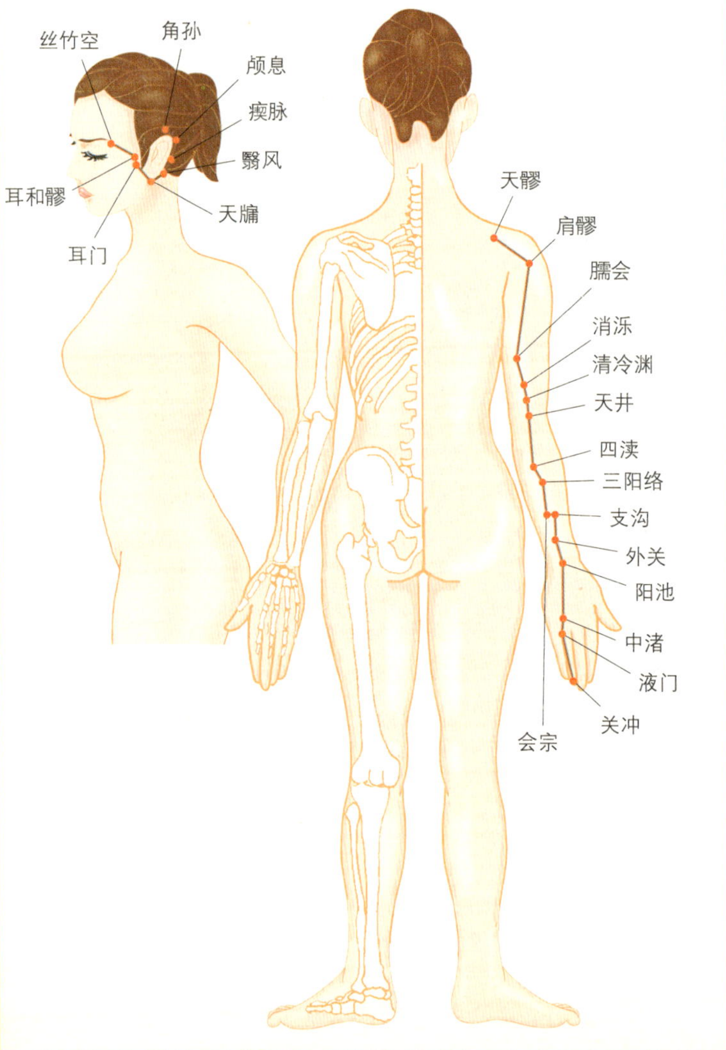

丝竹空
角孙
颅息
瘈脉
翳风
耳和髎
天牖
耳门
天髎
肩髎
臑会
消泺
清冷渊
天井
四渎
三阳络
支沟
外关
阳池
中渚
液门
关冲
会宗

调节人体内分泌的交通警

三焦的概念有二：一是六腑之一，即脏腑之间和脏腑内部的间隙互相沟通所形成的通道。在这一通道内元气能运行、布散至五脏六腑，充斥于全身；水液也通过它参与代谢。二是单纯的部位概念，即膈以上为上焦，包括心与肺；膈至脐为中焦，包括脾、胃、肝、胆；脐以下为下焦，包括肾、膀胱、小肠和大肠。上焦的功能是气的升发和宣散，即宣发卫气，布散水谷精微以营养全身；中焦则具有消化、吸收并布散水谷精微和化生血液的功能；下焦的功能主要是排泄糟粕和尿液。可见，三焦表现为三大功能：一是运化水谷精微；二是通调全身水道；三是调整全身气化。总而言之就是主持水、谷、气的三大代谢。这与现代医学的内分泌系统极其相似。内分泌系统就是在神经系统的支配下，通过激素的作用来调节人体的代谢过程、脏器功能、生长发育、生殖衰老，以及维持机体内环境的相对稳定。因此，三焦相当于人体的内分泌系统，三焦经就是调节这个内分泌系统的交通警。

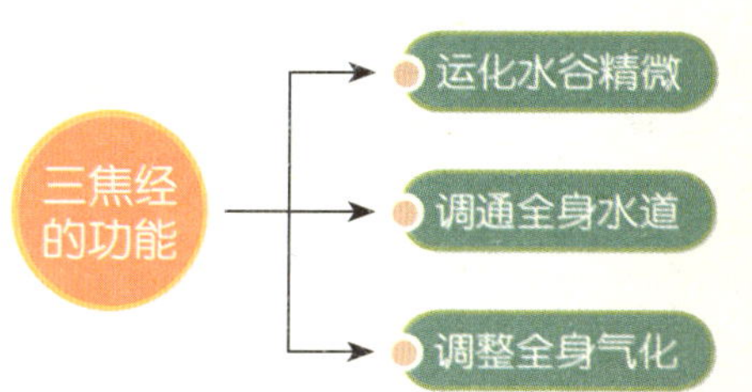

谜中谜

三焦是中医学理论体系中非常重要的组成部分。历代医家都曾研究过三焦，但是对三焦的理论起源、结构部位、生理功能等诸多方面一直争议不断。《黄帝内经》说“三焦者，决渎之官，水道出焉”，似乎认为三焦如同沟渎，属于泌尿系统。《难经》则说“三焦者，水谷之道路，气之所终始也”，又将其视为消化系统。一曰“三焦有名无形”，又曰“三焦有形如脂膜”。还有言三焦为“孤府”，又有言“上焦如雾，中焦如沤，下焦如渎”。既然是“孤”，何来上、中、下之分？其他还有胰腺说、脊髓说、受体说、淋巴系统说、消化系统说、微循环说等等，莫衷一是。中医基础教材中，大都引用张景岳的说法，即认为六腑之“三焦有名有形，是贯穿于胸腑腔，包罗人体所有内脏的一个大腑”。大多数学者认为三焦的概念包括六腑三焦和部位三焦两个方面，并且多认为三焦有名、有形、有用。经络本质已是千古之谜，对三焦也是争论不休，所以我们说三焦经是谜中谜。

亥时值班的大禹

三焦经在亥时，即21～23点最旺。三焦有疏通水道、运化水液的功能。我们知道，全身的水液代谢是由肺、脾、肾的协同作用而实现的，但必须以三焦为通道，才能正常地升降出入。如果三焦水道不够通利，则肺、脾、肾等输布、调节水液的功能难以实现。三焦除了疏通水道之外，还可通行元气。元气正是通过三焦输布至全身的五脏六腑，以激发、推动各个脏腑组织的功能活动的。

由此可见，三焦一定要通畅，不通则生病。所以我们要利用好体内的“大禹王”三焦经当值的时段，让三焦通畅，使水液代谢平衡，元气运畅无阻。

亥时即是三焦经当值的时段，此时是十二时辰的最后时段，阴气极盛，人们应停止活动，保持心境平静，安歇睡眠，以确保三焦经通畅，阴阳调和。否则，就会表现为气乱水亏，可能出现多汗、水肿、耳聋、喉咙不舒服等非特定性疾病。与此同时，我们不要疏忽平时对三焦经的按摩梳理，只有这样，到了亥时我们才能很好地入睡，到了子时才能很好地熟睡，从而保证新的一天正常、平稳地开始。

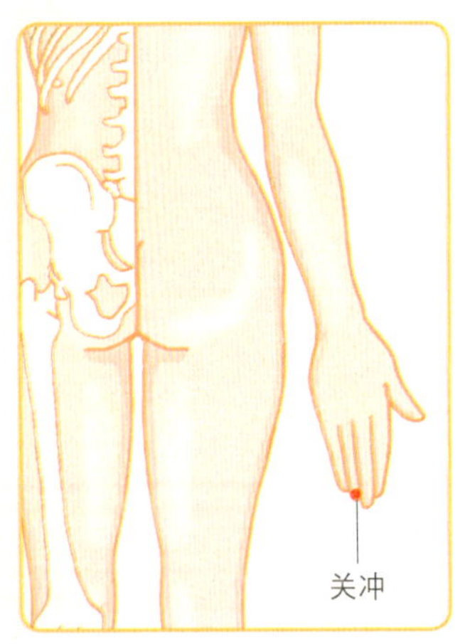

按揉关冲穴对预防和治疗晕车很有效果，常晕车的人可以试试

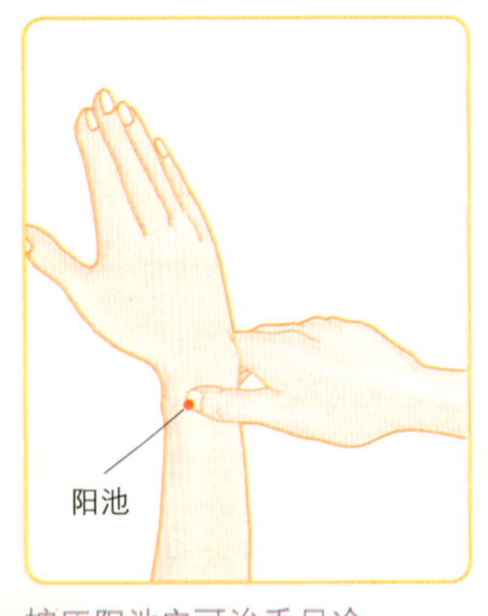

按压阳池穴可治手足冷

重点穴位介绍

关冲穴 位于手第4指尺侧，距指甲角0.1寸处，三焦经井穴。能清心开窍、泻热解表，善治热病及五官病，对咽喉痛、中暑昏厥效果显著。

中渚穴 位于手背，无名指掌指关节后方，第4、5掌骨间凹陷中，三焦经腧穴，能清头目、散风热、疏经络、活气血，善治热病及五官病。按摩此穴对肩背痛、急性腰扭伤有特效；小指麻木屈伸不利或小腿抽筋，掐按此穴也可缓解。

液门穴 手背部第4、5指之间，指蹼缘后方赤白肉际处。按摩此穴对落枕、牙痛效果好，有上述病症的人可以尝试在此穴处掐按。

阳池穴 位于腕背横纹中，指总伸肌腱尺侧缘凹陷中，三焦经原穴，能疏经散火、聪耳利咽，对目赤肿痛、耳聋、咽喉肿痛效果好。按摩阳池穴还能提升体内阳气，治手足厥冷。

外关穴 位于阳池穴与肘尖的连线上，桡骨与尺骨之间，腕背横纹上2寸。此穴为三焦经的络穴，还是八脉交会穴之一，能散风清热、通经聪耳，对耳聋、耳鸣效果显著，还可治便秘、感冒等病症。

支沟穴 位于手臂的外侧，当手背朝上时，腕关节背侧的横纹上3寸，三焦经的经穴，可以疏经利肺。按揉此穴能治疗便秘、两肋痛、耳鸣、耳聋等，是治疗便秘及胁肋疾病的要穴（“胁肋支沟取，心胸内关谋，两臂曲池妙，两腿阳陵收”）。

肩髎穴 位于肩关节的后方，当胳膊向外展开时，在肩部前后各有一个小窝，后面那个就是该穴的位置。按摩此穴能治疗肩痛、肩臂不举，是治疗肩周炎的必选穴。

翳风穴 位于耳垂后方，在乳突与下颌角之间的凹陷中。翳有“遮盖、掩盖”的意思，顾名思义，翳风能祛风活络，善治一切风疾。自己坚持按揉翳风穴可以增强身体对外感风寒的抵抗力。治疗面瘫时，翳风也是一个非常重要的穴位。

耳门穴 耳门穴就在我们所说的“耳朵眼”前面，张嘴时在耳朵前方摸到一个凹陷，就是耳门穴的位置。按摩此穴能聪耳开窍，治疗各种耳病，如耳鸣、耳聋等，还可治牙痛。

丝竹空穴 位于眉梢凹陷处，正好在我们长鱼尾纹的地方，是三焦经的终点穴。此穴能清火明目、散风止痛，常按可治头痛、目赤肿痛，还可以防止长斑和减少鱼尾纹，是爱美的女士朋友们的福音穴。

四渎穴 在前臂背侧，腕背横纹上7寸，尺骨与桡骨之间。肘关节屈曲，手放在同侧肩膀上，从肘尖向腕部方向5寸即是。按揉此穴可消除肩背痛、肘或前臂疼痛、麻木，改善耳聋、耳鸣、牙痛及偏头痛、神经衰弱、突发性失语、咽喉肿痛等病症。

天井穴 曲肘，从肘尖往腋窝方向滑动，肘尖上方、上臂外侧1寸处有一凹陷即是，是颈肩臂痛特效穴。可治疗手臂酸痛、肘关节痛、“五十肩”、颈痛。对耳鸣、耳聋、偏头痛、咽喉痛、胸痛气闷、癫痫也有一定效果。

角孙穴 将耳朵以盖住耳洞的方式往前弯曲时，耳尖所接触的头侧部位。按之，上下滑动，有凹陷感。主要用于治疗眼睛、耳朵、牙齿的疾病。对于偏头痛、眼睛发炎、耳鸣、中耳炎、蛀牙、牙周病，也有不错的效果。如果患有晕眩，或晕车、头痛、头重等症状，也可按摩角孙穴加以改善。

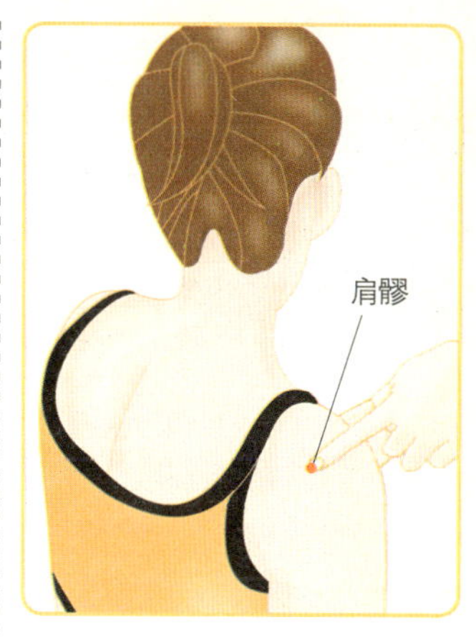

肩膀有重压感而使手臂抬不起来或肘痛时，刺激肩髎穴可取得疗效

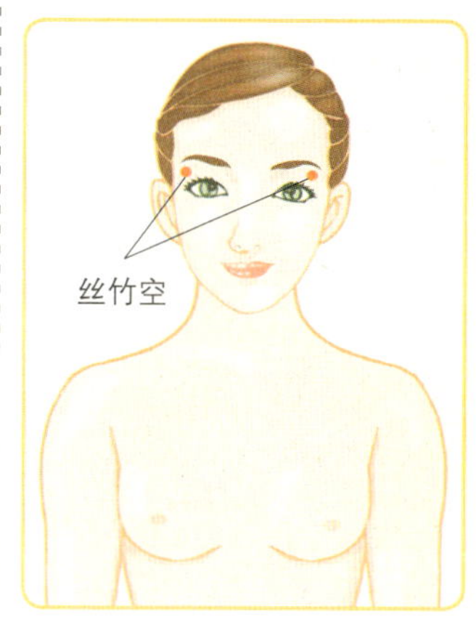

用两手中指轻轻按压丝竹空穴并反复重复该动作，不仅能去除眼角皱纹，而且对于因血液循环不畅通而造成的色素沉着及色斑也有效

chapter

勇往直前的催化剂

足少阳胆经

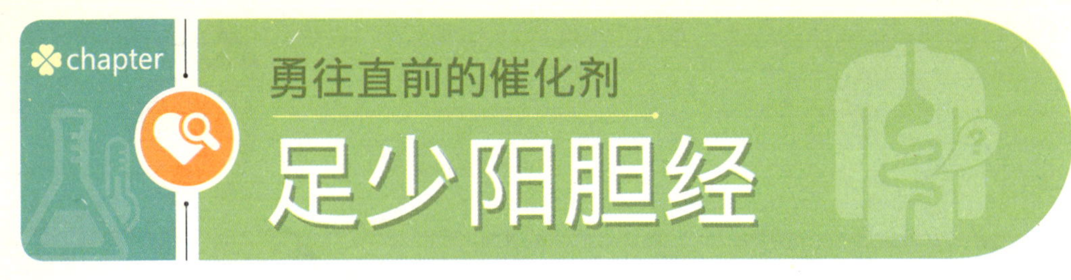

胆经是一条能锻炼我们决策力的经络，是我们勇往直前的催化剂。中医认为胆主决断，即指胆有判断事物、作出决定措施的功能。肝胆在脏腑关系上互为表里，肝主谋虑，胆主决断，相互配合，使我们能进行正常的思维活动，我们常将勇敢的人称为“有胆量”，可见，胆与人的决断能力有密切的关系。

胆经的循行走向

◆ 体表循行 ◆

起于目外眦旁瞳子髎穴，绕耳前后、头侧、颈、胸、腹侧面，至下肢外侧正中及外踝前，止于第4趾外侧端足窍阴穴。足背分支出足大趾交肝经。

◆ 体内联系 ◆

属胆，络肝。与目、耳有联系。

◆ 主治概要 ◆

侧头、目、耳、咽喉病、神志病、热病及经脉循行部位的其他疾病。

◆ 本经腧穴 ◆

瞳子髎、听会、上关、率谷、天冲、阳白、风池、肩井、环跳、风市、中渎、膝阳关、阳陵泉、阳交、外丘、光明、阳辅、悬钟、丘墟、足临泣、地五会、侠溪、足窍阴等，共44穴，左右合88穴。

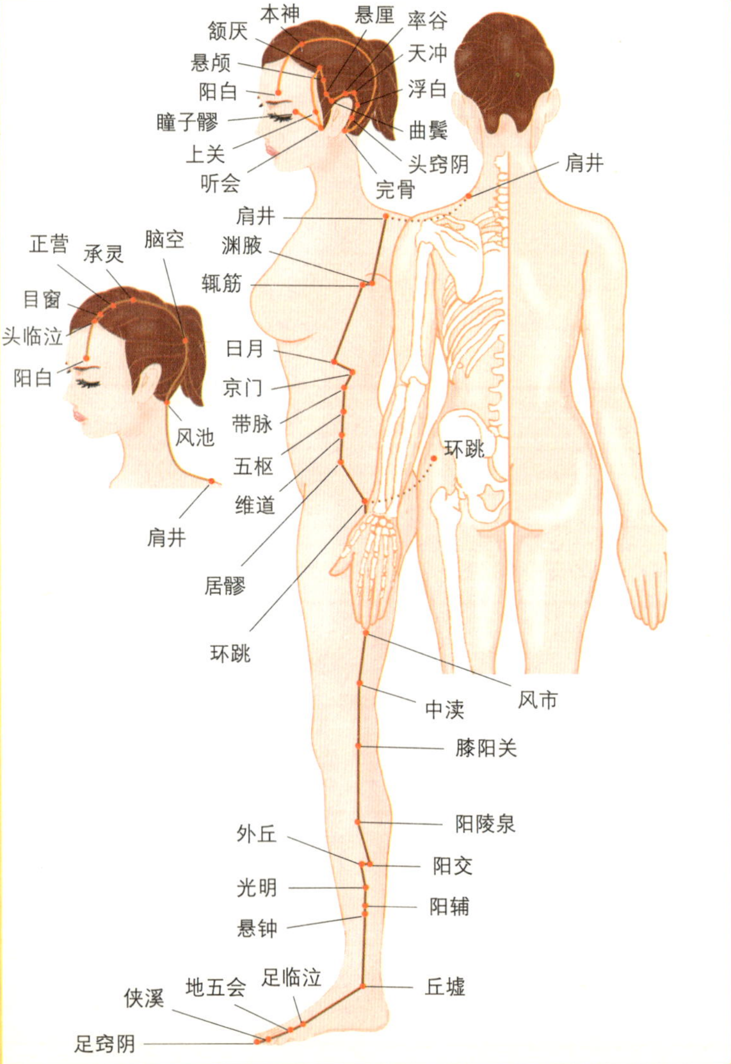

肝胆相照的兄弟

胆为六腑之一，其内贮藏精汁，其功能似脏，故又称为奇恒之府。足少阳胆经属胆络肝，故胆与肝为表里关系，可谓是肝胆相照的兄弟。胆的主要功能是贮存、排泄胆汁和决断，中医称“胆者，中精之府”，内藏清净之液，即胆汁。胆汁味苦，色黄绿，由肝之精气所化生，汇集于胆，泄于小肠，以助食物消化，是脾胃运化功能正常进行的重要条件。中医还说“肝之余气，泄于胆，聚而成精”，是指胆汁的化生来源而言；又说“土得木而达”，是以五行学说的理论来概括肝胆和脾胃之间的关系，即克中有生、制则生化。

胆汁的化生和排泄，由肝的疏泄功能控制和调节。若肝的疏泄功能正常，则胆汁排泄畅达，脾胃运化功能也健旺；反之，肝失疏泄，导致胆汁排泄不利，影响脾胃的运化功能，从而出现胁下胀满疼痛、食欲减退、腹胀、便溏等症状。若胆汁上逆，则可见口苦、呕吐黄绿苦水；胆汁外溢，则可出现黄疸。可见，胆贮存和排泄胆汁方面与肝可谓肝胆相照。

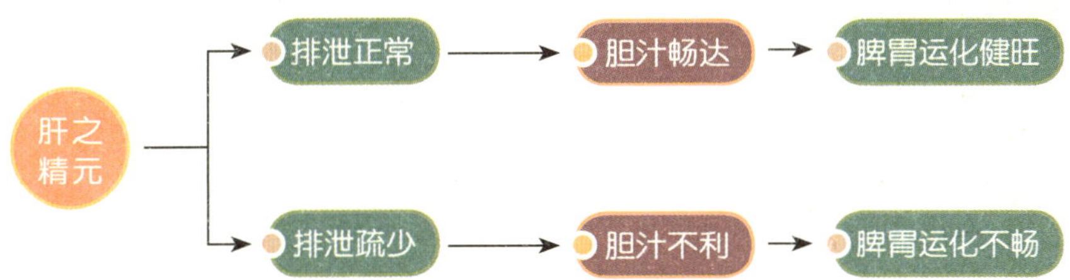

在主决断方面，中医说：“肝者，将军之官，谋虑出焉；胆者，中正之官，决断出焉。”这句话是说，肝是个大将军，每日运筹帷幄，制订周密的作战计划，胆则是一个刚直不阿的先锋官，有判断事物、作出决定措施的功能。肝胆在脏腑关系上互为表里，所以肝主谋虑、胆主决断的功能必须相互配合，才能进行正常的思维活动。临床上胆气虚的患者，常表现为易惊、易恐、多疑、不决。

肝胆的正常与否会影响人的谋虑和决断；反之，人的谋虑和决断也会对肝胆造成影响。一个人长期谋虑不决，就会使肝胆受损，这也成为某些疾病的诱因。

子时值班的法官

胆经在子时，即夜晚11点～1点最旺。中医认为：“胆者，中正之官，决断出焉。”这里的中正之官就好比刚直不阿的法官，不偏不倚，处事公正，主管决断。中医还认为“凡是十一藏取决于胆”，就是说人体内其他十一个脏器都依赖胆的功能支持，可见胆的重要性。胆气充实，则行事果断，脏腑气血功能发挥正常。所以我们要重视胆经当令的这段时间，养护好我们的胆，从而增强决断力，支持其他脏腑的功能。子时阴气最盛，是一天之中最黑暗的时候，也是人体气血阴阳交替转换的一个临界点。阳主动，阴主静，此时最需要安静，不要熬夜，要及时上床睡觉。子时睡眠养胆效果最好，可以起到事半功倍的作用。俗话说："宁舍一顿饭，不舍子时眠。"良好的睡眠可以让我们的身体补充能量、恢复精力，有"养阴培元"之效，还能让我们的头脑清醒起来。

正如人们常说的"胆有多清，脑有多清"，如果胆不清了，头脑自然一片混乱，头脑不清自然无法决断；胆清了，头脑也清醒，决断也容易做了。总之，子时前入睡是对胆经最好的照顾。否则你的胆经会出现问题，表现为口苦、时常叹气、胸肋部作痛以致身体转动困难等。病情严重时，出现面部像有灰尘一样毫无光泽、全身皮肤干燥，以及足外侧感觉发热等症状。

重点穴位介绍

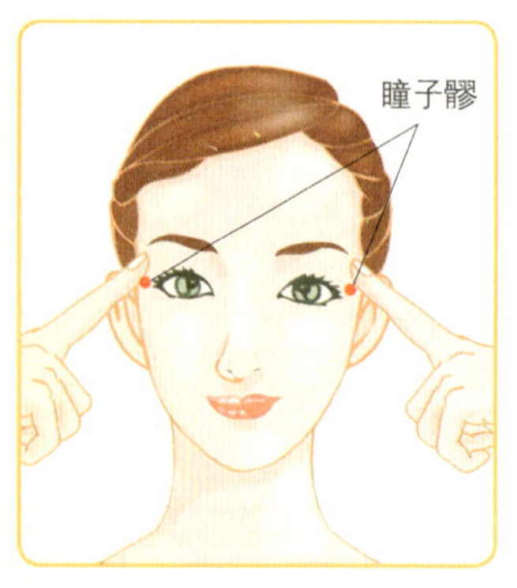

一面吐气一面按压瞳子髎穴6秒钟，如此重复几次，是去眼角皱纹的好方法

瞳子髎 目外眦外侧0.5寸处。为胆经头面部的第一穴，胆及其所属经脉主半表半里，在上焦主降，在下焦主升。本穴的气血物质即是汇集头面部的寒湿水气后从天部冷降至地部，冷降的水滴细小如从孔隙中散落一般，故名瞳子髎。看位置就知道此穴是治疗眼疾的重要穴位，眼睛累了按摩这个穴位可以缓解。另外这个穴位是治疗鱼尾纹的要穴，即美容常用穴。爱美的人常按摩此处吧，可以提高皮肤的弹性，远离鱼尾纹。

率谷穴 耳朵最高处再向上量3个手指头左右的位置。率谷意指胆经的水湿之气在此吸热后化为阳气而上行头之上部，能收降湿浊，是治疗偏头痛的要穴。对于经常偏头痛的人，在发作时点按此穴有止痛作用。经常按揉也能醒脑醒神，活血活络，对头痛的发作有预防作用。

风池穴 位于脑后两粗筋外侧的凹陷处，胆经气血在此吸热后化为阳热风气。不但能治外风感冒，还能治内风偏瘫，是祛风要穴。日常生活中，如果我们出现感冒症状，如发热、头痛、怕风、发冷、流鼻涕、流眼泪等，别忘了用你的大拇指揉按此穴，很快就能缓解痛苦症状。

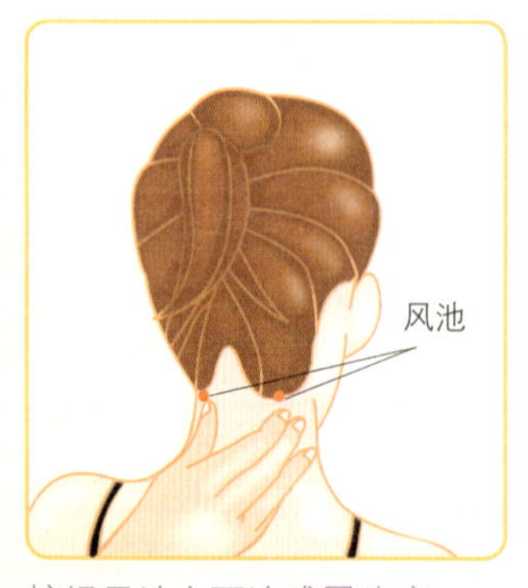

按揉风池穴可治感冒头痛

肩井穴 位于肩上，大椎穴与肩峰连线的中点。肩井，意指胆经的地部水液由此流入地之下部。此穴能疏筋通

络，治疗颈项强痛、肩周炎等；还能疏导水液，治疗乳房疾病。如果我们经常伏案工作，难免要受颈部僵硬、酸痛的困扰，用你的双手交替着按揉此穴，可以缓解颈部疲劳，提高工作效率。如果伏案女性兼有乳房胀痛，甚至肿胀的，按摩此穴可谓一举两得。

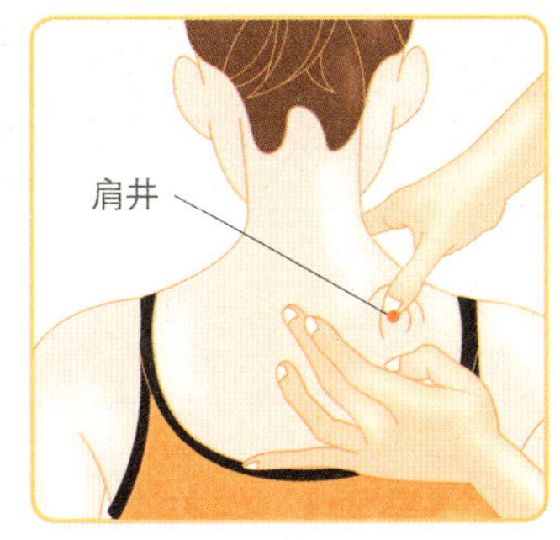

肩井穴常被用来治疗肩酸痛、头酸痛、头重脚轻、眼睛疲劳、耳鸣、高血压、落枕等

京门穴 侧腰部，第12肋游离缘下，是肾之募穴，募集肾经水液，是调节水液代谢的要穴。有的人得了肾病，全身水肿，还经常大喘气呼吸，我们可以尝试一下双手叉腰，用你的大拇指按揉一下此穴，不仅可以消肿，还能改善你的呼吸。

带脉穴 侧腰部，第11肋游离缘下，胆经经水在此环腰带而行，约束诸经水液。此穴为妇科常用穴之一，对月经不调、闭经、赤白带下效果极佳。深受上述病症困扰的女性，要注意时常在该穴周围进行按揉，使气血通畅，经血得调。

风市穴 垂直直立，中指尖下就是此穴，胆经经气在此散热冷缩后化为水湿风气，能运化水湿，治疗一切风疾及皮肤急症，也是治疗抽风、手脚痉挛、皮肤瘙痒等症的大穴。有的人经常出现大腿外侧发凉、怕风，还有些小疹子出现，瘙痒难挨，这就是风邪作怪，你可以在风市穴及胆经的循行路线上作上下推按，能驱除外邪，消除病患。

环跳穴 此穴是治疗下肢痹痛、麻木不遂的要穴，用肘点按即能取得良好效果。有的人下肢受邪了，感觉麻木，远端发凉，还偶尔疼痛，其实这是经脉不通引起的。我们可以趴在床上，让家人用肘尖揉按此穴，会很快见效好转的。

阳陵泉 腓骨小头前下方凹陷处，胆经的合穴，胆的下合穴，八会穴之筋会，能降浊除湿，疏肝利胆。此穴是治疗肝胆犯胃的要穴。下肢痿痹用此穴也能理气止痛。如果你遇事容易发火，一发火就恶心、吐酸、呃逆，估计是肝气犯胃引起的，可揉按此穴来缓解难受的症状。

悬钟穴 外踝高点上3寸，腓骨前缘，八会穴之髓会，治疗落枕的特效穴，还是预防老年痴呆的必选穴。对于一些日渐反应迟钝、有痴呆倾向的人，与其花大把时间去吃一些没有实质意义的补脑药，为何不尝试按摩此穴来填髓健脑呢？

丘墟穴 外踝前下方的凹陷处，胆经的郄穴，治疗急性肿痛的穴位，还能治疗眼疾，体现了上病下治的特点。如果我们目赤肿痛，还口苦，要想到可能是胆经出问题了，通过按摩此穴可以使胆经气血通畅，上述症状也相应缓解。

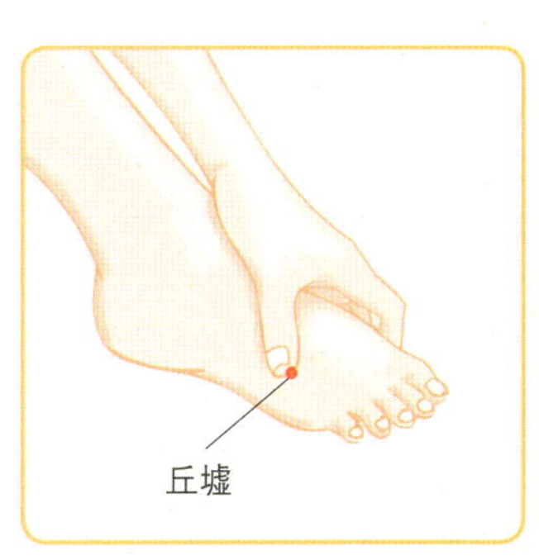

丘墟穴专门治疗各种上火之症

身怀绝技的治病高手

足厥阴肝经

肝经是我们体内身怀绝技的治病高手。我们可以通过调节肝经保持全身气血畅达，避免因气机阻滞而出现胸肋、小腹的胀痛不适；可以保证脾胃的正常，减少因脾胃升降失调而出现的呃逆、呕吐；还可以保持情绪的正常，摆脱因肝气不舒而出现的郁郁寡欢、暴怒、发火；还可以使男子排精通畅、女子月经规律，从而保障生殖功能的健全。

肝经的循行走向

◆ 体表循行 ◆

起于足大趾内侧端，从足背经内踝前，沿胫骨内侧上行，在内踝上8寸交到脾经的后面，再沿大腿内侧中间上行，绕阴器，经小腹，止于乳头下第6肋间。

◆ 体内联系 ◆

属肝络胆，连目系，与督脉会于巅顶。支脉从目系下颊部，环口唇。肝部支脉上膈，注入肺中。

◆ 主治概要 ◆

肝、胆、脾、胃病和妇科病、前阴病及经脉循行部位的其他病症。

◆ 本经腧穴 ◆

大敦、行间、太冲、中封、蠡沟、中都、膝关、曲泉、阴包、足五里、阴廉、急脉、章门、期门。

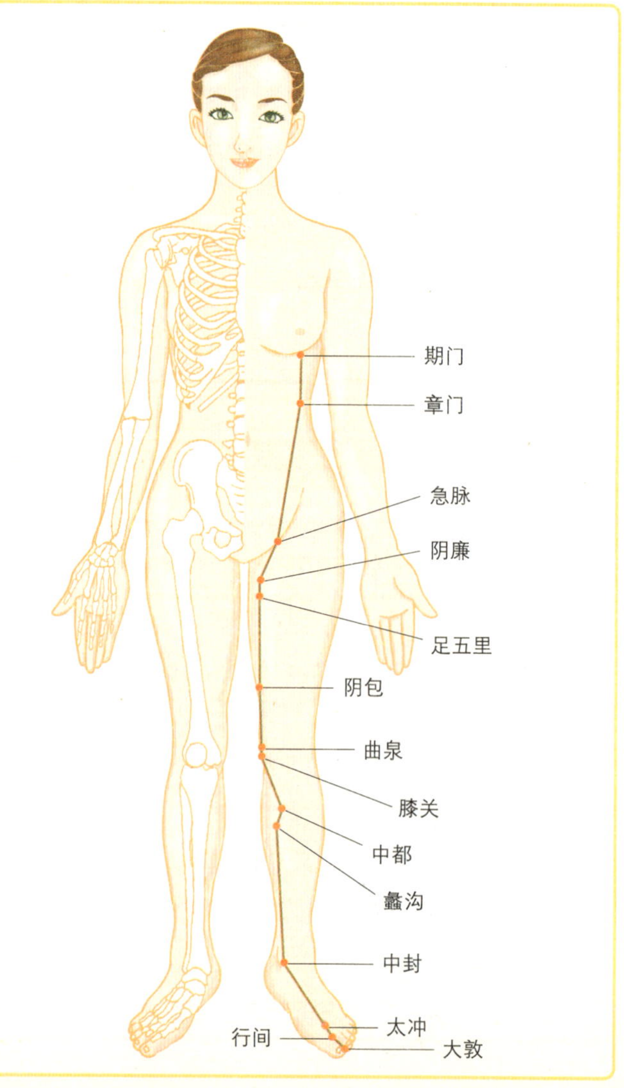

气血运行的调节器

中医认为肝有升发、喜条达、恶抑郁、体阴而用阳的特性。在功能上，表现为肝主疏泄和藏血。肝主疏泄指肝具有疏通、条达全身气机的作用。气机，即气的升降出入运动。升降出入是气化作用的基本形式。人体就是一个不断地发生着升降出入的气化作用的机体，脏腑经络、气血津液、营卫阴阳，无不赖气机升降出入而相互联系。只有气机调畅，才能充分发挥心主血脉、肺助心行血、脾统摄血液的作用，从而保证气血的正常运行。若肝失疏泄，气机不调，必然影响气血的运行。如气机阻滞，则气滞而血瘀，则可见胸胁刺痛，甚至出现瘕积、肿块、痛经、闭经等；若气机逆乱，又可致血液不循常道而出血。肝的疏泄功能，对全身各脏腑组织的气机升降出入之间的平衡协调，起着重要的疏通调节作用。因此，肝的疏泄功能正常，则气机调畅，气血调和，经络通利，脏腑组织的活动也就正常协调。

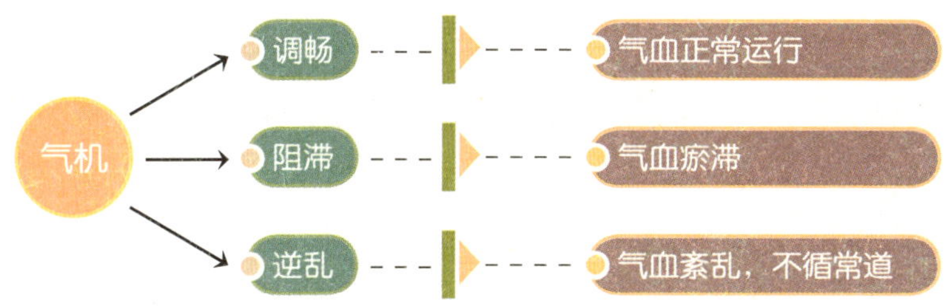

肝藏血是指肝脏具有贮藏血液、防止出血和调节血量的功能，故肝有“血海”之称。肝内贮存一定的血液，既可以濡养自身，维持肝的阴阳平衡、气血调和，又可以防止出血。若肝不藏血，则可能导致肝血不足，阳气升腾太过，甚至导致出血。人体各部分的血液，常随着生理情况不同而改变血量。当机体活动剧烈或情绪激动时，血液需求量也就相应增加，于是肝脏所贮藏的血液向机体的外周输布，以供活动需要；当人们在安静休息及情绪稳定时，全身各部分的活动量减少，机体外周的血液需求量也相应减少，部分血液便归藏于肝。

肝的疏泄与藏血之间有相辅相成的关系：藏血是疏泄的物质基础，疏泄是藏血的功能表现。肝的疏泄全赖血之濡养作用，肝之功能正常才能发挥其作用。由此可见，肝脏对气血运行的重要性，所以我们应该熟悉肝经这个调节器。

丑时值班的大将军

肝经在丑时，即凌晨1～3点最旺。中医认为“肝者，将军之官，谋虑出焉”。肝经就像人体内的大将军，帮助肝主疏泄、主藏血功能的实现，从而达到肝气得舒、气机得畅、血液得调、外邪得出、抵御强敌的目的。如果大将军失职就会导致气血运行失常，脏腑、筋脉失养，则身体感觉疲劳，处于亚健康状态，甚至正常精神情绪活动也会出现异常。肝气用得多，肝血耗伤就会影响人的视力，因为“肝开窍于目”、“目得血而能视”。所以我们应该利用好这个时辰，养好我们的肝脏。

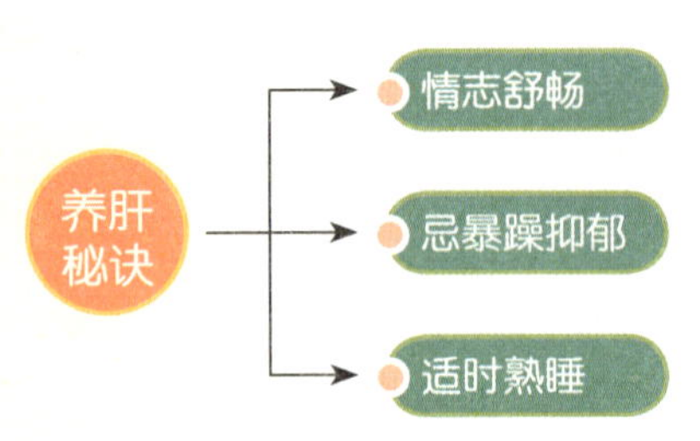

要想养好肝，首先要在精神上保持柔和、舒畅，不要暴怒和抑郁，以维持其正常的疏泄功能，还要以熟睡来维持肝主藏血的功能。因为中医认为：“卧则血归于肝，肝受血而能视，足受血而能步，掌受血而能握，指受血而能摄。”意思是说，人躺下休息时血归于肝脏，眼睛得到血的滋养就能看到东西，脚得到血的滋养就能行走，手掌得到血的滋养就能捏握，手指得到血的滋养就能抓取。如果我们在夜晚1～3点的丑时还不休息的话，血液就要继续不停地“运于诸经”，无法归于肝进而养肝，那么我们的肝脏在超负荷运转下难免会有闪失。所以我们强调丑时一定要睡眠，而且要在这段时间内睡着。从理论上讲，在肝经最旺的丑时按摩养肝最好，但此时我们宜保持熟睡，以顺应自然。因此，有人建议，可以将其改为在同名经手厥阴心包经当令的戌时（晚上19～21点）按摩，或者采用酉时肾经当令之时按揉肾经原穴——太溪穴，同时按揉肝经原穴——太冲穴。

重点穴位介绍

大敦穴 位于足大趾末节内侧，趾甲角旁约0.1寸处，能理气舒肝，宁神调经。常按摩此穴，对女性月经不调、闭经、崩漏有很好的疗效；除此之外，大敦穴自古以来被视为镇静及恢复神智的要穴，如果遇见昏迷的人，可以指掐此穴助其尽快苏醒。

行间穴 位于足背部第1、2趾间缝纹端处，能平肝熄风、凉血通经，主治头痛、目眩、目赤肿痛、痛经、带下等症。肝经火旺需要泻肝火时，取行间穴是最好的选择。脾气暴躁，经常发火，眼睛总发红、有灼热感的朋友可以常揉揉此穴。

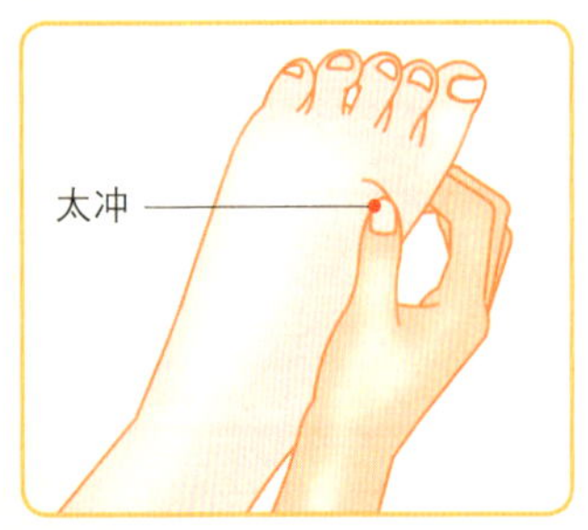

揉太冲穴可给心脏供血，对压抑的情绪有疏泄作用

太冲穴 足背第1跖骨间隙的后方凹陷处，能平肝熄风，清热化湿。此穴是肝经的原穴，能治疗肝经风热而引起的头痛、目赤肿痛，还是治疗妇科经、带病的良穴。女性朋友在月经时头痛、心情烦躁时可尝试一下点按此穴。

蠡沟穴 位于内踝高点上5寸，胫骨内侧面的中央，能疏肝理气，清热利湿。此穴主治小便不利、遗尿、月经不调、带下、下肢痿痹，是肝经的络穴，属肝络胆，所以这一个穴位可以同时调理肝、胆两条经脉。有月经不调、痛经等病症的女性朋友可以按摩这个穴位。但需注意，按摩起来疼痛无比，手法要轻。

中都穴 位于内踝高点上7寸，胫骨内侧面的中央，能疏肝理气，活血止痛。此穴主治疝气、崩漏、腹痛、泄泻、恶露不尽等，是肝经的郄穴，治疗血症的常用穴。月经过多的女性可以经常按揉此穴，可使月经量正常。

曲泉穴 位于膝内侧，屈膝，当膝内侧横纹头上方凹陷中，肝经合穴，能调经解郁，清热利湿。此穴主治腹痛、小便不利、遗精、阴痒、膝痛、月经不调、痛经、带下。此穴对膝关节肿痛有特效，一旦你不小心摔伤膝盖，别忘了揉按此穴消肿止痛。

章门穴 手掌抚摸脸颊，肘尖所对的胸前位置即为章门穴。这是个非常重要的穴位，能舒肝和胃、祛湿化积，乃脾经的募穴。按揉此穴位有疏肝、健脾、和胃的效果，并能够防治妇科疾病，还能减肥。

膝关穴 在小腿内侧，膝关节内侧大骨头的后下方，脾经阴陵泉后方1寸。主治大腿、小腿内侧酸胀疼痛，对膝关节疼痛有一定疗效。

阴包穴 在大腿内侧，膝关节内侧大骨头的上方4寸处。向内夹腿时，位于前后两组肌肉的中间凹陷处。治疗月经不调、遗尿、小便不利。对腰部疼痛牵扯小腹有疗效。

足五里穴 在大腿根部。胃经的气冲穴位于阴部横骨（耻骨）上缘，前正中线旁开2寸。本穴在气冲穴直下3寸。治疗小便不利、遗尿、小腹胀痛、白带异常、阴囊潮湿、睾丸肿痛等。

期门穴 乳头直下第6肋间（乳头位于第4肋间）。有疏肝理气、活血化瘀的功效。可治疗乳房胀痛、月经失调、胸部胀痛、肋间神经痛、肝炎、无食欲、心情郁闷、恶心、呕吐、打嗝、胃痛、腹泻、腹痛、糖尿病等。

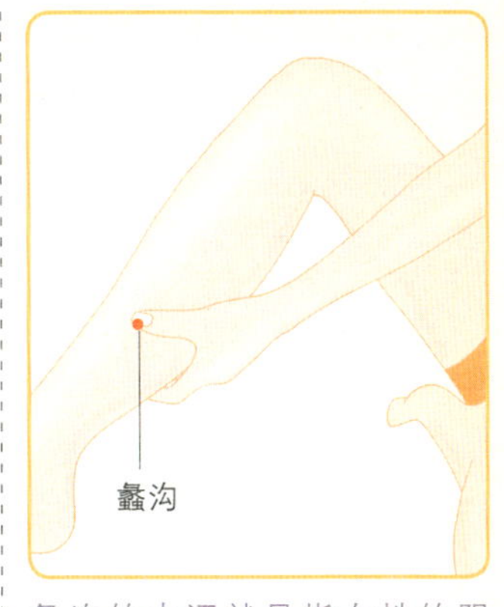

蠡沟的古语就是指女性的阴道。很多女性有瘙痒、宫颈炎等疾病，按揉此穴有很好的辅助治疗的作用

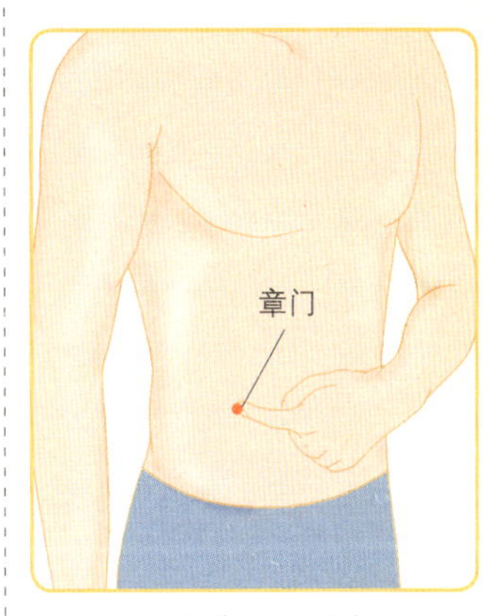

章门穴是人体八大要穴之一，是五脏气血在肝经的会聚

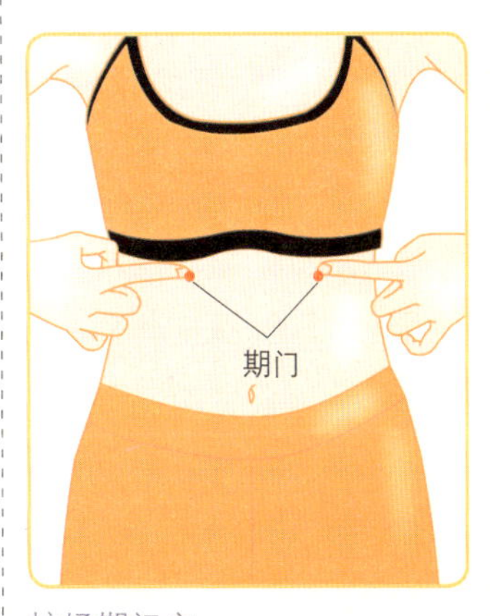

按揉期门穴

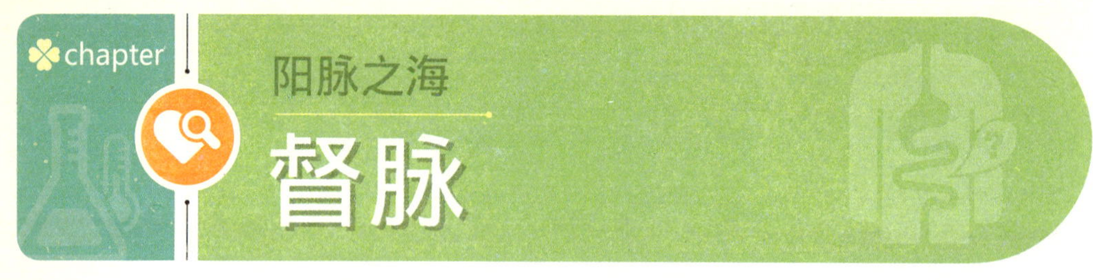

阳脉之海 督脉

督脉的“督”字有两种解释：其一是“总督”、“统领”的意思；其二是“中央之材”的意思。这两种解释都体现了督脉的重要性。督脉循行于背部正中线，多次与手足三阳经及阳维脉交会（多集中于大椎穴），为阳脉之总纲。有总督、统领阳脉，调节阳经气血，主导一身阳气功能活动的作用。督脉所联络的脏器，以肾、脊髓、脑为主。在生理功能上，它们相互作用，有着不可分割的关系。一方面，人身阴阳元气皆出入于肾，督脉循腰络肾，连系命门，督脉的脉气部分源于肾，脉气充盈也能养肾，所以说是相互作用；另一方面，肾主骨生髓，脊髓上通于脑，脑为髓之海，又称“元神之府”，督脉贯脊而上，直系脑户，直接影响脑与脊髓的生理功能。

我们还应知道：只有督脉正常地统领诸阳经，正常地统摄真元之气，阳气才能温养全身；一旦督脉统领失职，不仅使阳经气血逆乱，失于调和，肾、脊髓、脑等脏器也会受累，并影响到全身阳气的活动功能，导致至阳不固密，营阴失内守，出现遗精、经漏、带下、淋浊、便血、自汗、多尿等多种病症。总之，督脉是通行元气的载体和脏腑经脉的主控系统，是联络脏腑、协调表里、平衡阴阳的中心路线。督脉气盛，则能司其联络功能，元气得布，神气得用，脏腑间协调一致，则机体适应环境，对邪气有强大的抵抗力，青春长驻；督脉气衰，精神失布，则阴阳失衡，容易得病或衰老。所以我们要使督脉强盛不衰，发挥网络作用，始终保持机体内环境的稳定，这样才是健康长寿的根本保证。

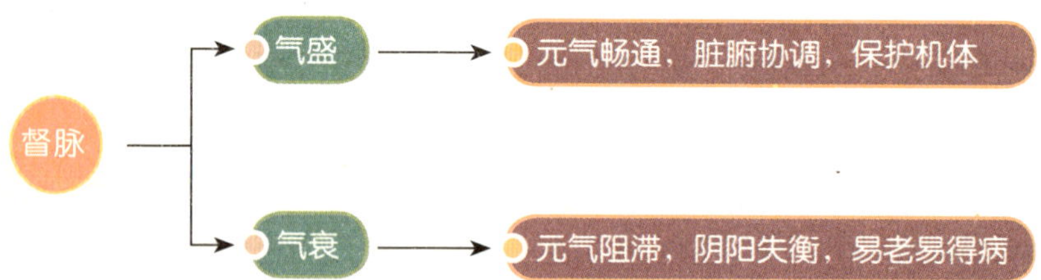

生命的桥梁

我们知道，根源于肾脏的元气是生命的根本，人体的生长、发育、成熟，血液的运行、津液的输布、脏腑的功能及整个生命活动都需要元气的激发和推动。元气盛，激发推动作用正常，人体就健康；元气虚，激发推动作用减弱，脏腑功能减退，就会变生百病，发生早衰。所以中医以肾气盛衰作为生命强健与否的重要生物学标志。而藏于脑的“神”（脑为“元神之府”）是一切生命现象的总称，主导生命历程，是衰老过程中的核心问题。中医认为“失神者死，得神者生”，强调了“神”对人体生命活动存在的决定性，一旦“神”失去这种主宰作用，人体各部便会失去协调关系，从而危及生命。我们的督脉正是连接两者的桥梁。

中医认为肾主藏精，精能生髓，脑为髓海，以肾为本的元气和以脑为本的神气，其间是互相结合的，这种联系应归结于督脉。任、督二脉为一身阴阳之总汇，统领阴阳。督脉行于身前身后，可通络阴阳。督脉之升，可疏导真气，使之流布全身，发五脏之阳，精髓上充以养脑；督脉之降，使脑神通过气入丹田，循行于三焦，神随气游行出入于人体各部，为全身功能活动提供动力，协调各部关系，使人体保持完整和谐。

督脉的循行走向

◆ 体表循行 ◆

起于小腹内，下出于会阴部，向后行于脊柱的内部，上达项后风府穴，进入脑内，上行巅顶，沿前额下行至鼻柱。

◆ 主治概要 ◆

中风、昏迷、热病、头面病、神志病、脏腑病、妇科病。

◆ 本经腧穴 ◆

长强、腰俞、腰阳关、命门、悬枢、脊中、中枢、筋缩、至阳、灵台、神道、身柱、陶道、大椎、哑门、风府、脑户、强间、后顶、百会、前顶、囟会、上星、神庭、素髎、水沟、兑端、龈交。

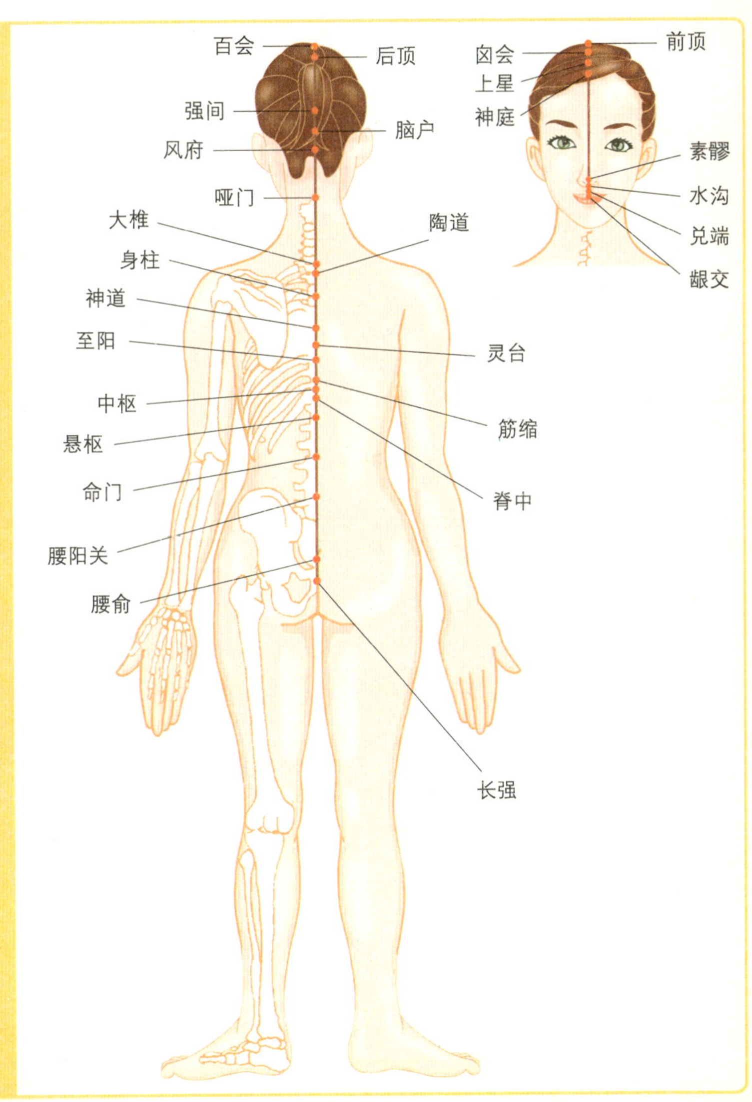

阴阳平衡的统帅

阴阳是构成人体的两个方面，“阴阳者，天地之道也，万物之纲纪，变化之父母，生杀之本始也。”人体生命活动是以阴阳变化为依据的，生理情况下处于“阴平阳秘，精神乃治”的状态；一旦阴阳失衡，就会出现“阴阳离决，精气乃绝”而衰老死亡。阴阳之中又以阳气与人的寿命至关密切，在保持人体动态平衡中，阳气起主导作用，阳气的固密乃是保持人体平衡的关键。养生应于未病之时，力主固护阳气以强身防病。从《黄帝内经》开始，历代医家十分重视阳气的作用，抗衰老需重视扶阳。督脉为“阳脉之海”，可督促全身阳经脉气，疏通阳经气血，调理阳气的消长转化，从而发挥脏腑的气化作用，培补真阳，益髓醒脑。因此，督脉居于统帅的地位，调理阳气，从而促进形质的修复，对预防衰老有显效。

脏腑功能的调控中枢

五脏虚损是衰老的重要生理特征之一，体腔内的脏腑通过背俞穴和夹脊穴受督脉脉气的调控。五脏俞是以膈分上下，膈上是心、肺之俞，膈下是肝、脾、肾俞，六腑俞全在腰以下，这表明背俞穴是按五脏六腑的高低来定位的。背俞穴和夹脊穴同为脏腑精气所输注之处，其理论渊源可追溯到督脉别络，从督脉—夹脊—背俞的命名亦可知其主治作用是相类似的，亦即同一平面，具有相通关系。督脉具有统领、制约正经的功能，其内连肾、脑、心，是精、神、血、气会聚之处。督脉亦为元气的通路，通过足太阳膀胱经背俞穴和夹脊穴，疏导元气，流布全身，激发调控脏腑功能，为脏腑活动提供动力。通过气入丹田，循行三焦，加强三焦脏器尤其是肾脏的滋养，而达到气血调和、阴阳平衡的作用。可见督脉是脏腑功能的调控中枢。

重点穴位介绍

长强穴 在尾骨端下，即尾骨端与肛门连线的中点处。督脉络穴，能镇痉宁神、止痛固脱，对泄泻、痢疾、便秘、便血、痔疾，腰脊、尾骶部疼痛效果好。有便秘、便血且经常腰痛的朋友可以在此处按摩，不过要注意卫生，勤洗手。

腰阳关穴 在腰部，当后正中线上，第4腰椎棘突下凹陷中，能调经活络、祛寒强腰，是治疗腰腿痛的要穴，还能治疗女性月经不调、赤白带下，男子遗精、阳痿等。如果有人因为久睡凉地而受寒邪，出现腰痛，用掌根上下推按此穴，便能很快缓解疼痛症状。

命门穴 在腰部，当后正中线上，第2腰椎棘突下凹陷中，能培本固元、温肾舒筋，是补阳气的要穴，也是养生的长寿穴之一。此穴对虚损腰痛、遗尿、尿频、泄泻、遗精、白浊、阳痿、早泄、赤白带下、五劳七伤、头晕耳鸣、癫痫、惊恐、手足逆冷等都有效。有些儿童已经上学了还经常尿床，频繁上厕所，都是肾阳不足的表现，只要经常在命门穴上下作推拿，就会尽早摆脱这种窘境。

筋缩穴 在背部，当后正中线上，第9胸椎棘突下凹陷中，能健脾强腰、和胃安神，是治疗黄疸的要穴，对四肢不收、痉挛拘急者效果也较好。

至阳穴 在背部，当后正中线上，第7胸椎棘突下凹陷中，能宣肺止咳、利湿活络，治咳嗽气喘，还能治疗心律失常、心悸等。有肺心病的人经常按摩此穴再合适不过了。

大椎穴 在后正中线上，第7颈椎棘突下凹陷中，能解表清热、益肺宁神、截疟止痛，是治疗热病、疟疾的必选穴；能预防流脑，提高机体免疫力；可治哮喘、癫痫等病症。尤其是对发热的疾病，在医生的指导下于此穴处放血，可以很快退烧。

风府穴 在颈部，当后发际正中直上1寸，枕外隆突直下，两侧斜方肌之间凹陷处，能疏散风邪，开窍宁神。用自己的拇指按摩可以治头项强痛，颈椎有问题的可以尝试。

百会穴 在头部，当前发际正中直上5寸，或两耳尖连线中点处，能熄风清脑，升阳安神。按摩此穴可治疗头痛、眩晕、惊悸等症，对脱肛、痔疾、阴挺、泄泻也很适合，还可以治疗低血压。经常头晕、血压低的人可以经常用拇指和食指掐按此穴，疗效是肯定的。

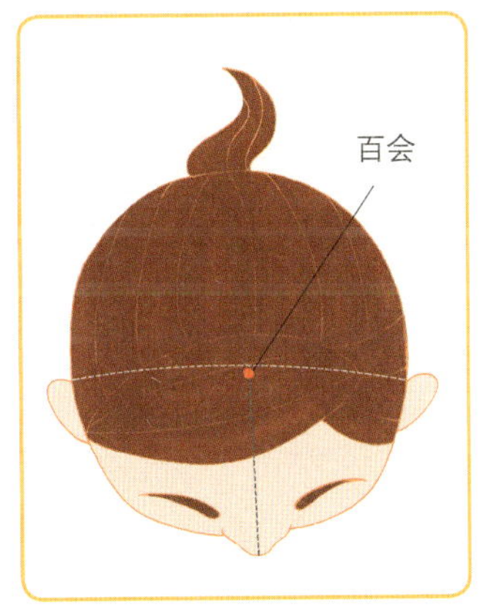

按揉百会穴

神庭穴 在头部，当前发际正中直上0.5寸，能宁心安神，平肝镇痉。治疗头痛、眩晕、目赤肿痛等病症时也常用此穴。本穴最神奇的就是治疗鼻出血，掐按立即奏效。常揉按还可改善睡眠，提高记忆力。一些压力大的人经常会失眠、头晕、做事丢三落四，只要我们经常掐按此穴，就能给你满意疗效。

水沟穴 在面部，当人中沟的上1/3与中1/3交点处。急救要穴，能开窍醒神，清热熄风。对昏迷、晕厥、暑病、癫狂、痫证、急慢性惊风的人，掐按此处会立即见效。

龈交穴 在上唇内，唇系带与上齿龈的相接处，是治疗急性腰扭伤的经验穴，如出现扭伤，用牙签在此穴处调拨，可立刻缓解。

腰俞穴 在骶部，后正中线上，适对骶管裂孔。从尾骨往上推1寸左右，会发现后正中线两旁有骨性突起，中间是凹陷，凹陷处即是。可治疗腰脊疼痛发僵、下肢疼痛、酸麻无力，腹泻、便秘、痔疮、脱肛、便血、月经不调及癫痫。

神道穴 背部正中线上，第5胸椎棘突下凹陷中。低头驼背时有明显骨棘突起。可治疗咳嗽、气喘及腰背疼痛。还可治疗脑和神志疾病，对热病、头痛、小儿惊风抽筋及神经衰弱、心悸、健忘、失眠、癔病等有疗效。

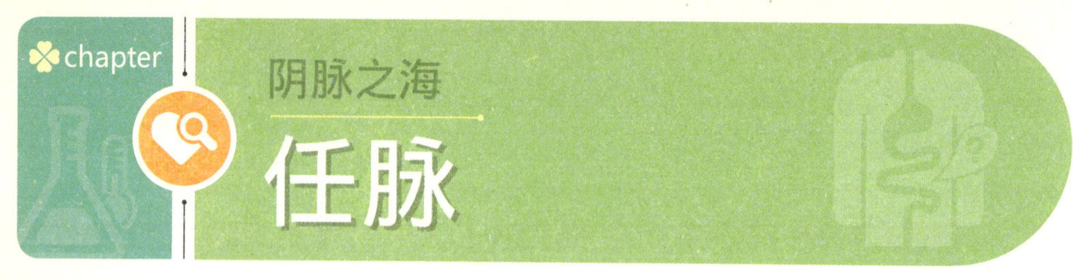

chapter

阴脉之海

任脉

任脉属于奇经八脉之一。该经脏腑募穴多达6个，包括了全身半数的募穴，是所有经脉中含募穴数量之首。任脉与女子关系最为密切，任脉的“任”字有统任、妊养的意思，故任脉是人之生养根本。总之，任脉行于腹部正中，与诸阴经发生交会，包含全身半数的募穴又与女子生理功能关系密切，故而可以说任脉确为“阴脉之海”。

任脉的循行走向

◆ 体表循行 ◆

起于小腹内，下出会阴部，向前上行于阴毛部，在腹内沿前正中线上行，经关元穴等至咽喉部，再上行环绕口唇，经过面部，进入目眶下，联系于目。

◆ 主治概要 ◆

少腹、脐腹、胃脘、胸颈、喉咙、头面等局部病症和相应的内脏病症，还可治疗神志病、妇科病，部分穴还有强壮身体作用。

◆ 本经腧穴 ◆

会阴、曲骨、中极、关元、石门、气海、阴交、神阙、水分、下脘、建里、中脘、上脘、巨阙、鸠尾、中庭、膻中、玉堂、紫宫、华盖、璇玑、天突、廉泉、承浆。

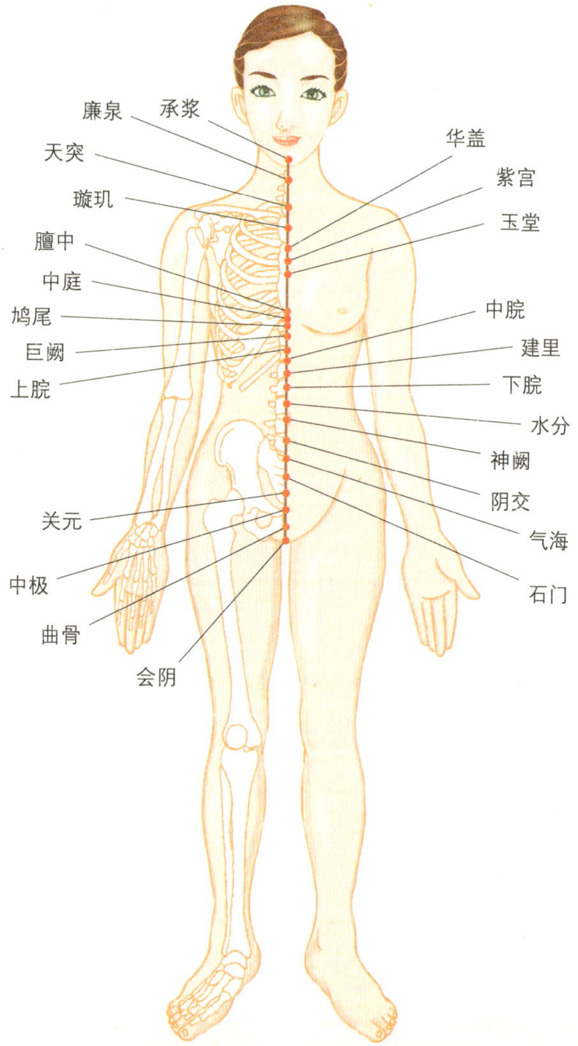

经气的流注

经脉的循环流注，除了十二正经的正常营运及任、督二脉的自身循环之外，还有任、督二脉参与的十四经脉大循环。任、督二脉接续在十二正经循行之后，形成十四经脉的环流。十四经脉依次相连，构成一个“阴阳相贯，如环无端”的全身环流系统，其顺序是：

手太阴肺经——手阳明大肠经——足阳明胃经——足太阴脾经——手少阴心经——手太阳小肠经——足太阳膀胱经——足少阴肾经——手厥阴心包经——手少阳三焦经——足少阳胆经——足厥阴肝经——督脉——任脉——手太阴肺经

由此看来，任、督二脉经气的流注，接续在胆经干脉的末端、肺经干脉之前，参与整个十四经脉的经气循环。至于任、督二脉的经气流注方向，历来观点不一，集中表现为两大观点：一是任脉升、督脉降的中医经络理论；一是督脉升、任脉降的气功理论。而中医的经络理论起源又与中国传统的气功有着一定联系，任脉的经气流注究竟是由下向上，还是由上向下，很难判断。

有的学者从任脉胸腹部经穴的命名考虑，取得了意想不到的效果，巨阙、中庭、玉堂、紫宫是任脉胸腹部4个由下向上的穴位，它们是参照古代建筑而命名的，古代建筑是由阙到宫的顺序，由此可以推断任脉经气的流注方向应该是由下向上，符合十二正经“阴主升”的规律。明确任脉的这一经气流注方向，对指导任脉经穴的临床应用，尤其对任脉经穴上运用狭义的“迎随补泻”有重要的指导意义。

妇科疾病的纲领

任脉起于胞中，能调节月经，促进女性生殖机能，与女性妊娠有关，为生养之本，故有“任主胞胎”之说。胞宫是体现女性生理特点的重要器官，任脉联系脏腑与胞宫，在女性生理中具有特殊的作用。

任脉在女性生殖系统中的作用，最早见于《黄帝内经》：“女子七岁，肾气盛，齿更发长；二七而天癸至，任脉通，太冲脉盛，月事以时下，故有子。”自此开创了以任脉调节女性生殖系统的理论先河。后世医家继承并发展了这一理论，其中以隋代巢元方的《诸病源候论》阐述冲、任损伤为女性疾病致病主要因素最为系统。到了宋代，陈自明《妇人大全良方》中把冲、任作为诊断妇科疾病的纲领。清代徐灵胎《医学源流论》一书更加确定了冲、任在妇产科疾病中的核心地位。

冲、任二脉都起源于胞宫，且冲脉受十二正经及脏腑气血灌注，渗诸阳，渗三阴，为十二经气血运行的要道，为总领诸经气血的要冲，所以有“血海”之称，女性又以血为用，所以冲脉与女性生理密切相关；任脉与三阴经相交，总司一身之阴精，而有任为“阴脉之海”之称，故任脉又为人体妊养之本之一，所以任脉与女性生殖密切相关。

女性的生殖功能是通过肾—天癸—冲任—胞宫生殖轴发挥作用的，从该轴可以看出肾、天癸对人体的生长发育与生殖功能的影响，主要通过冲、任二脉来实施。冲、任调解胞宫体现在经、带、胎、产的生理方面。女性到了一定年龄，该轴失衡，从而表现为肾气渐虚，天癸亦渐竭，冲、任虚衰，故月经停闭，孕育功能停止，女性的生殖寿命也就此终结。所以女性必先明冲、任之脉，以延长、升值寿命。

重点穴位介绍

中极穴 前正中线上，脐下4寸，膀胱募穴，能补肾壮阳，调经止带。此穴对遗尿、小便不利等泌尿系疾病，遗精、阳痿等男科疾病，不孕、月经不调等妇科疾病有很好疗效，是补虚要穴。我们经常见到体虚的人，他们常身体乏力，小便频繁，不能孕育，但只要经常实行腹摩法，会很快改善的。

关元穴 脐下3寸，小肠募穴，能温肾固精，通淋止带，利气和血，是人身四大保健穴之一，还是强壮要穴，对男性病效果最好。经常按摩此穴能强身健体，防止早衰。

气海穴 脐下1.5寸，肓之原穴。此穴是补气要穴，能升阳补气、益气固脱，对气虚乏力的人最适宜，常按摩能升补元气。妇科病也常用此穴，气行则血行，对闭经效果很好。

神阙穴 即俗话所说的肚脐，能温阳固脱、利水救逆，是儿科常用穴，用手轻揉可以治疗小儿腹痛、腹泻。该穴还能提高机体免疫力，对元阳暴脱之人，可以隔盐、隔姜灸，效果显著。

中脘穴 脐上2寸，胃的募穴，百会穴的腑会，能健脾和胃，通腑降逆。对于胃肠道疾病效果显著，是治疗腹胀、呃逆的要穴。经常饭后打嗝或呃逆不止的人抚摩此穴，会起到很好的预防作用。

膻中穴 两乳头之间，心包募穴，八会穴的气会，能调理气机，宣肺降逆，宽胸化痰，治疗气机不畅。人一生气就捶胸的原因就在于此。此穴对胸乳疾病也很有疗效，经常按摩可预防哮喘的发作。

中庭穴 在胸部，前正中线上，平第5肋间，即胸骨剑突结合部。可治疗胸腹胀满、胸痛、噎嗝、呕吐以及情绪不佳而引发的自觉咽喉部不适感（梅核气）。

承浆穴 在面部，位于嘴唇与下巴中间的凹陷，寻找此穴位时可以将头部稍微往后仰，嘴巴微张，可使下唇与下颌间的凹陷更为明显。有消肿止痛、提神醒脑的作用。可以改善面神经麻痹、三叉神经痛、牙龈肿痛、口腔溃烂、声音沙哑。可治疗脑卒中昏迷、休克。也有消除颜面水肿、美化曲线的功效。

曲骨穴 在下腹部，前正中线上，耻骨上缘的中点处。对产后分泌物、白带异常、月经不调、痛经等妇科疾病，以及肾虚、阳痿、遗精、前列腺肥大等男性疾病有疗效。对尿道炎、膀胱炎、小便不利、尿频、遗尿、阴囊湿疹也有不错的功效。

part 03

轻松按摩，
跟关节肌肉疼痛说再见

massage

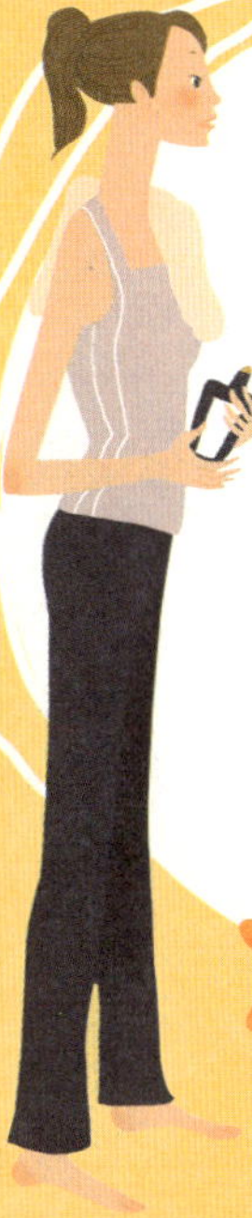

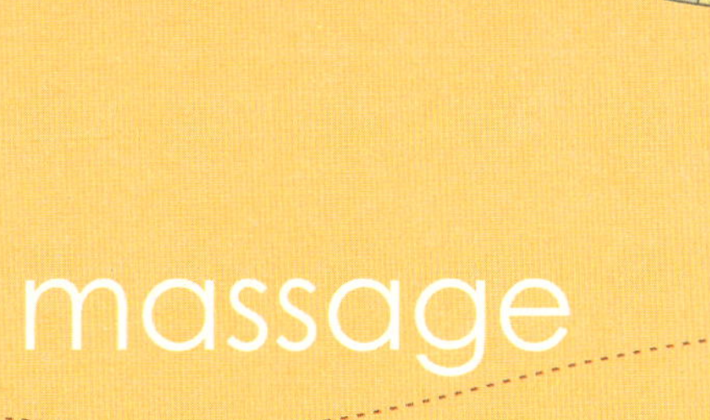

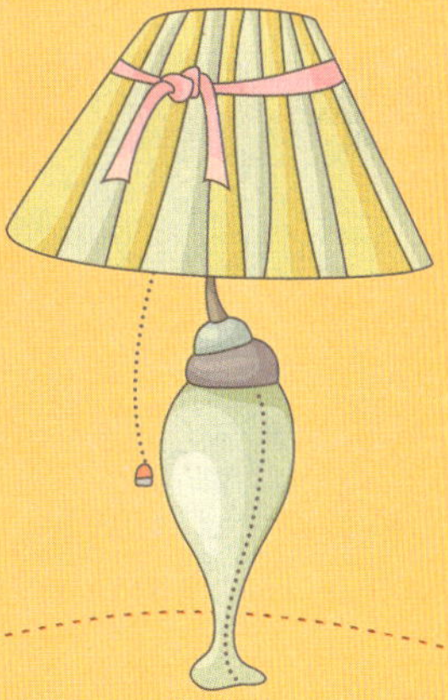

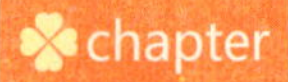

chapter

顺畅项背气血是关键

项背部劳损

劳损部位软组织由于局部张力增大而出现微小创伤，导致充血、组织液渗出、代谢产物堆积，刺激局部感觉神经而出现疼痛的，是为无菌性炎症。一段时间后，由于人体自身的恢复功能，局部会出现粘连或形成瘢痕。疼痛消失后，劳损部位会有维持姿势的时间缩短、活动不持久等表现。再次劳损或受凉，局部炎症会重新发作，再次疼痛。

中医诊疗

触摸自诊

触摸项背部时，要体会肌肉的感觉。沿着肌肉往两端摸，一直到骨，就会触摸到肌肉在骨的附着处；从肌肉横着摸，就会触摸到一块肌肉和另一块肌肉之间的肌肉筋膜。在摸的过程中如果有疼痛的感觉，就表明局部有无菌性炎症；若触摸到硬结或有摩擦感，就表明局部有粘连。

痛点提示

项背部易出现痛点的位置有：枕部与颈上段交界处的肌肉附着处；第2颈椎横突的肌肉附着处；第5颈椎棘突旁的肌肉附着处；肩胛骨内缘及上角的肌肉附着处；肩井穴附近的肌肉筋膜处。

按摩要点

项背部劳损的按摩依项背部按摩基本程序进行操作，先做背部，再做项部；以劳损的局部痛点为重点，此处力量应稍大。

操作程序　背部掌揉法→拇指揉背部7条线→点揉肩胛骨内缘及上角的肌肉附着处、肩井穴附近的肌肉筋膜处→拿肩井及斜方肌→项部拿法→拇指揉项部7条线→点揉枕部与颈上段交界处的肌肉附着处、第2颈椎横突的肌肉附着处、第5颈椎棘突旁部与颈上段交界处的肌肉附着处→项部拿法→拿肩井及斜方肌→小鱼际击法、背部拍法。

远端取穴　点揉合谷或落枕穴，配合患者颈部主动向各个方向活动。

按摩方法

1 背部掌揉法

手掌在背部从上而下揉3遍，放松背部软组织。

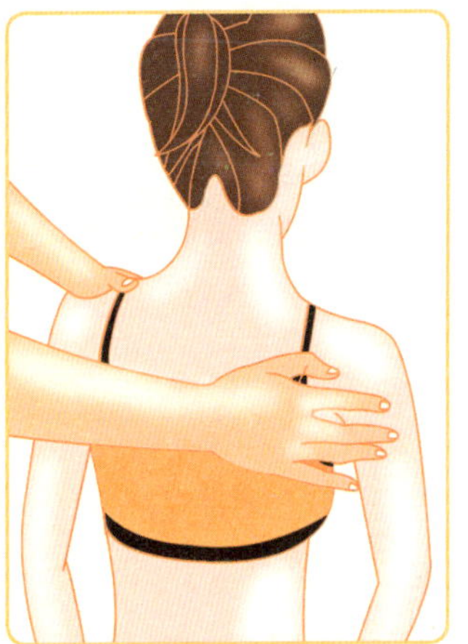

手掌在背部由上而下揉3遍。放松背部软组织。

按摩小贴士

颈椎关节的扳法可用于深层软组织的劳损，以轻柔力量进行操作。正规的治疗建议寻求专业医师。

2 拇指揉背部7条线

背部正中1条，两侧各3条。拇指揉可先健侧后患侧，从第1条线到第4条线依次进行。每条线从上而下，有痛点或摩擦感可稍用力。

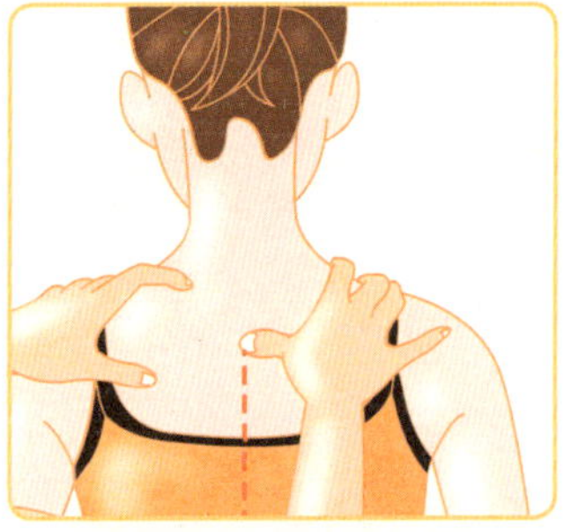

2-1 背部正中棘突为第1条线。

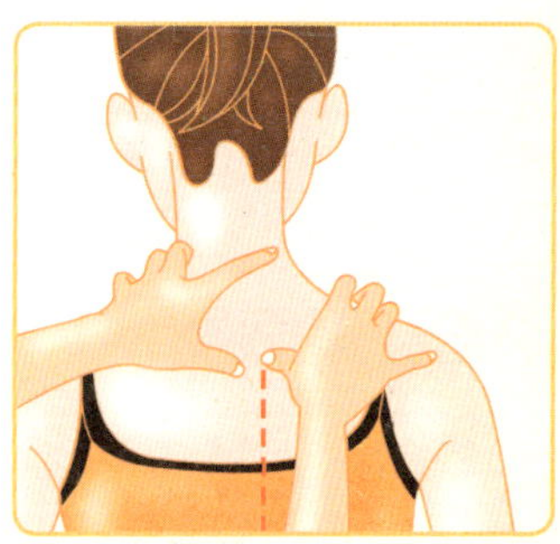

2-2 紧贴棘突旁为第2条线。

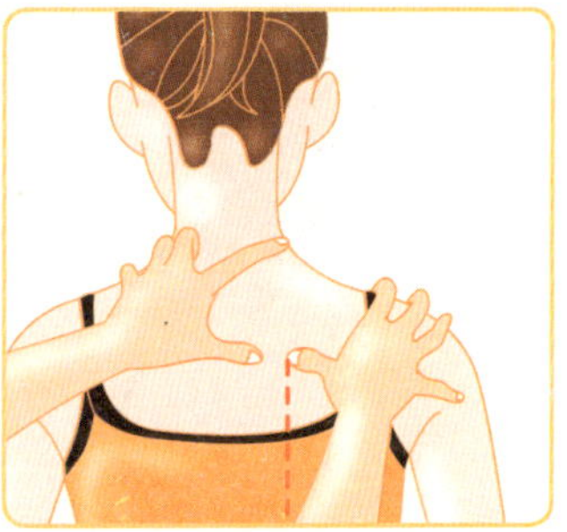

2-3 棘突与肩胛骨内侧缘中点为第3条线。

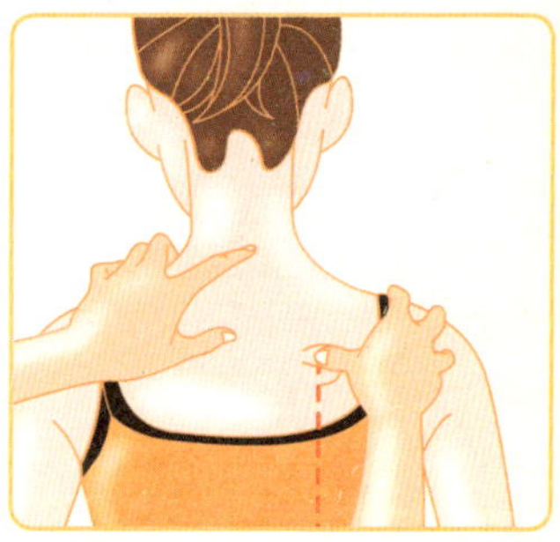

2-4 肩胛骨内侧缘为第4条线。

3 点揉肩胛骨及其周围

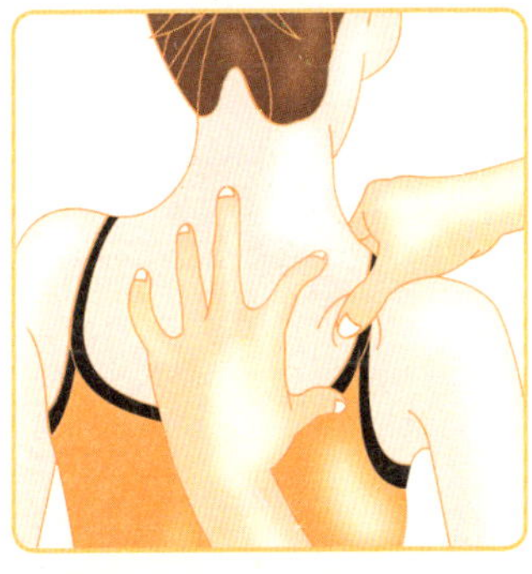

3-1 在肩胛骨内缘及上角处以拇指拨揉3～5次。

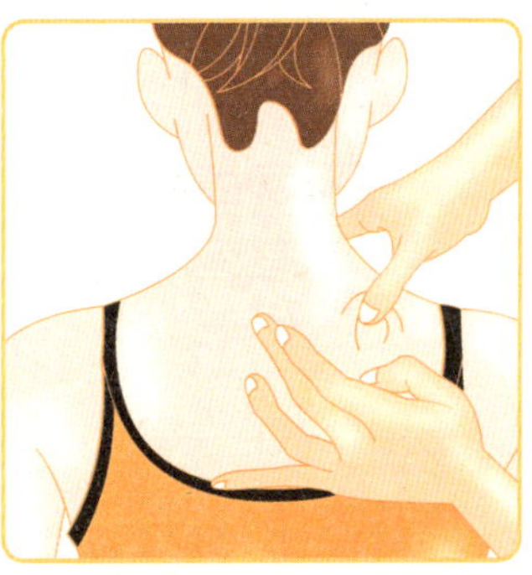

3-2 在肩井穴附近找到肌肉的缝隙拨揉3～5次。

4 拿肩井及斜方肌

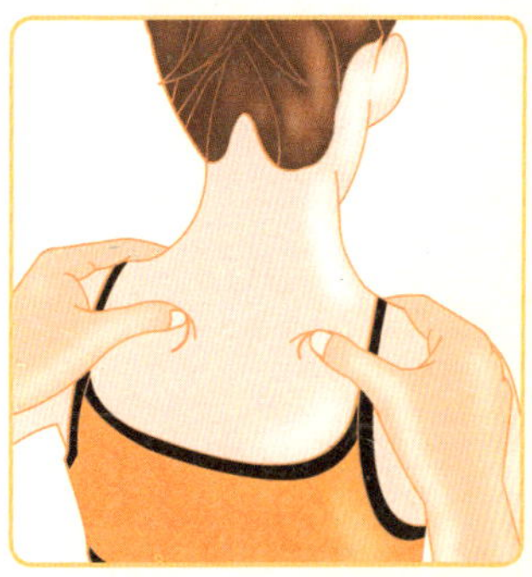

从上到下，全面地拿捏肩井及放松斜方肌，不要集中一点。

5 项部拿法

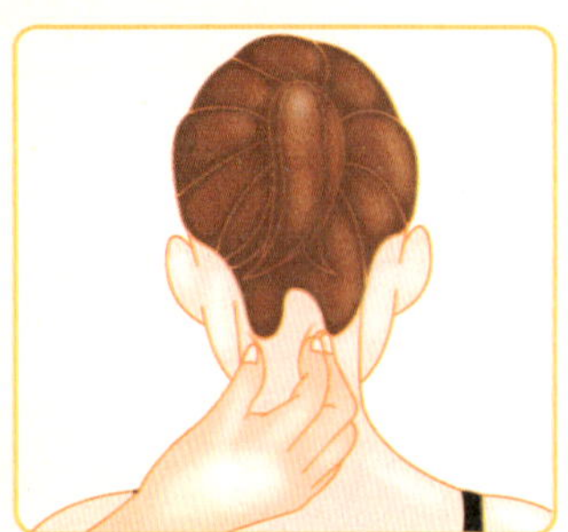

从上到下，广泛、全面地拿捏后颈部，进行放松。

6 颈部旋转扳法

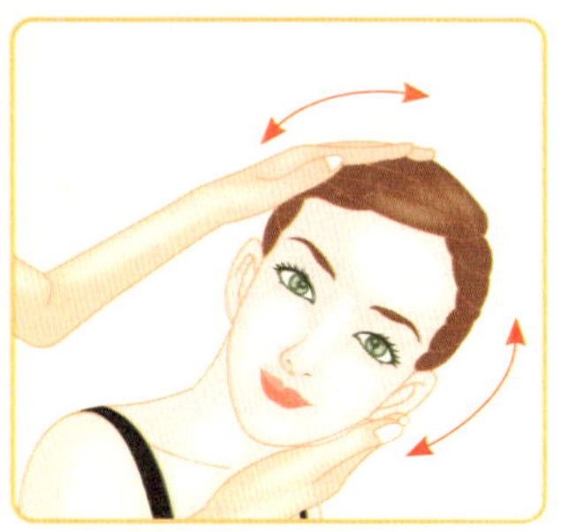

力量宜轻，不要追求关节弹响声。

生活小贴士

驼背、低头或固定姿势时间太久都会产生项背部的劳损。因此，纠正不良姿势是治疗及防止此病复发的根本措施。

项背部的主动后伸及前屈锻炼有利于恢复颈椎的屈度，提高颈部的功能，推迟颈椎、胸椎的退化或老化。普通的慢跑锻炼、广播体操都是预防项背部劳损的有益方法。

7 拇指揉项部7条线

拇指揉可先健侧后患侧，从第1条线到第4条线依次进行。每条线从上而下，有痛点或摩擦感可稍用力。

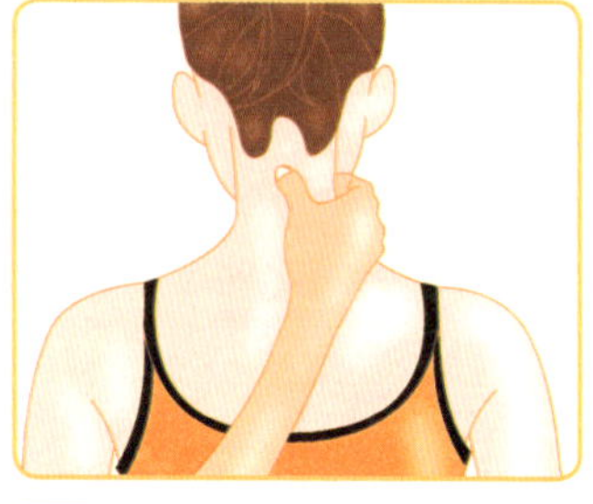

7-1 项部正中棘突为第1条线，紧贴棘突旁为第2条线。

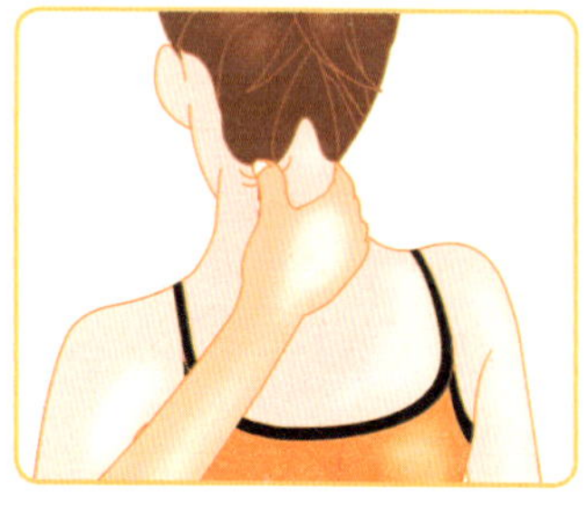

7-2 肌肉外侧的凹陷为第3条线，凹陷之外为第4条线，在胸锁乳突肌的后方。

8 点揉枕部与颈上段

分别在枕部与颈上段交界处。

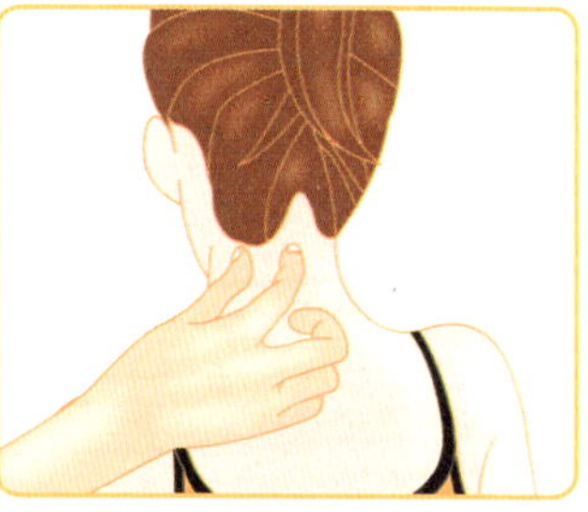

8-1 在第2个颈椎棘突旁找到痛点，用点揉或拨法3～5次。

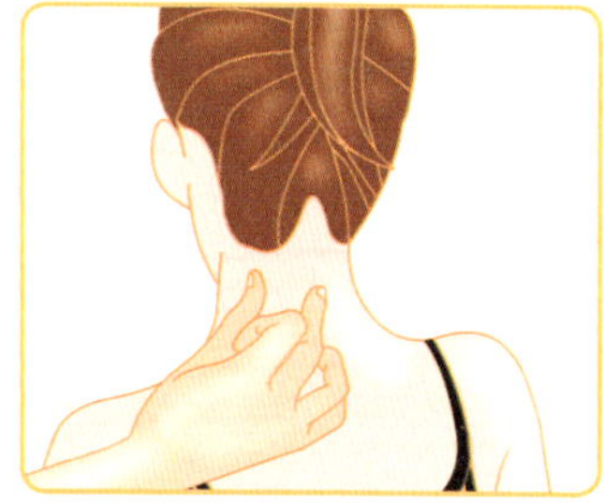

8-2 在第5颈椎棘突旁找到痛点，用点揉或拨法3～5次。

9 小鱼际击法背部拍法

结束手法，振奋气血，使按摩后有良好的感觉，疲劳尽除。

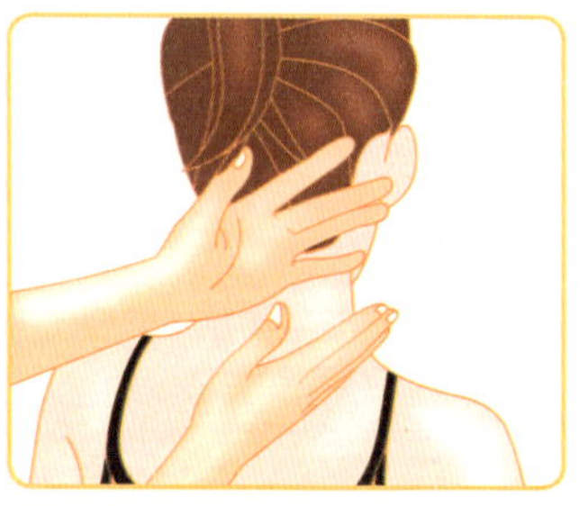

9-1 小鱼际击法。

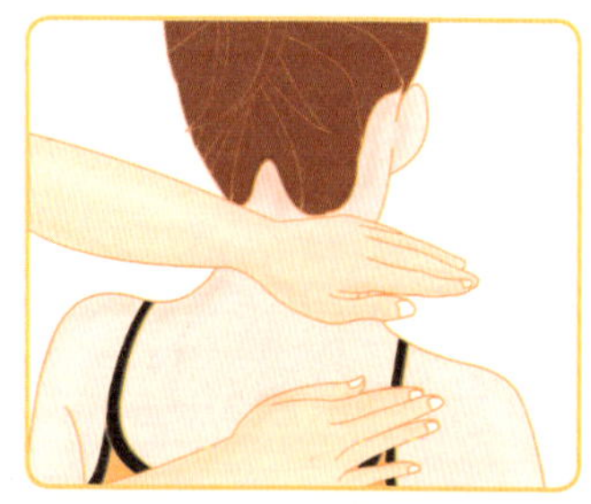

9-2 背部拍法。

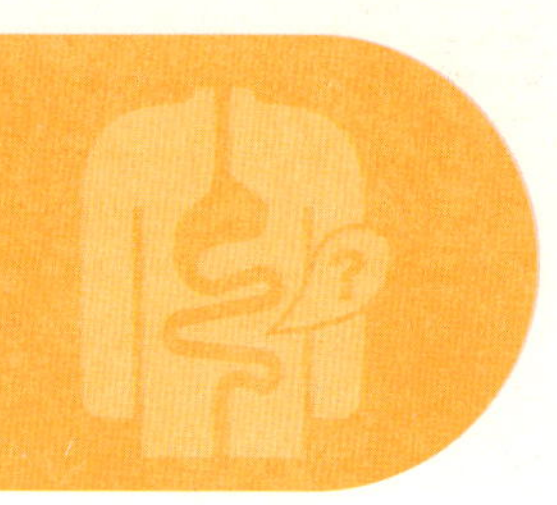

项背部劳损的发作

落枕

落枕这一病名来自于民间。一觉醒来感觉颈项部酸困疼痛，左右转动或低头仰头不便、疼痛，甚至出现头部与身体脱节的感觉。人们习惯称之为“落枕”。

中医诊疗

颈项背部劳损是落枕的基础，睡眠不当或受寒只是病症急性发作的诱因。所以，防止落枕，除改变枕头的高低、不随意躺卧、避免寒凉外，减少平时的项背部劳损非常重要。

根据损伤影响的组织不同，落枕可分为轻、中、重度：即单纯肌肉损伤一般较轻；影响到脊椎之间的关节，就相对较重了；若造成对颈部神经、动脉的刺激，诱发颈椎病，就更严重了。成年人若经常发作，就已经是颈椎病的前驱表现了，必须予以重视。

按摩要点

落枕是项背部劳损的急性发作，按摩步骤与项背部劳损大致相同，一般遵循放松、针对性治疗、结束的顺序施行手法。依面、线、点的顺序，力量由小到大，作用层次由浅到深，达到舒缓经筋、温通经络的目的。颈部特别紧张时可俯卧位操作，以放松肌肉。

在项背部按摩基本程序的基础上，需重点点按压痛明显部位。压痛点多位于肌肉的起止点及颈项部第3条线的脊柱椎间关节部位。

若发现压痛点同一平面的颈椎棘突偏歪或颈椎两侧不对称，可试用颈部旋转扳法。

对于疼痛严重的患者，点按远端穴位尤其重要，可选取肩胛骨的天宗穴及手背上的落枕穴，同时应主动活动颈部。

按摩方法

1 背部掌揉法

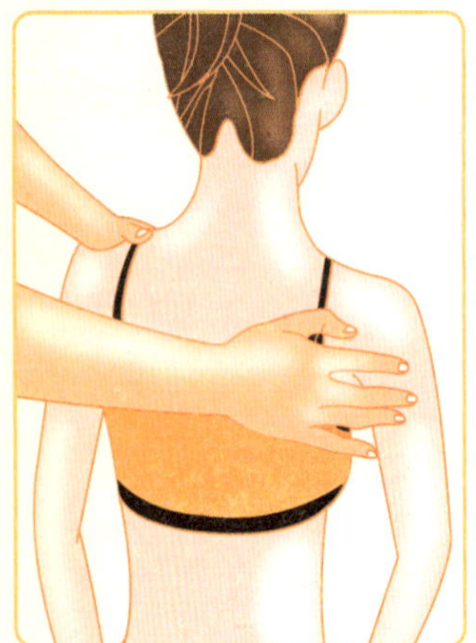

手掌在背部从上而下揉3遍，放松背部软组织。

按摩小贴士

颈椎扳法不可强求弹响声。颈肩部点法不宜过重，以免导致颈交感神经功能紊乱，发生晕厥。

2 拇指揉背部7条线

背部正中1条，两侧各3条。拇指揉可先健侧后患侧，从第1条线到第4条线依次进行。每条线从上而下，有痛点或摩擦感可稍用力。

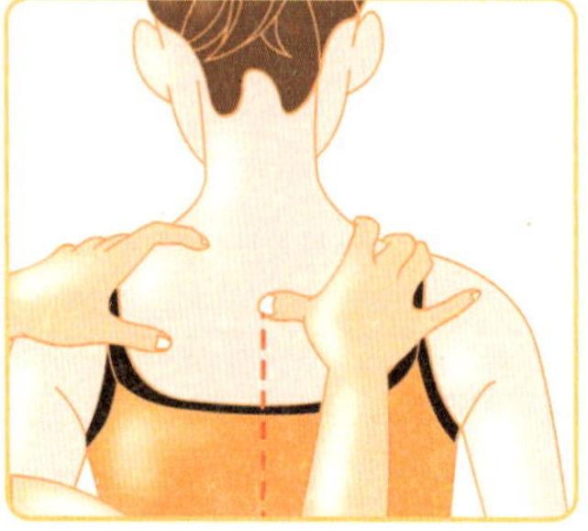

2-1 背部正中棘突为第1条线。

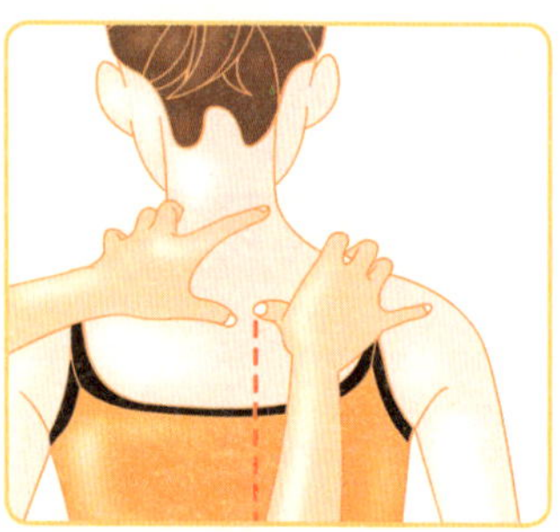

2-2 紧贴棘突旁为第2条线。

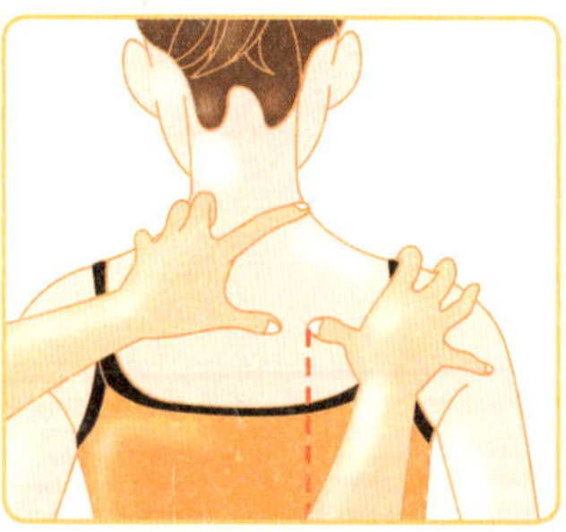

2-3 棘突与肩胛骨内侧缘中点为第3条线。

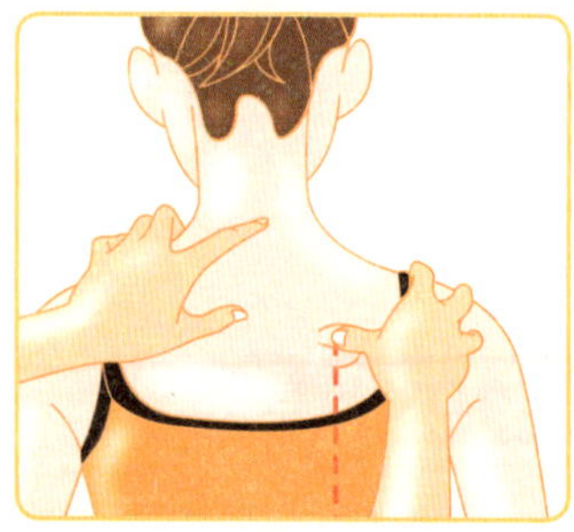

2-4 肩胛骨内侧缘为第4条线。

3 点揉肩胛骨及其周围

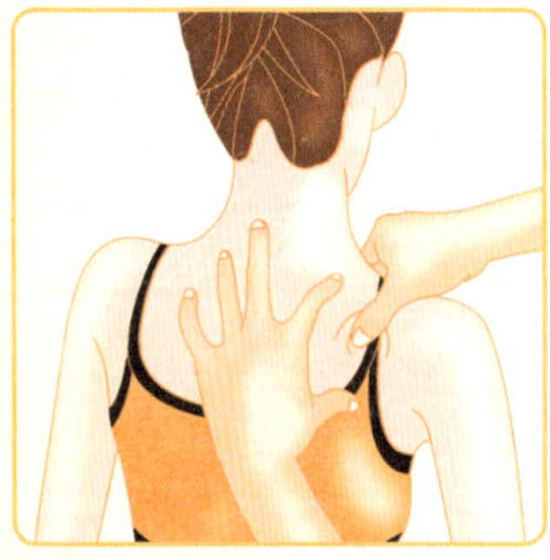

3-1 在肩胛骨内缘及上角找到肌肉及其在骨的附着处，拨揉3～5次。

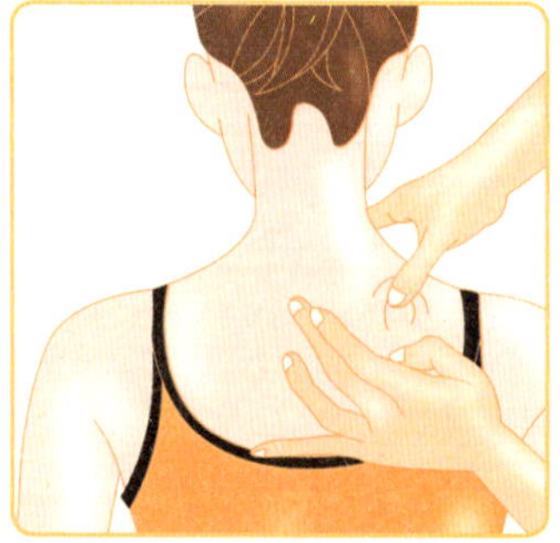

3-2 在肩井穴附近找到肌肉的缝隙，拨揉3～5次。

4 拿肩井及斜方肌

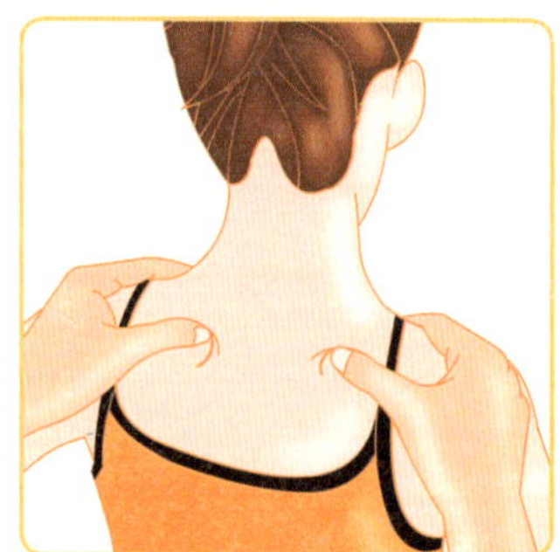

应从上到下，广泛、全面地进行放松。

5 拇指揉项部7条线

项部正中1条，两侧各3条。拇指揉可先健侧后患侧，从第1条线到第4条线依次进行。每条线从上而下，有痛点或摩擦感可稍用力。

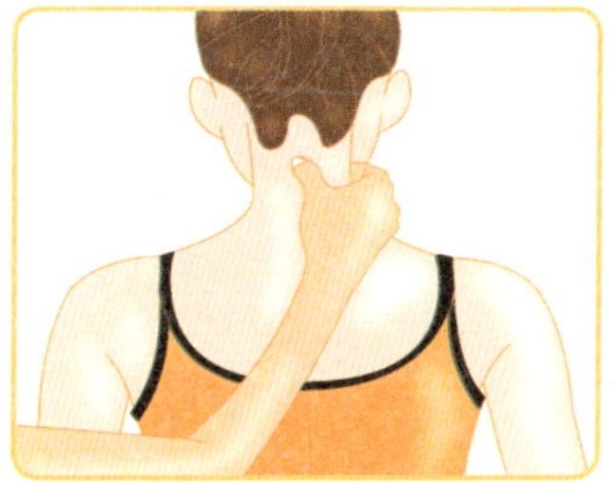

5-1 项部正中棘突为第1条线，紧贴棘突旁为第2条线，是肌肉的感觉。

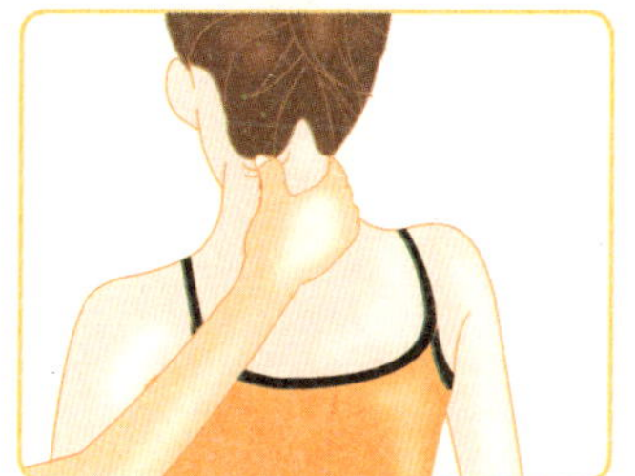

5-2 肌肉外侧的凹陷为第3条线，凹陷之外为第4条线，在胸锁乳突肌的后方。

6 颈椎枕颌牵引法

双手或肘窝托住落枕者枕部与下颌部，沿其身体纵轴牵引，每次持续1分钟左右，反复3～5次。

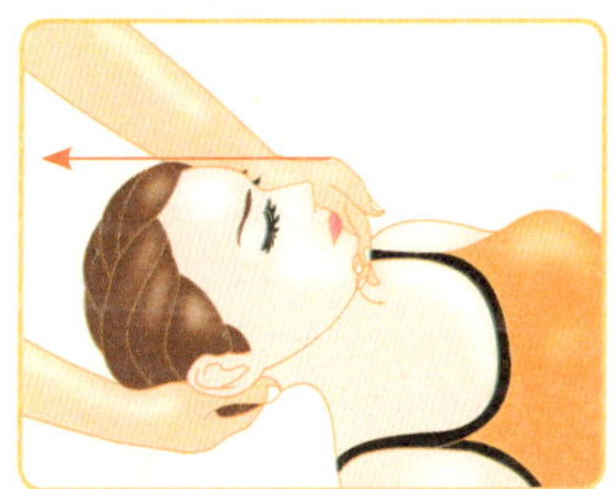

6-1 卧位牵引。

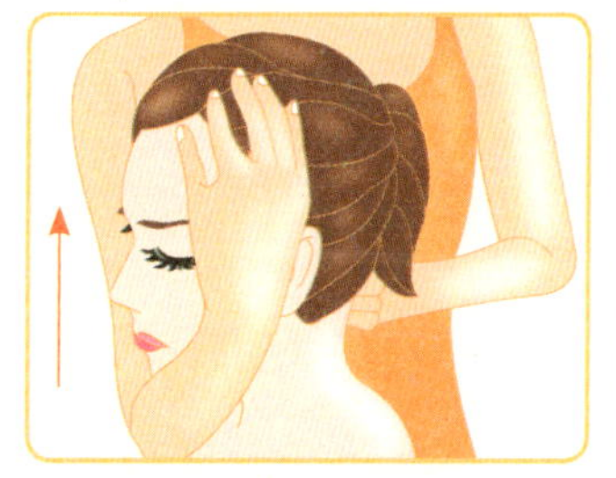

6-2 坐位牵引。

7 颈部旋转扳法

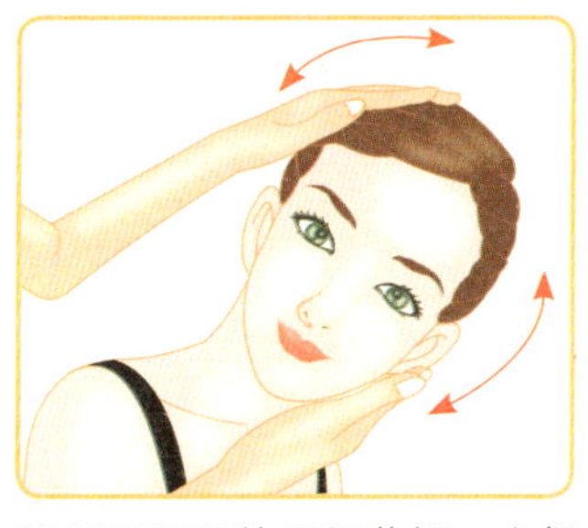

可用于深层软组织劳损，应轻柔、缓慢地扳动颈部，不要追求关节弹响声。

8 项部拿法

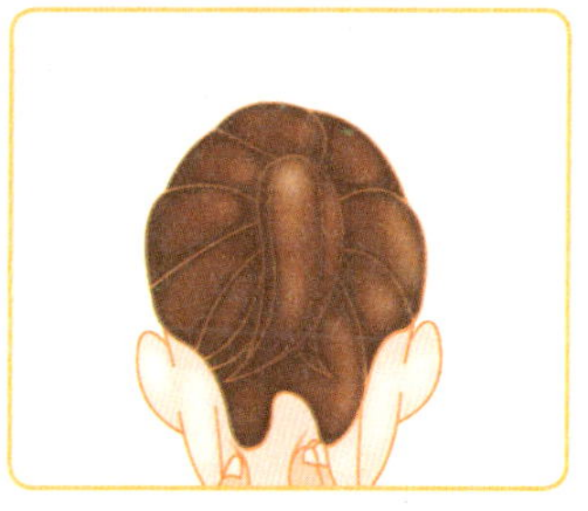

拿捏颈后肌肉，从上到下放松。然后摩擦落枕处，以透热为度。

9 小鱼际击法、背部拍法结束

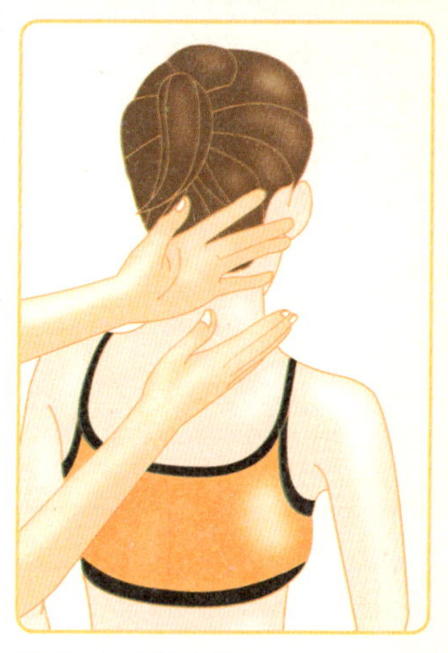

9-1 小鱼际击法。

9-2 背部拍法。

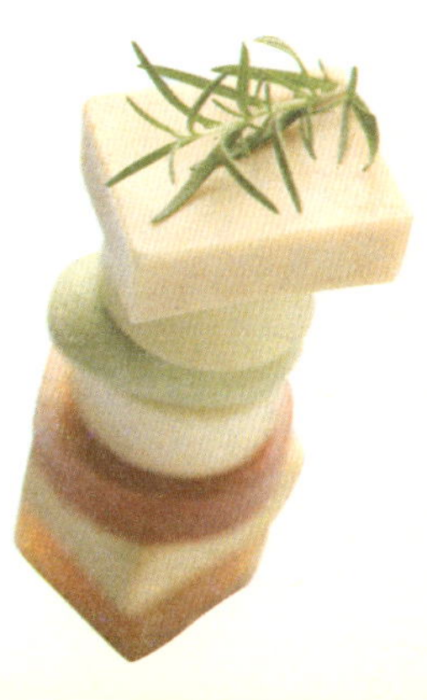

chapter

松解关节，解除痉挛

颈椎病

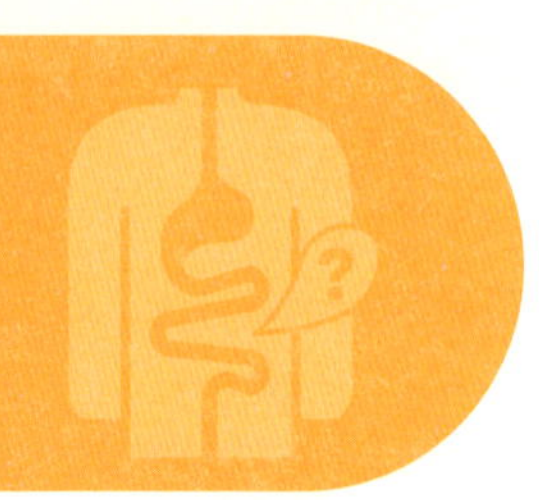

颈椎病又称颈椎综合征。颈椎病的发生、发展及急性发作与劳损密切相关，劳损引起颈段脊柱屈度的变化，引发颈椎的不稳定，从而引发骨质增生，产生对周围神经、血管、脊髓的刺激。也就是说，颈椎病是一种劳损性疾病。通过纠正工作及生活姿势，避免颈项部的劳损，颈椎病便可以得到有效的治疗。

中医辨证分型

颈　型　以骨关节病症状为主要表现，未对周围重要结构产生明显影响。主要表现为颈项背部僵硬、不适，时常落枕。

神经根型　脊神经根受到压迫或刺激。主要表现为颈肩部不适，伴上肢至手指的疼痛或麻木。病变颈椎节段棘突旁有深层的压痛，同时出现上肢的窜痛。

脊 髓 型　颈段脊髓受到压迫或刺激。主要表现为上肢或下肢、左侧或右侧的疼痛、麻木、无力。走路步态笨拙，容易出现走路磕碰。

椎动脉型　椎动脉受刺激或压迫。除颈枕或颈肩痛外，主要表现为头晕、恶心、呕吐、耳鸣等，常因头部转动而诱发或加重。

交 感 型　椎管内外的交感神经受到刺激。因颈交感神经及神经节支配范围很广，故临床症状繁多，如头痛头晕、面部麻木、上肢发凉无汗、心慌、胸闷等。椎动脉型常与交感型并存，椎动脉的痉挛由外膜的交感神经受刺激而诱发。

混 合 型　具有两种以上症型的症状。

按摩要点

按摩重点在于松解颈椎软组织、关节。解除肌肉痉挛，整复关节错位，重新恢复颈椎稳定性，减轻对神经根、椎动脉、交感神经、脊髓的压迫与刺激，各种临床症状会得到有效缓解。

在项背部按摩基本程序的基础上，根据颈椎病的不同类型，采取较有针对性的手法：

1. 只是颈肩不适。应重点按压痛明显处，压痛点多位于肌肉起止点及颈项部第3条线的脊柱椎间关节部位。

2. 以手麻木疼痛为主。主要是由于肌肉痉挛、关节错位，引起颈椎节段的椎间孔变窄引起的，手法松解软组织很重要，颈部拔伸牵引更有针对性。

3. 以头晕、头痛为主。是颈枕部的椎动脉受到刺激，手法应该以颈枕部为主，从第2颈椎的棘突、横突到枕骨的肌肉附着处，都要逐步按摩。

4. 交感型和脊髓型单纯做项背部按摩基本程序即可。

按摩方法

1 掌揉背部

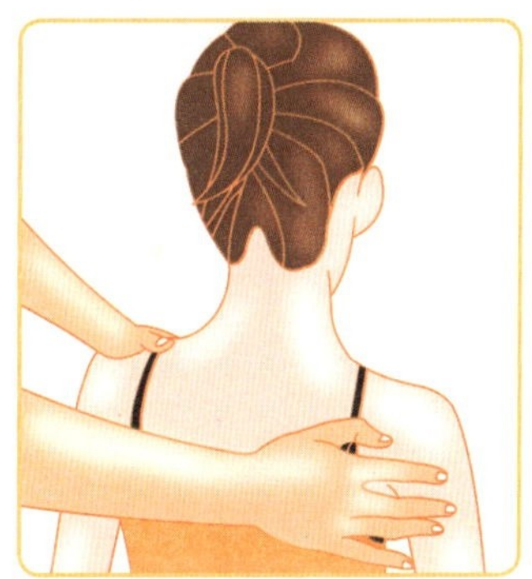

手掌在背部从上而下揉3遍。放松背部软组织。

按摩小贴士

1. 对于脊髓型、椎动脉型慎用颈部扳法，以免造成对脊髓、椎动脉的刺激和压迫加重。

2. 颈部手法宜轻柔缓和，忌粗暴。点法力量应适当，颈椎扳法不可强求弹响声。

3. 对急性期及病情严重的患者，建议去专业医生处就诊治疗。

2 拇指揉背部7条线

背部正中1条，两侧各3条。拇指揉可先健侧后患侧，从第1条线到第4条线依次进行。每条线从上而下，有痛点或摩擦感可稍用力。

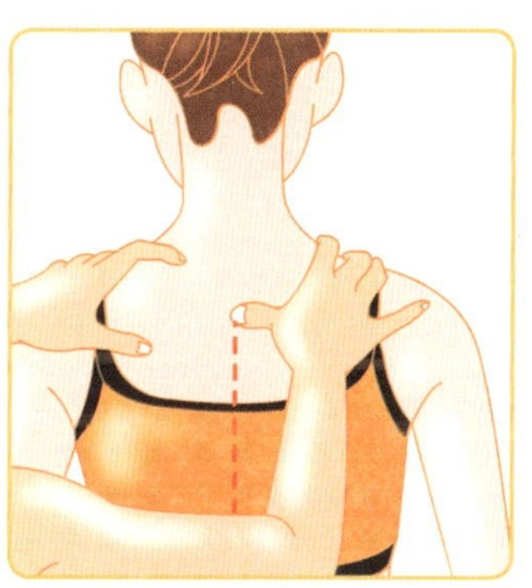

2-1 背部正中棘突为第1条线。

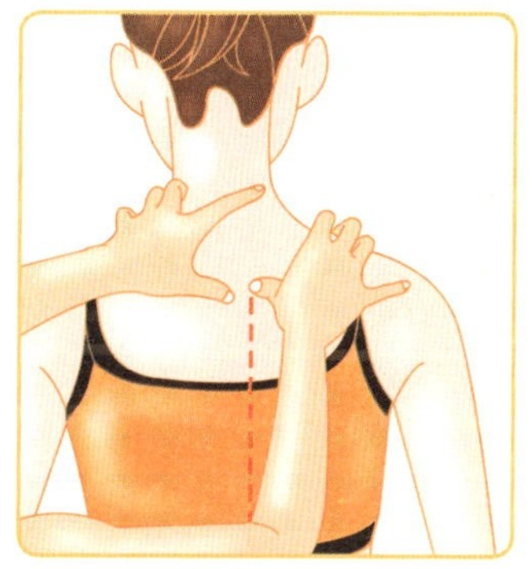

2-2 紧贴棘突旁为第2条线。

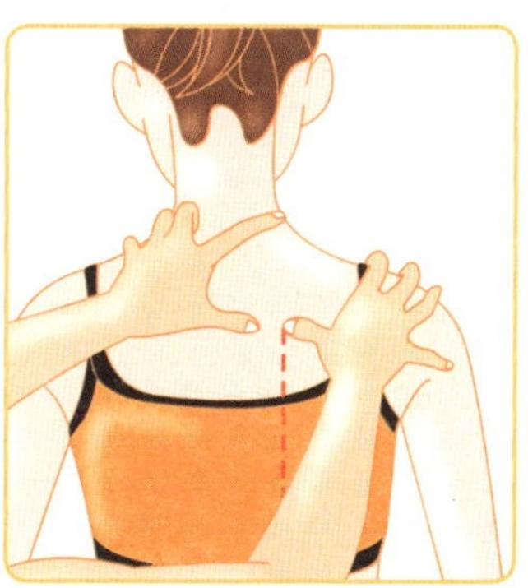

2-3 棘突与肩胛骨内侧缘中点为第3条线。

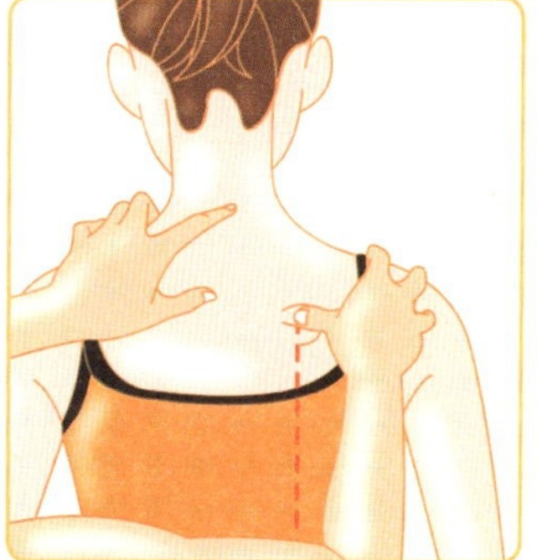

2-4 肩胛骨内侧缘为第4条线。

3 点揉肩胛骨及其周围

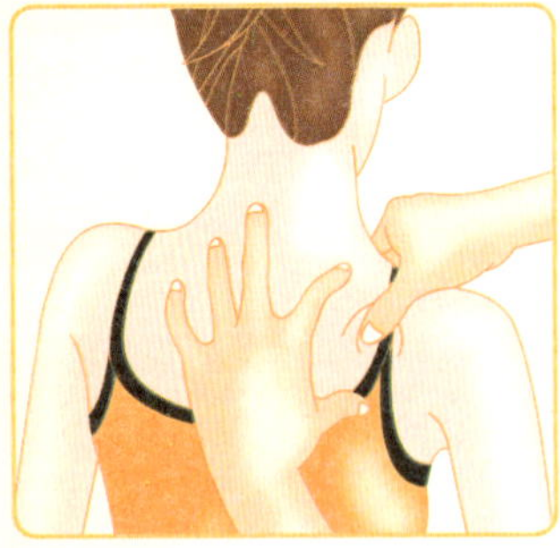

3-1 在肩胛骨内缘及上角找到肌肉及其在骨的附着处，拨揉3~5次。

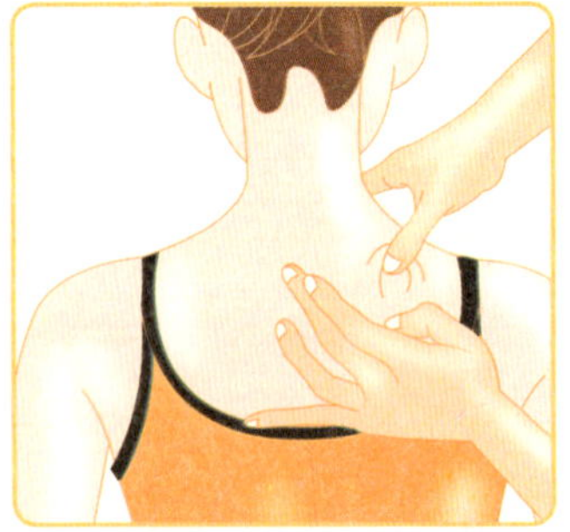

3-2 在肩井穴附近找到肌肉的缝隙，拨揉3~5次。

4 拿肩井及斜方肌

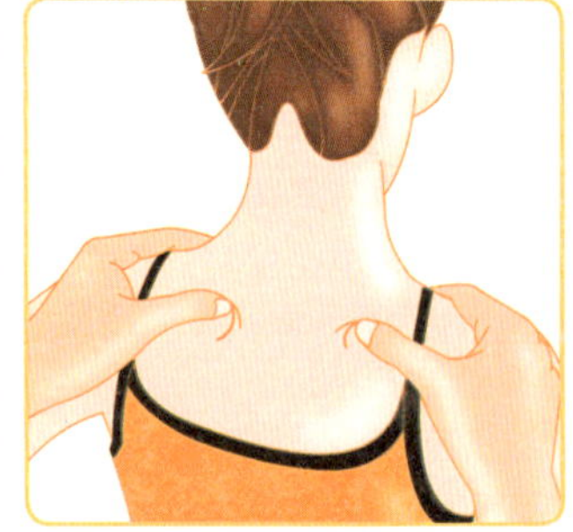

从上到下，广泛、全面地进行放松。

5 拇指揉项部7条线

项部正中1条，两侧各3条。拇指揉可先健侧后患侧，从第1条线到第4条线依次进行。每条线从上而下，有痛点或摩擦感可稍用力。

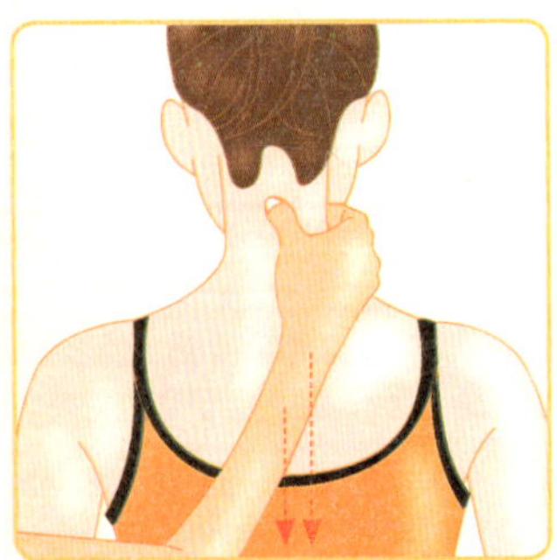

5-1 项部正中棘突为第1条线，紧贴棘突旁为第2条线，是肌肉的感觉。

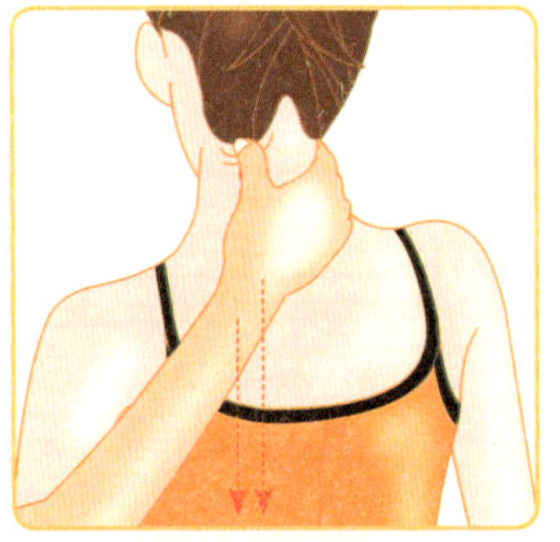

5-2 肌肉外侧的凹陷为第3条线，凹陷之外为第4条线，在胸锁乳突肌的后方。

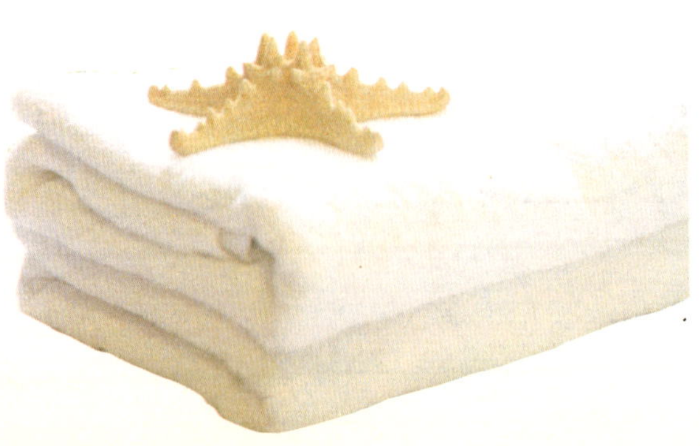

6 点揉颈部及颈上段

点揉、拨枕部与颈上段交界处的肌肉附着处，第2、5颈椎棘突旁的肌肉附着处，特别是颈项部第3条线的脊柱椎间关节部位。

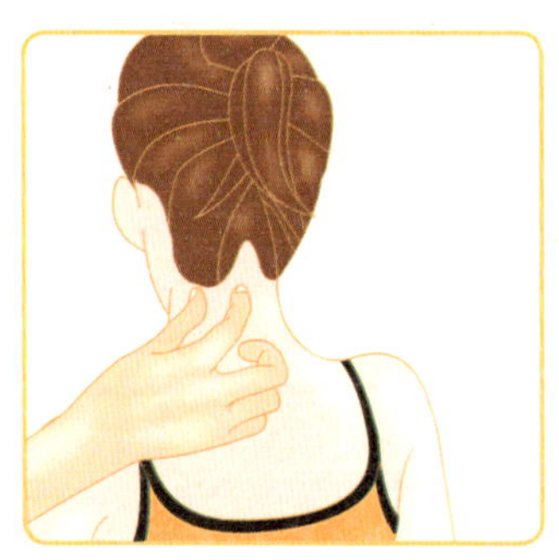

6-1 第2颈椎棘突。

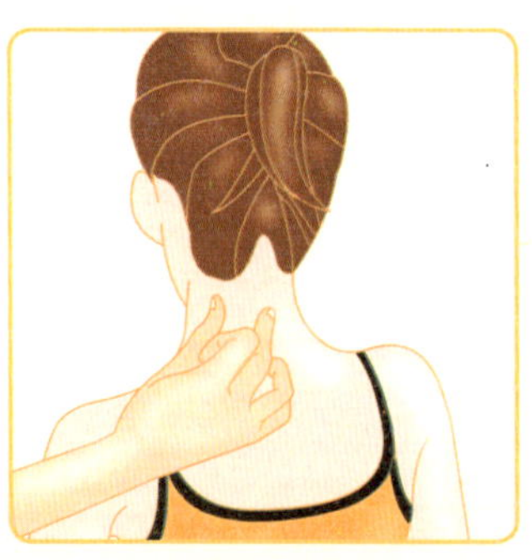

6-2 第5颈椎棘突。

7 颈椎枕颌牵引法

双手或肘窝托住落枕者枕部与下颌部，沿其身体纵轴牵引，每次持续1分钟左右，3～5次。

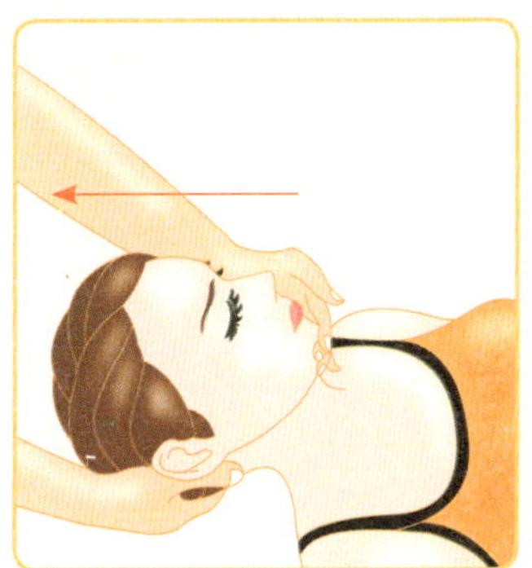

7-1 卧位牵引。

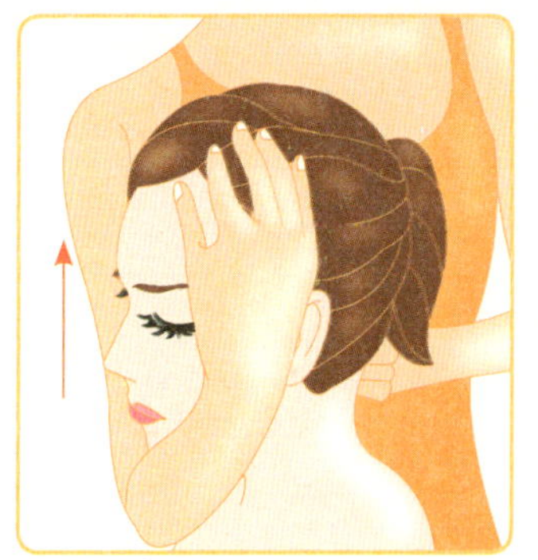

7-2 坐位牵引。

8 颈椎枕颌牵引法

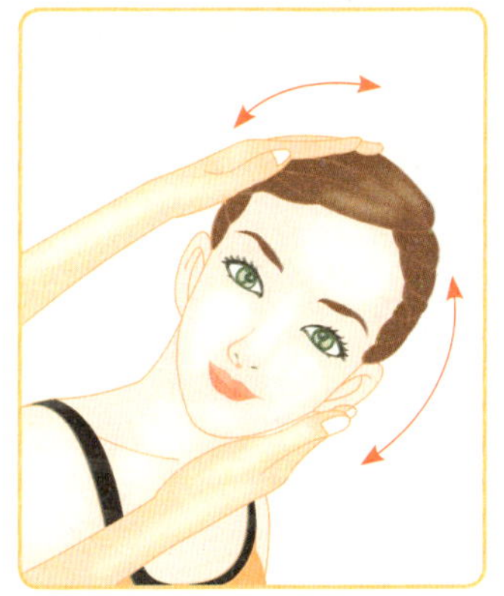

力量宜轻，不要追求关节弹响声。

9 项部拿法

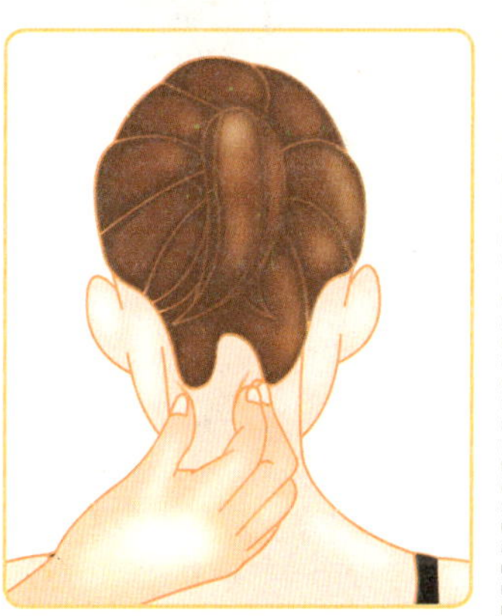

从上到下拿捏后颈部，全面放松。

10 小鱼际击法、背部拍法结束

结束手法，振奋气血，使按摩后有良好的感觉，疲劳尽除。

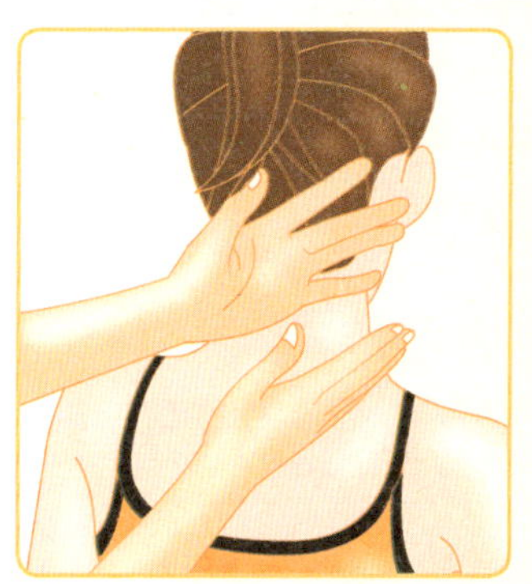

10-1 小鱼际击法。

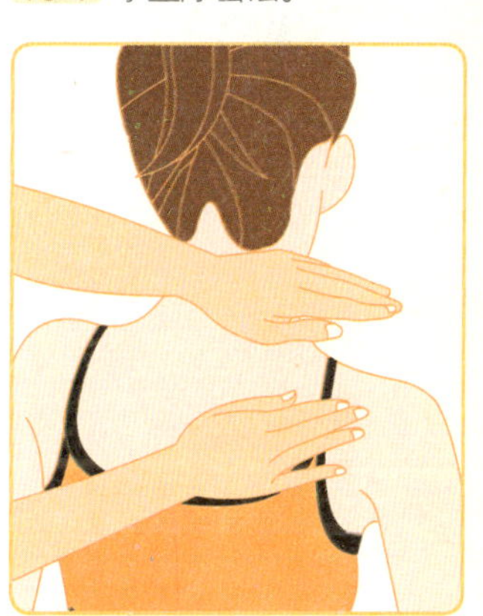

10-2 背部拍法。

生活小贴士

1 颈椎病重在预防。预防包括两方面，一方面是预防颈椎的退化，减少日常生活、工作中对颈部的劳损及损伤，重点注意坐姿；另一方面是预防颈椎病的急性发病，重点是注意枕头高低，远离空调，避免落枕。

2 急性发病时注意减少颈部活动与受力，寻找自我舒适的体位卧床休息；缓解期应加强颈部功能锻炼，避免颈部劳损。

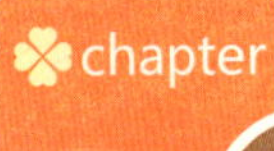

chapter

唤醒血管与肌肉的代谢

肩部肌肉劳损

肩部肌肉劳损主要出现在肩部的后方区域，特别是肩胛骨的后方及外侧的肌肉更容易出现劳损。长期使用鼠标或以手指击打键盘，肩部后方及上肢后方的肌肉长时间处于紧张状态，局部血管痉挛，血液供应差，代谢产物堆积在局部，产生局部的无菌性炎症及疼痛，再加上空调环境，受风、受寒会更加重局部的肌肉痉挛与疼痛。

按摩方法

1 掌揉肩部后方

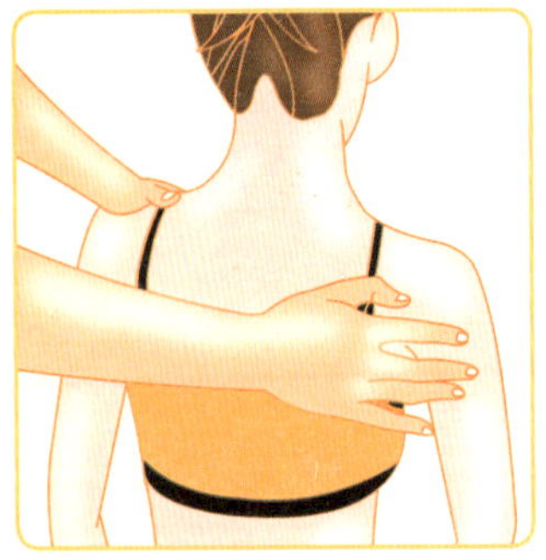

1-1 掌揉肩部后方肌肉5～10分钟。

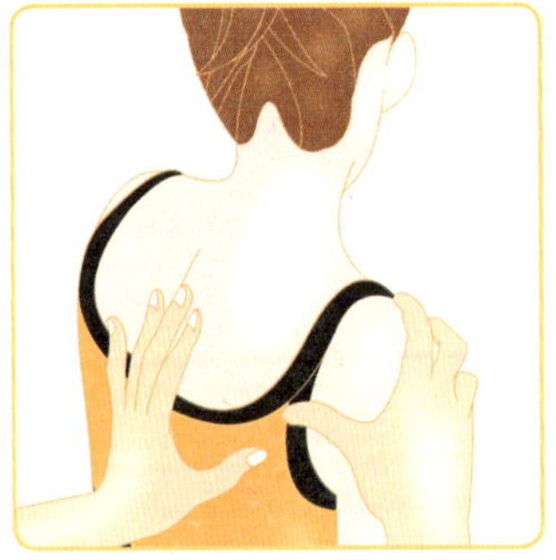

1-2 肩胛骨后方及外侧有肌肉处要重点按揉。

2 拿肩部

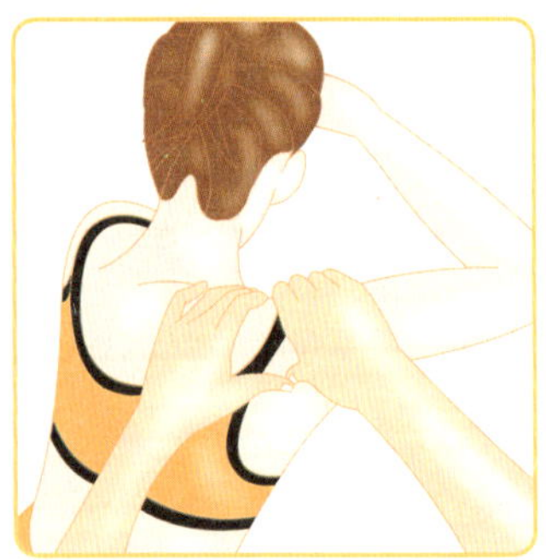

进一步放松肌肉，使局部感觉舒适。

3 点揉肩胛骨后方及外侧

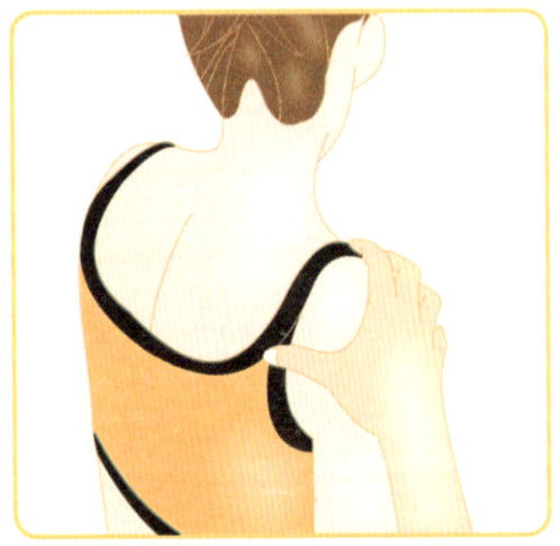

3-1 拇指从肩胛骨后方的内侧开始点揉，逐渐移至肩胛骨后方的外侧，逐一寻找压痛点。

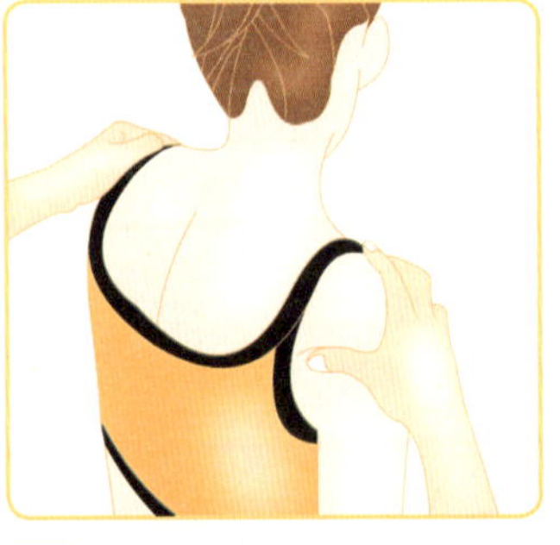

3-2 多数患者在天宗穴部位酸痛明显。由于此处肌肉薄，较为敏感，点揉手法不能太重。

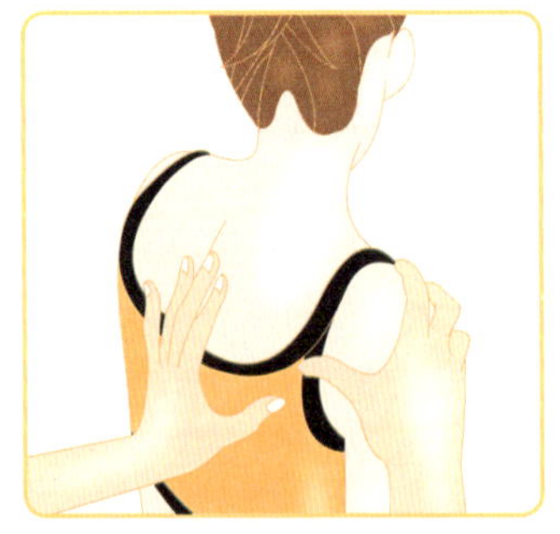

3-3 顺肩胛骨的外侧缘也可找到压痛点，力量可稍重。

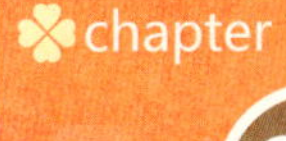

充分活跃肩关节

肩周炎

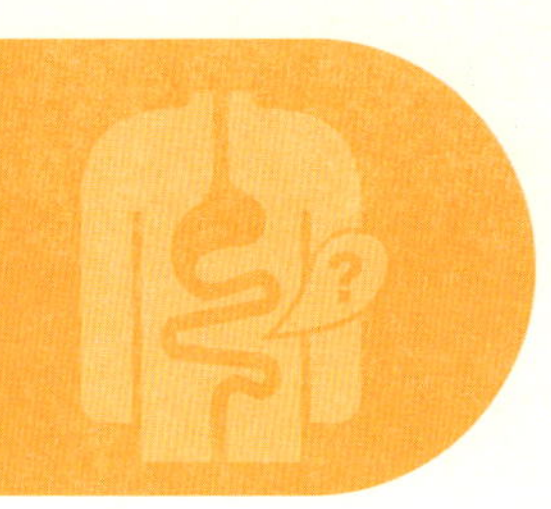

肩周炎（肩关节周围炎）是长头肌腱炎、冈上肌肌腱炎等软组织劳损或外伤的基础上发病的。肩关节周围的无菌性炎症使局部出现充血、水肿、渗出、粘连，再加上患者因疼痛而活动较少，肩关节活动不充分，就逐渐发生了肩关节囊的粘连，最终导致肩关节活动功能的丧失。肩关节周围的无菌性炎症可能因受风、受寒或劳累而加重，好发于50岁左右的人群，所以又称五十肩、冻结肩，但现在已有低龄化的趋势。

按摩要点

肩周炎主要表现为两方面的问题：一是肩关节周围软组织的炎症；另一方面是关节囊的粘连。因此，按摩时也应按照这两个方面来进行。

患者疼痛明显，影响夜晚睡眠的，主要以肩关节周围软组织治疗为主，着重点是拨肩前、后的压痛点；若仅是肩关节活动受限，则要采用一些被动活动类手法，特别要强调患者的自我锻炼。锻炼时能忍受疼痛的患者，一般会取得更好的效果。

按摩方法

1 掌揉法

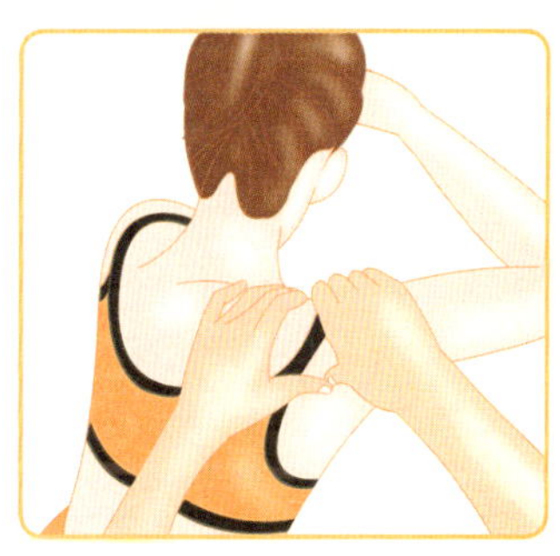

放松肩关节周围前、后及外侧部的肌肉，5～10分钟。

2 点按压痛点

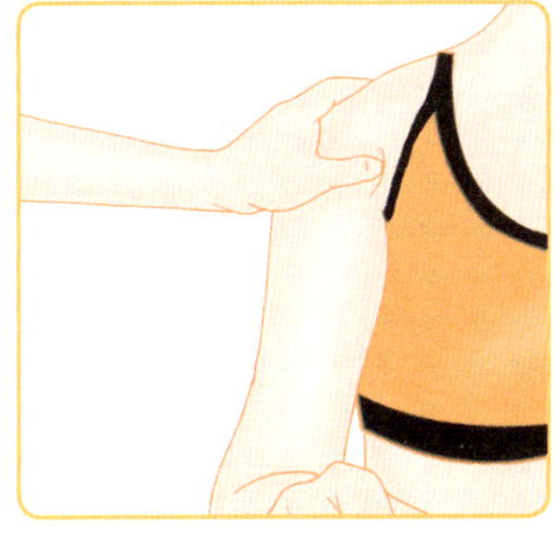

2-1 点按肩前的肱二头肌中的长头肌腱的压痛处5～10次。

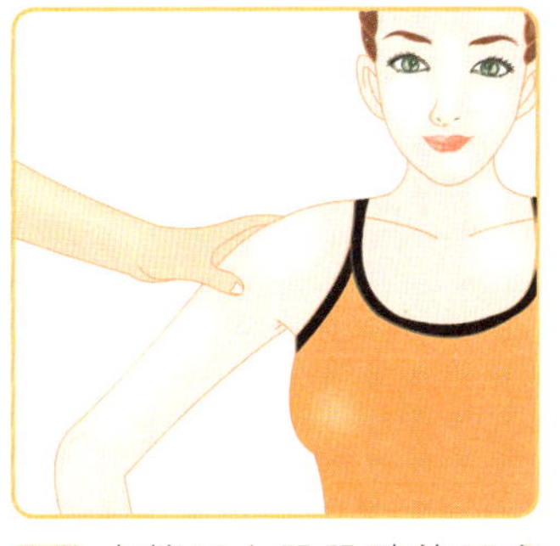

2-2 点按冈上肌肌腱的压痛处5～10次。

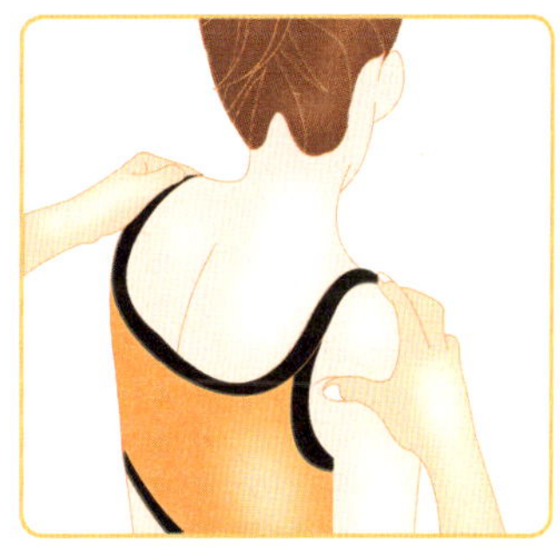

2-3 点按冈下肌及小圆肌的压痛处5～10次。

3 拨、捋肩关节肌腱

力量可稍重，有助于夜间疼痛的明显减轻。

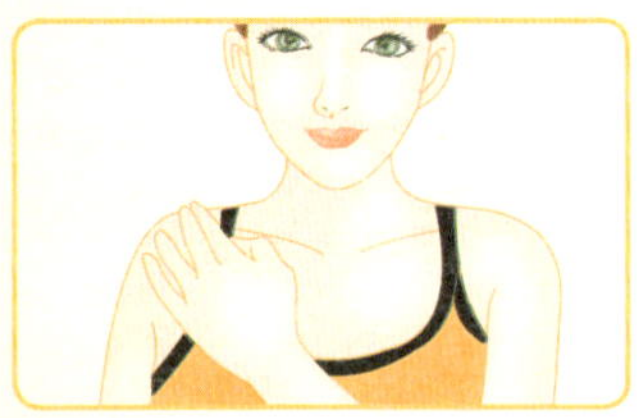

3-1 垂直于肌腱走向用拨法3~5次。

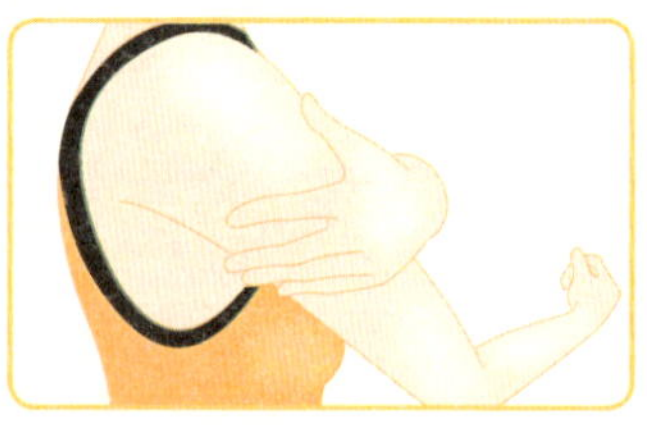

3-2 顺肌腱走向用推捋法5~10次。

4 肩关节摇法

幅度由小到大。

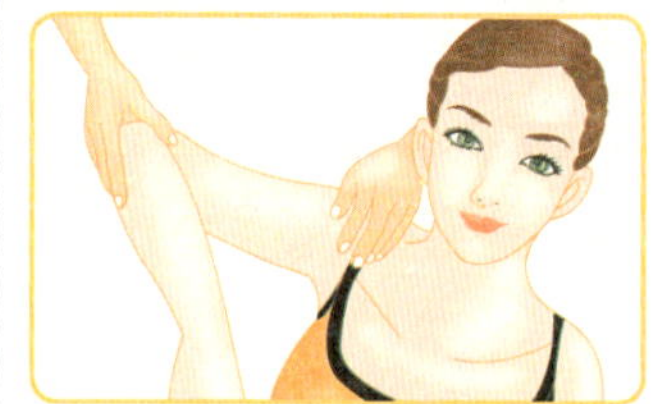

一手抓住肩部前后固定，另一手托肘，摇动肩关节。

5 肩关节扳法

在关节被动运动的最大角度坚持数秒钟，以松解关节囊的粘连。

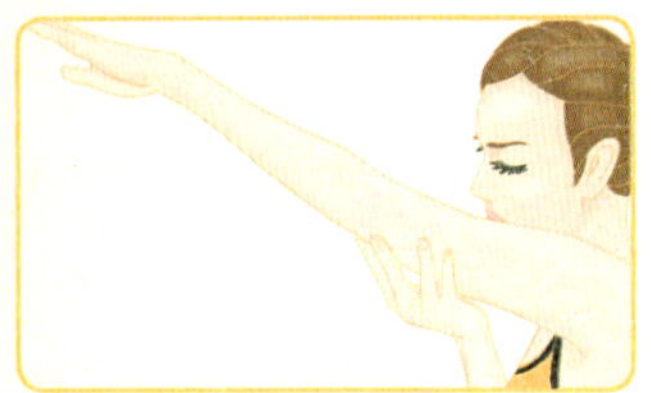

5-1 肩关节前扳。

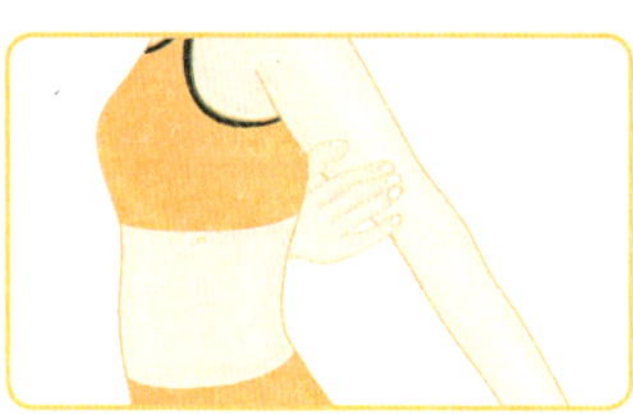

5-2 肩关节后扳。

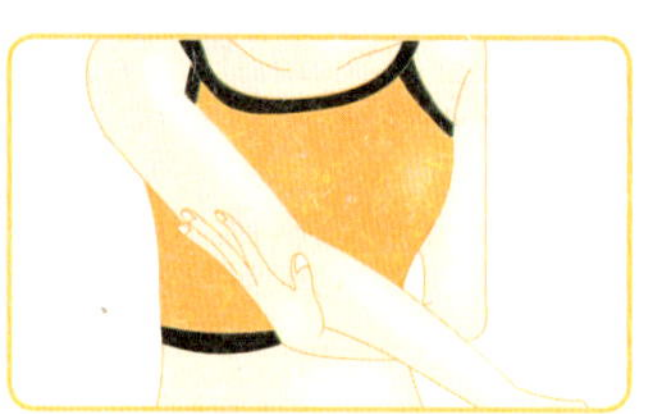

5-3 肩关节内扳。

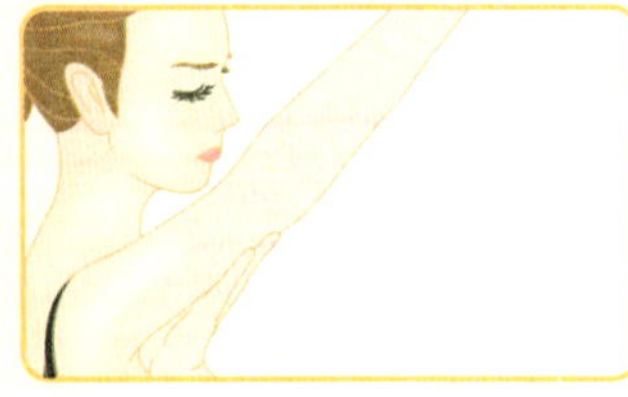

5-4 肩关节外扳。

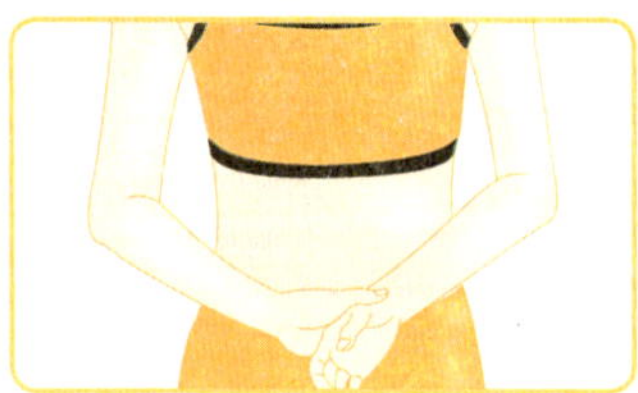

5-5 背后拉手内旋。

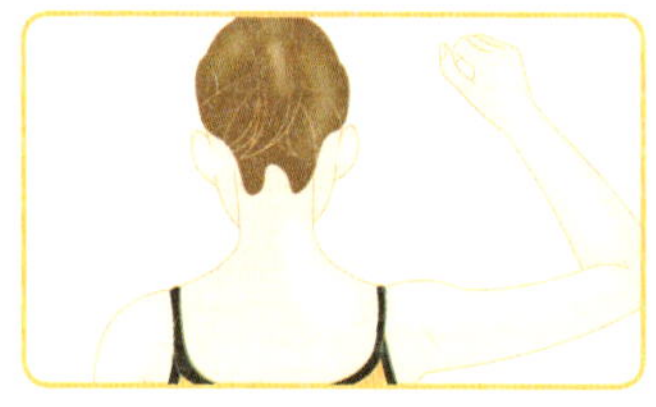

5-6 梳头外旋。

6 远端取穴

如果有上肢末端发凉，更要注重远端取穴。

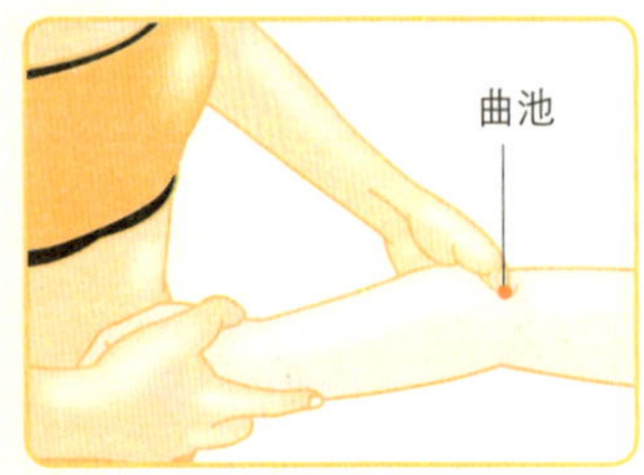

6-1 点按曲池，以耐受为度。

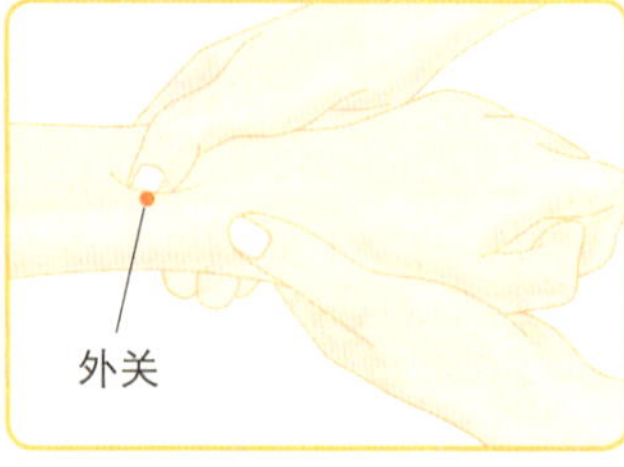

6-2 点按外关，以耐受为度。

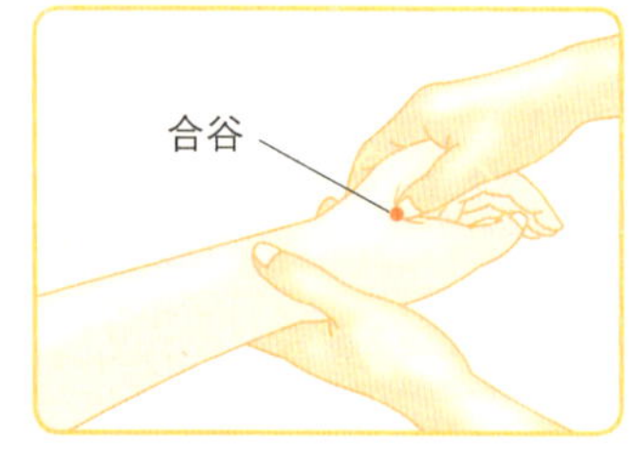

6-3 点按合谷，以耐受为度。

7 放松肩关节肌肉

掌揉法、拿法、搓法再次放松肩关节周围肌肉，结束。

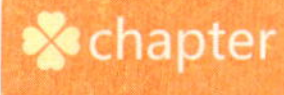

合理治疗是关键

肩部急性扭伤

运动肩部时，因不协调或用力过大，出现肩部的疼痛，肩部活动时疼痛出现或加重，是为肩部急性扭伤。肩部急性损伤多发生在肌肉的两端，即肌腱部分。肩部常见的急性损伤有肱二头肌长头肌腱腱鞘炎和冈上肌肌腱炎。

按摩要点

肌腱及周围软组织的损伤性炎症，治疗比较简单，主要是垂直于肌腱走向的拨法与顺肌腱走向的推捋法，力量可稍重，以耐受为度。

按摩方法

1 拿揉法

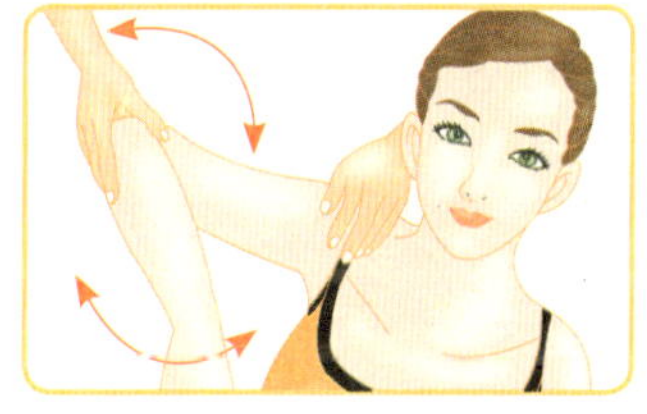

以掌揉、拿捏或滚法放松肩关节周围前、后及外侧部的肌肉，5～10分钟。

2 点按压痛点

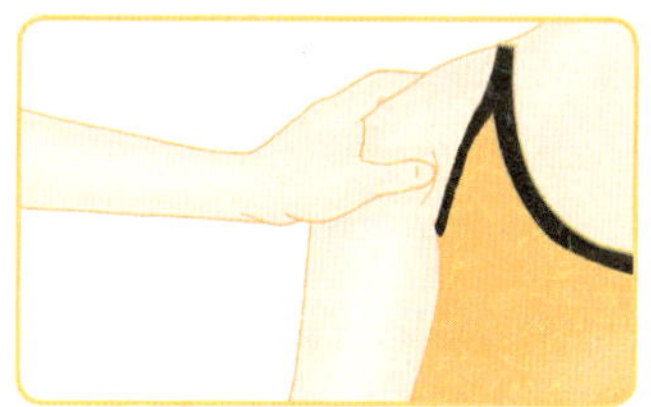

2-1 点按肱二头肌长头肌腱压痛处5～10次。

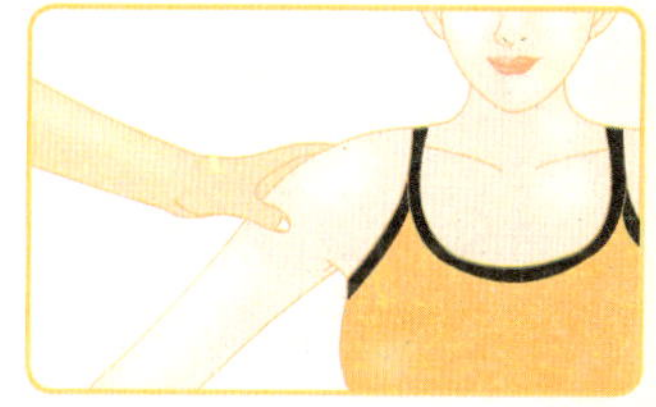

2-2 点按冈上肌肌腱压痛处5～10次。

3 拨捋肌腱

拨、捋肱二头肌长头肌腱或冈上肌肌腱。

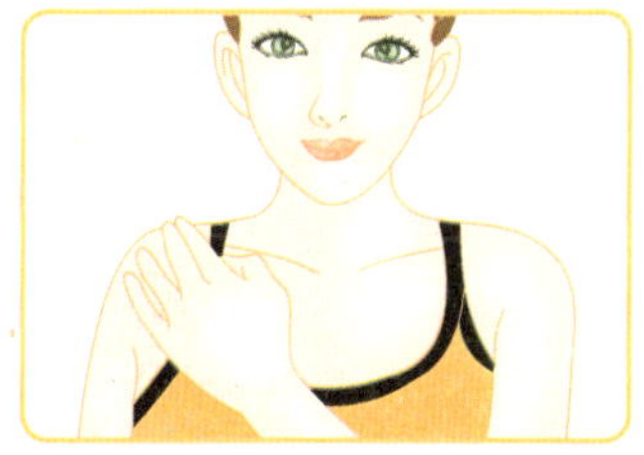

3-1 垂直于肌腱走向用拨法3~5次。

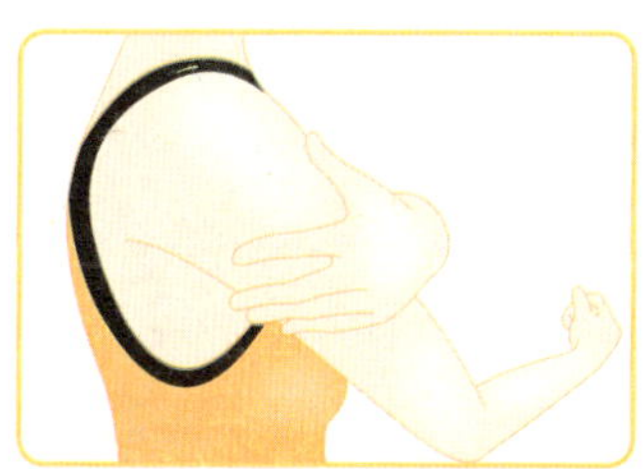

3-2 顺肌腱走向用推捋法5～10次。

4 肩关节摇法

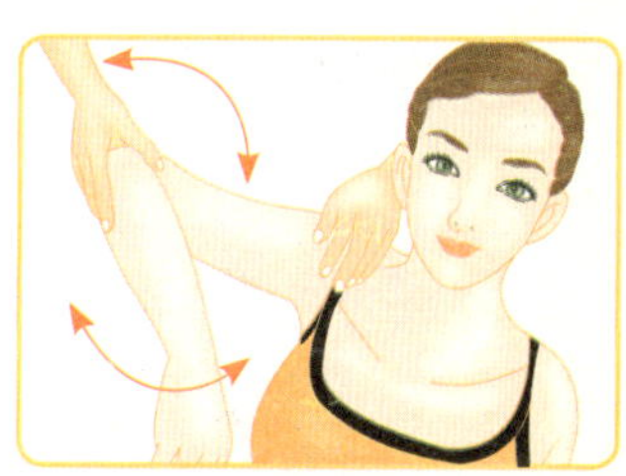

一手点按肱二头肌长头肌腱或冈上肌肌腱有压痛处，一手托住肘部，摇动肩关节。

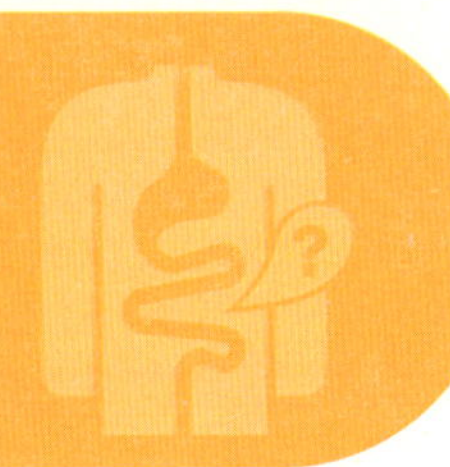

chapter

保护肌肉和关节囊不受损伤

背痛

背痛多由胸背部软组织损伤引起。在电视机或电脑前连续坐几个小时，且塌腰驼背、左偏右歪，胸椎形成一个弓形，在弓形的顶点受力最大，这是造成胸背痛的主要原因。胸段脊椎的后部软组织，都会因不良体位时间过长而出现慢性劳损。

按摩方法

1 背部掌揉法

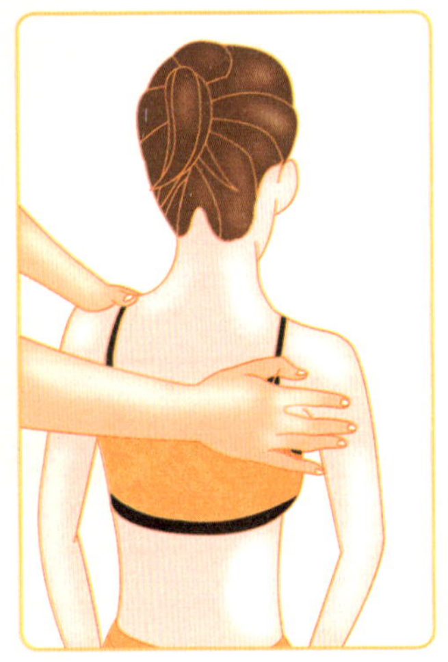

从上向下，掌揉背部脊椎及两侧，脊椎每侧做3遍，充分放松肌肉。

2 拇指揉背部7条线

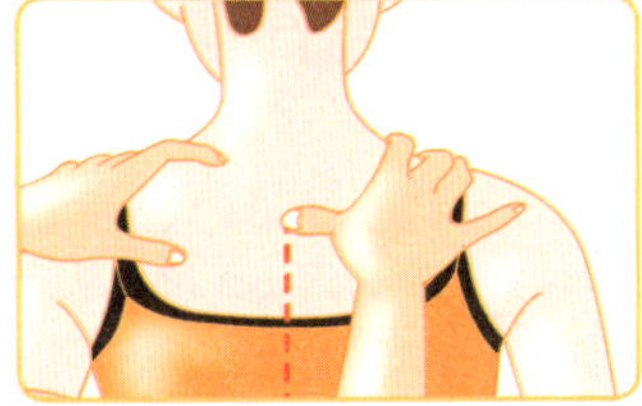

2-1 第1条，即背部正中棘突的督脉。

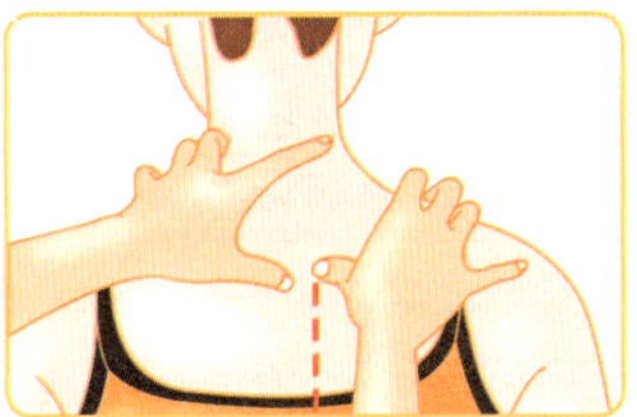

2-2 第2条，即棘突两旁的夹脊线。

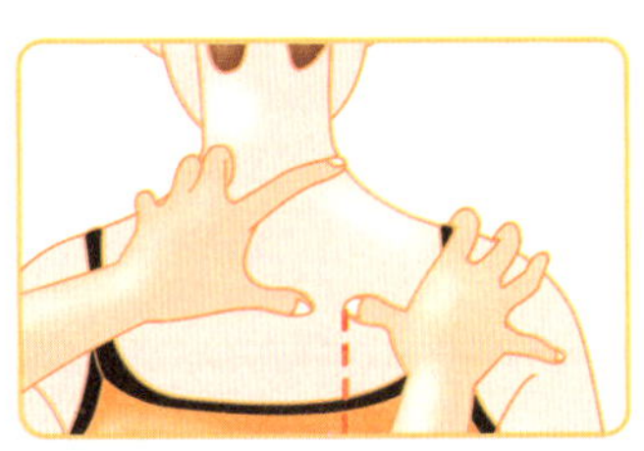

2-3 第3条，在棘突与肩胛骨内侧缘中间。

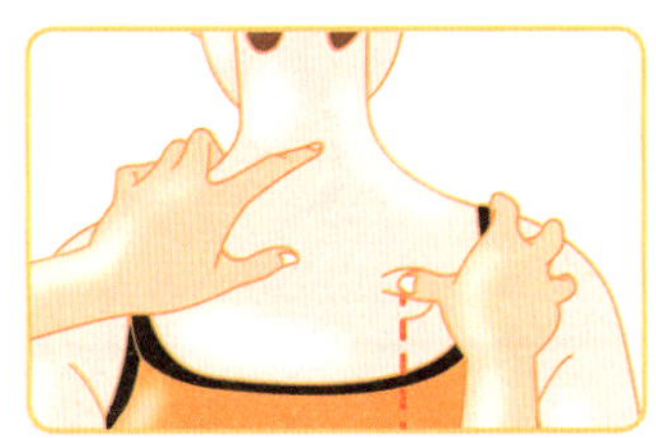

2-4 第4条，即沿肩胛骨内侧缘。

3 揉拨压痛点

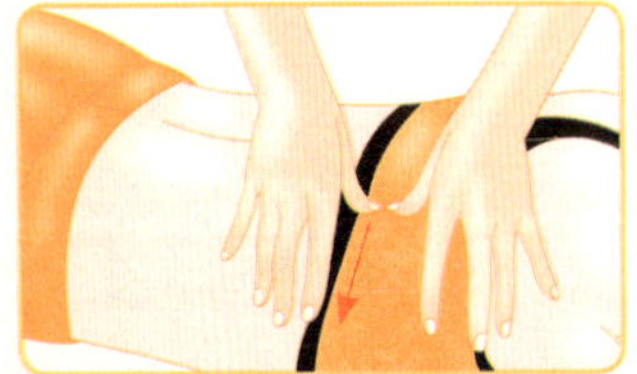

找到压痛点后，以拇指揉、拨压痛点3～5次。

4 背部瞬按法

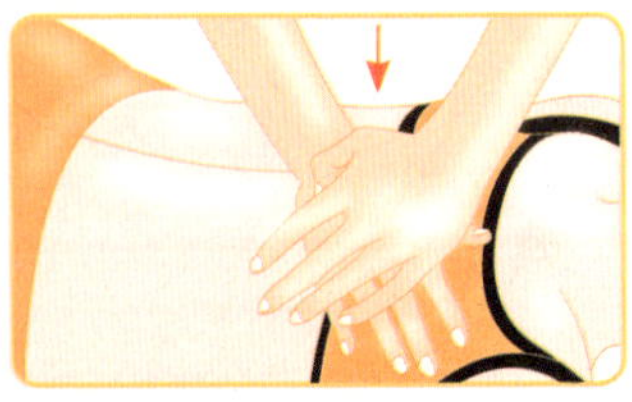

双掌重叠，按于损伤平面的棘突上，在患者呼气末按压。

5 背部掌揉法

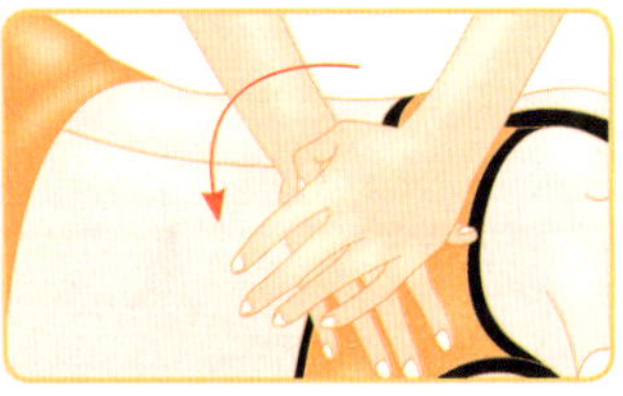

再次掌揉背部，放松，结束治疗。

日常养护是根本

腰部劳损

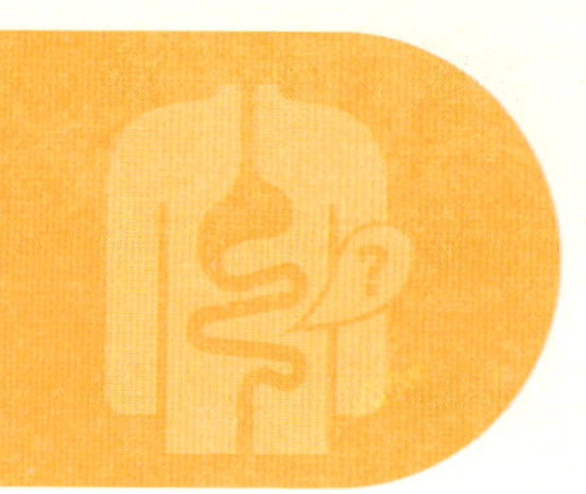

腰部劳损是腰部软组织（肌肉、筋膜、韧带、关节囊）的慢性、积累性损伤。它的发生是一个逐渐的过程，常因工作或生活体位、姿势不良，一个姿势保持过久，腰部某部分肌肉长期、过度受力，或腰部软组织急性损伤恢复不彻底，或反复损伤所导致。每次都可能出现肌肉、筋膜局部的微小损伤，局部出血、渗出，随后自我愈合而出现粘连、纤维化，这些都可能刺激或压迫腰背部的感觉神经纤维，从而产生疼痛。

按摩要点

在腰部常规按摩程序基础上，针对劳损的部位进行重点按摩。

腰部常规按摩程序包括：先以掌揉法、滚法、掌指拨法放松背部脊柱两侧肌肉，再以拇指揉法揉腰背部7条线，寻找压痛点，然后以拇指点揉或拨治疗压痛部位，最后重新用掌揉法、滚法及拍法、擦法结束。

按摩方法

1 按揉腰部

放松的范围要广泛，从背部到腰骶部都要放松。

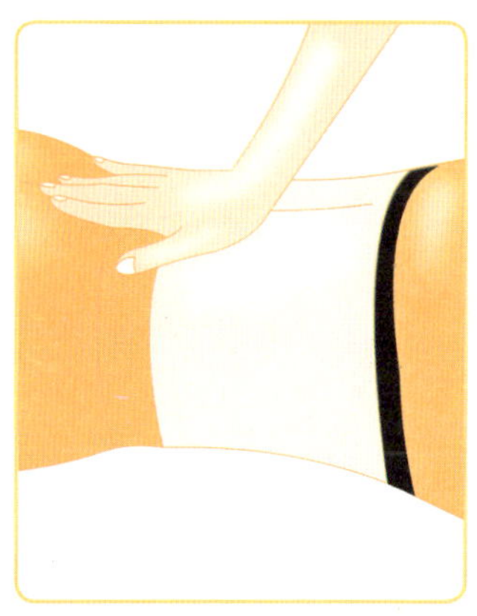

从上而下按揉脊柱及两侧，先健侧再患侧，每侧3～5遍。

2 滚腰部

滚法操作要均匀、连贯，可稍用力。

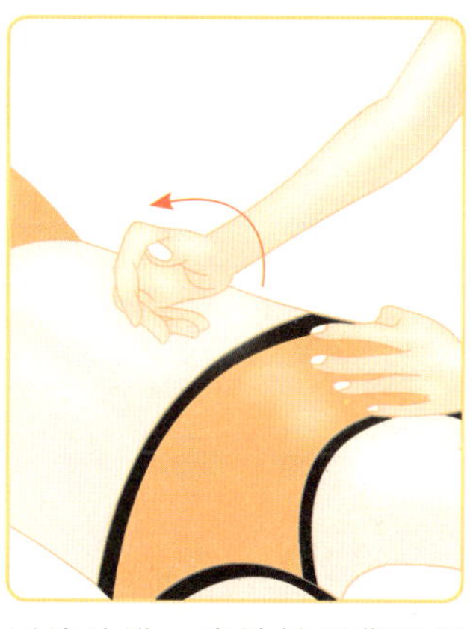

以滚法进一步放松腰背两侧骶棘肌，每侧2～3分钟。

生活小贴士

注意坐姿和劳动姿势，坐位时尽量向后靠住椅背，减少腰部软组织的受力。在工作中，每隔1小时稍事休息，避免腰部长时间保持一种姿势。加强腰背肌锻炼，如坚持练习俯卧位飞燕点水、仰卧位直腿抬高。慢跑也是一种非常好的劳损预防及治疗方法。

3 指揉腰部7条线

按揉正中1条线和旁开3条线时，主要目的在于寻找压痛的部位。

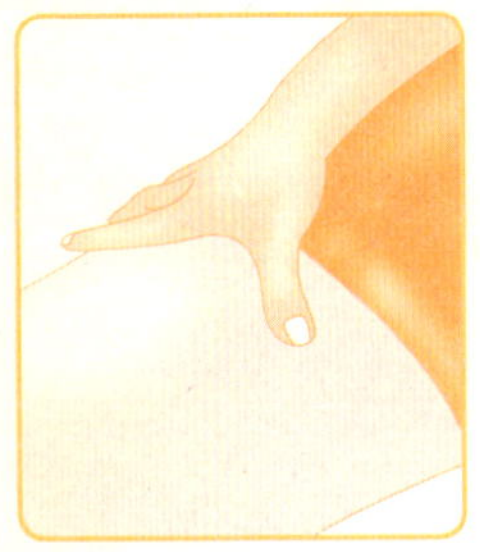

3-1 先揉腰部正中棘突督脉，即第1条线。

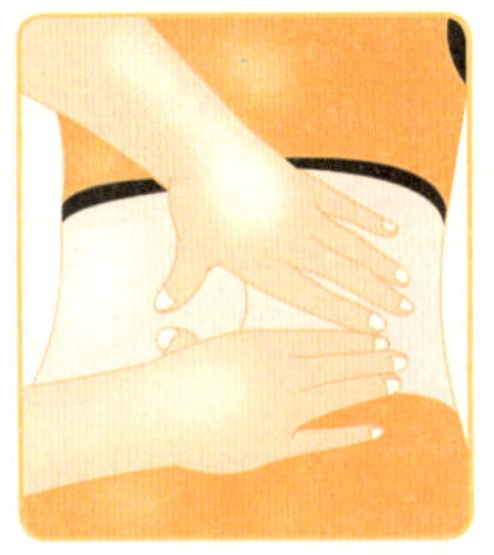

3-2 再揉棘突旁夹脊线，即第2条线，棘突旁开1.5寸是第3条线。

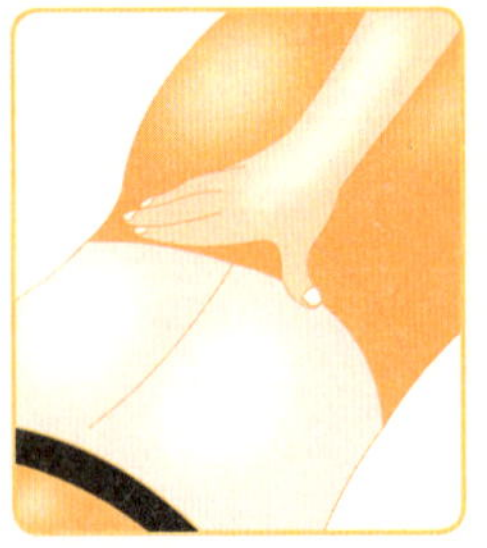

3-3 再旁开可以触及骨头（横突）的是第4条线。

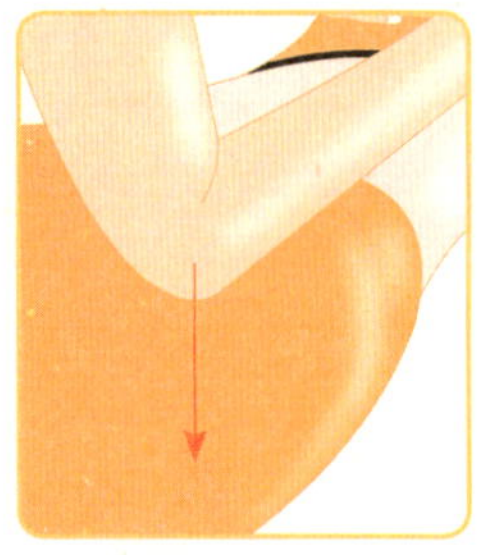

3-4 以拇指或肘关节点压痛点3～5次，使患者有酸胀感。

4 腰部斜扳法

用扳法有时可收到立竿见影的效果。

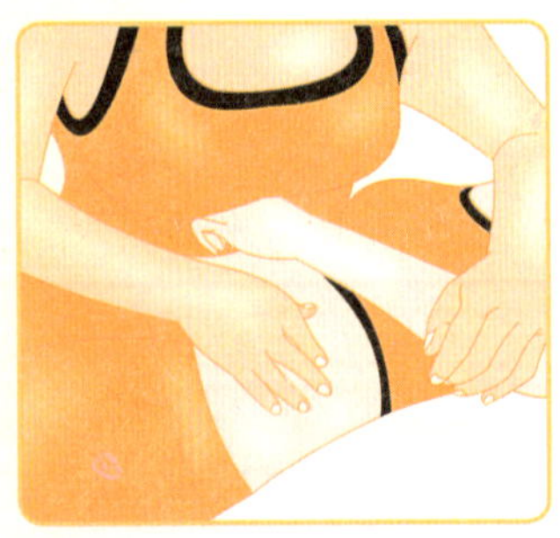

可在患者腰部放松的情况下，运用腰部扳法。

5 揉法、滚法

以揉法、滚法再次放松腰部。

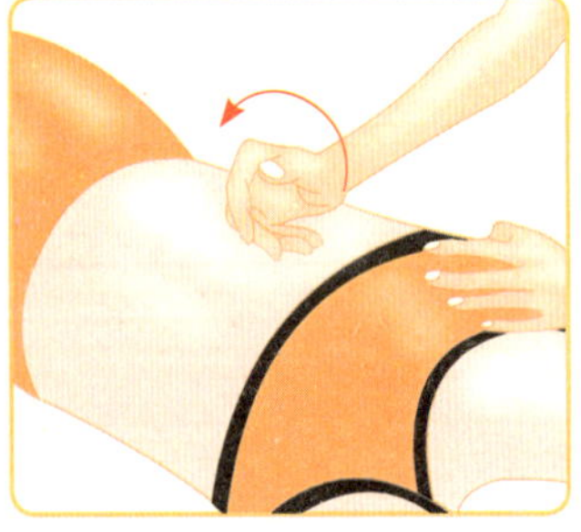

先用揉法，再用滚法，有序放松。

6 掌推腰部

用掌从上至下推脊椎及其两侧。

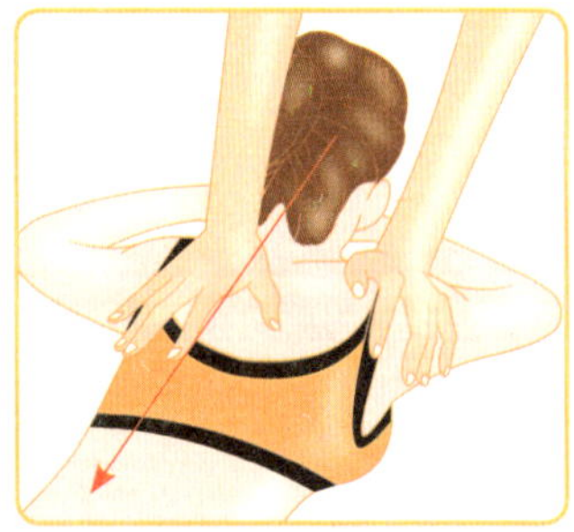

注意以手掌根着力，用力适当，不要过猛。

7 横擦腰骶部

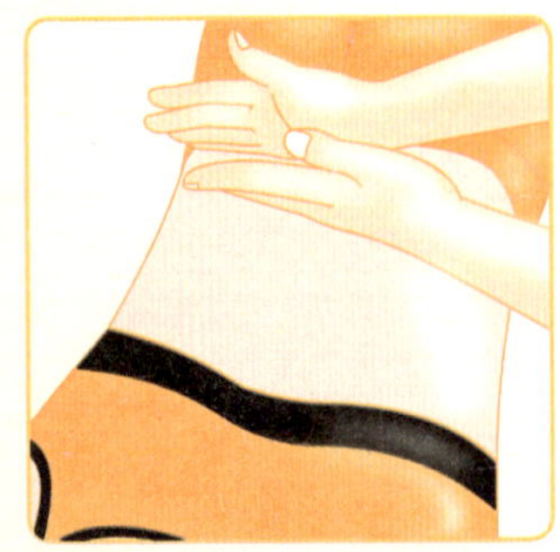

用掌侧或小鱼际摩擦腰骶部，使局部有温热感。

8 点穴止痛

点穴力量要大，以局部有酸、胀、热感为最佳。

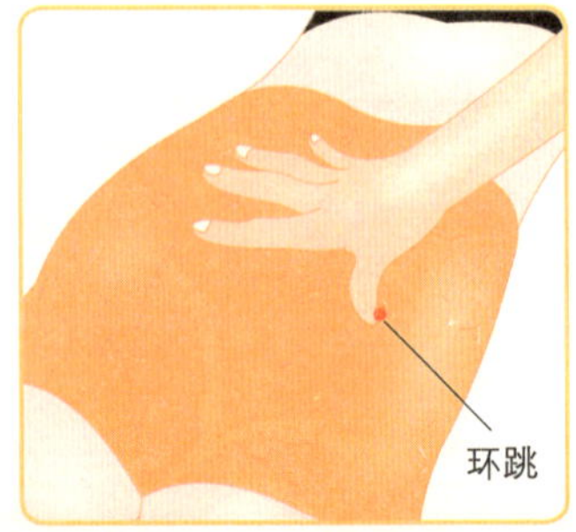

8-1 先点按环跳。

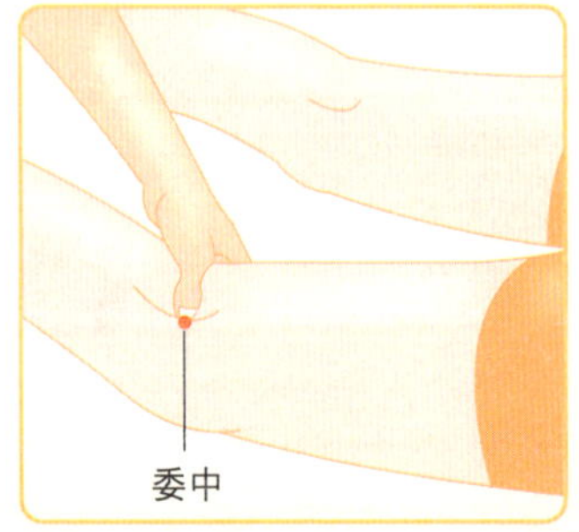

8-2 再点按委中。

找准痛点再按摩

急性腰扭伤

腰扭伤是临床上的常见病和多发病。虽然腰部用力过猛或运动幅度过大，会造成腰部肌肉、筋膜、韧带、椎间盘、椎间关节等软组织的损伤，但临床更常见的损伤是在慢性软组织劳损的基础上、轻微不协调动作而引发的软组织劳损急性发作。

按摩要点

如果腰扭伤疼痛明显者，有时很小的体位改变也会引发腰部的剧烈疼痛，因此应避免用掌揉、滚法等可能使患者身体摇晃的手法，可直接用小面积的拇指点、揉法查找痛点，找到后在痛点上采用点、拨手法，往往可起到明显的效果，疼痛可得到缓解。

按摩方法

1 按揉腰部

放松的范围要广泛，从背部到腰骶部都要放松。

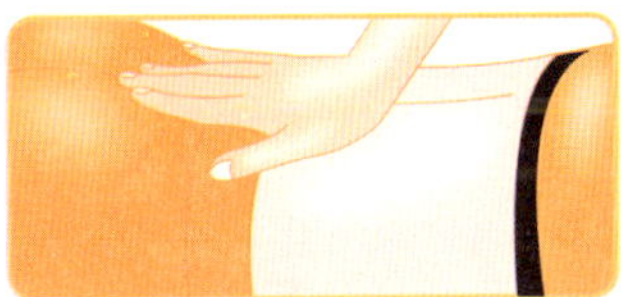

从上而下按揉脊柱及两侧，先健侧再患侧，每侧3～5遍。

2 滚腰部

滚法操作要均匀、连贯，可稍用力。

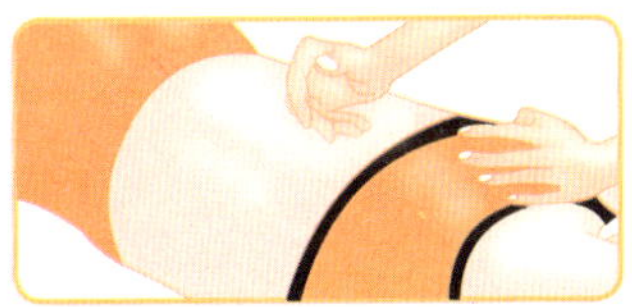

以滚法进一步放松腰背两侧骶棘肌，每侧2～3分钟。

3 指揉腰部7条线

按揉正中1条线和旁开3条线时，主要目的在于寻找压痛的部位。

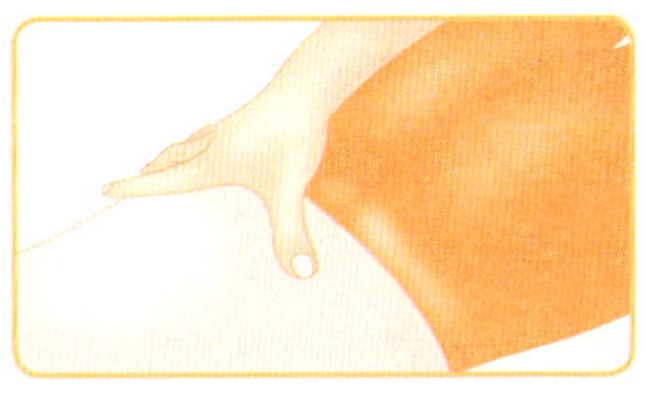

3-1 先揉腰部正中棘突督脉即第1条线。

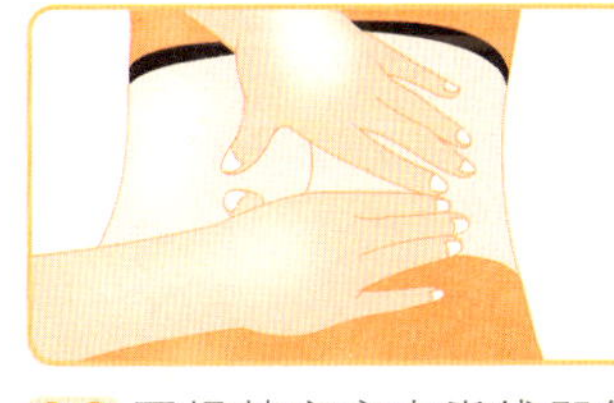

3-2 再揉棘突旁夹脊线即第2条线，棘突旁开1.5寸是第3条线。

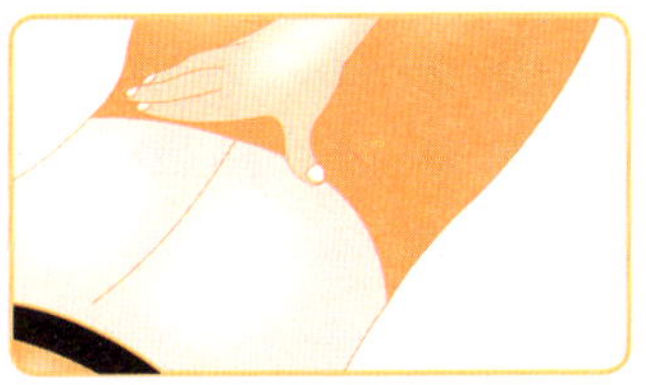

3-3 再旁开可以触及骨头（横突）的是第4条线。

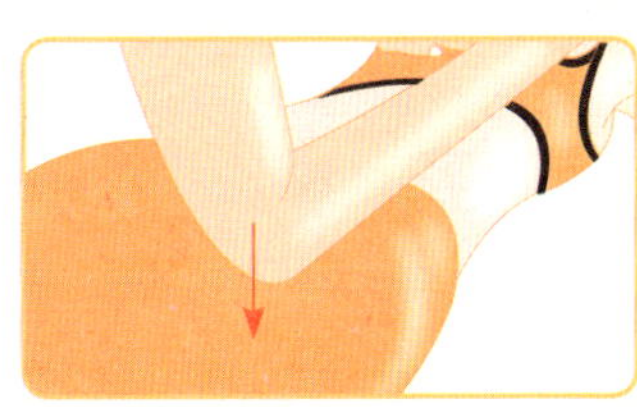

3-4 以拇指或肘关节点、拨压痛点3～5次，使患者有明显的酸胀感。

4 腰部斜扳法

用扳法有时可收到立竿见影的效果。

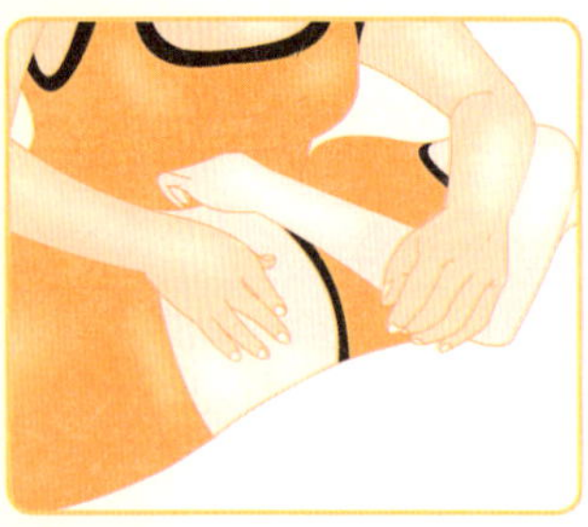

可在患者腰部放松的情况下，运用腰部扳法。

5 揉法、滚法

以揉法、滚法再次放松腰部。

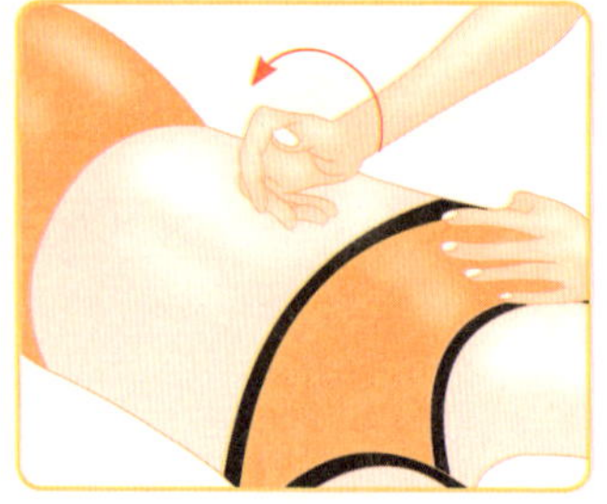

先用揉法，再用滚法，有序放松。

6 掌推腰部

用掌从上至下推脊椎及其两侧。

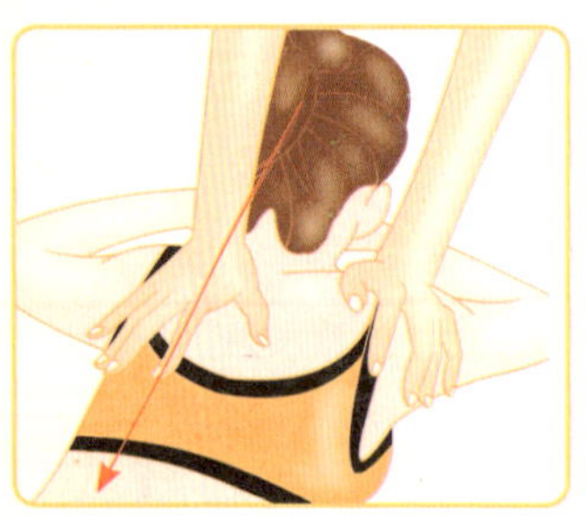

注意，以手掌根用力，用力适当，不要过猛。

7 横擦腰骶部

必须擦至腰骶部产生温热感。

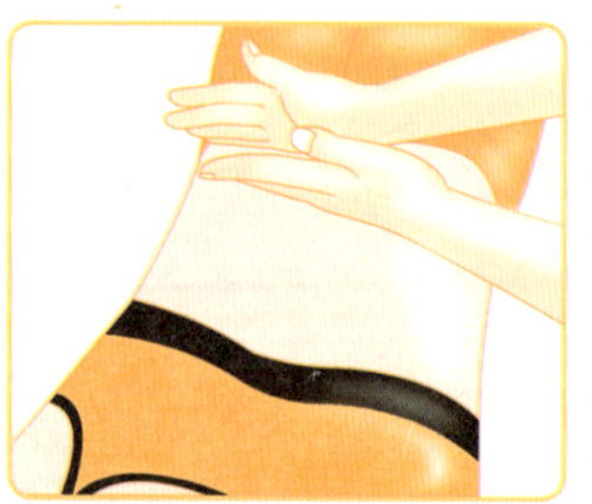

用掌外侧或小鱼际摩擦腰骶部，使患者有温热感。

8 点穴止痛

点穴力量要大，以局部有酸、胀、热感为最佳。

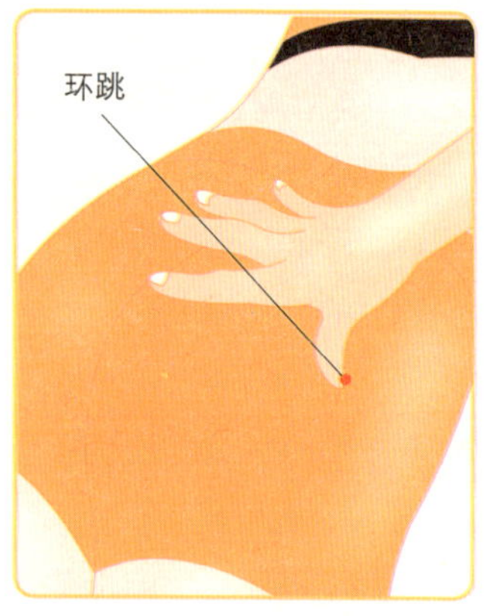

8-1 先点按环跳。

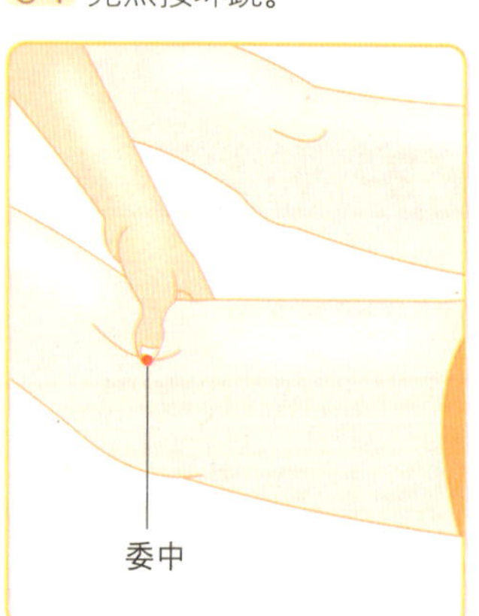

8-2 再点按委中。

生活小贴士

急性腰扭伤者不能睡软床，需卧硬床休息2～3天，之后可逐渐进行腰部活动（如撑腰环绕、搓腰等），有利于损伤局部炎症的消退。一般应口服消炎镇痛药，如芬必得、扶他林等3～5天。痛点局部可贴敷行气活血类膏药，如伤湿止痛膏、麝香壮骨膏。但如皮肤过敏、局部破损或刮痧、拔罐后，不宜贴膏药。

chapter

减少压迫，消肿去炎症

腰椎间盘突出症

腰椎间盘突出症是临床常见病，好发于20～40岁的中青年人，由于腰椎间盘病变，纤维环失去弹性，产生裂隙引起的；或在外力作用下，椎间盘纤维环破裂髓核脱出，压迫神经根产生腰腿痛等症状。主要发生在腰骶部，即腰部的下段。而腰部的急性扭伤、慢性劳损及受寒着凉，都会使神经炎症出现及加重，是腰椎间盘突出急性发作的诱因。

按摩要点

腰椎间盘突出症产生腰腿痛的主要原因是突出物压迫周围的脊神经，产生神经水肿、炎症。按摩的目的应该是减少这种压迫，使神经水肿、炎症消退。

最有效的方法是对腰部的纵向牵引，卧床休息可减少体重对椎间盘的压力。点按镇痛、放松腰部痉挛的肌肉可减轻腰部软组织损伤对椎间盘、神经的影响。

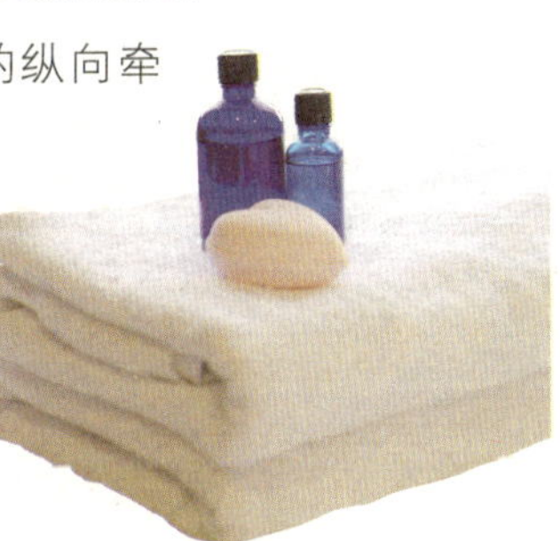

按摩方法

1 滚按下身

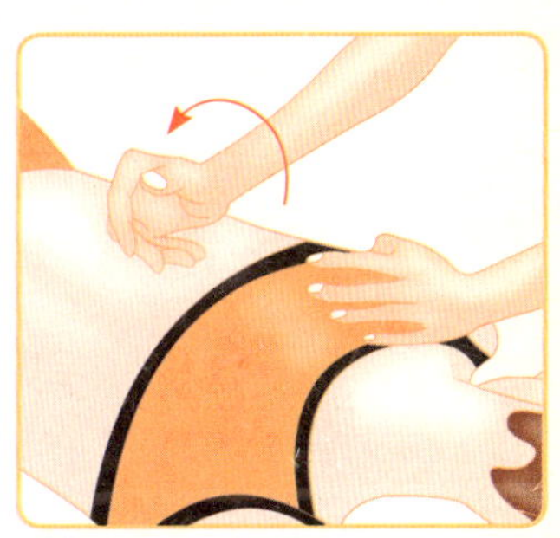

用滚按法放松痉挛的腰臀部及下肢肌肉。

2 指揉腰部4条线

按揉正中1条线和旁开3条线时，主要目的在于寻找压痛的部位。

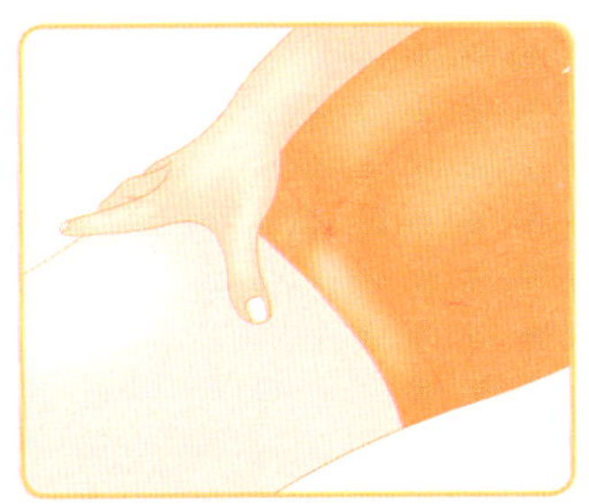

2-1 先揉腰部正中棘突督脉，即第1条线。

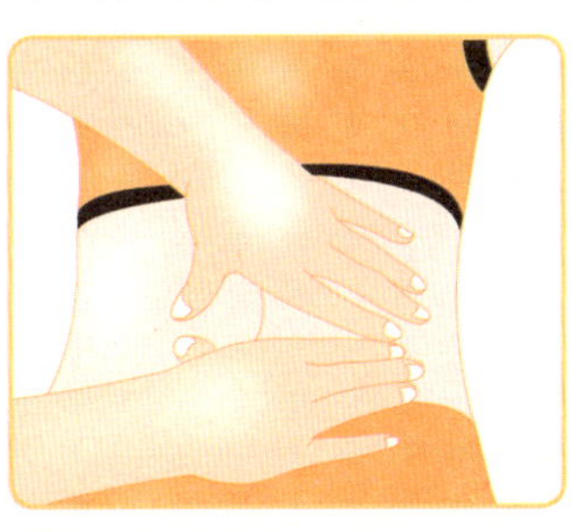

2-2 再揉棘突旁夹脊线，即第2条线，棘突旁开1.5寸是第3条线。

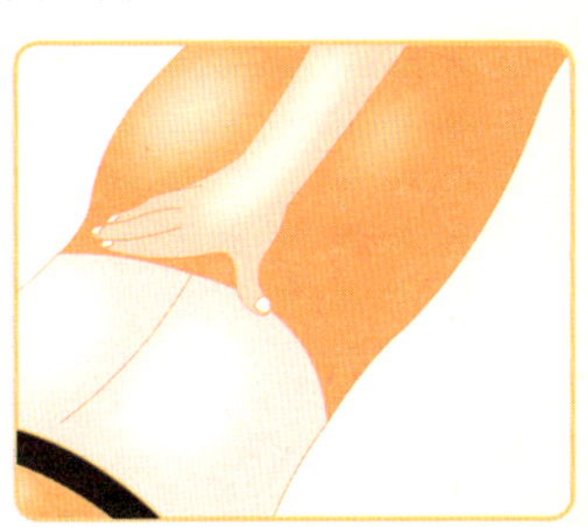

2-3 再旁开可以触及骨头（横突）的是第4条线。

3 拉脚踝牵引腰部

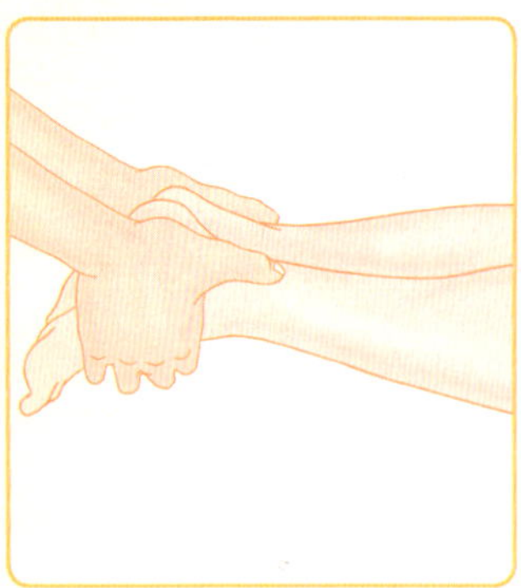

拉住脚踝部，抬起45°左右，沿身体纵轴牵引腰部，以增宽椎间隙，降低盘内压。

4 腰部斜扳法

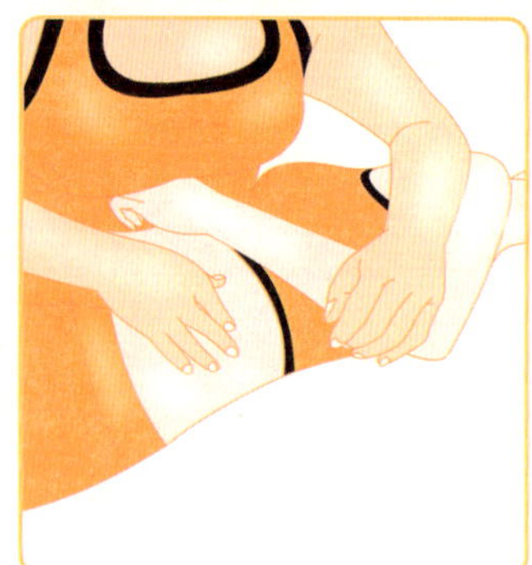

以肩头前部和髋关节后部为施力点，扳扭腰部。

按摩小贴士

腰部斜扳法可调节椎间关节，改变突出物与神经根的相对位置，配合仰卧位强制直腿抬高可松解突出物与神经根的粘连。

5 点揉、点拨膀胱经、胆经穴位

以滚、按、点、揉、拿法刺激以下穴位，加强气血循环，促进受损神经功能的恢复。

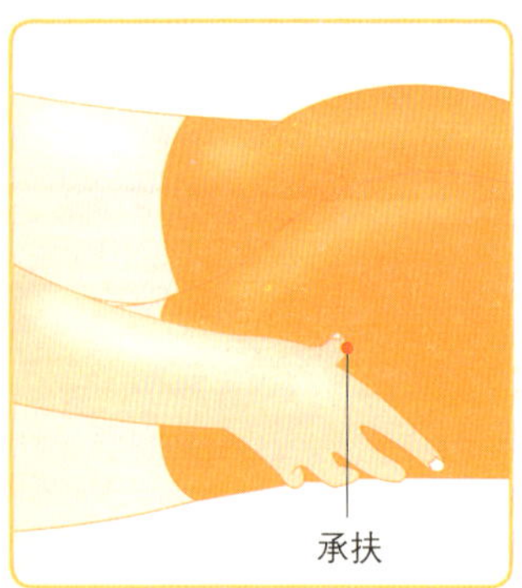

5-1 承扶（膀胱经）

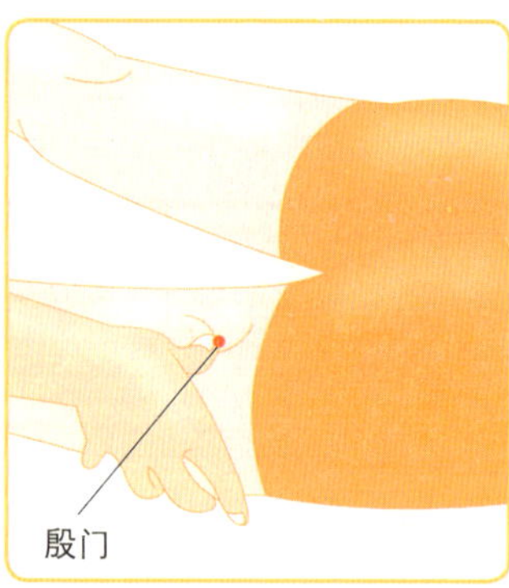

5-2 殷门（膀胱经）

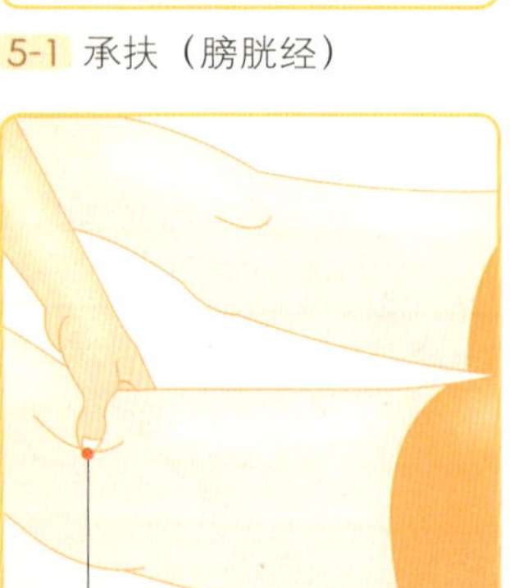

5-3 委中（膀胱经）

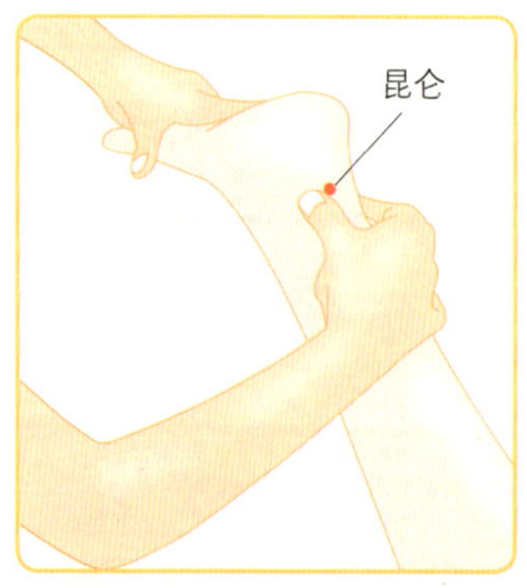

5-4 昆仑（膀胱经）

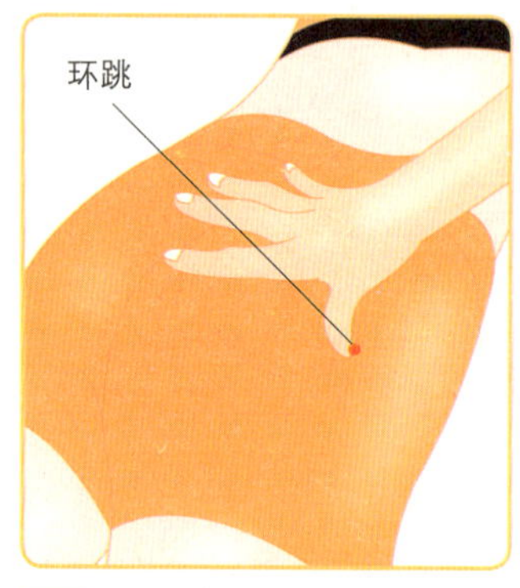

5-5 环跳（胆经）

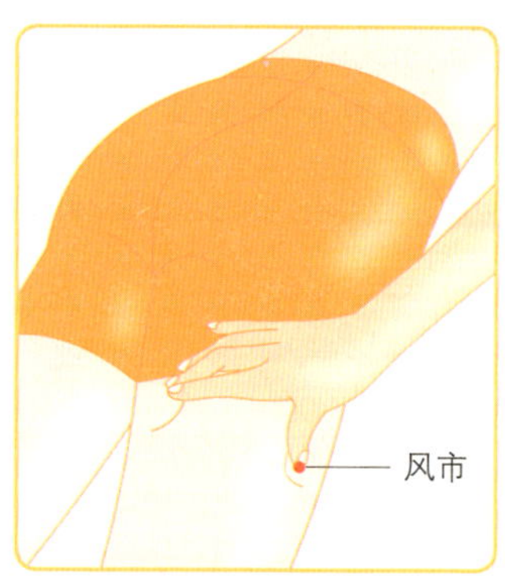

5-6 风市（胆经）

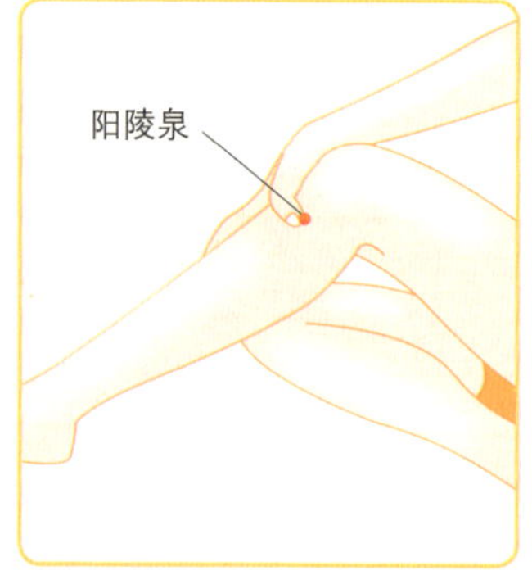

5-7 阳陵泉（胆经）

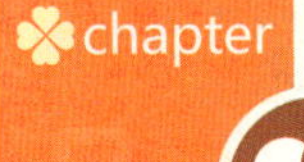

确定病因，辨证施治

坐骨神经痛

坐骨神经痛是指坐骨神经通路及其分布区（如臀部、大腿后侧、小腿后外侧和足外侧）的疼痛综合征。发病原因可分为原发性与继发性两大类。原发性坐骨神经痛即坐骨神经炎，临床少见；继发性坐骨神经痛是因为坐骨神经周围的一些病变引发，又可分为干性和根性两种。干性坐骨神经痛是刺激坐骨神经干而引起的，其病变部位主要在脊椎管外。根性坐骨神经痛可参见腰椎间盘突出症。

按摩方法

1 腰部滚法、揉法

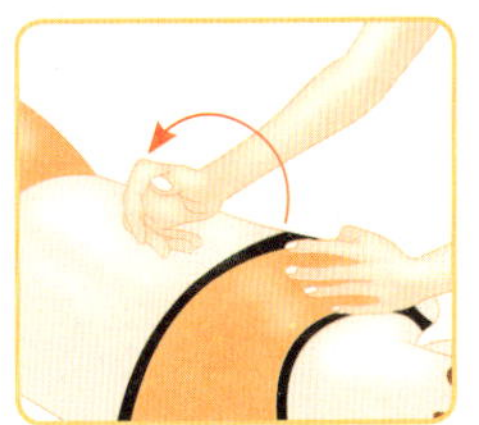

用滚按法放松腰臀肌肉5～10分钟。

2 指压肾俞、大肠俞

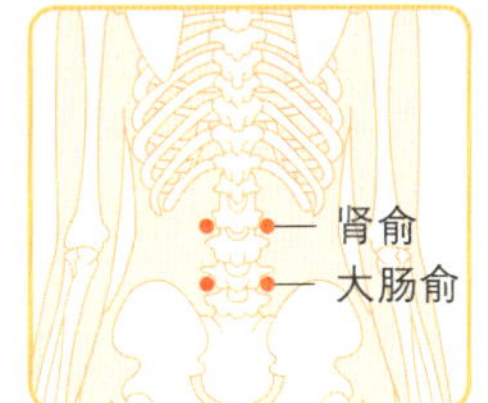

用力按压脊椎两侧的肾俞、大肠俞。

3 横擦八髎

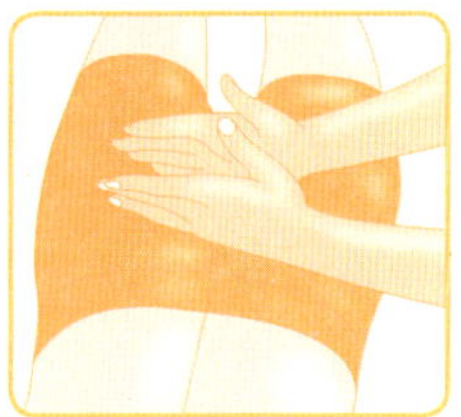

用掌侧推擦八髎穴，以患者感到温热为度。

4 肘压环跳

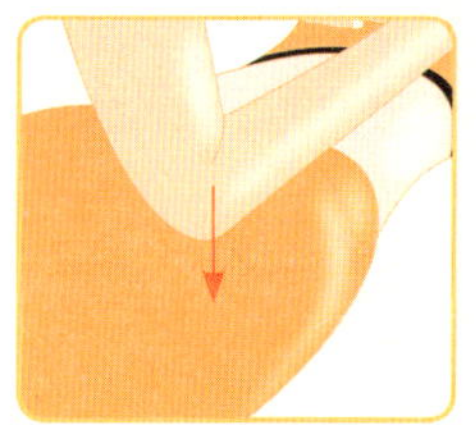

用手肘弹拨臀部的梨状肌。

5 按压膀胱经、胆经穴位

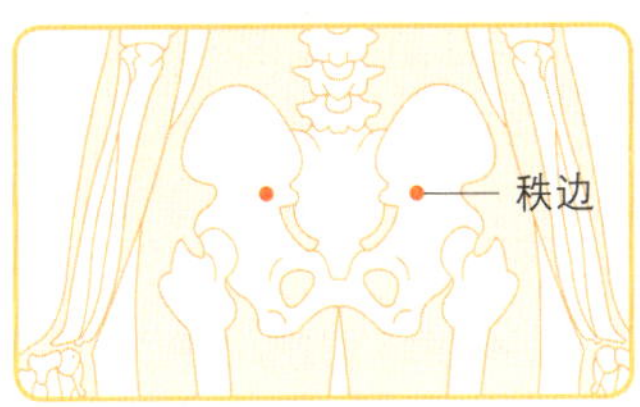

5-1 按压秩边。

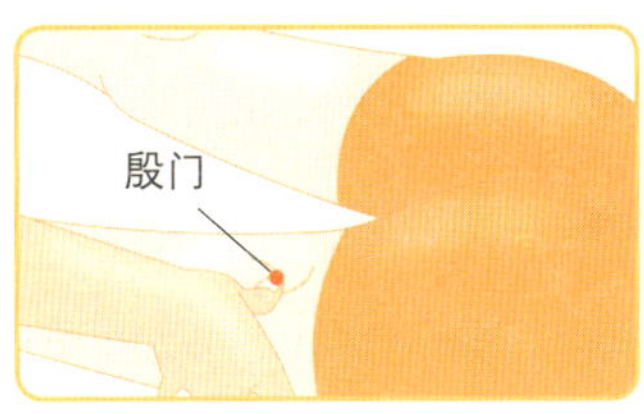

5-2 按压殷门。

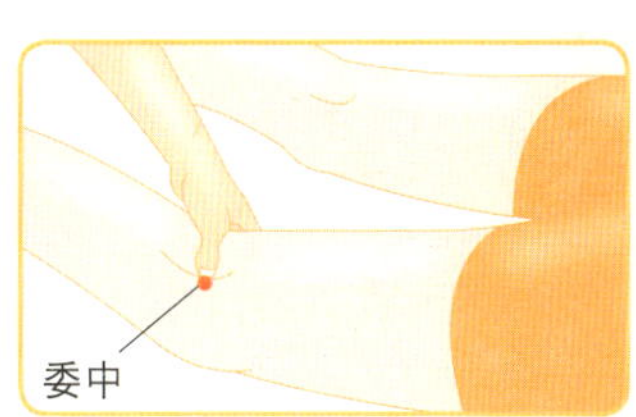

5-3 按压委中。

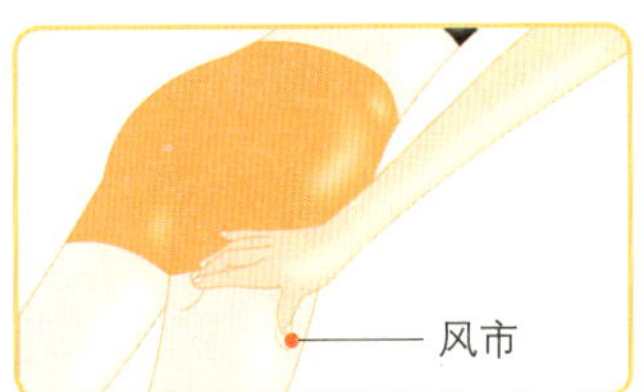

5-4 按压风市。

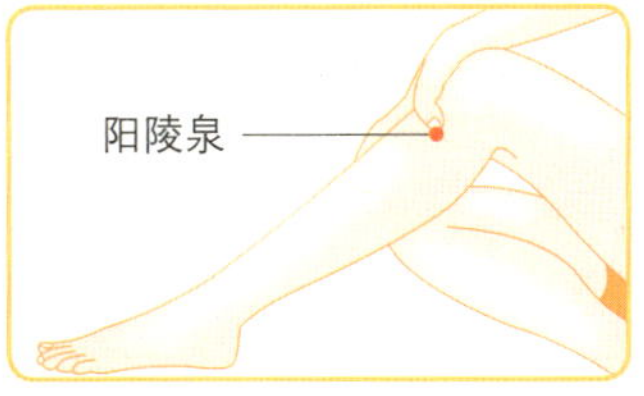

5-5 按压阳陵泉。

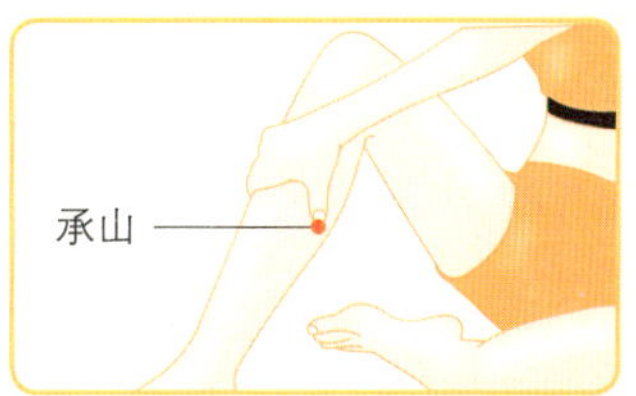

5-6 按压承山。

chapter

重在扶正祛邪、活血通络

类风湿性关节炎

类风湿性关节炎是一种以关节病变为主的慢性、全身性的自身免疫性疾病。其病变以四肢小关节为主，两手的掌指关节最为多见，中医认为此病因人体正气亏虚，筋骨节受邪气侵犯所致。

中医诊疗

寒湿型：关节疼痛较剧，遇寒加重，得热痛减，昼轻夜重，舌苔白，脉弦紧。

湿热型：关节疼痛有热感，时有关节红肿，遇热加重，遇凉减轻，可有口渴、便秘、舌红、脉滑数证。痹证日久，人体的正气必然受损，会出现气血、肝肾的亏损。

按摩方法

1 按摩上肢穴位

按压时，用力可略大，时间要稍短，每穴按压时间持续5～30秒钟，可在点压的基础上进行揉动；浅表处穴位可采用间歇按压法，即一压一放，各2～3秒钟，穴下要有较强的刺激感。

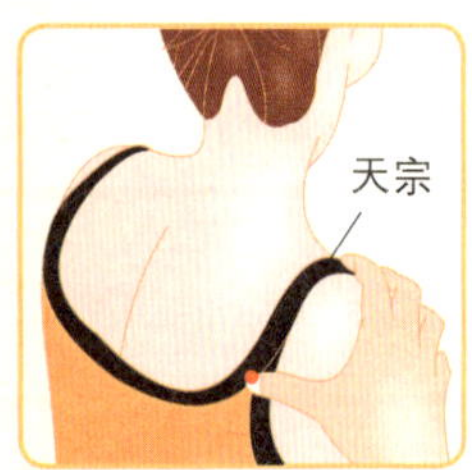

1-1 按压天宗。

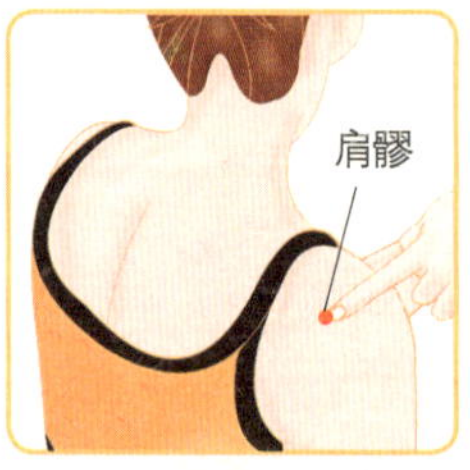

1-2 按压肩髎。

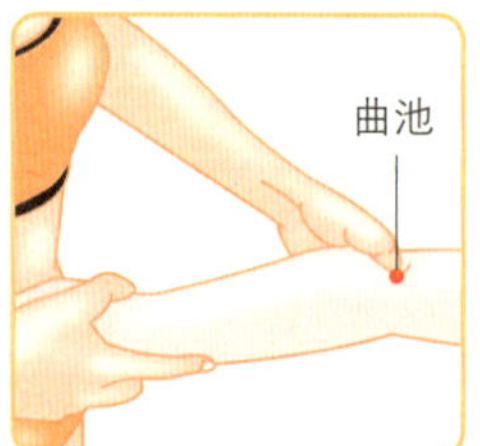

1-3 按压曲池。

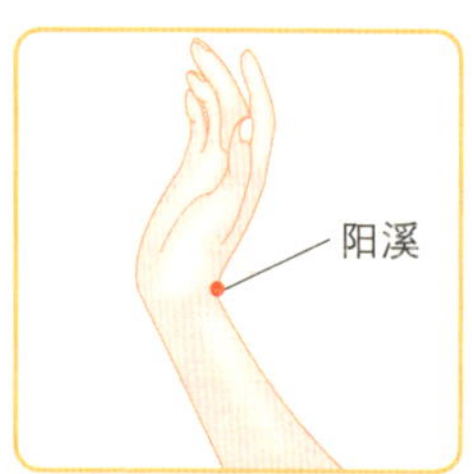

1-4 按压阳溪。

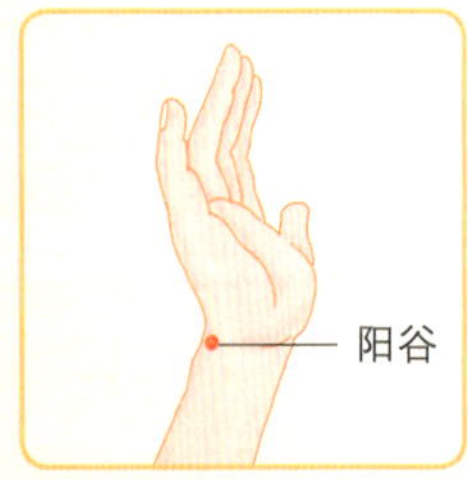

1-5 按压阳谷。

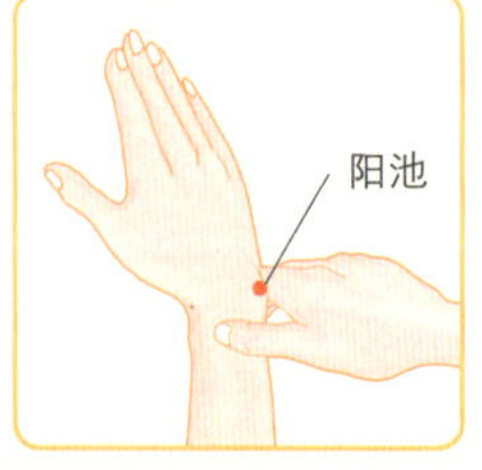

1-6 按压阳池。

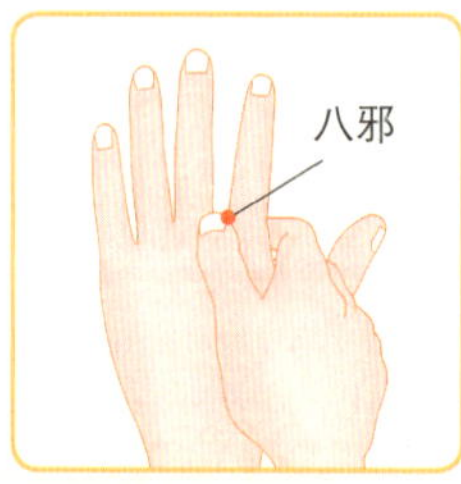

1-7 按压八邪。

按摩小贴士

按压八邪时，可用拇指端的侧面紧紧抵住两指间的骨缝，上下滑动。

2 按压下肢穴位

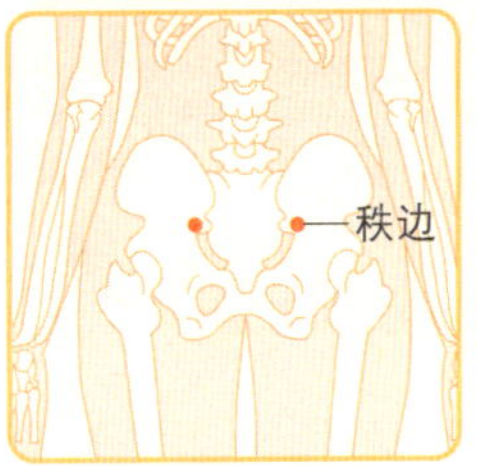

2-1 按压秩边。

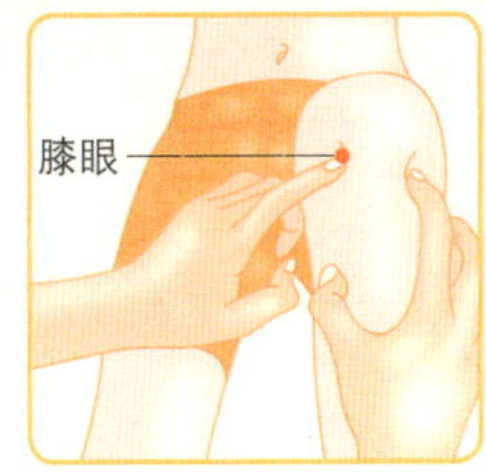

2-2 按压膝眼。

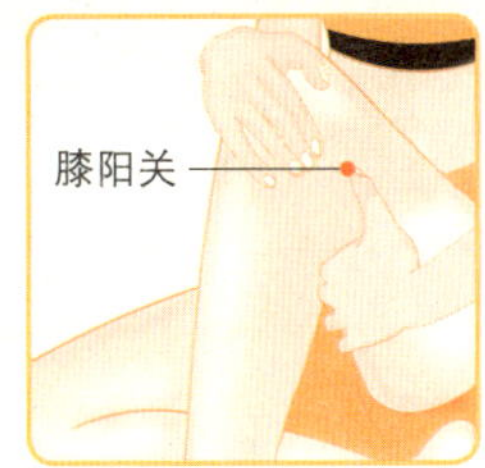

2-3 按压膝阳关。

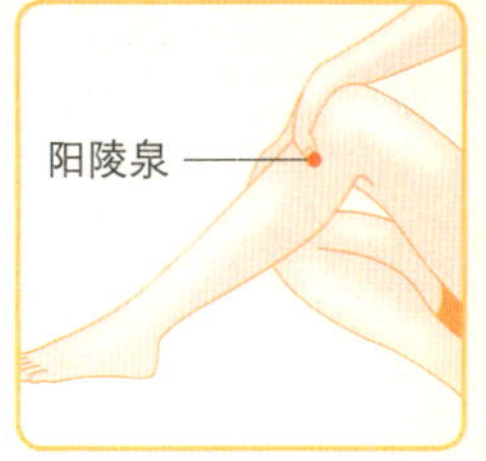

2-4 按压阳陵泉。

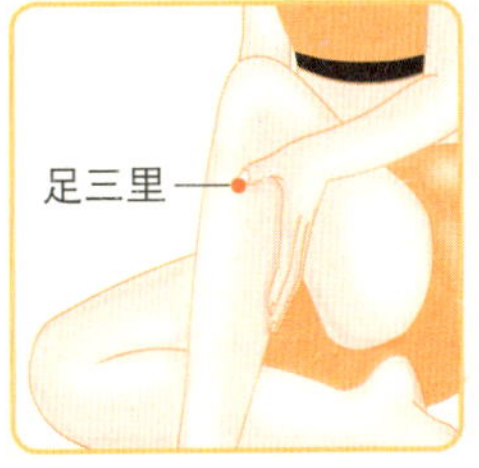

2-5 按压足三里。

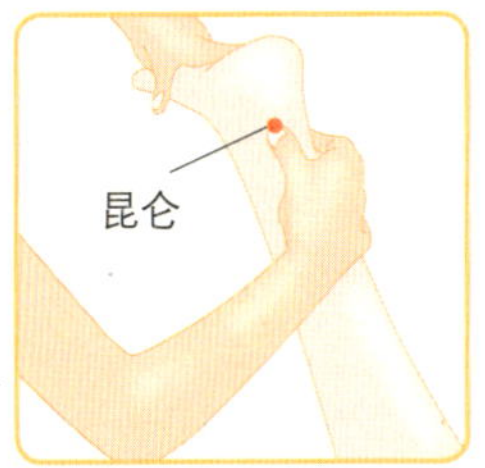

2-6 按压昆仑。

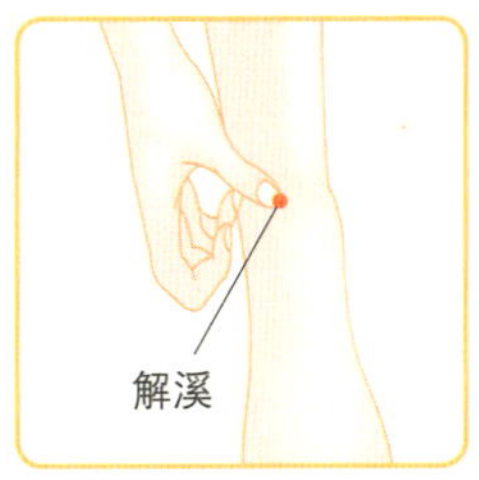

2-7 按压解溪。

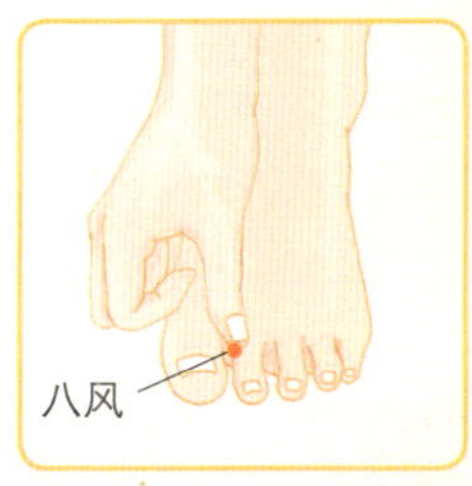

2-8 按压八风。

3 按压颞颌关节

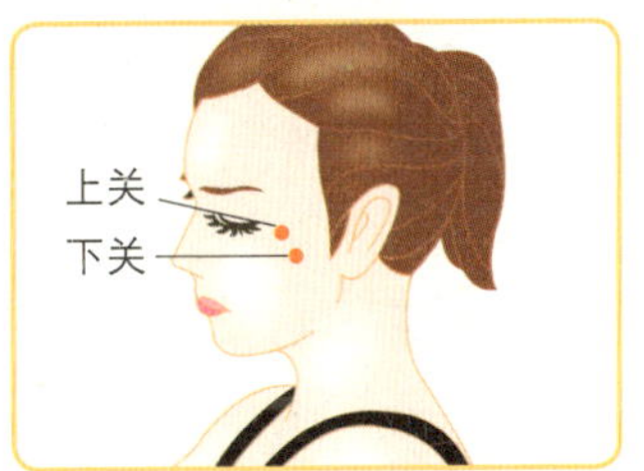

点按上关、下关。既可治疗局部关节，也可以疏通经络。

4 按揉腹部

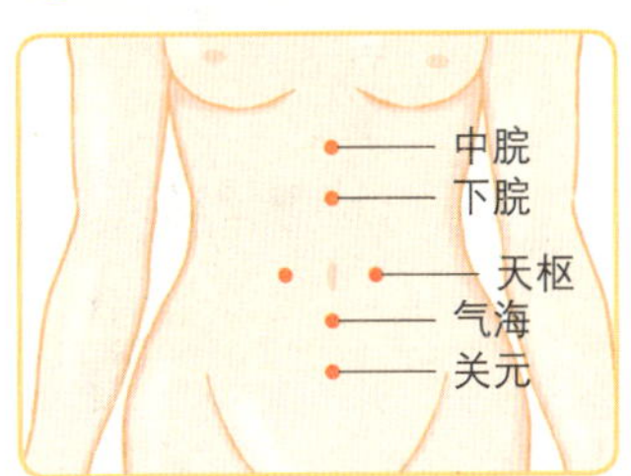

掌揉腹部5～10分钟，接着点按中脘、下脘、天枢、气海、关元，可起到健脾、益气、补肾、振奋人体阳气、祛除外邪的作用。

辨/证/加/减

A 寒湿型

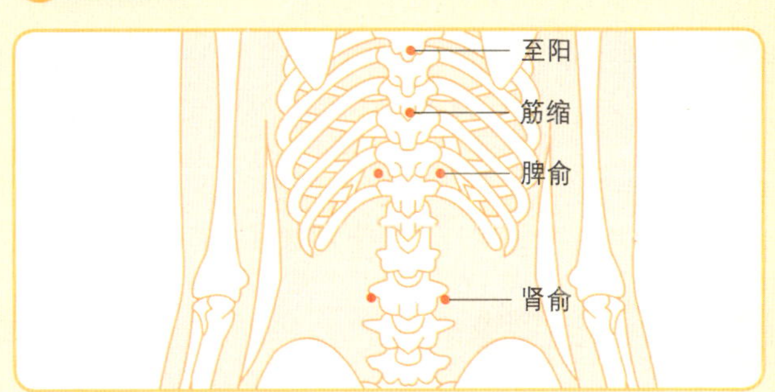

可加按脾俞、肾俞、至阳、筋缩，每穴点按1～2分钟。

B 湿热型

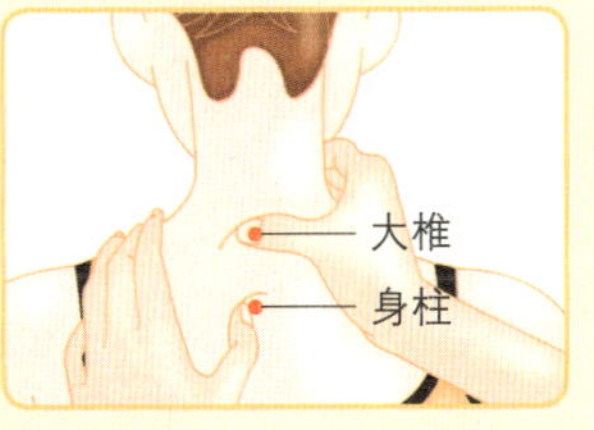

B-1 可加按大椎、身柱，每穴点按1～2分钟。

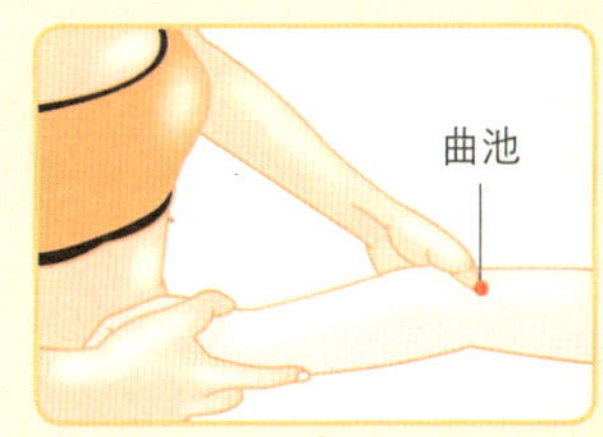

B-2 可加按曲池，点按1～2分钟。

chapter

部位不同，手法各异

风湿性关节炎

风湿性关节炎是一种与链球菌感染，或链球菌合并病毒感染有关的，变态反应性疾病侵犯到关节的滑膜面发生的免疫性炎症。本病常发生于膝、踝、肩、肘、腕等大关节，可同时出现多个关节的红肿热痛。清晨起床时，身体困倦、疲劳、酸痛、关节僵硬，这是关节风湿的初期症状。急性风湿热时，有低热（38℃左右），关节红肿、疼痛等症，局部皮下有风湿结节，严重时可有关节积液。若治疗不及时，后期会有关节僵硬、活动不灵活等症状。在季节变化或阴雨不断的天气里，这种疼痛会益发严重。

中医诊疗

风湿性关节炎在中医属于“痹证”范围。痹证是泛指人体感受风、寒、湿、热等外来邪气而出现的局部皮肤、筋肉、关节的酸、麻、胀、痛。根据感受邪气种类的不同，可分为风痹（行痹）、寒痹（痛痹）、湿痹（着痹）和热痹。

风痹：风痹的疼痛游走不定，时左时右，时上时下，患者怕风，舌苔薄白，脉浮；

寒痹：寒痹的关节疼痛剧烈，得热痛减，遇寒疼痛加重，痛点固定；

湿痹：湿痹的关节疼痛以沉重、酸困感为主，可有肌肤麻木，舌苔白腻；

热痹：热痹的关节会出现红肿热痛，遇热疼痛加重、冷敷疼痛稍缓，还会有身热、口渴、烦闷、大便干燥、小便短赤等症状。

按摩要点

按摩以关节局部及周围为主，可参看各关节的常规按摩程序，在有压痛点的部位适当加大按摩刺激。对于关节红肿热痛的热痹，局部按摩手法宜轻，主要以远端取穴按摩为主。在关节局部按摩的基础上，可根据痹证的分型，加用针对风、寒、湿、热邪的穴位，进行整体治疗。

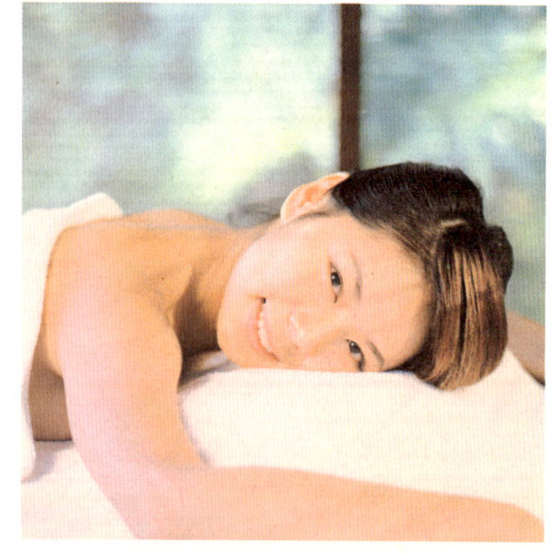

按摩方法

1 肘关节疼痛

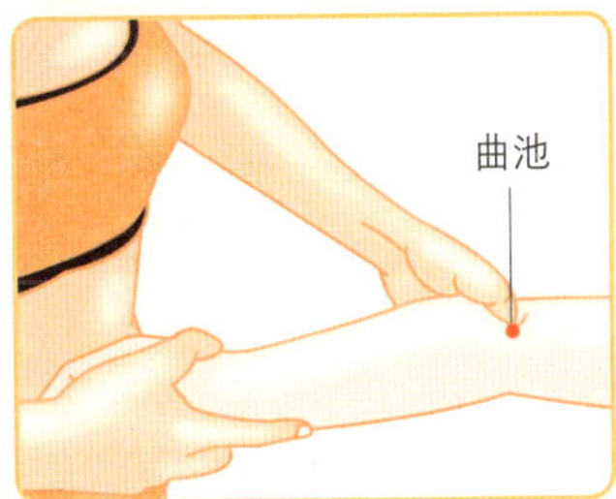

1-1 按压曲池。

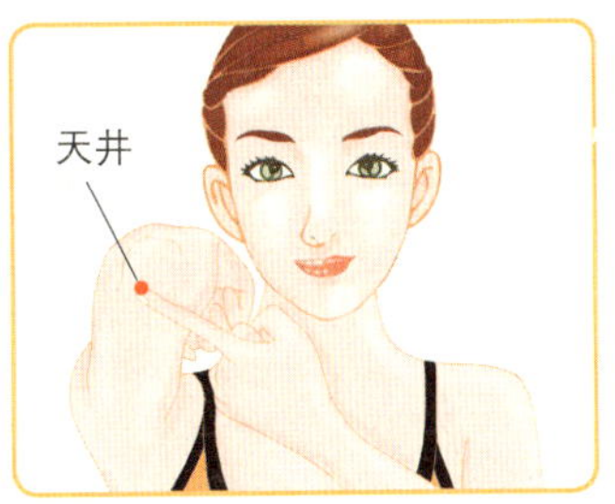

1-2 按压天井。

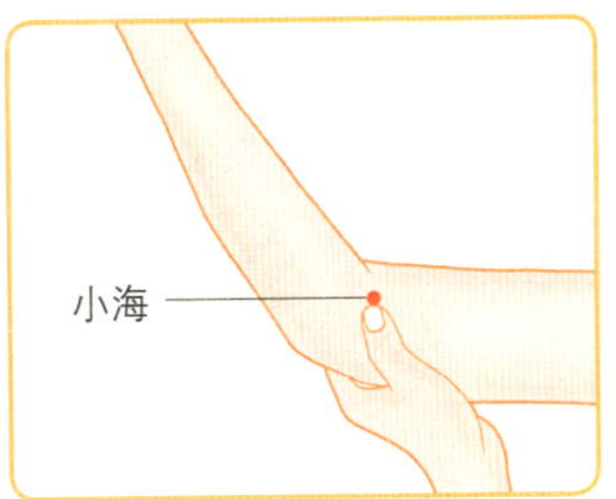

1-3 按压小海。

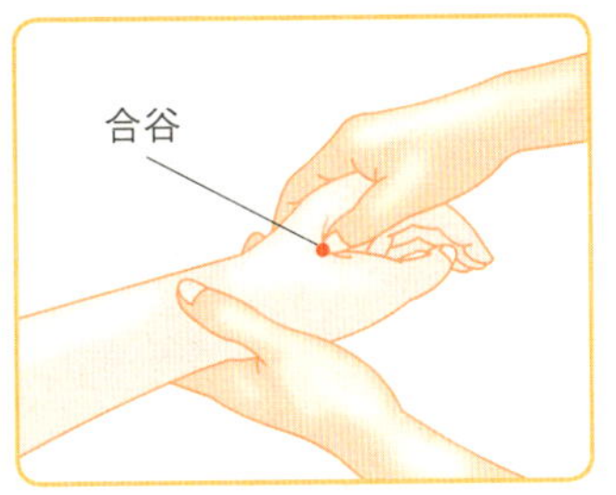

1-4 按压合谷。

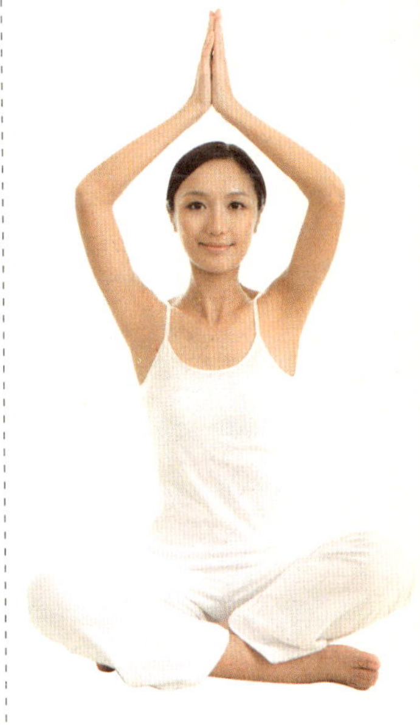

2 踝关节疼痛

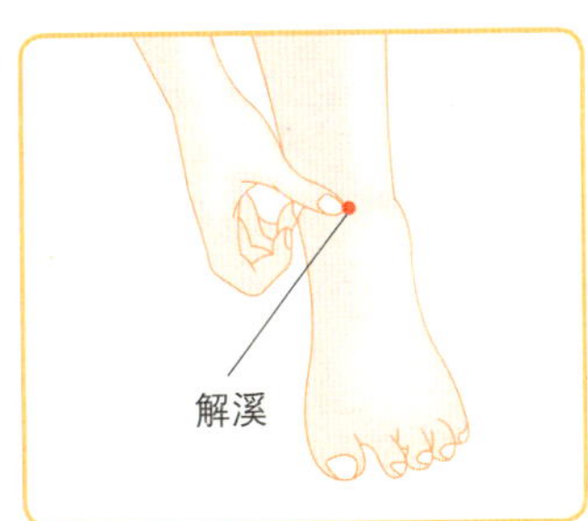

2-1 按压解溪。

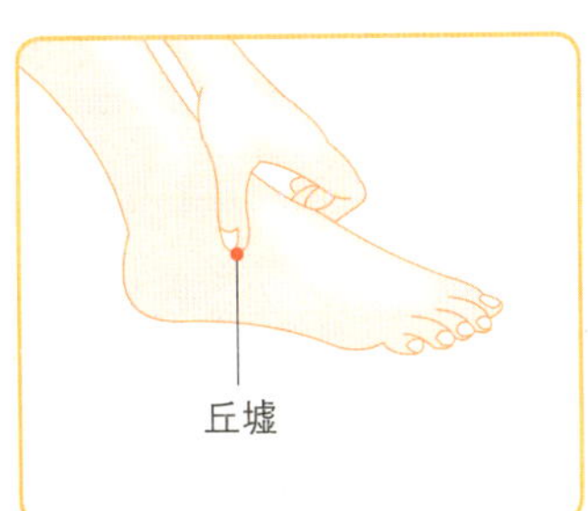

2-2 按压丘墟。

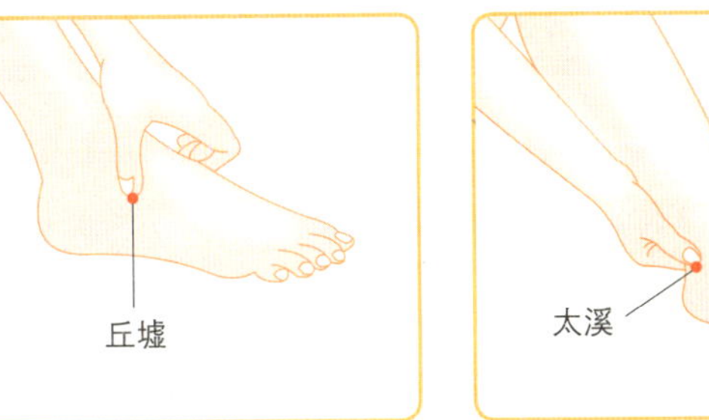

2-3 按压太溪。

2-4 按压昆仑。

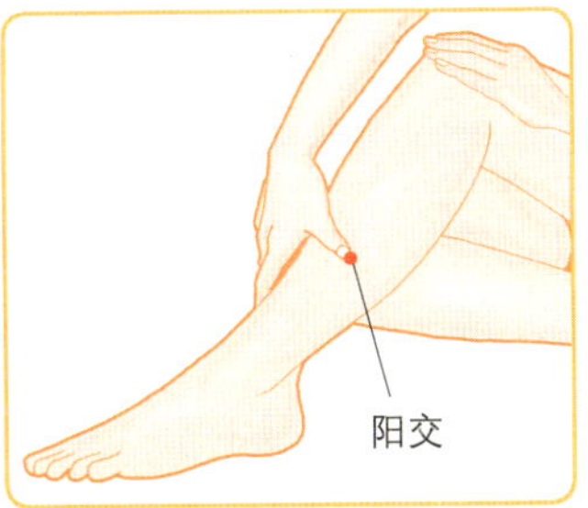

2-5 按压阳交。

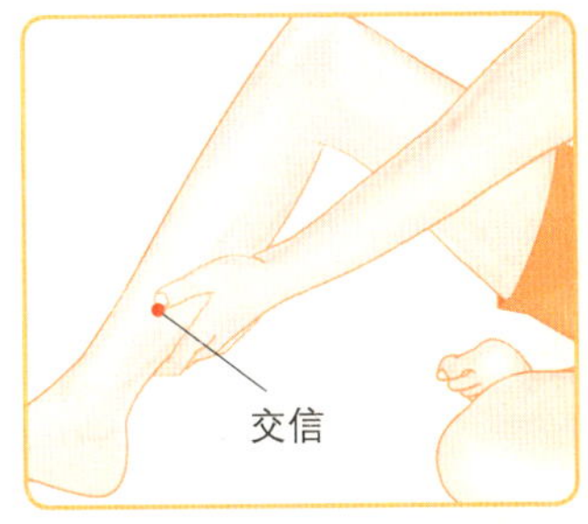

2-6 按压交信。

3 膝关节疼痛

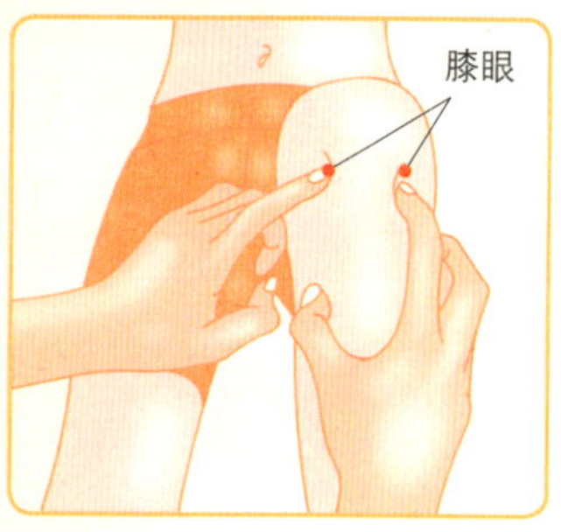

3-1 按压膝眼。

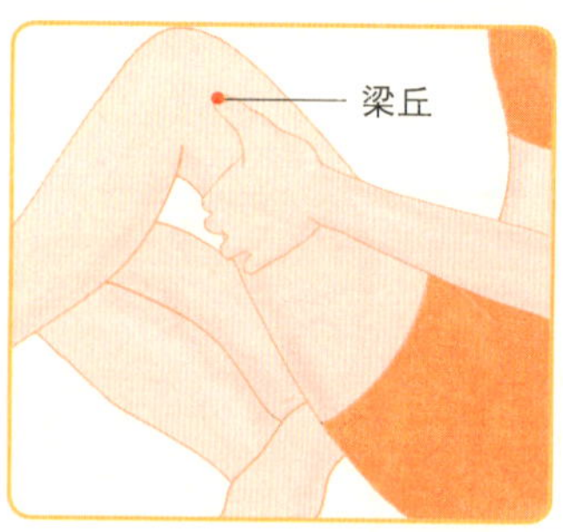

3-2 按压梁丘。

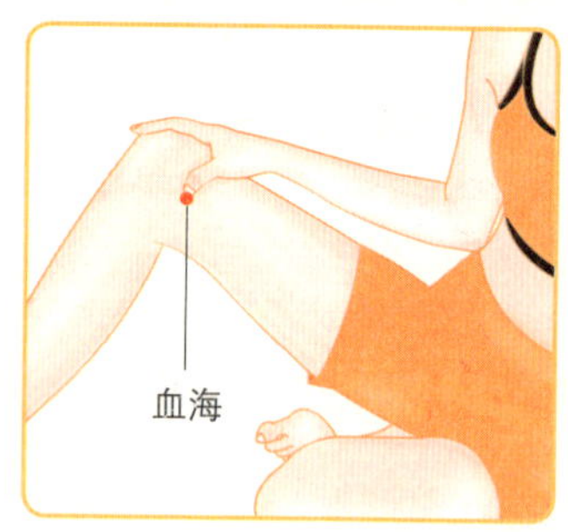

3-3 按压血海。

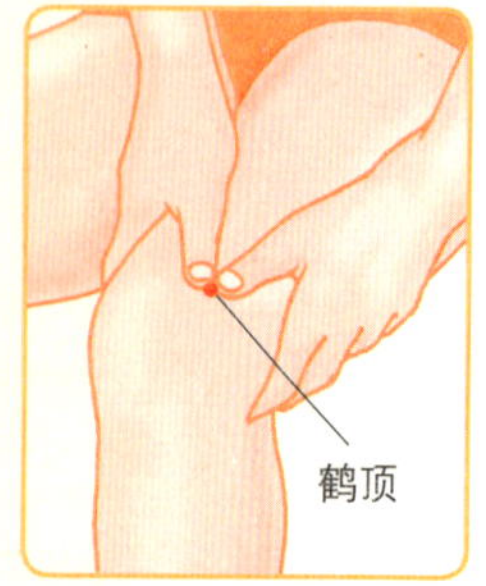

3-4 按压鹤顶。

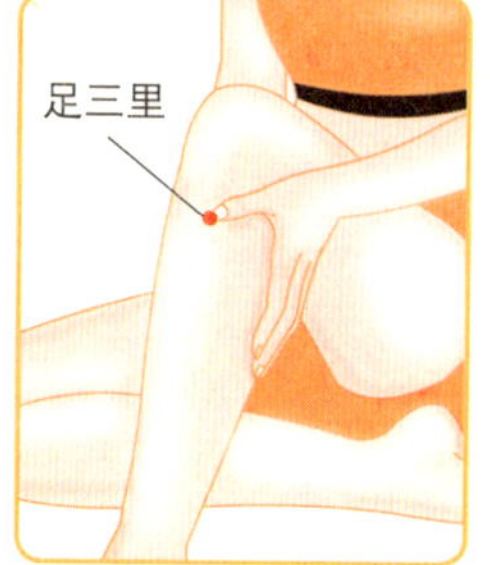

3-5 按压足三里。

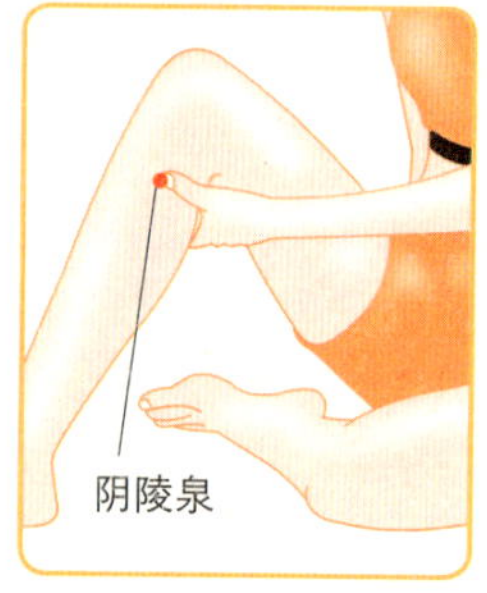

3-6 按压阴陵泉。

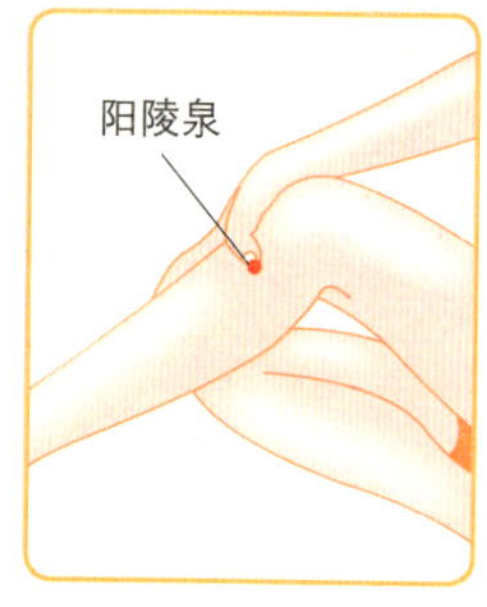

3-7 按压阳陵泉。

4 腕关节疼痛

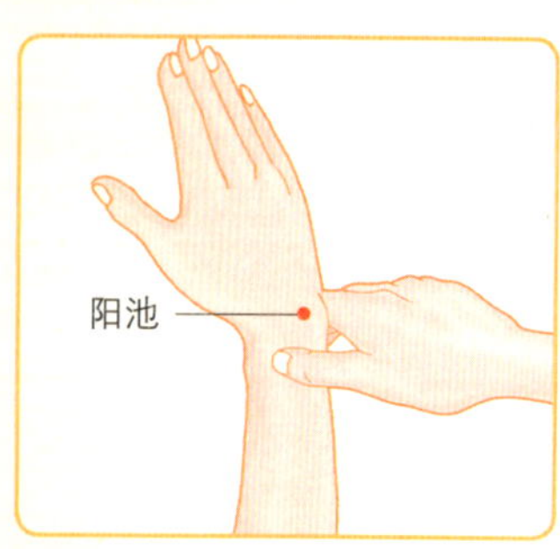

4-1 按压阳池。

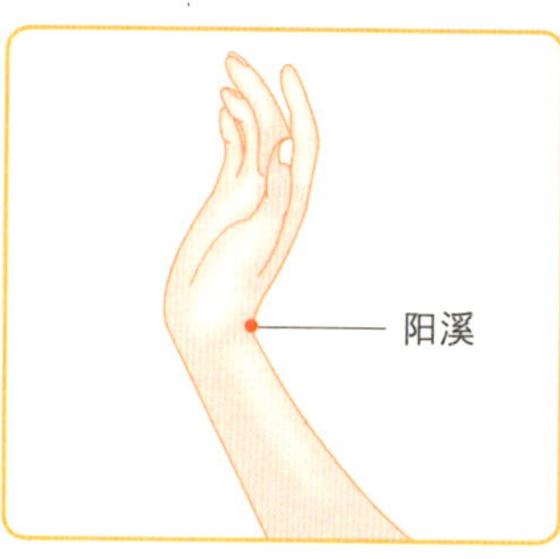

4-2 按压阳溪。

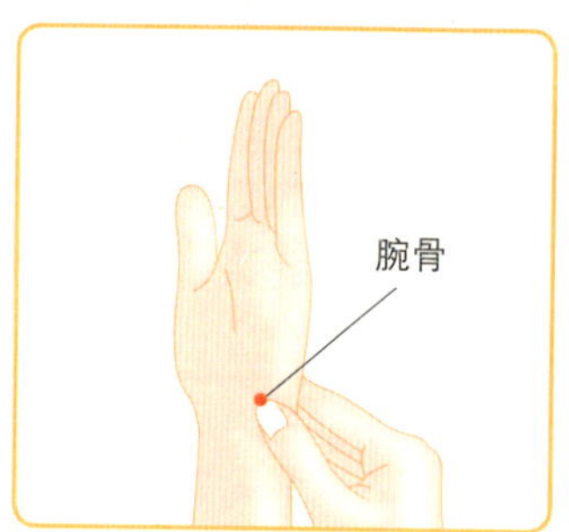

4-3 按压腕骨。

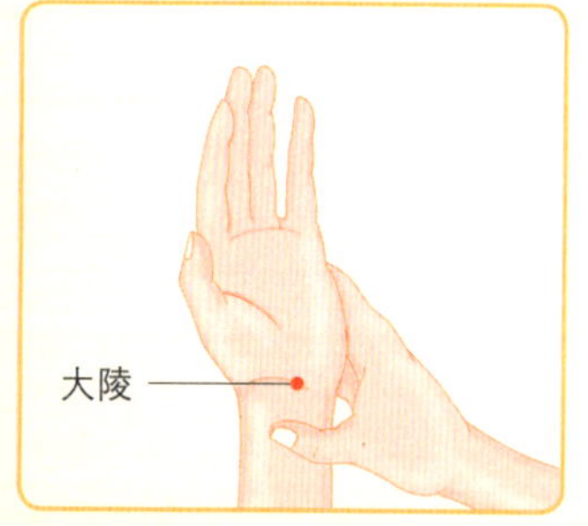

4-4 按压大陵。

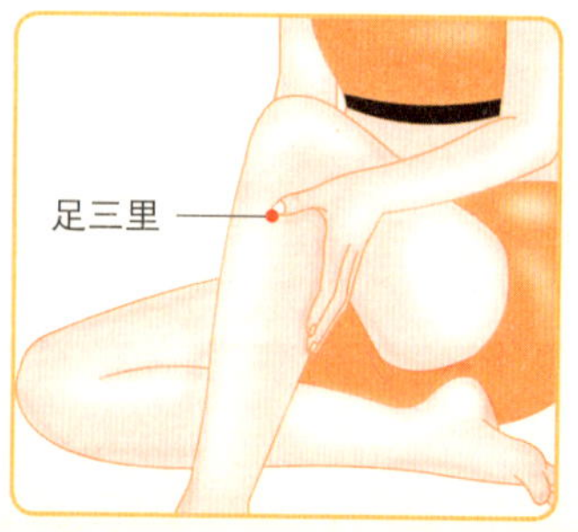

4-5 按压足三里。

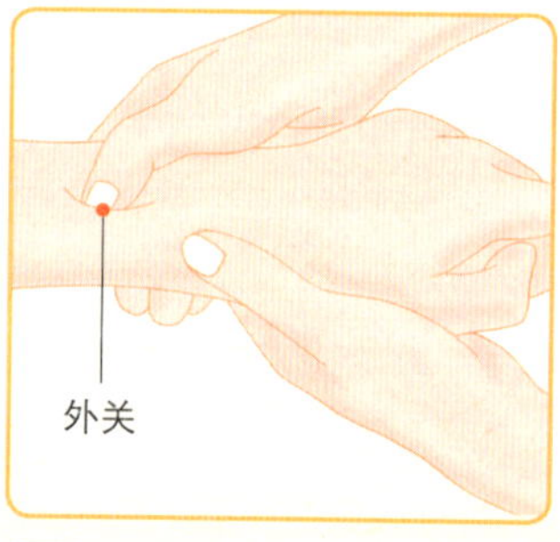

4-6 按压外关。

辨/证/加/减

A 风痹

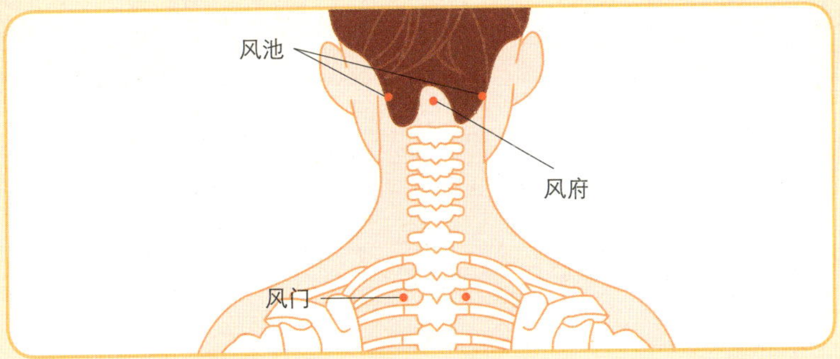

加按风门、风府、风池。

B 热痹

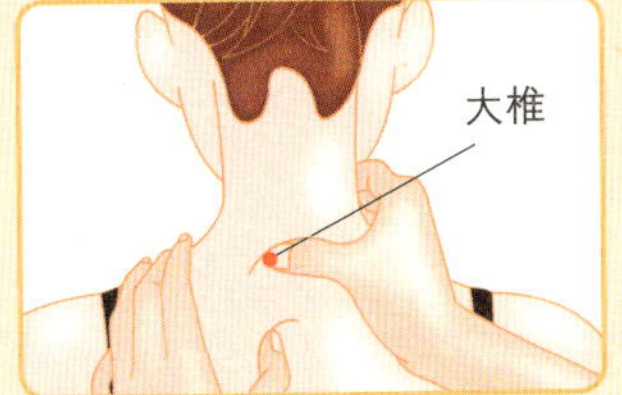

B-1 加按大椎。

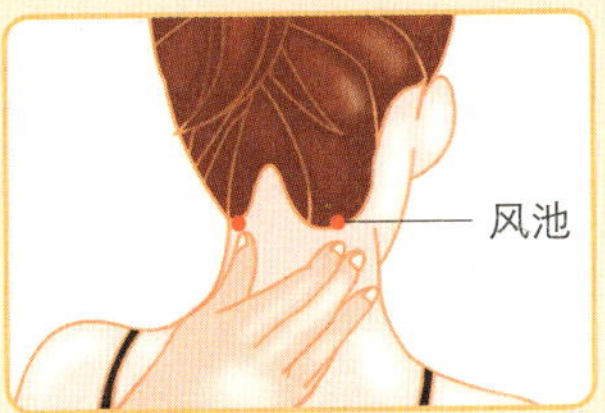

B-2 加按风池。

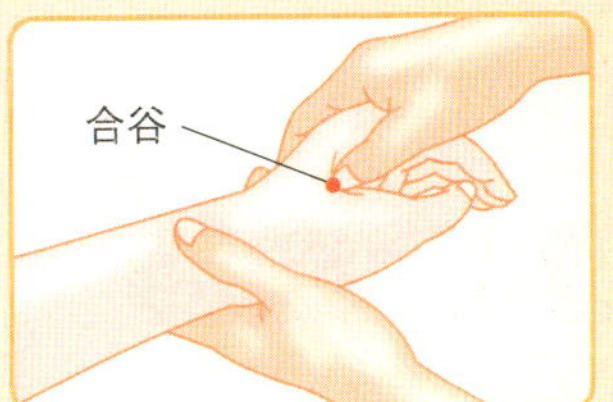

B-3 加按合谷。

C 寒痹

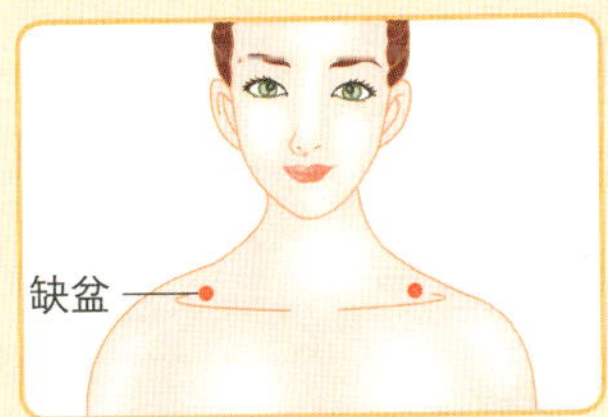

C-1 加按缺盆。

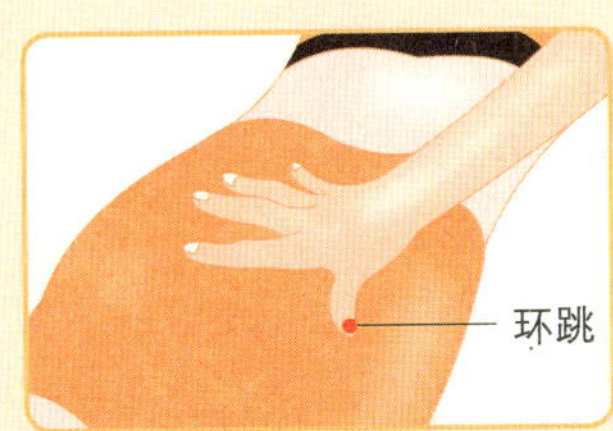

C-2 加按环跳。

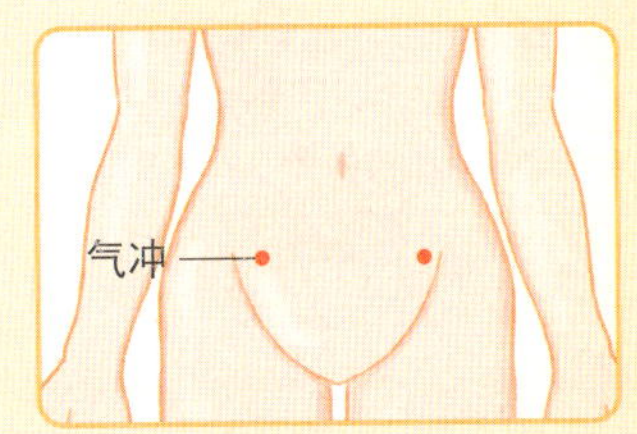

C-3 加按气冲。

D 湿痹

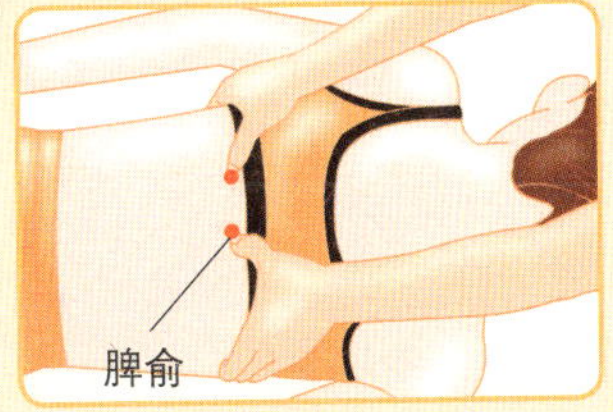

D-1 加按脾俞。

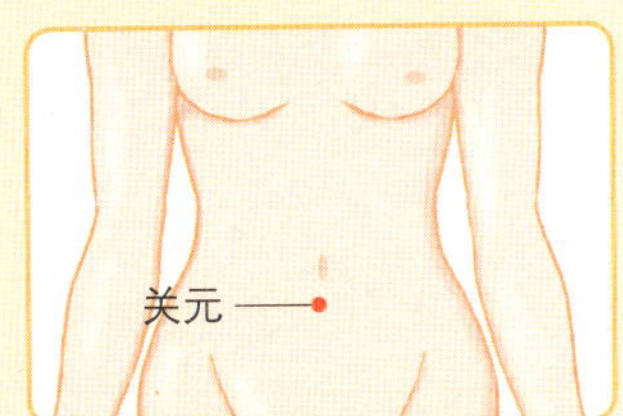

D-2 加按关元。

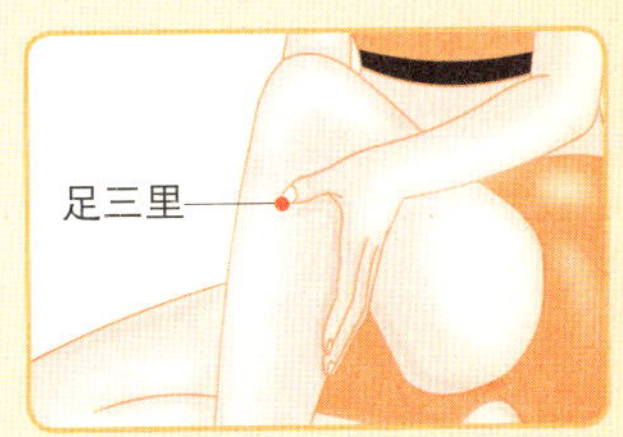

D-3 加按足三里。

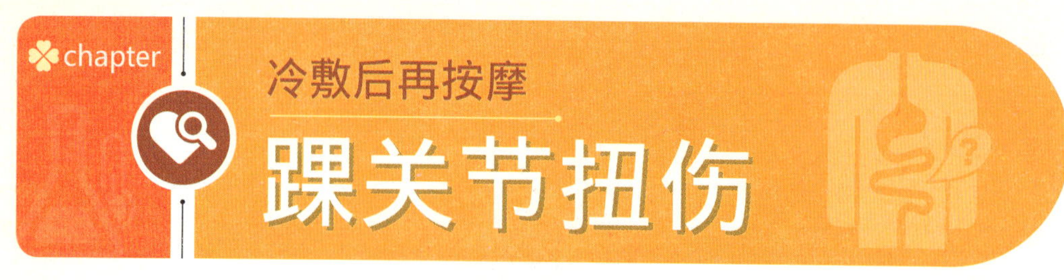

踝关节扭伤

踝关节扭伤多由于脚踏不实或侧偏踏，使踝关节向足内侧突然翻转，致踝关节外侧的韧带、关节囊损伤，甚至骨与骨连接的关节面受到损伤。扭伤后会出现踝关节周围的疼痛、肿胀，甚至皮下的青紫、瘀斑。扭伤后因疼痛而不敢着地用力，步行困难。外踝前下方常有局部压痛。由于踝关节骨骼构造的原因，足向外侧翻转的踝关节扭伤不常见。

按摩要点

除按摩血海、梁丘外，以丘墟、解膝、昆仑、照海等局部穴位为中心进行按摩。按压手法用力可略大，时间要稍短，每穴按压时间持续5～30秒钟，浅表处穴位可采用间歇按压法，即一压一放，各2～3秒钟。

按摩方法

1 通络活血

点按腿部穴位，达到疏通经络、行气活血止痛的目的。

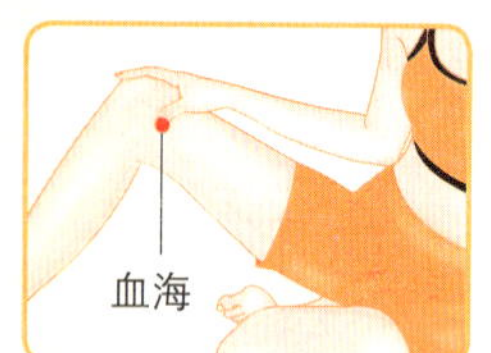

1-1 点压血海。

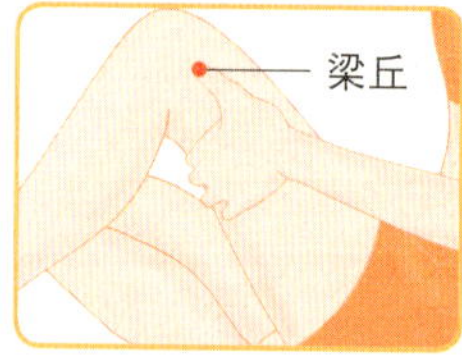

1-2 点压梁丘。

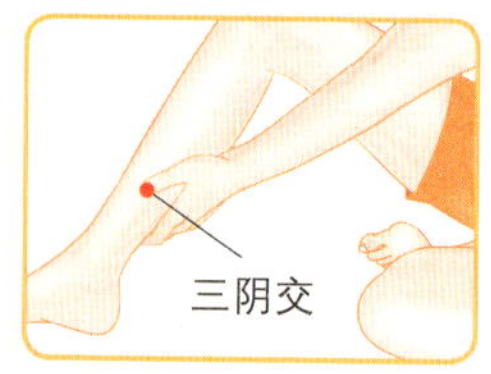

1-3 点按三阴交。

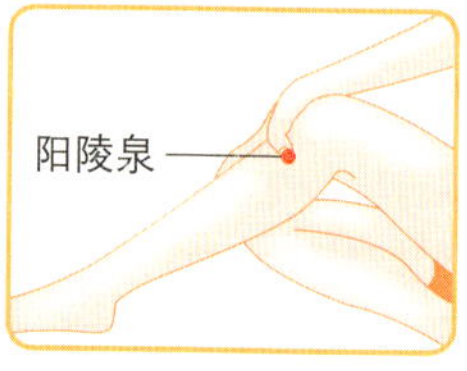

1-4 点按阳陵泉。

2 按压痛点

这些压痛点往往是韧带损伤的部位，可适当加重手法刺激。

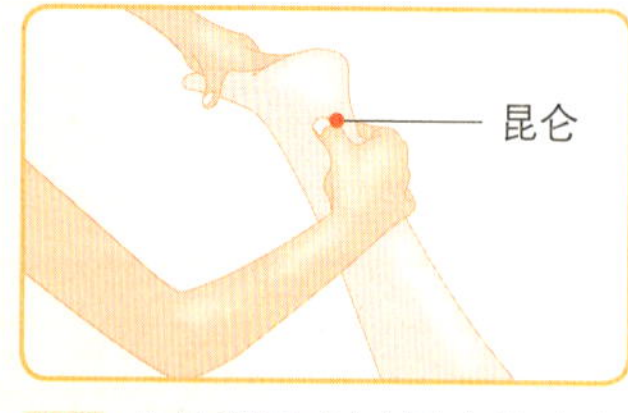

2-1 在外踝后方以昆仑为中心寻找压痛点进行点压按摩。

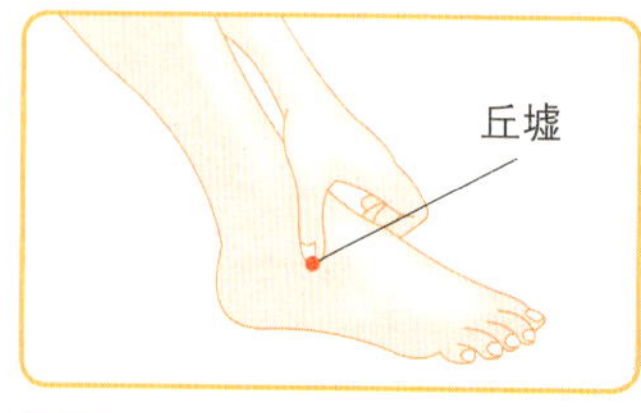

2-2 踝关节内翻致外踝前下方扭伤者，按压丘墟。

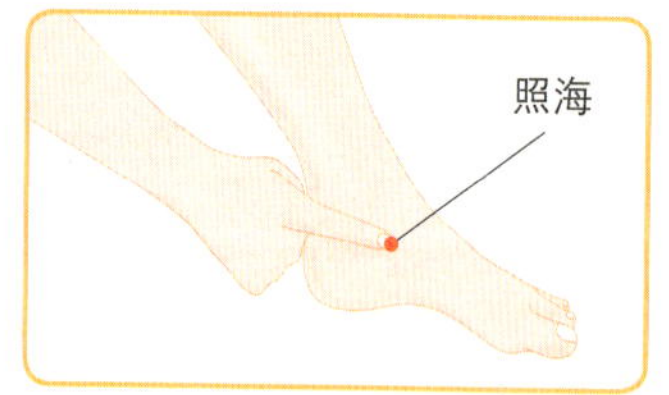

2-3 踝关节外翻致内踝前下方扭伤者，以照海为主。

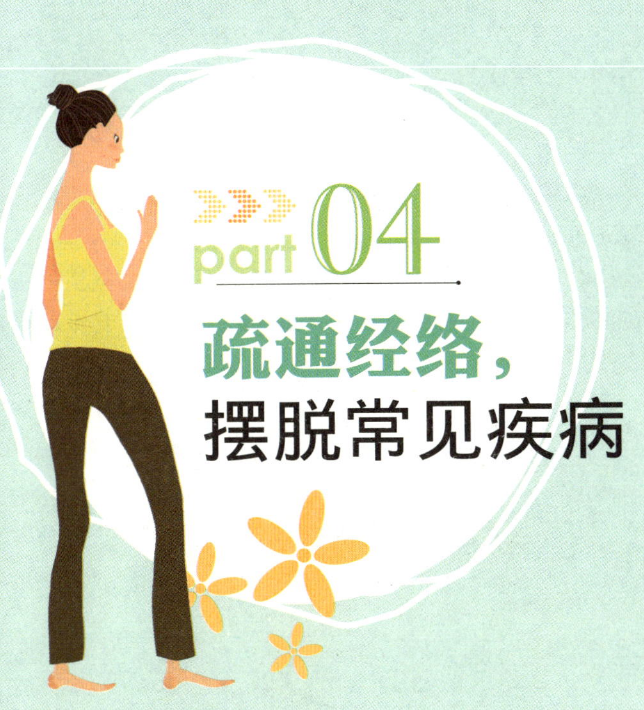

part 04

疏通经络，摆脱常见疾病

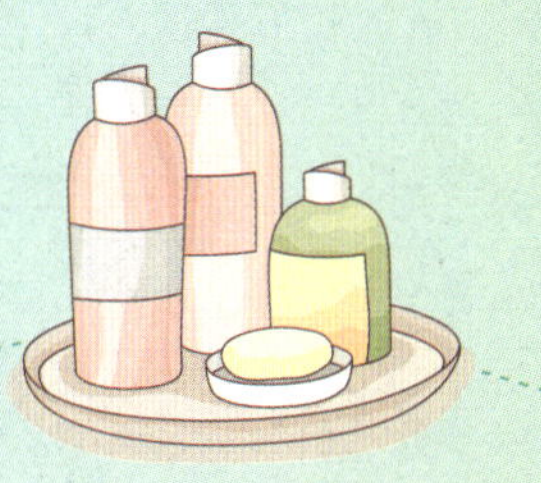

massage

chapter

通畅经络、祛除外邪很重要

感冒

感冒，俗称“伤风”，冬、春季发病较多，以鼻塞、流涕、喷嚏、恶寒、发热等为主要临床表现。感冒的发生原因主要是外邪，一般以风邪为主，加有其他性质的病邪。多见于气候突变、衣被增减不当或坐卧、沐浴受风。西医认为，感冒是病毒或细菌引起的上呼吸道感染。即病原体造成局部黏膜水肿、毛细血管扩张，进而发热，导致身体局部或全身症状的发生。

中医诊疗

中医认为，感冒是腠理不固，外邪乘虚而入，伤及肺络所致。临床常见有风寒感冒和风热感冒两种。

风寒感冒：发热头痛，全身疼痛，咳嗽痰白，口不渴。

风热感冒：发热咽痛，头胀痛，口渴，咳嗽痰黄。

按摩要点

感冒的按摩手法需在一般手法的基础上运用点穴按摩，穴位以常见的治疗感冒的穴位和背俞穴为主。点穴时，力量大小适中，以患者感觉酸胀为度。根据不同的症状和症型，常加上不同的手法。

按摩方法

1 点揉上肢穴位

以下每穴点揉1～2分钟，以有酸胀感为宜。

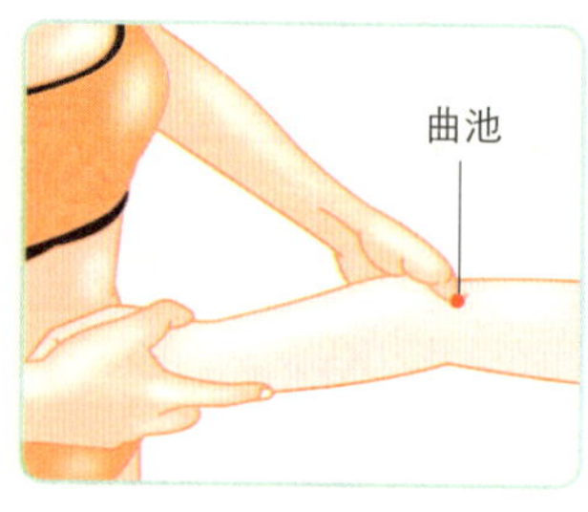

1-1 点揉曲池。

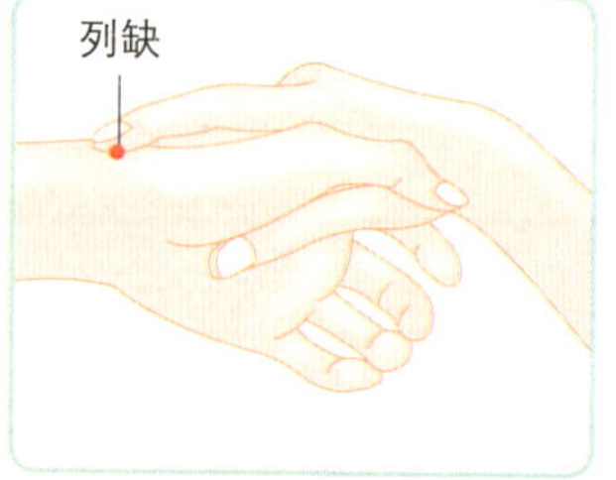

1-2 点揉列缺。

头项背部：点揉风池→揉搓鼻翼→直推前额→分推前额→拿项后大筋→揉背部穴位→疏通太阳→拿搓脊背→拍打脊背

远端取穴：●曲池 ●列缺 ●太阳

2 点揉头部穴位

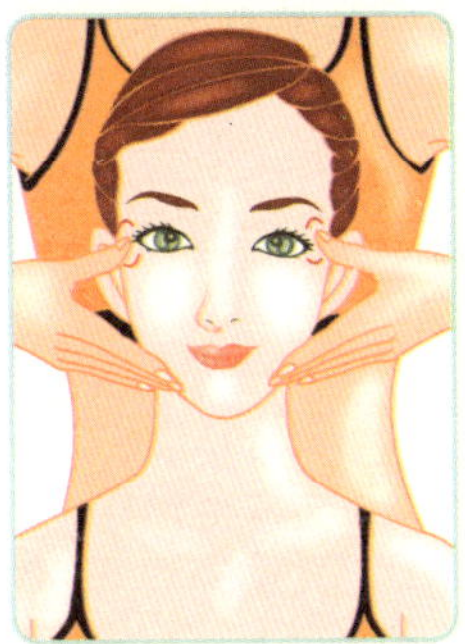

2-1 同时点揉两侧太阳穴2分钟左右，有酸胀感为宜。

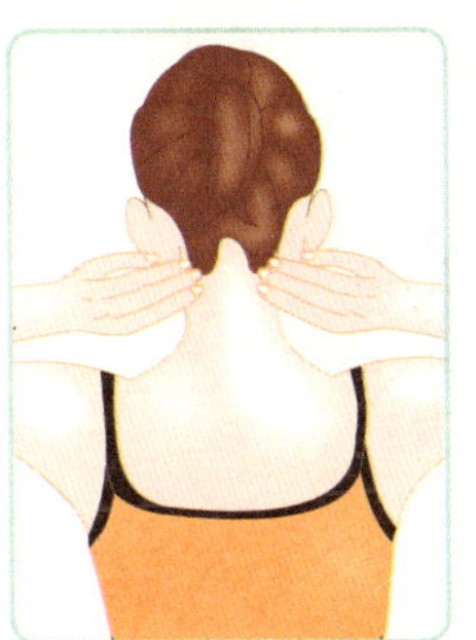

2-2 揉枕后的风池1～2分钟，以有酸胀感为宜。

3 揉搓鼻翼

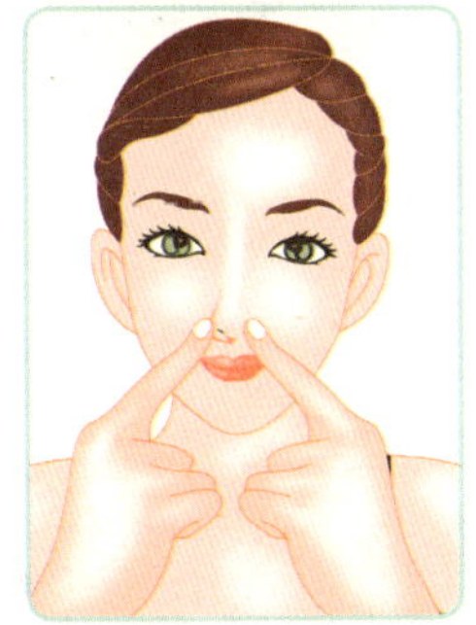

3-1 捏揉鼻翼两侧3～5分钟，以有酸胀感为宜。

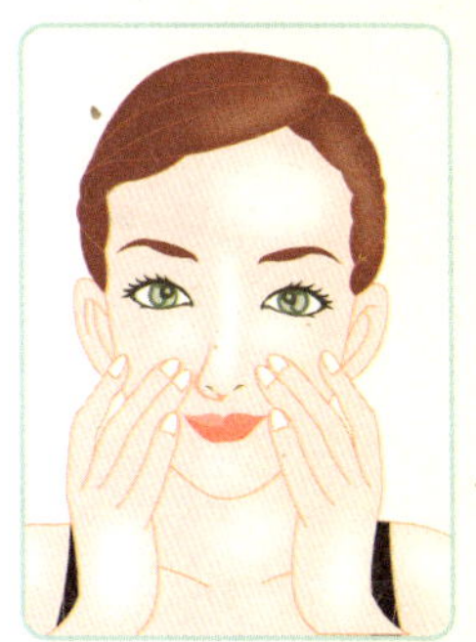

3-2 点揉鼻翼两侧迎香2～3分钟，以有酸胀感为宜。

4 直推前额

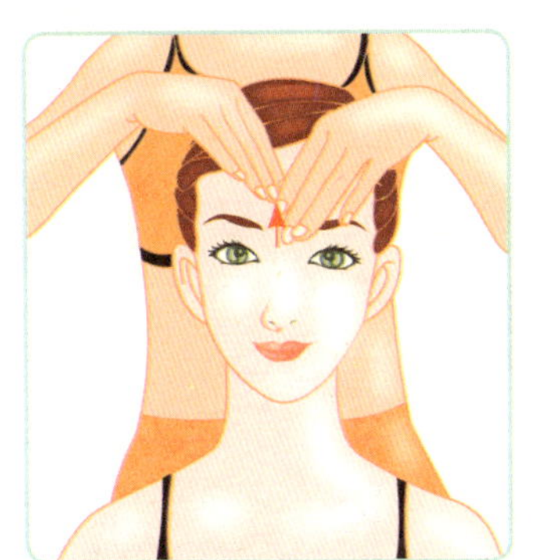

自两眉之间印堂至前发际做直推法，力量可稍大，可先点按印堂，以有酸胀感为宜。

5 分推前额

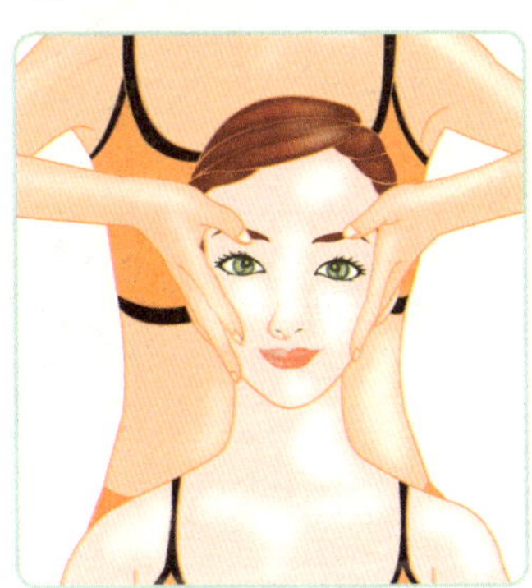

从两眉弓开始向两侧分推至太阳穴，力量大小适中，以微有热感为宜。

6 拿项后大筋

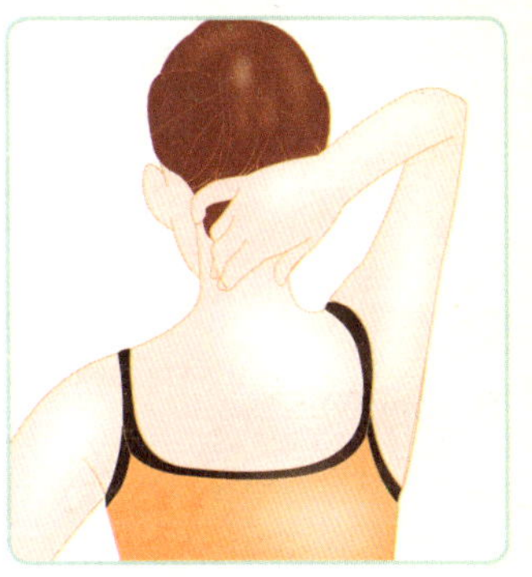

找到项后两根大筋，捏紧后向上提起，重复3～5遍。每次应拿捏到位，不必要求速度。

7 点揉背部穴位

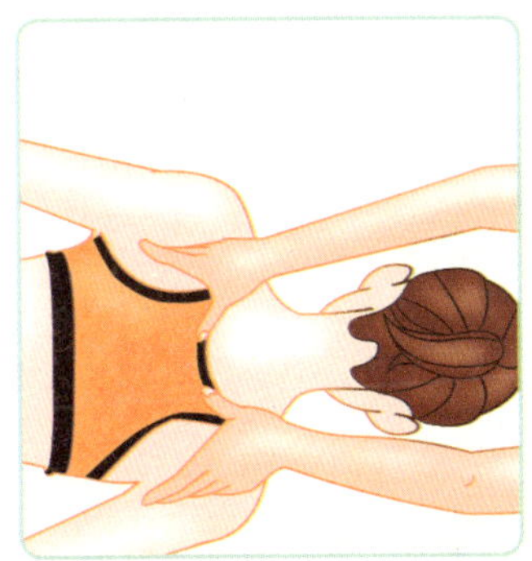

7-1 点揉肺俞1～2分钟。

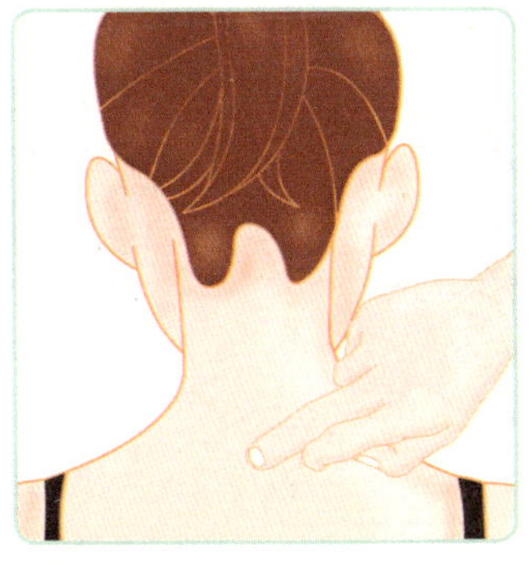

7-2 点揉大椎1～2分钟。

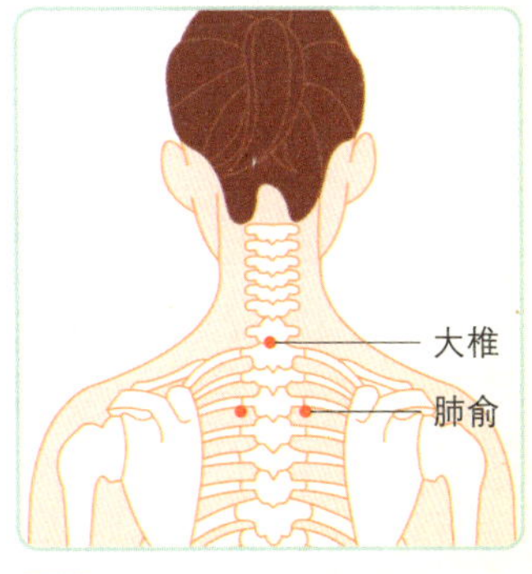

7-3 肺俞、大椎穴位。

8 疏通太阳

从大椎水平位置开始，沿背部膀胱经（竖脊肌）到臀部之上做直推法和直擦法。重点在膈俞以上部位。力量大小适中，以有透热感为宜。

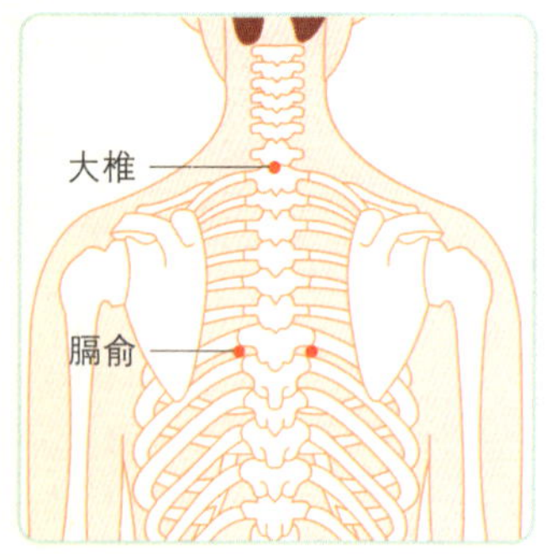

8-2 大椎和膈俞的位置。

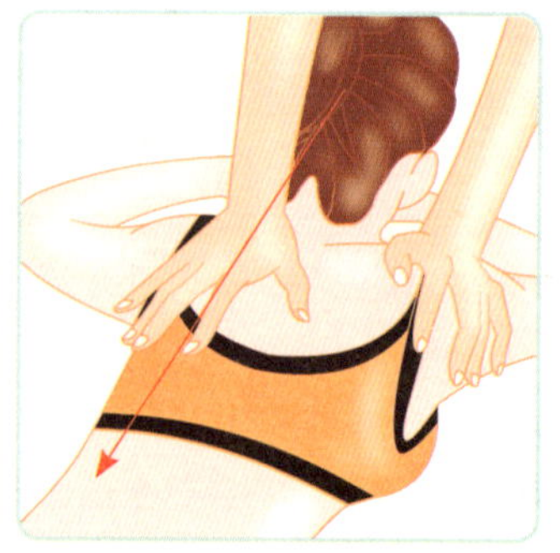
8-2 直推法。

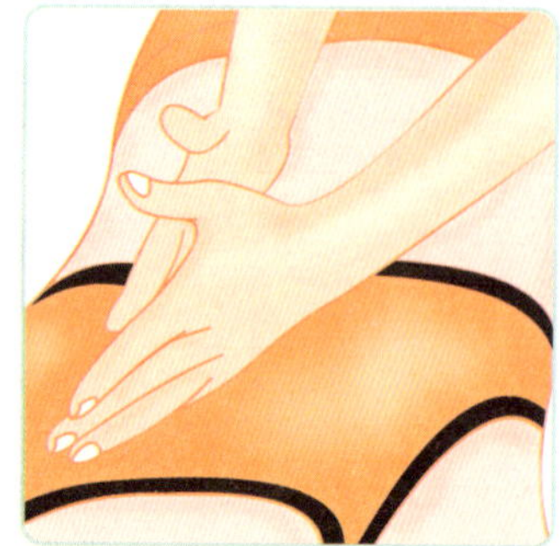
8-3 直擦法。

9 拿搓脊背

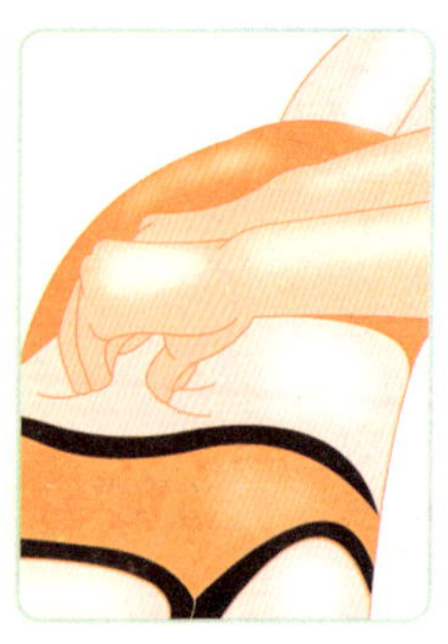
用力提拿背部肌肉，沿膀胱经线反复操作3～5分钟，以背发热为宜。

10 拍打脊背

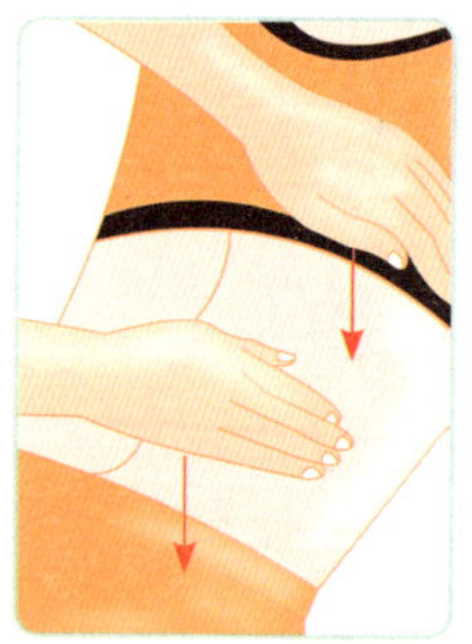
先轻拍，后略加重、加快，至后背有热感为宜，然后放慢，空掌拍遍背部。

辨/证/加/减

A 风寒型

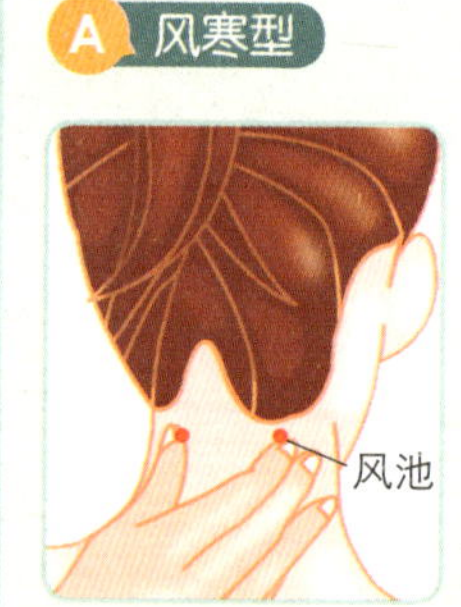

A-1 拿风池，力量应偏重，使患者微有汗出。

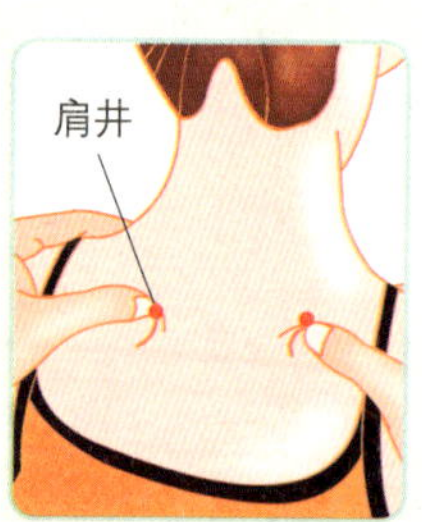

A-2 拿肩井，力量应偏重，使患者微有汗出。

B 风热型

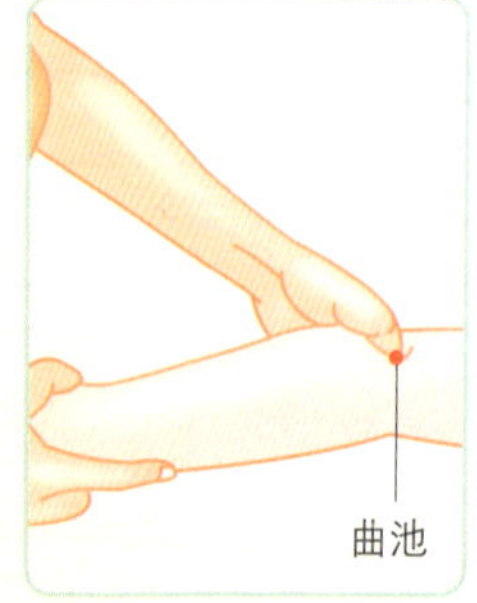

B-1 加按曲池。

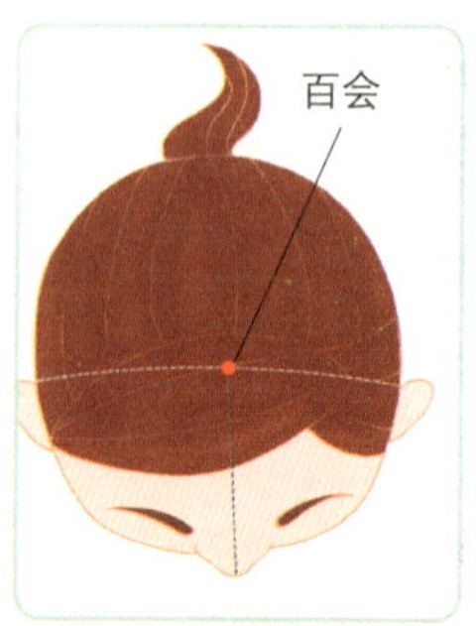

B-2 加按百会。

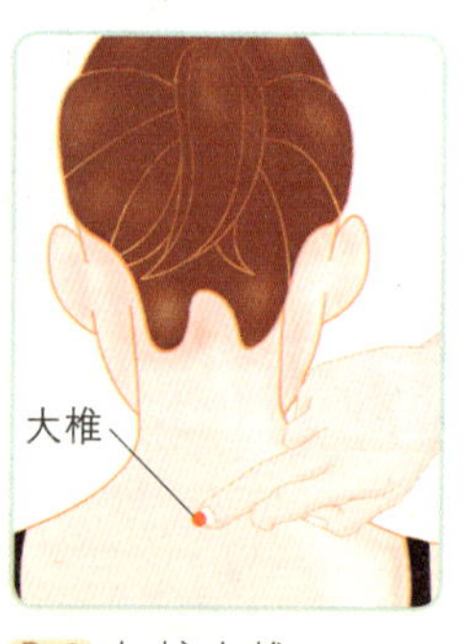

B-3 加按大椎。

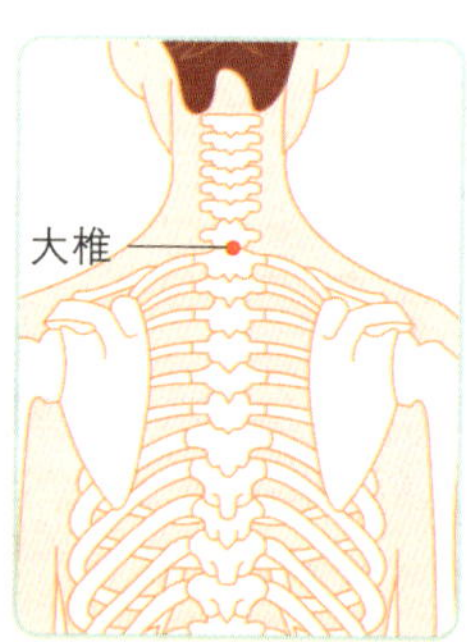

B-4 大椎定位。

病因不同，辨证分型

慢性支气管炎

逢冷冽的深夜和凌晨时分，痰就卡在喉咙，如同被呛到一般咳个不停；稍微快走、上下稍陡的楼梯就咳嗽或呼吸困难，持续时间3年以上，每年持续几个月，就可以诊断为慢性支气管炎。慢性支气管炎是由细菌和病毒感染或环境刺激引起的气管和支气管炎症，以咳嗽、咳痰或伴有喘息以及反复发作为主要特点。中医认为这一疾病与肺、脾、肾三脏功能失调有关，急性迁延至慢性则易致虚症。轻度时，以经穴疗法可减轻症状。

中医辨证分型

慢性支气管炎中医分为风邪袭肺（包括风寒束肺、风热犯肺及风燥伤肺）、痰湿蕴肺、痰热郁肺、肾虚喘促。

风寒束肺型 症状为咳嗽、鼻塞、流涕、头痛、身困、恶寒发热、咳痰稀薄色白、舌苔薄白、脉浮紧。

风热犯肺型 症状为头痛、鼻塞、咳嗽、流涕、身热、口渴、咽痛、咳痰黏稠不畅、色黄、舌苔薄黄、脉浮数。

风燥伤肺型 症状为干咳无痰，或痰少粘连成丝，或痰中带血丝，唇鼻干燥、口渴、舌红干而少津、脉浮数。

痰湿蕴肺型 症状为连声咳嗽、反复发作、咳声重浊、痰多白黏稠或多吐白沫痰、夜重日轻、胸闷脘痞、食少体倦、面容虚肿、舌苔白腻、脉濡滑。

痰热郁肺型 症状为咳嗽痰多、质黏或稠黄、气粗、胸胁胀满、咳时引痛、口干舌燥、喜饮、舌红苔薄黄腻、脉滑数。

肾虚喘促型 症状为稍微活动则气喘越发严重，气短，或咳而气怯，多为阵咳，痰多喉鸣，食少，怯寒肢冷，小便不利，足背浮肿，苔白润或灰腻，舌胖大，脉沉细而滑。

按摩方法

1 风邪袭肺型

宜选用手太阴肺经、手阳明大肠经穴及背俞穴进行治疗。指压以下穴位：

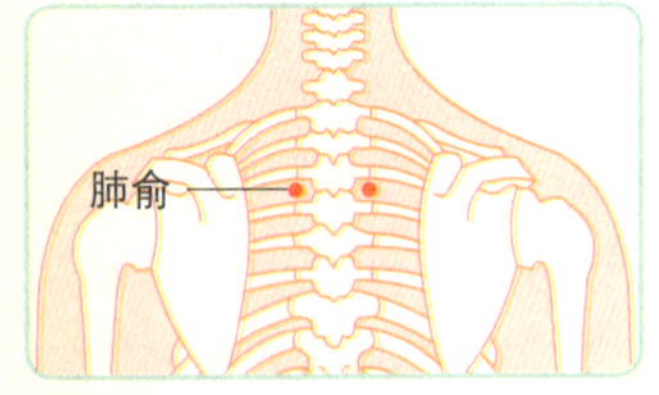

1-1 肺俞

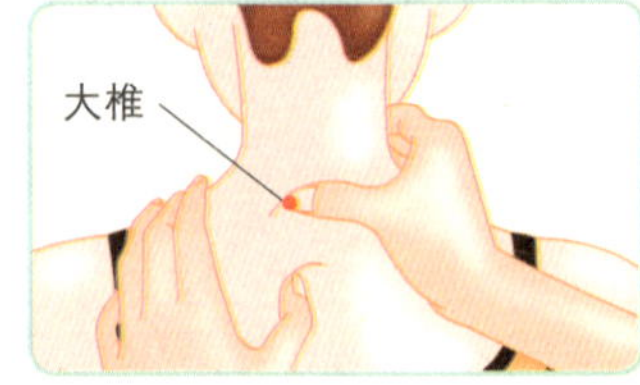

1-2 大椎

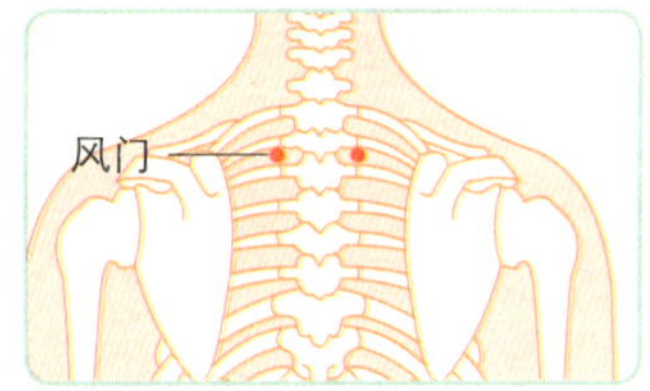

1-3 风门

辨/证/加/减

A 风寒束肺型

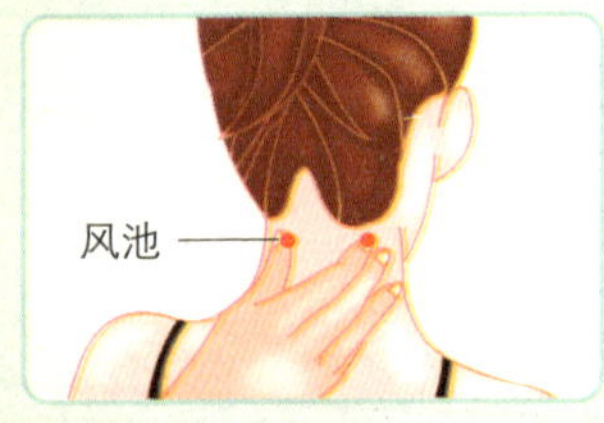

A-1 加按风池。

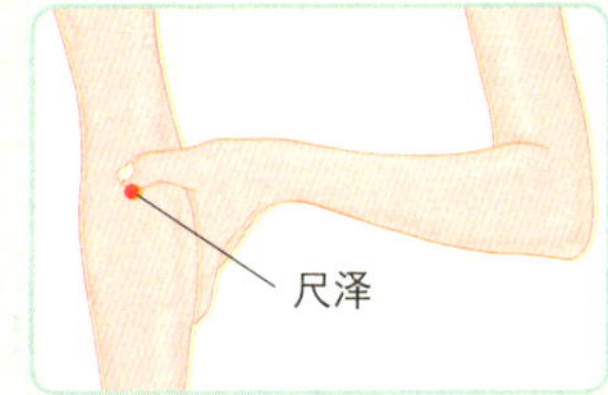

A-2 加按尺泽。

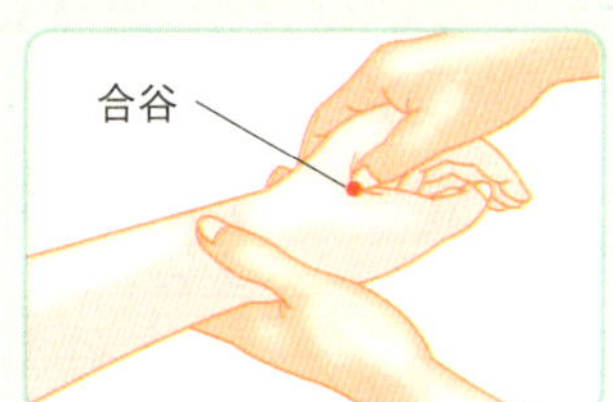

A-3 加按合谷。

B 风热犯肺型

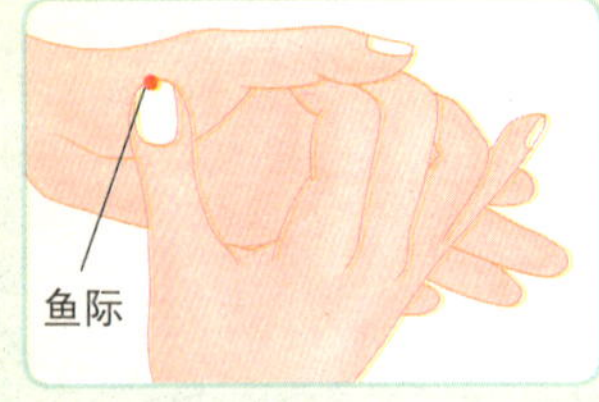

B-1 加按鱼际。

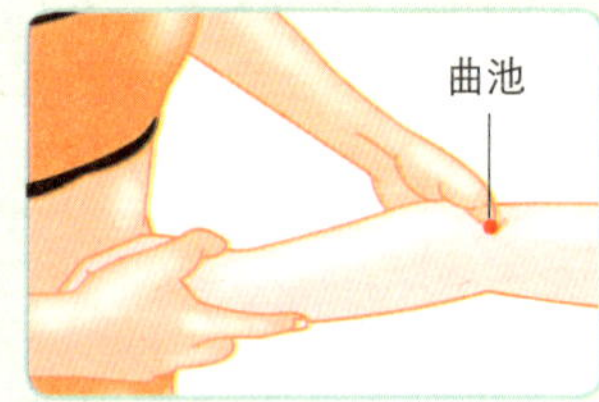

B-2 加按曲池。

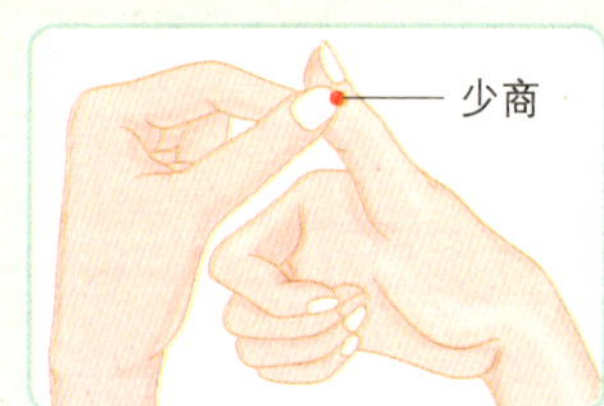

B-3 加按少商。

C 风燥伤肺型

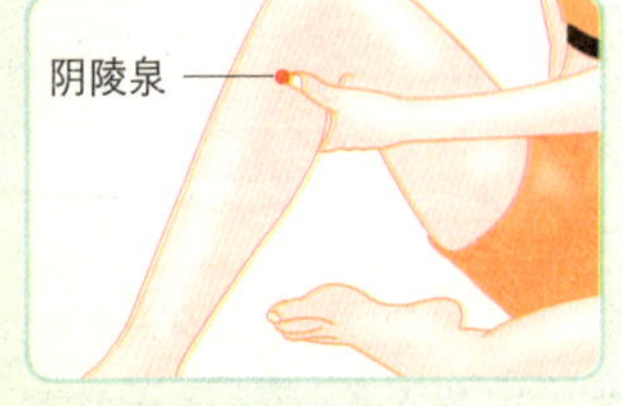

C-1 加按阴陵泉。

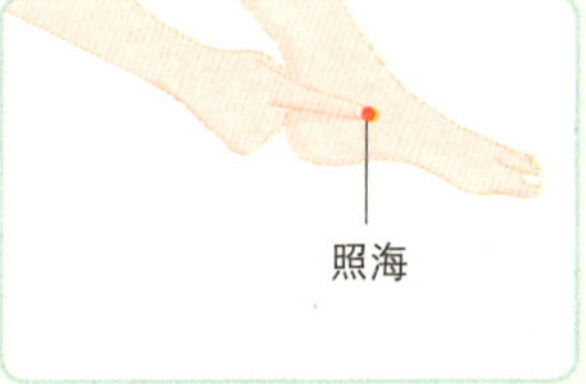

C-2 加按照海。

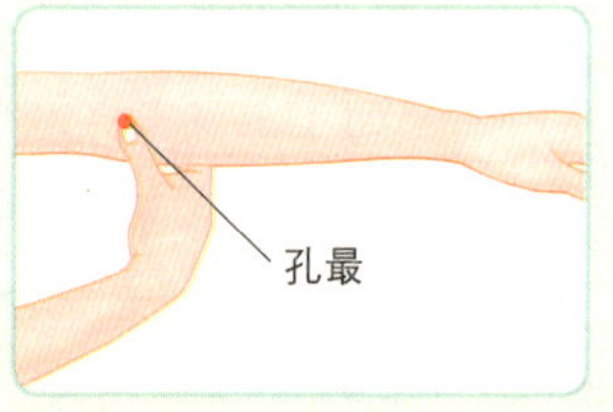

C-3 加按孔最。

2 痰湿蕴肺型

宜选用手太阴肺经、足太阴脾经穴及背俞穴进行治疗。指压以下穴位：

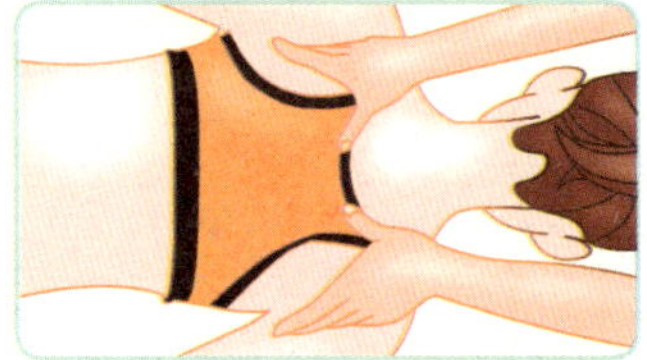
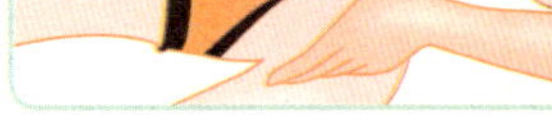

2-1 肺俞

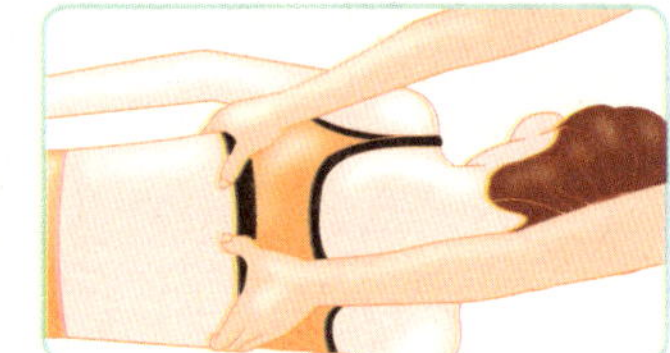

2-2 脾俞

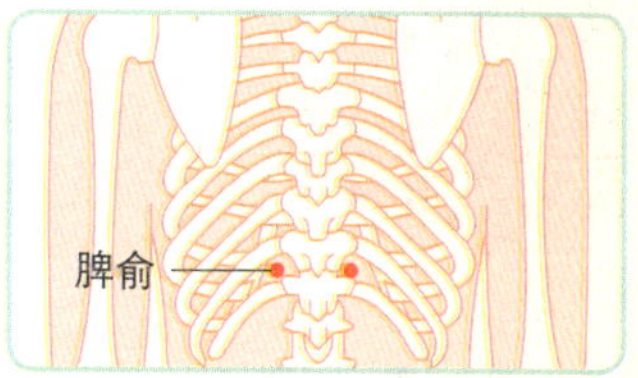

2-3 脾俞定位

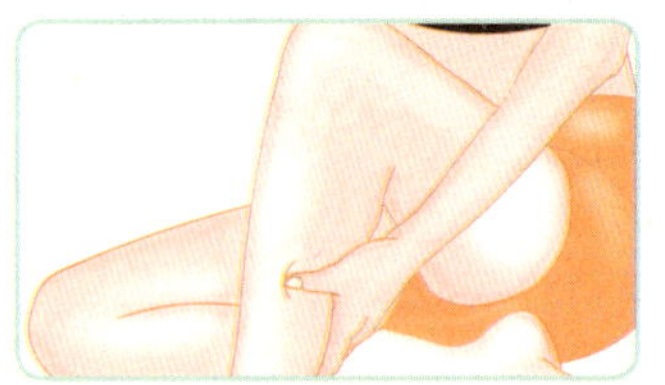

2-4 丰隆

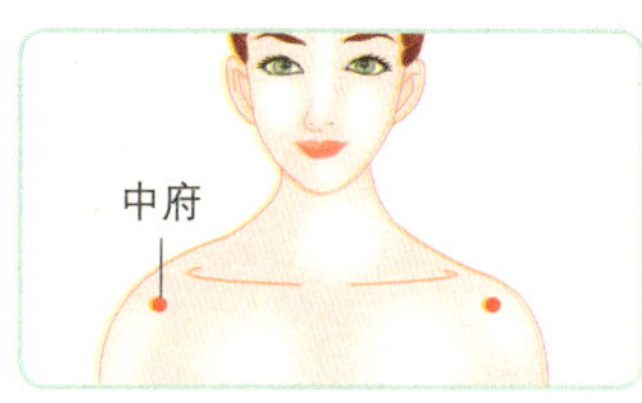

2-5 中府

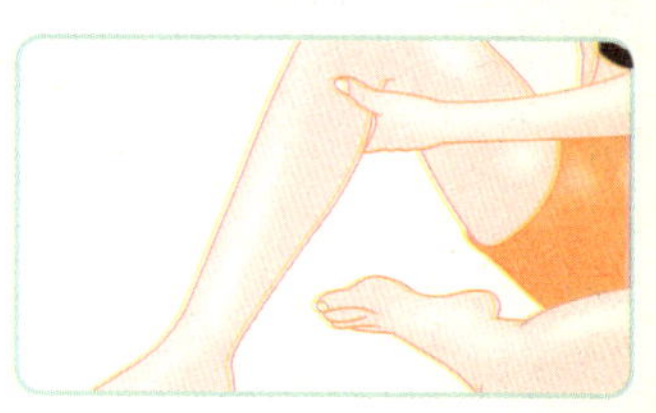

2-6 阴陵泉

3 痰热郁肺型

宜选用手太阴肺经、手阳明大肠经穴及背俞穴进行治疗。指压以下穴位：

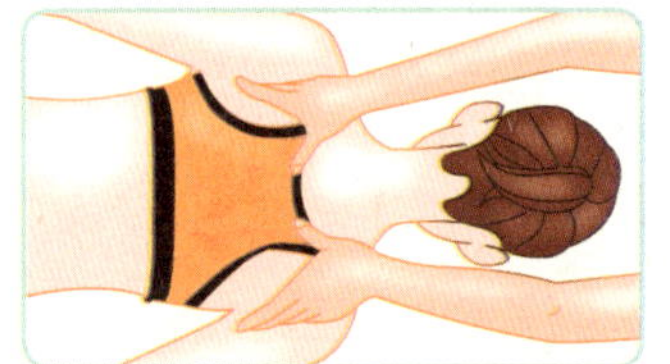

3-1 肺俞

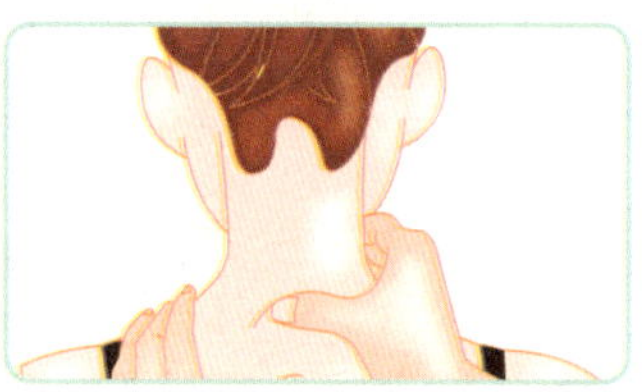

3-2 大椎

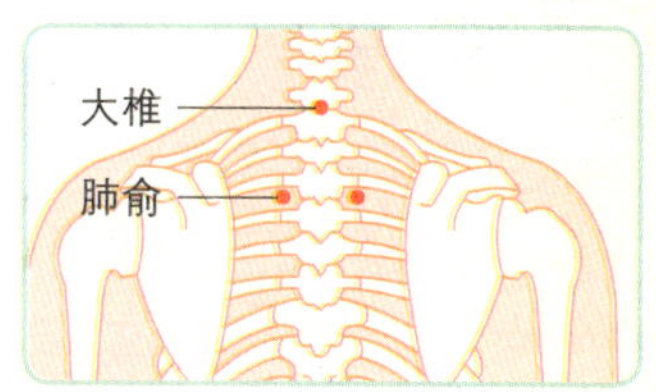

3-3 肺俞、大椎定位

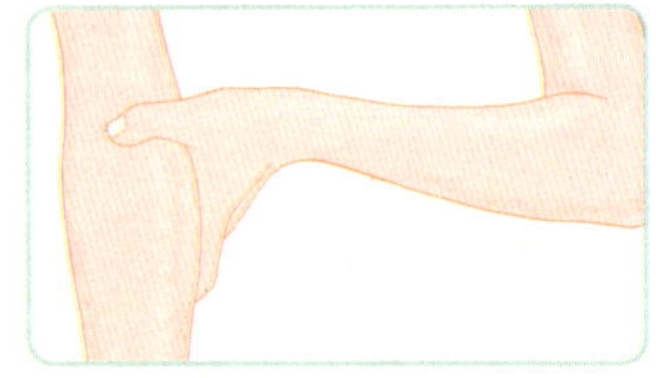

3-4 尺泽

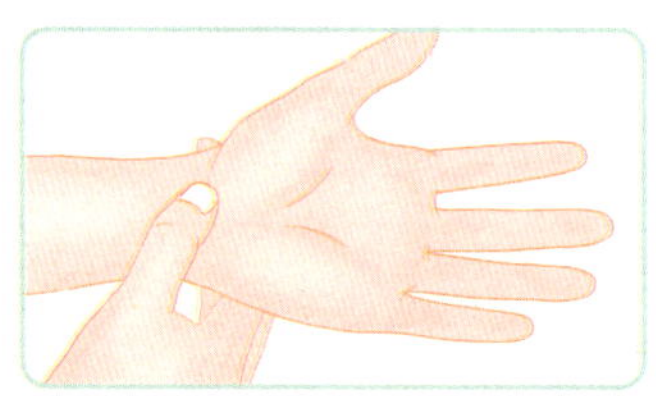

3-5 太渊

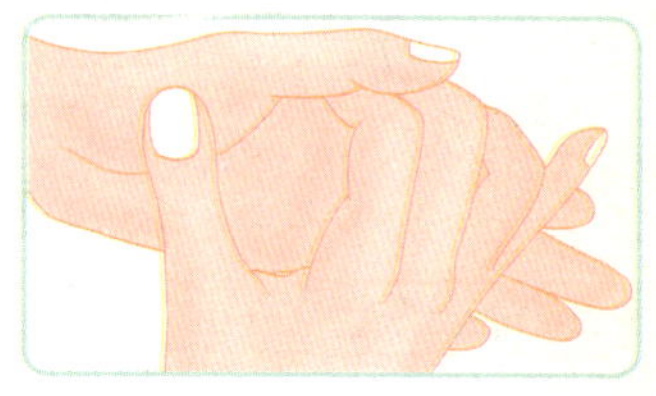

3-6 鱼际

4 肾虚喘促型

宜选用背俞、督脉穴进行治疗。指压以下穴位：

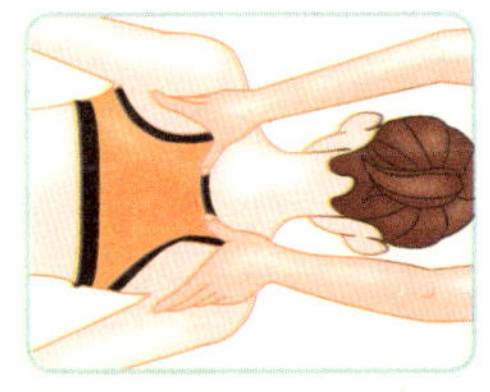

4-1 肺俞

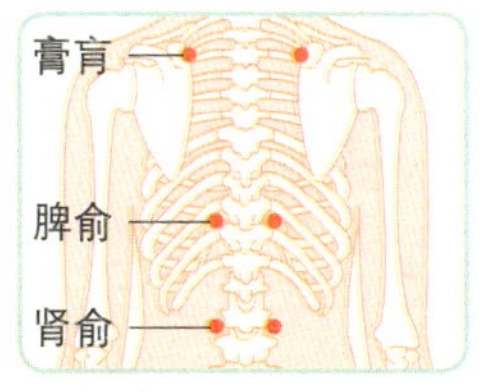

4-2 膏肓俞、肾俞、脾俞

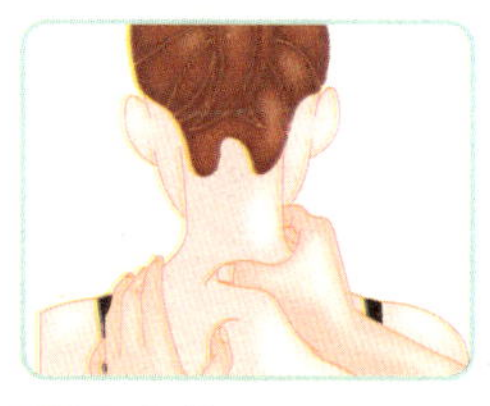

4-3 大椎

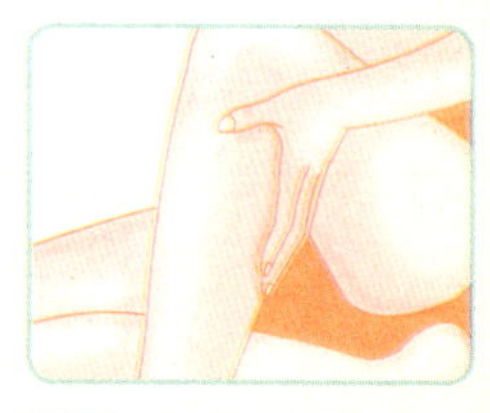

4-4 足三里

chapter

宣肺平喘，宽胸理气

支气管哮喘

支气管哮喘是一种发作性肺部过敏疾病，其特征为阵发性伴有哮鸣音的呼吸困难，持续数分钟或数小时，长期反复发作。其主要病因是患者对吸入的花粉、尘埃或海鱼、虾、蟹，油漆、染料等过敏源过敏，以及精神因素等引起的支气管平滑肌痉挛，黏液分泌增加，细支气管狭窄，黏膜充血水肿，从而出现哮喘症状。

中医辨证分型

中医治疗分发作期和缓解期。发作期分寒哮与热哮。缓解期根据正气亏虚的不同分肺气亏虚、脾气亏虚。

寒哮型 症状为突然发作，呼吸急促，胸闷气喘如塞，张口抬肩，喉中哮鸣有声，若咳痰则清稀或成泡沫状，色白，形寒无汗，苔白滑或腻，脉浮紧。

热哮型 症状为喘逆息粗，痰黄质稠，咳吐不爽，喉中痰鸣如吼，发热有汗，口渴，喜冷饮，胸闷气粗，苔黄腻，脉浮数。

肺气亏虚型 症状为哮喘反复发作，正气虚弱，可见面色苍白无华，自汗怕风，食少脘痞，疲乏无力，易于感冒，大便溏薄，舌淡苔腻，脉细弱无力。

脾气亏虚型 症状为动则息促，耳鸣腰酸，畏寒肢冷，自汗，食少腹胀便溏，舌淡体胖，脉沉细无力。

按摩方法

1 发作期

按摩宜选用手太阴肺经穴、背俞穴进行按压治疗。

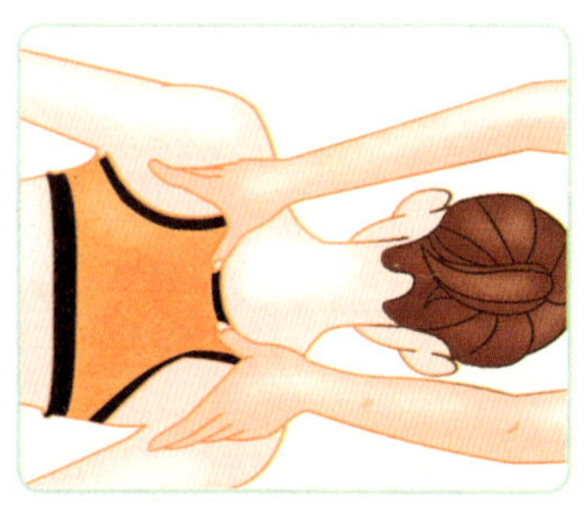

1-1 按压肺俞。

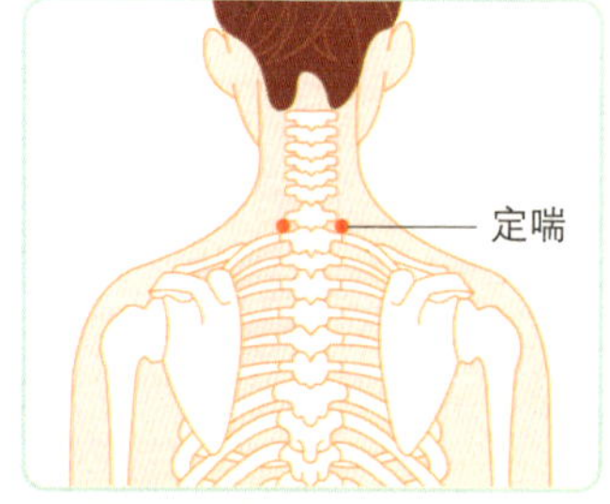

1-2 按压定喘。

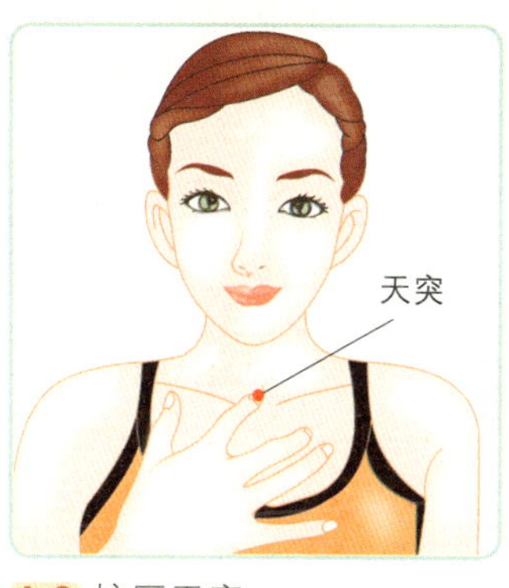

1-3 按压天突。

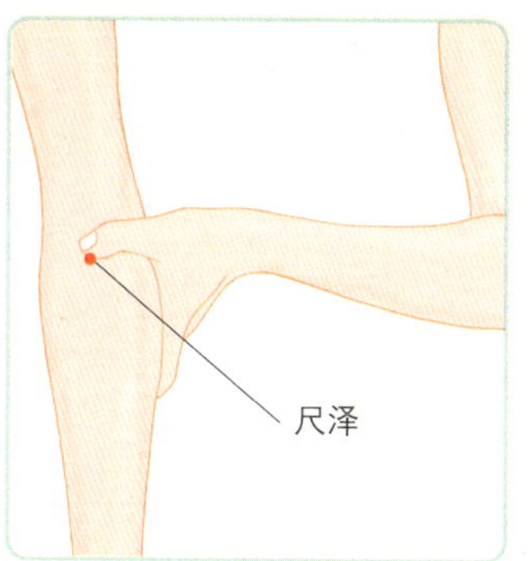

1-4 按压尺泽。

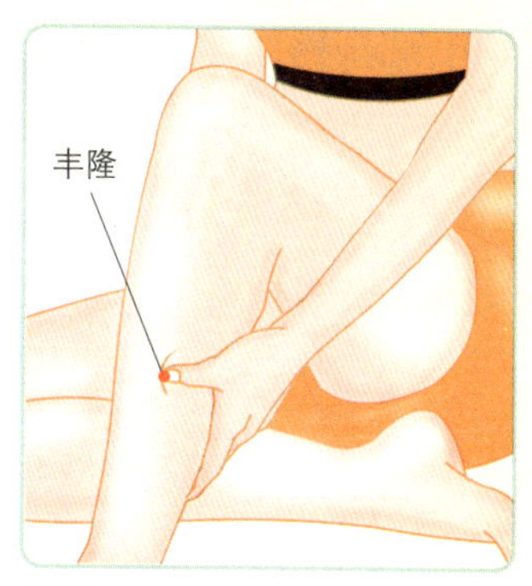

1-5 按压丰隆。

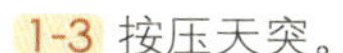

辨/证/加/减

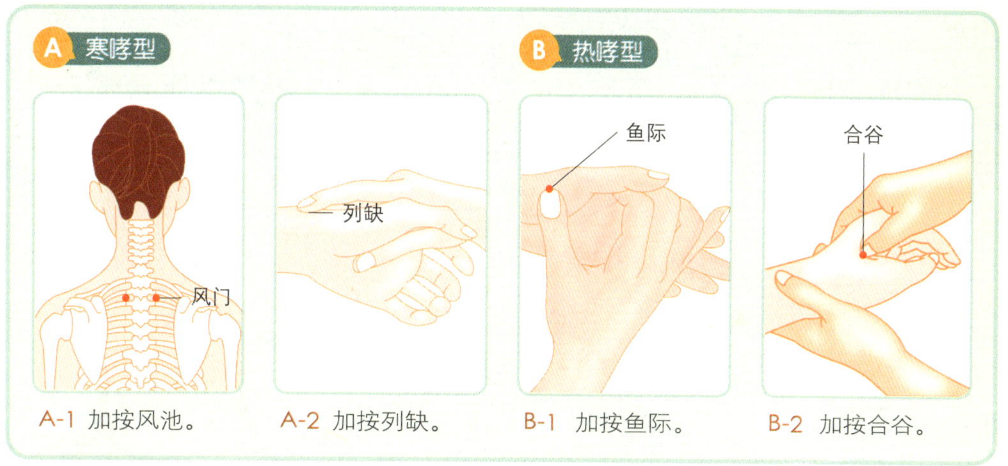

A-1 加按风池。 A-2 加按列缺。 B-1 加按鱼际。 B-2 加按合谷。

2 缓解期

按摩宜选用任脉、背俞和手太阴肺经、足太阴脾经、足少阴肾经穴进行按压治疗。

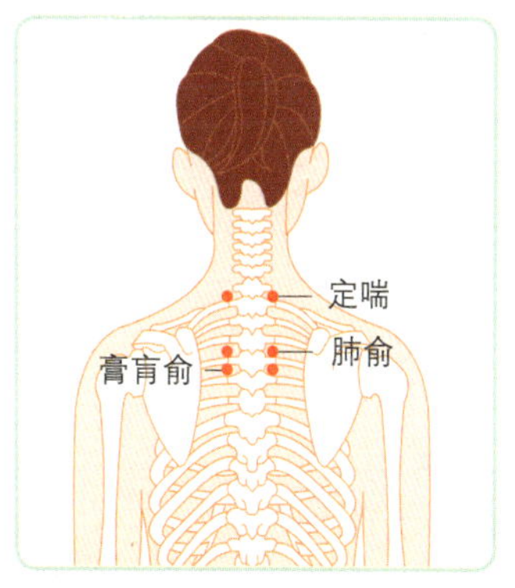

2-1 按压定喘、膏肓俞、肺俞。

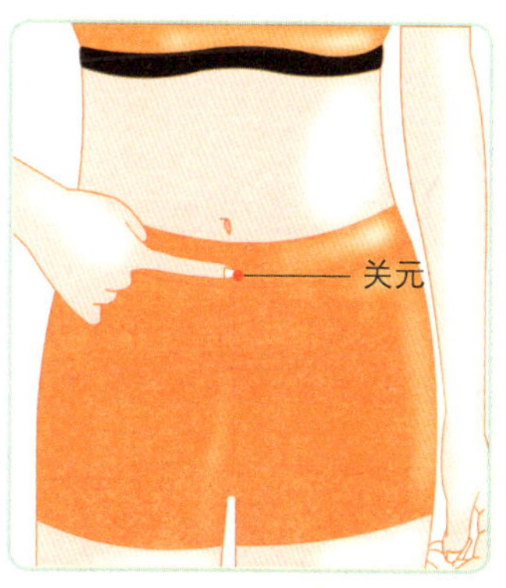

2-2 按压关元。

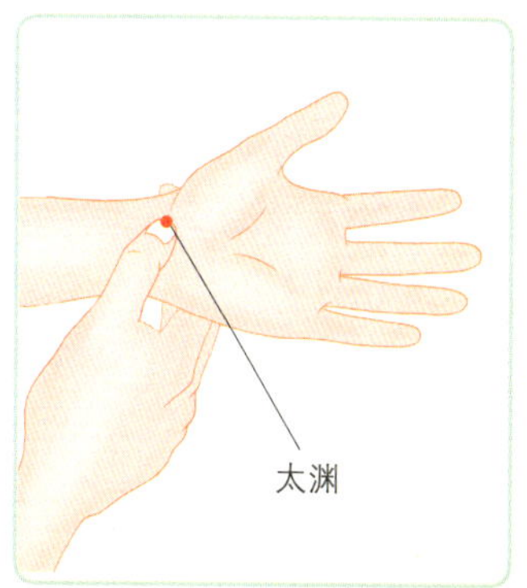

2-3 按压太渊。

辨/证/加/减

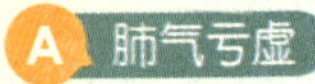

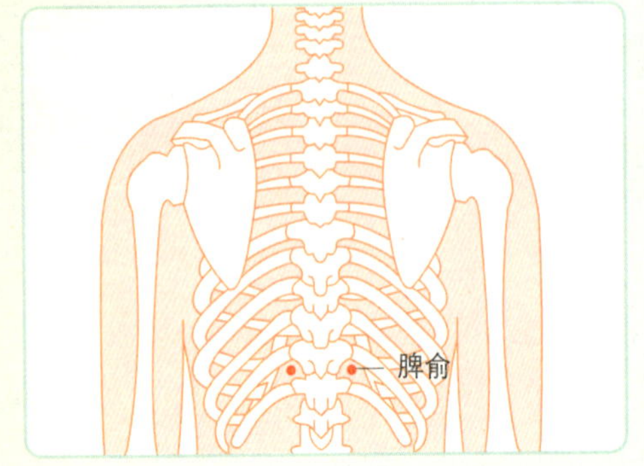

A-1 加按脾俞。

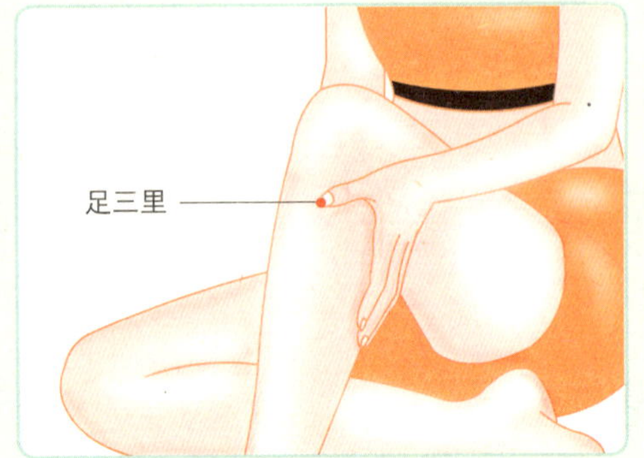

A-2 加按足三里。

B 脾气亏虚

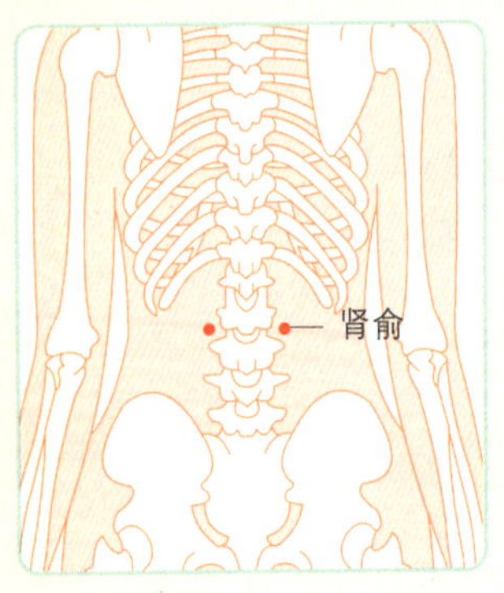

B-1 加按肾俞。

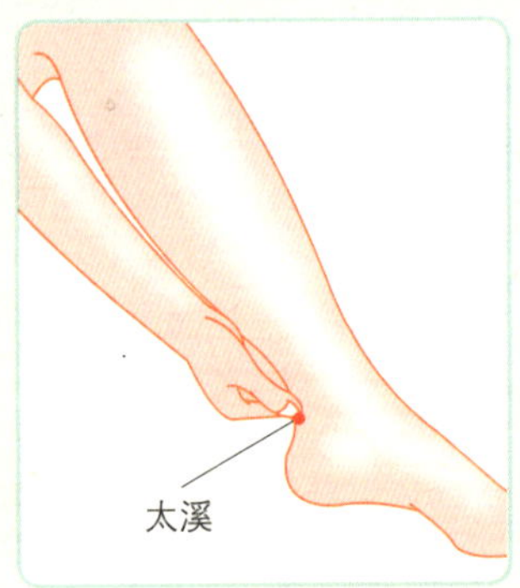

B-2 加按太溪。

C 咳嗽频繁

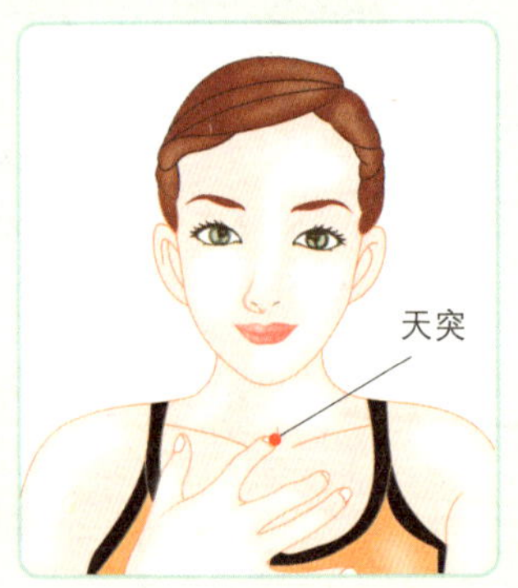

加按天突。

生活小贴士

1 去除病因，远离过敏源。

2 注意保暖，预防感冒。

3 饮食要清淡，少吃辛辣、油炸、过咸及过甜食物，忌食虾蟹鱼腥之品，戒烟酒。

4 发作严重或哮喘持续时，应配合药物治疗。

5 改善居室的环境卫生，内衣及被褥要经常晒洗，室内空气要流通。

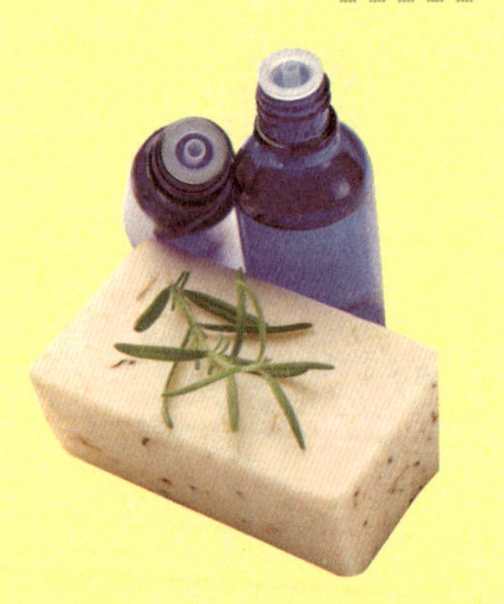

分清病因，对证按摩

头痛

头痛是临床上常见的病症之一，除紧张性头痛、血管神经性头痛外，患有感冒、发热、高血压、脑动脉硬化、头部外伤、癔病等疾病时，也会产生头痛。头痛部位多在一侧额颞、前额、巅顶，或左或右或呈全头痛而辗转发作。头痛的性质多为跳痛、刺痛、胀痛、昏痛、隐痛或头痛如裂等。

中医辨证分型

按经络分型

按疼痛部位与经络循行部位的关系，分别将前头痛、偏头痛、后头痛、头顶痛归类为阳明头痛、少阳头痛、太阳头痛和厥阴头痛。

按病因分型

外感风寒头痛伴有全身肌肉、关节痛；外感风热头痛可有咽痛；暑湿头痛多发生于暑湿天；肝阳头痛可有眩晕耳鸣、面红目赤；痰浊头痛多为头痛如裹、视物旋转，伴有恶心呕吐；瘀血头痛多痛如针刺；血虚头痛多为隐痛，伴有失眠、心悸；肾亏头痛多为空痛，伴腰膝酸软。

按摩要点

头痛的按摩先依头部按摩基本程序进行操作，以头痛的部位为重点，力量应稍大，使患者局部有酸胀的感觉；并可根据中医辨证分型加用其他手法。

头部操作程序 直推前额（开天门）→分推前额（推坎宫）→点揉太阳及颅侧骨缝→点按头顶（拿五经）→点揉风池等枕后穴

颈项部操作 揉拿颈部→颈椎上段脊柱整复

远端取穴 •阳明头痛（前头痛）取合谷 •少阳头痛（偏头痛）取外关 •太阳头痛（后头痛）取后溪 •厥阴头痛（头顶痛）取太冲

按摩方法

1 直推前额

适用于各种头痛，特别是前额头痛。

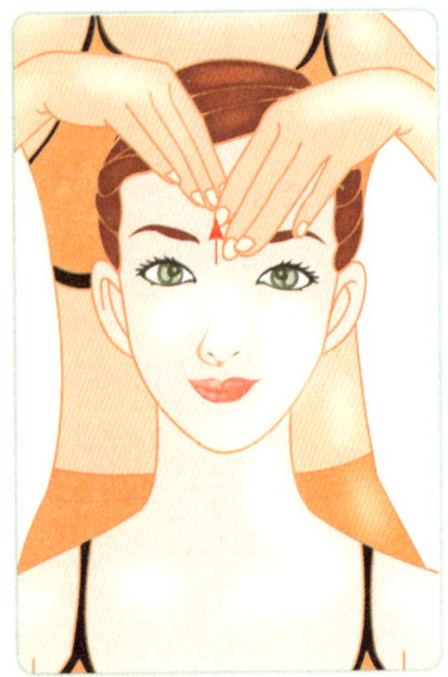

自两眉之间的印堂至发际的神庭做直推法，力量可稍大，可先点按印堂穴。

2 分推前额

适用于前额头痛。

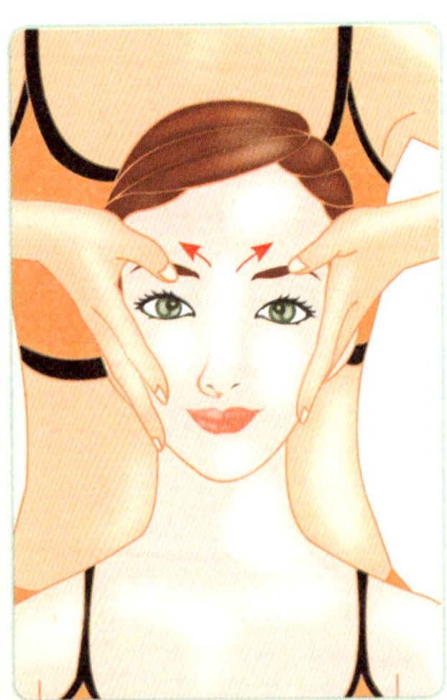

从两眉弓开始，自前额中线向两侧分推至太阳穴。

3 点揉太阳及颅侧骨缝

适用于各种头痛，尤其是治疗偏头痛。

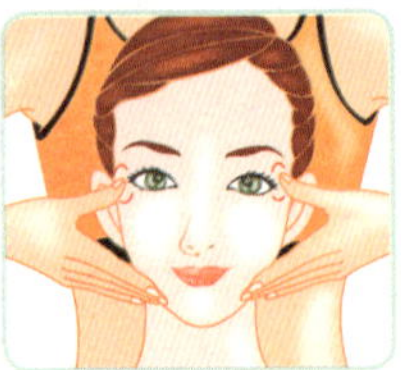

3-1 在每次分推前额结束时用拇指点揉太阳穴。

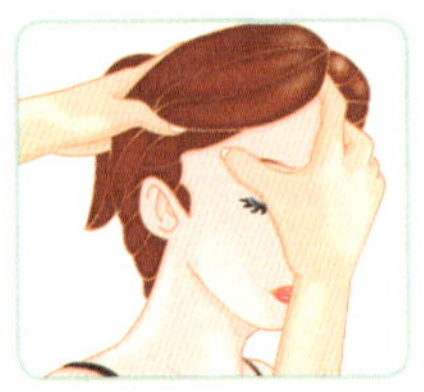

3-2 可再用拇指向后及后上方向沿骨缝进行点揉。

4 点按头顶

尤其适于前额痛。

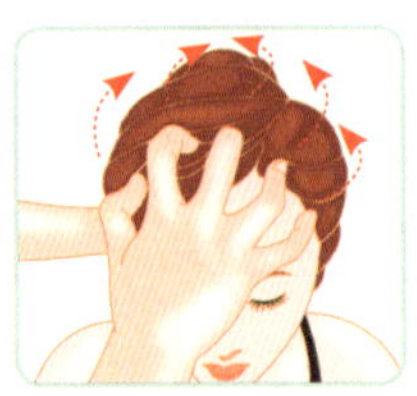

点按3～5遍。巅顶痛着力点揉百会，偏头痛重点点按头顶外侧区域。

5 点揉枕后风池及周围

适用于各类型头痛，对后枕部疼痛、偏头痛效果尤佳。

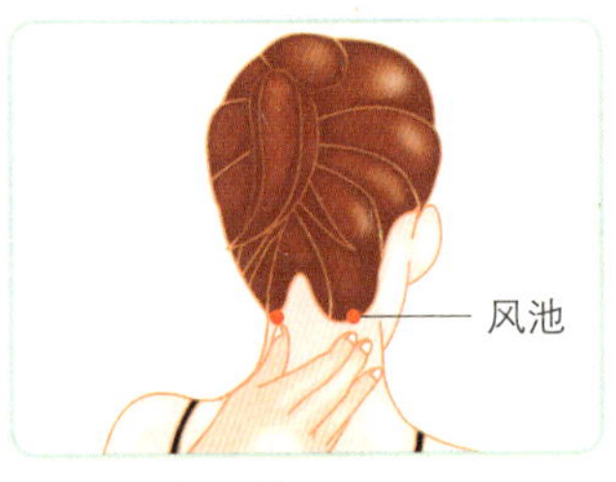

点揉风池及其周围。

6 揉拿颈部

适用于各种头痛，对颈枕部肌紧张性头痛效果较佳。

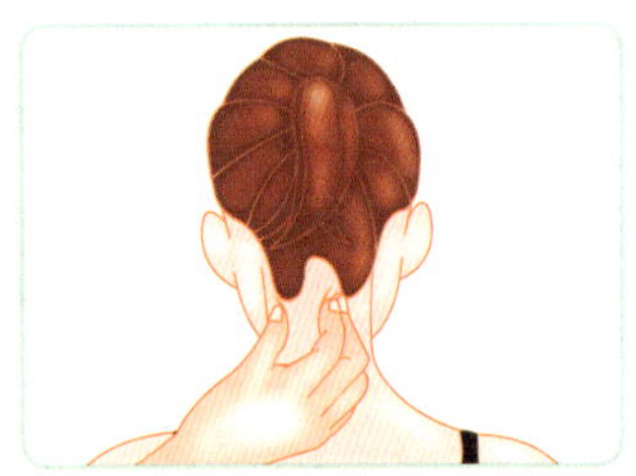

在颈部做自上而下的拿法。

辨/证/加/减

A 风寒头痛型

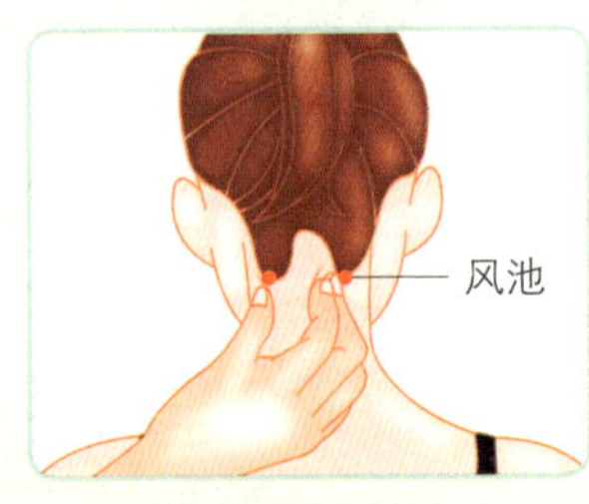

A-1 拿风池，患者微有汗出。

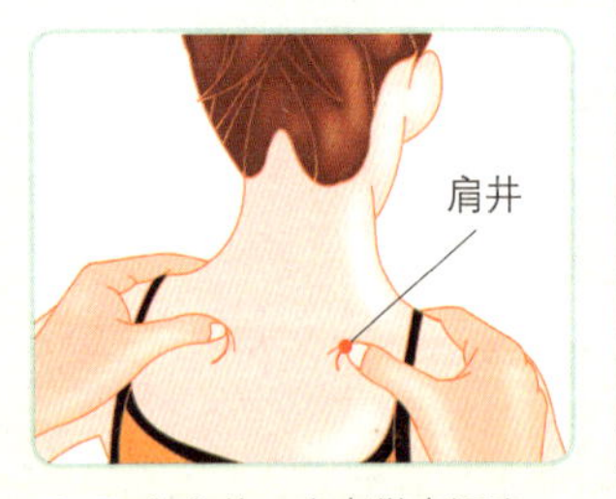

A-2 拿肩井，患者微有汗出。

B 风热头痛型

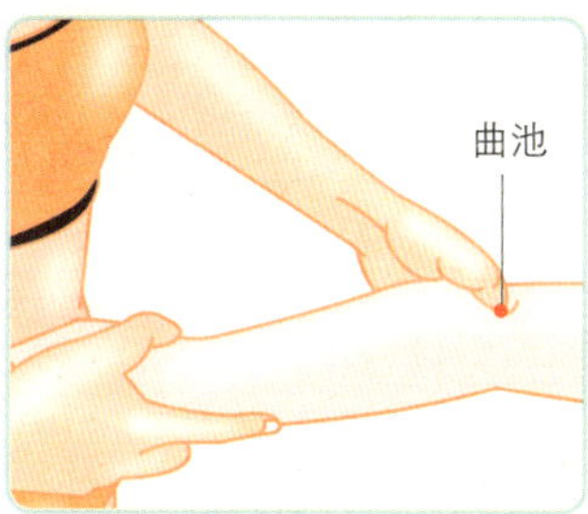

B-1 点按曲池，以局部酸胀为度，疼痛可立即减轻。

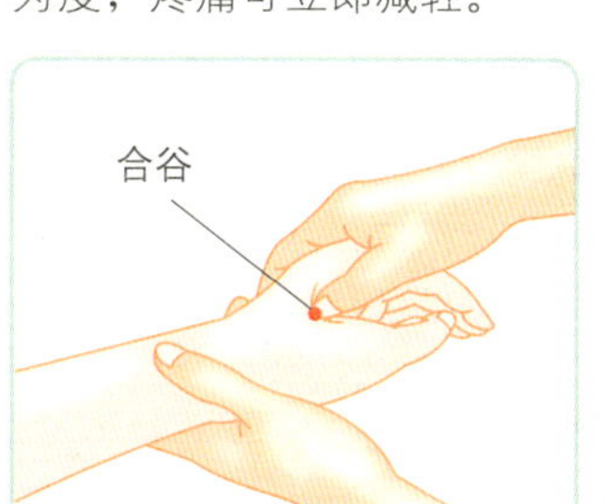

B-2 点按合谷，以局部酸胀为度，疼痛可立即减轻。

C 暑湿头痛型

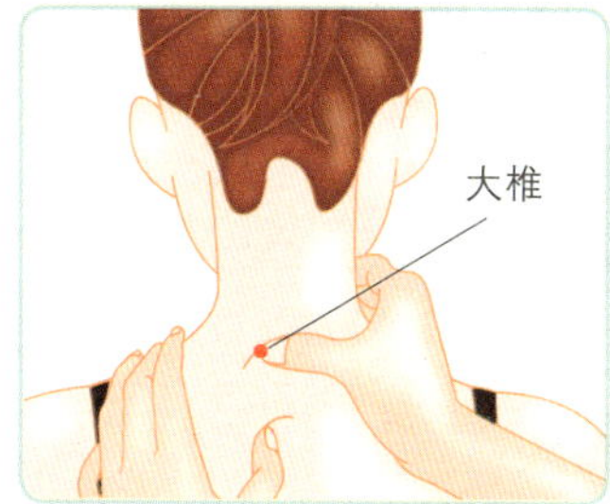

C-1 按揉大椎以局部充血出痧为度。

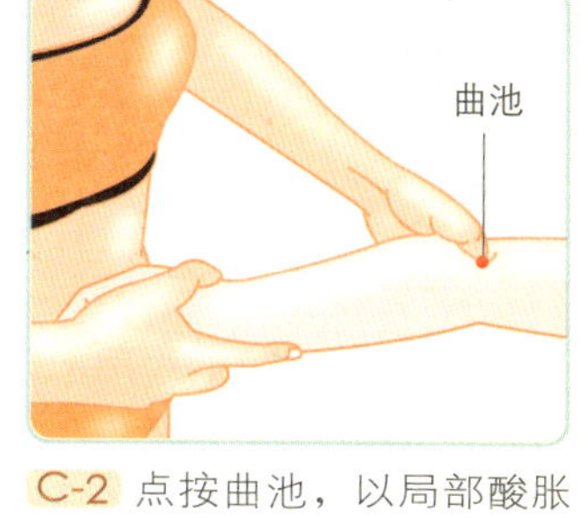

C-2 点按曲池，以局部酸胀为度。

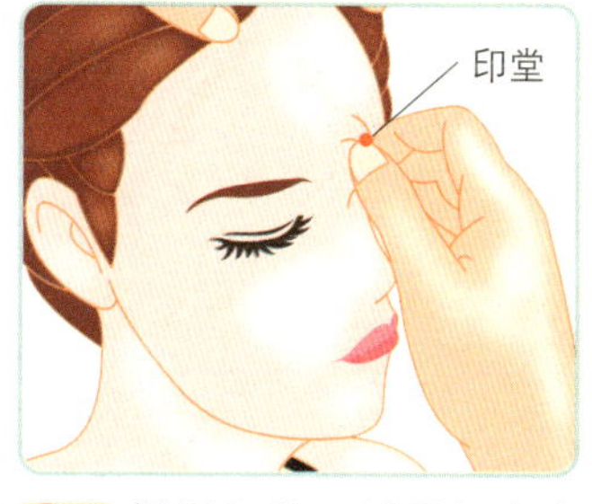

C-3 提捏印堂，以局部充血出痧为度。

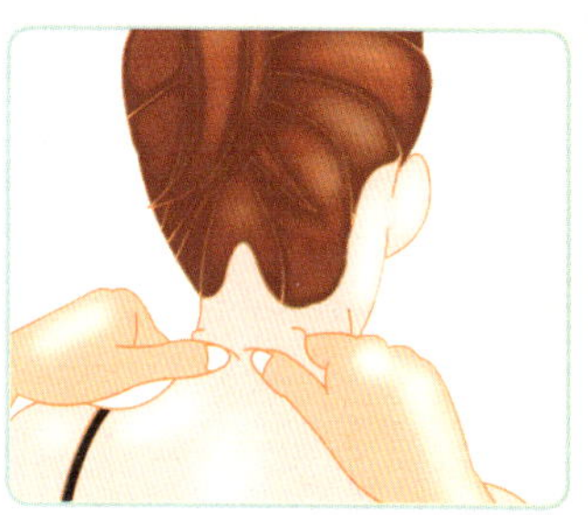

C-4 提捏项部皮肤，以局部充血出痧为度。

D 肝阳头痛型

按摩以下经络、穴位，引阳气下行。

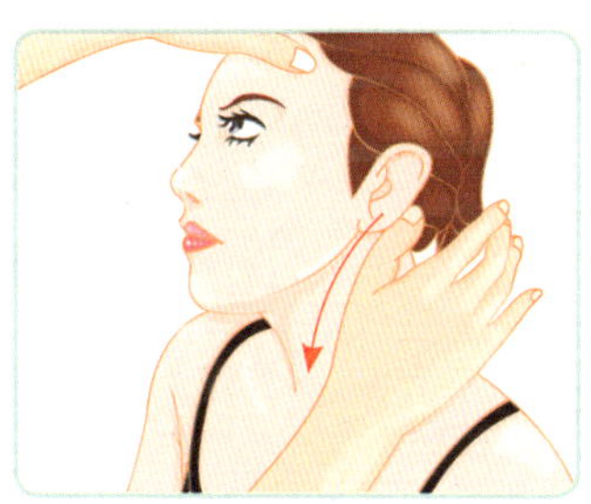

D-1 推桥弓。

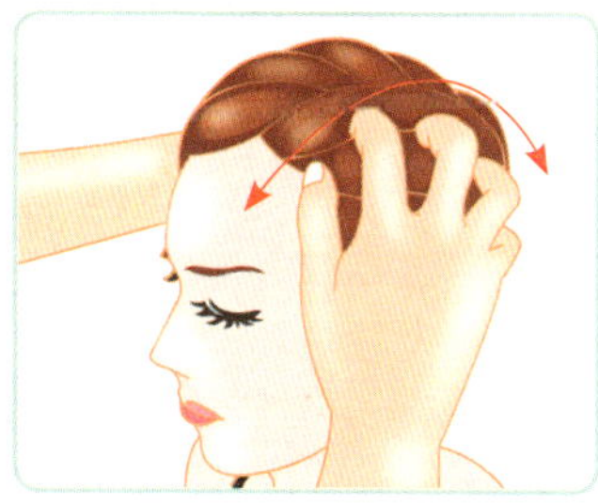

D-2 扫散头侧胆经。

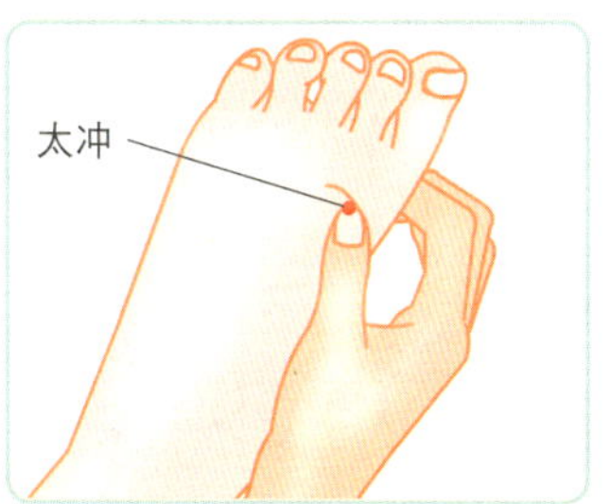

D-3 按揉太冲。

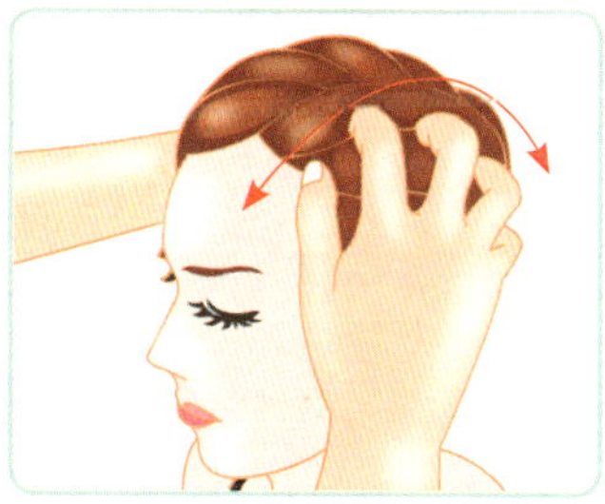

D-4 擦涌泉。

E 瘀血头痛型

按摩以下经络、穴位，健脾生血、充养髓海而止痛。

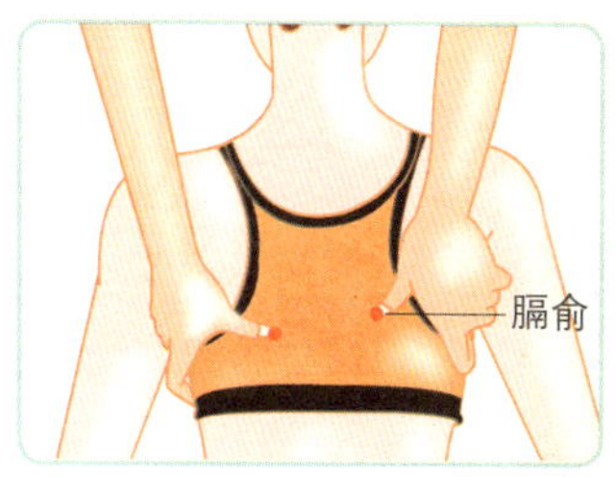

E-1 点按膈俞。

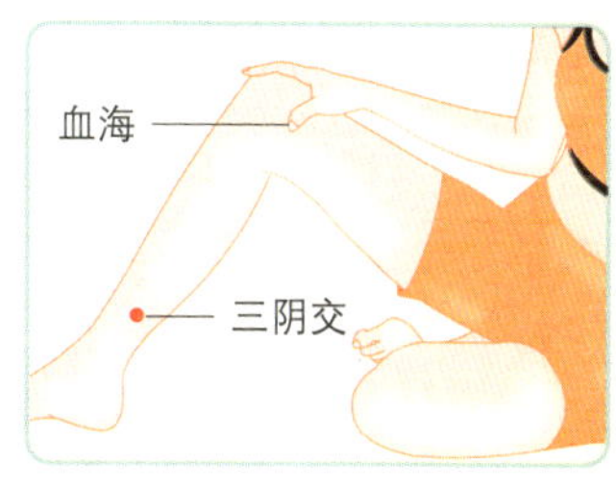

E-2 点按血海、三阴交。

F 痰浊头痛型

按揉以下穴位，提高脾胃功能以化痰浊。

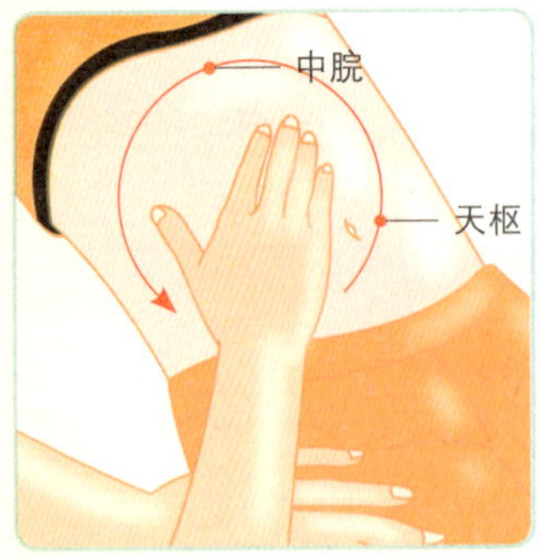

F-1 以中脘、天枢为重点揉腹、摩腹。

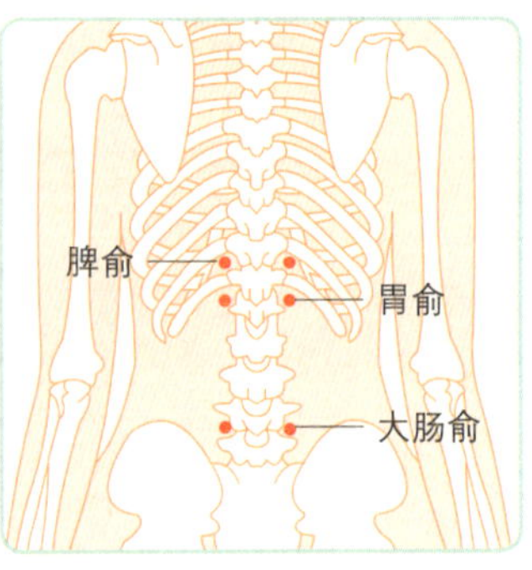

F-2 分别按揉脾俞、胃俞、大肠俞。

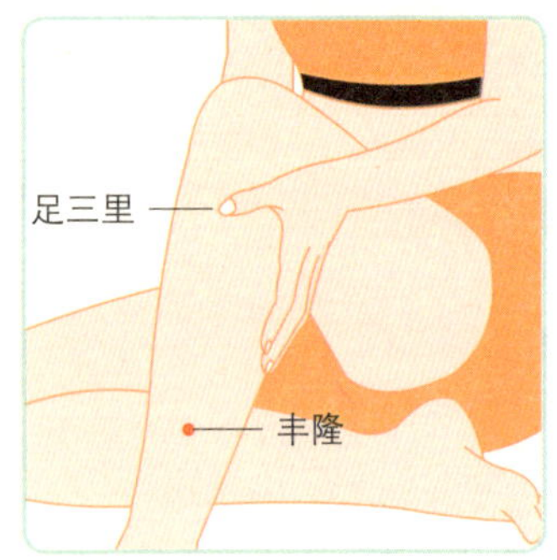

F-3 按揉足三里、丰隆。

G 血虚头痛型

按揉以下穴位，以健脾生血、充养髓海而止痛。

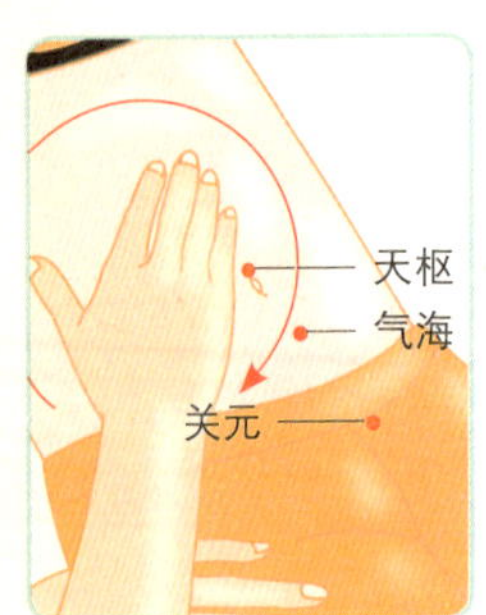

G-1 以天枢、气海、关元为重点揉腹、摩腹。

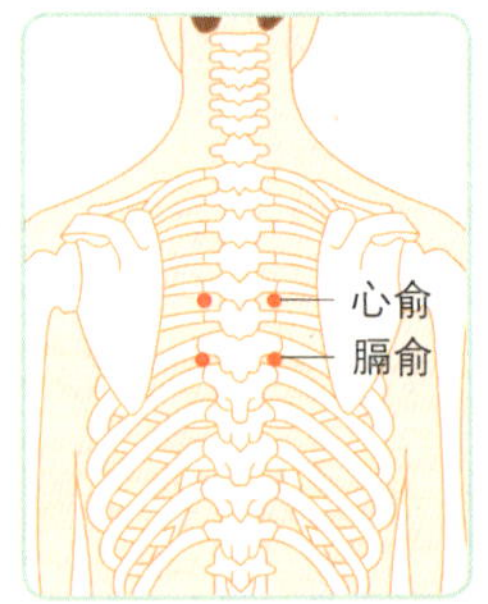

G-2 分别按揉心俞、膈俞。

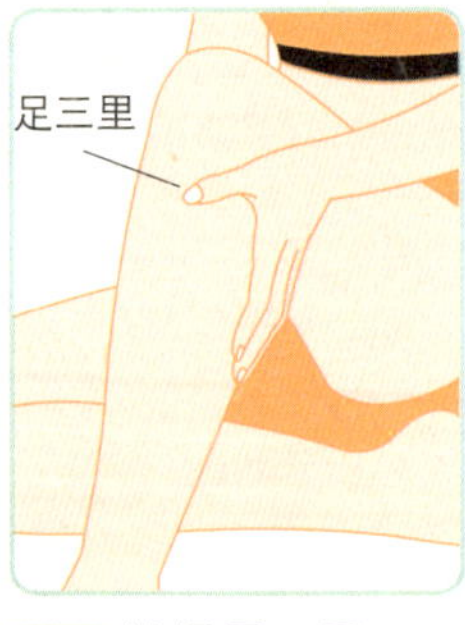

G-3 按揉足三里。

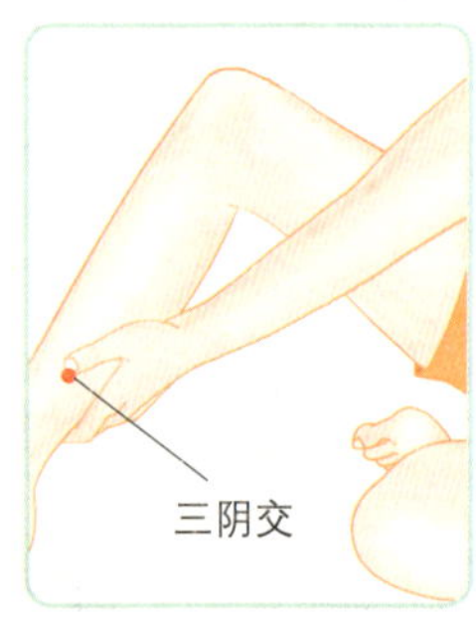

G-4 按揉三阴交。

H 肾亏头痛型

按摩、横擦以下穴位，使温热感渗透至深层。

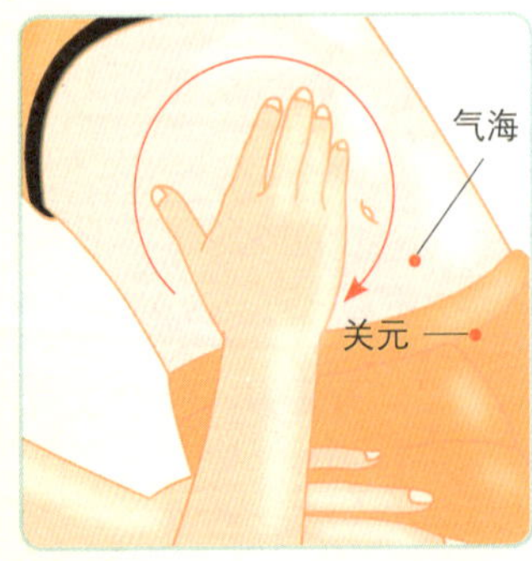

H-1 以气海、关元为重点摩腹。

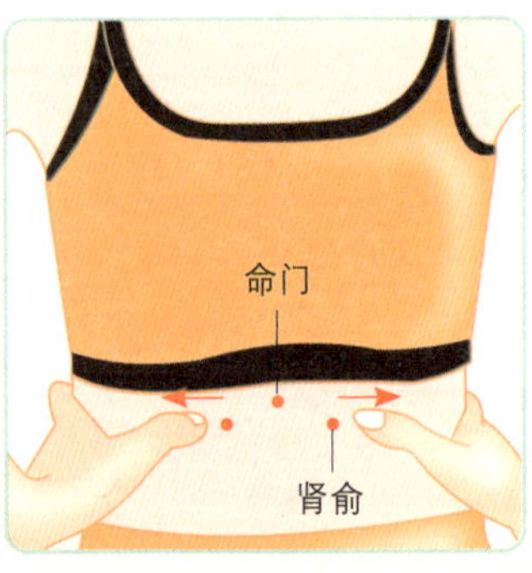

H-2 横擦肾俞、命门。

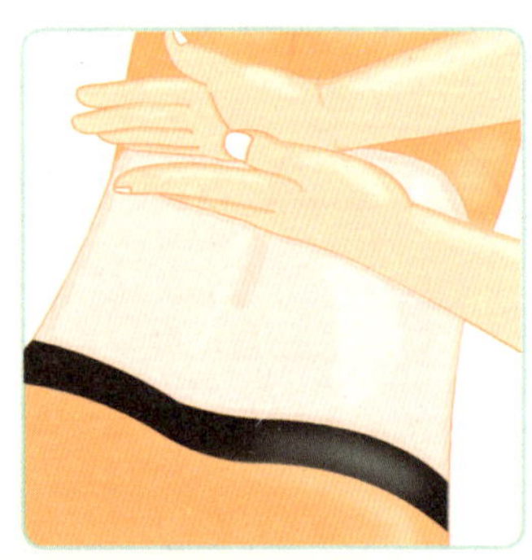
H-3 横擦腰骶部。

缓慢轻柔按出好睡眠

失眠

失眠作为病症，是指持续相当长时间睡眠的质或量令人不满意的状况。常表现为难以入睡、维持睡眠困难或早醒。一般人群患病率为10%～20%。失眠可由多种原因引起，常见的有，心理因素：不愉快事件造成焦虑、抑郁、紧张；环境因素：周围嘈杂、空气污浊、居住拥挤或突然改变睡眠环境；睡眠节律改变：夜班和白班频繁变动等引起生物钟节奏变化；生理因素：饥饿、疲劳、性兴奋等；药物与食物因素：酒精、咖啡、茶叶、药物依赖或戒断症状；精神障碍因素：各类精神疾病大多伴有睡眠障碍。

中医辨证分型

中医常见的证型有肝郁化火、心脾两虚、阴虚火旺、痰热内扰。

肝郁化火 多与情绪有关，或由于一时情绪波动，过后不能完全恢复，或由于长期情绪压抑、紧张，可有胸胁满闷、心烦、容易发脾气、叹息。

心脾两虚 多与用脑过度、饮食不佳有关。在某些减肥不当、过分限制饮食、追求苗条的人当中发病增多。一般有多梦易醒、健忘、心慌等症状。

阴虚火旺 可有腰膝酸软、口干咽燥、梦中遗精或性交等。

痰热内扰 多因过食油腻，可有痰多、恶心等症。

按摩要点

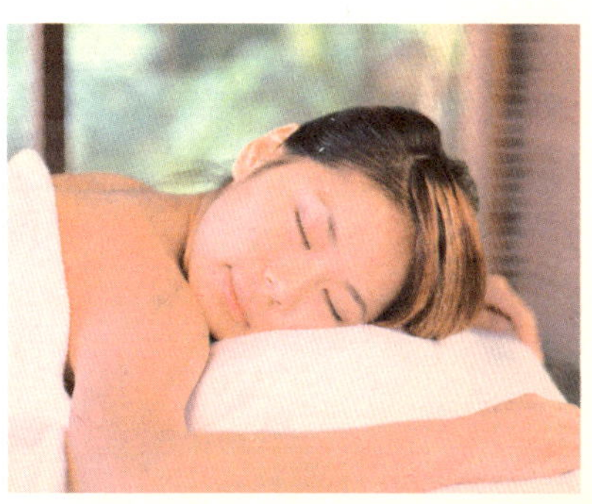

现代医学认为失眠属于大脑皮质功能紊乱，中医也认为脑为髓海。按摩手法治疗失眠以头项部手法操作程序为基础，与头痛的治疗手法相仿，但治疗头痛手法较重，而治疗失眠时手法较轻。同时要结合中医辨证添加相应部位的手法。

按摩方法

1 直推前额

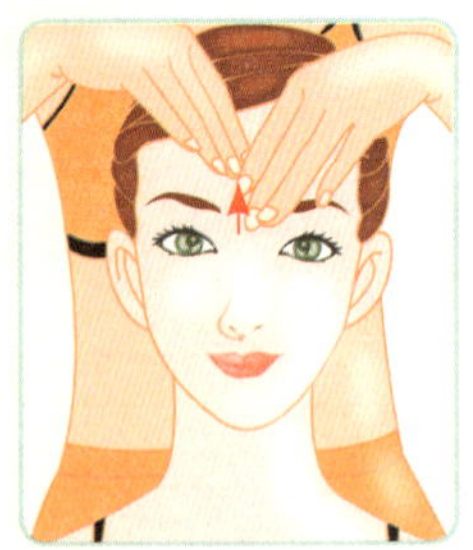

自两眉之间的印堂至发际的神庭做直推法，力量可稍大，并可先点按印堂穴。

2 分推前额

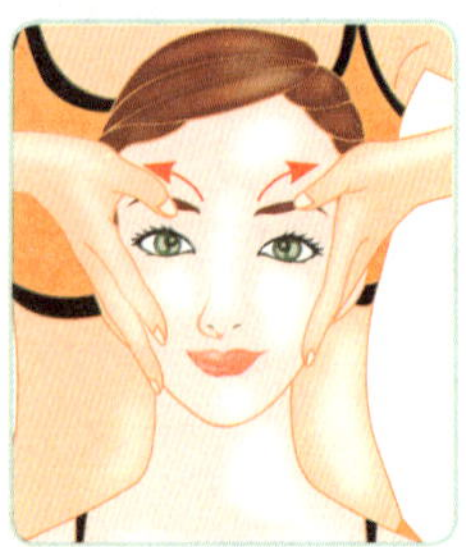

2-1 从两眉弓开始自前额中线向两侧推至太阳穴，逐渐移至前发际。

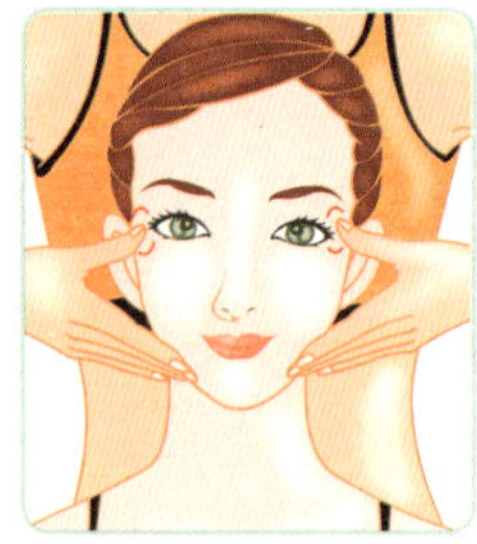

2-2 每次分推前额，结束时用拇指点揉太阳穴。

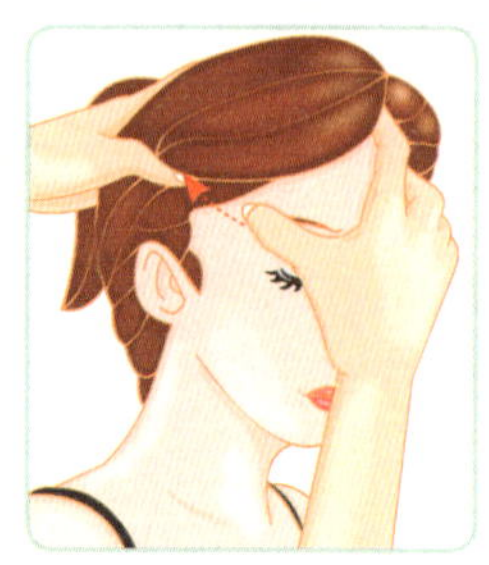

2-3 再用拇指向后及后上方，沿骨缝进行点揉。

3 点按头顶

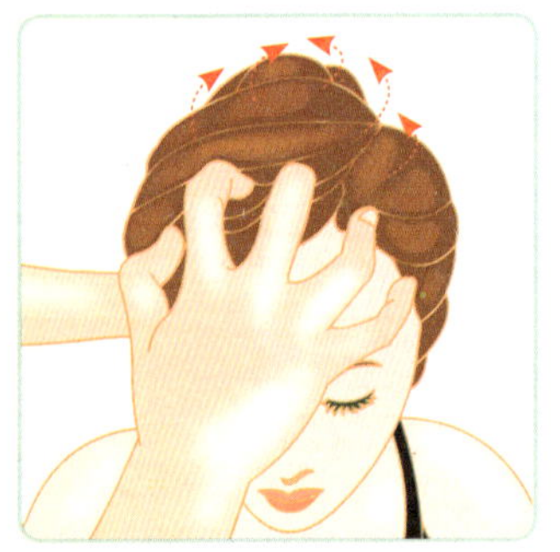

五指分开，从前发际开始向头顶点按3～5遍。

4 点揉风池及周围

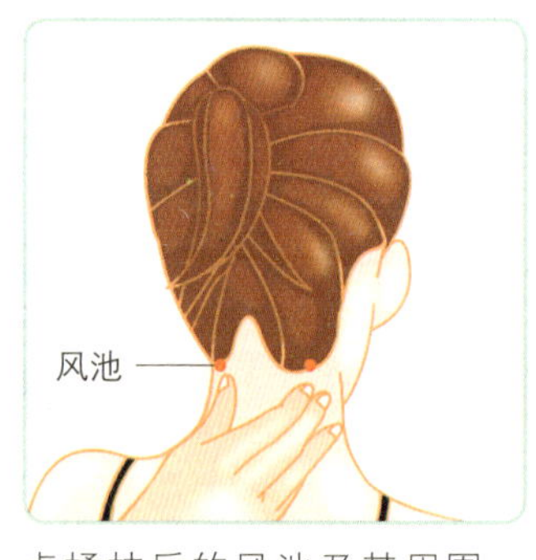

点揉枕后的风池及其周围，以出现酸胀感为宜。

5 扫散少阳

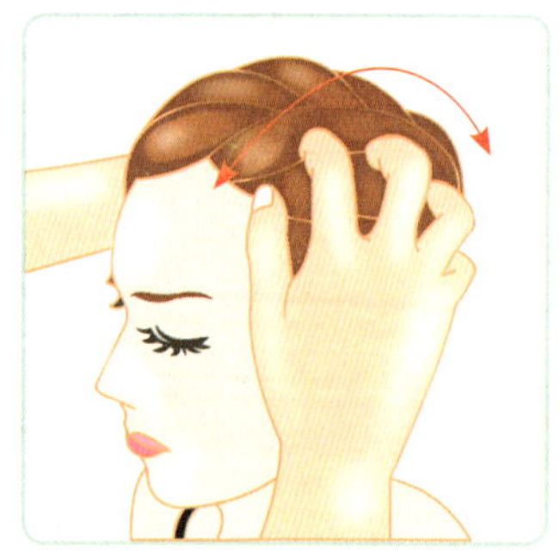

五指在头侧的少阳胆经部位滑动，即扫散头侧及颞部。

6 摩掌熨目

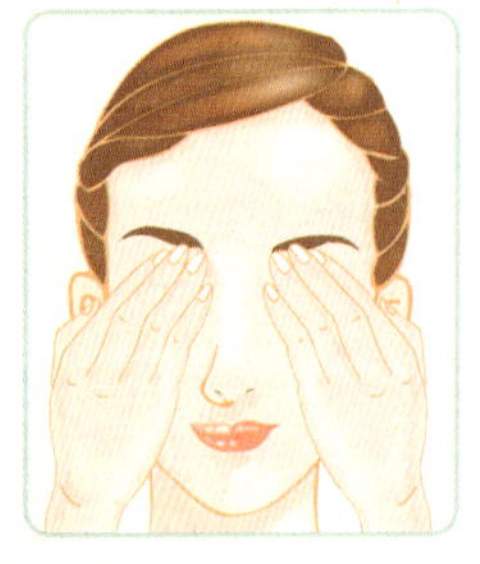

双掌贴于双眼，摩擦至发热。

7 远端取穴

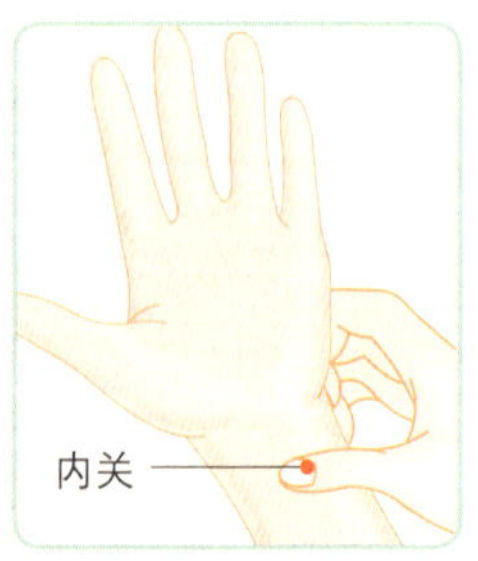

7-1 点揉内关穴1～2分钟。

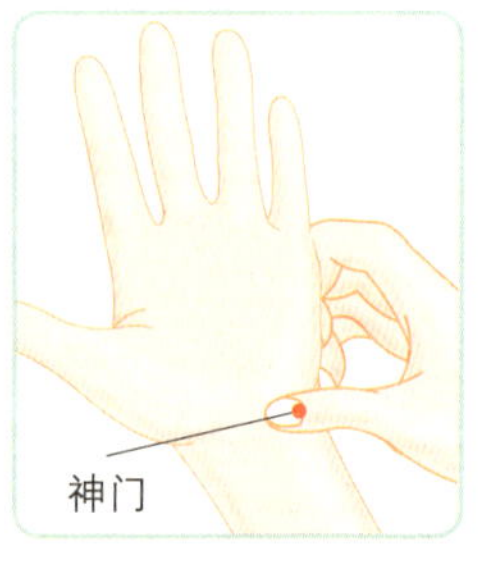

7-2 点揉神门穴1～2分钟。

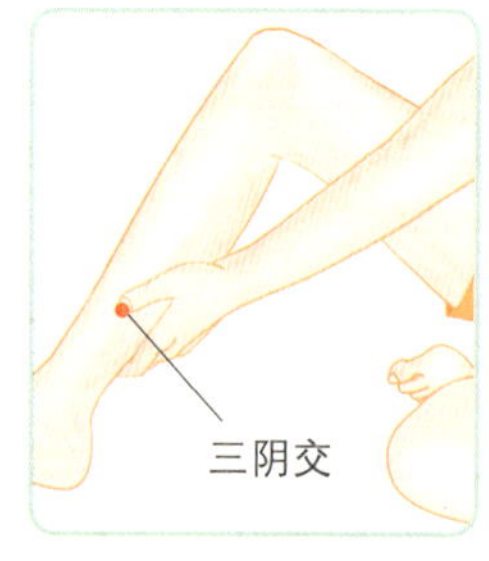

7-3 点揉三阴交1～2分钟。

辨/证/加/减

A 肝郁化火型

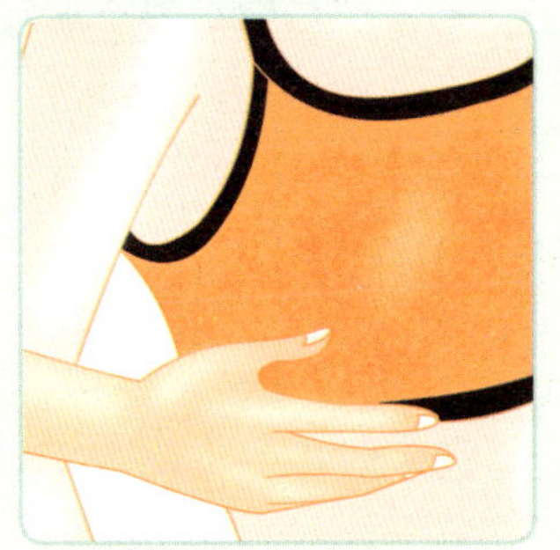
A-1 手掌摩肋部100次。

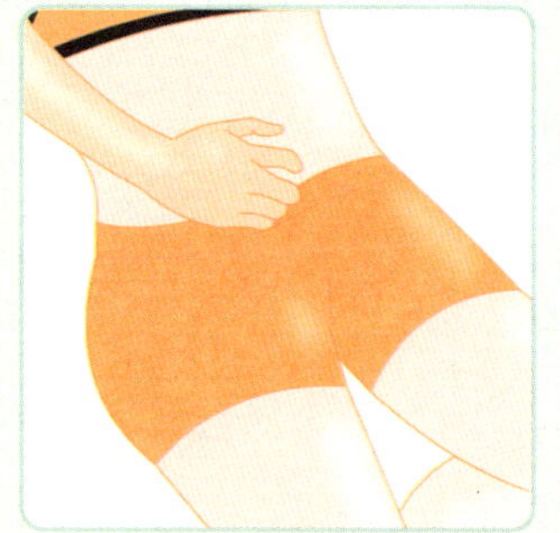
A-2 手掌从肋部推至耻骨20次。

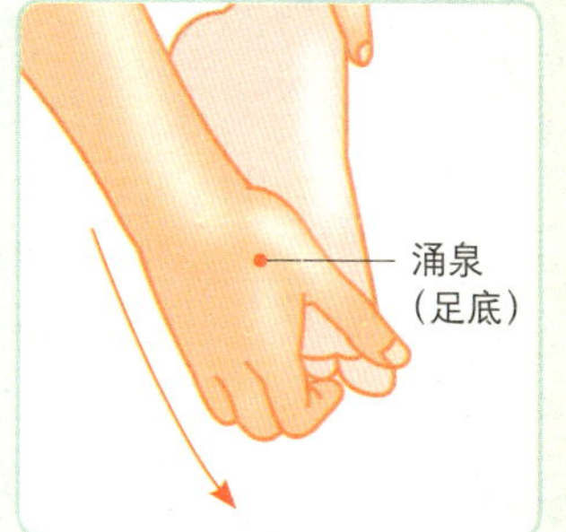

A-3 掌擦足底涌泉穴至有温热感。

B 阴虚火旺型

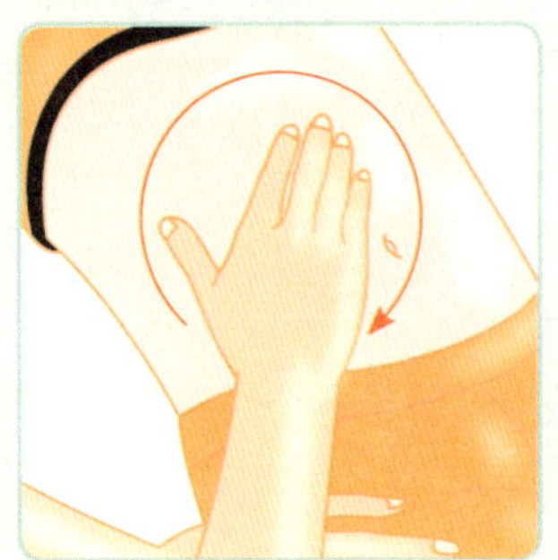
B-1 掌揉小腹100次。

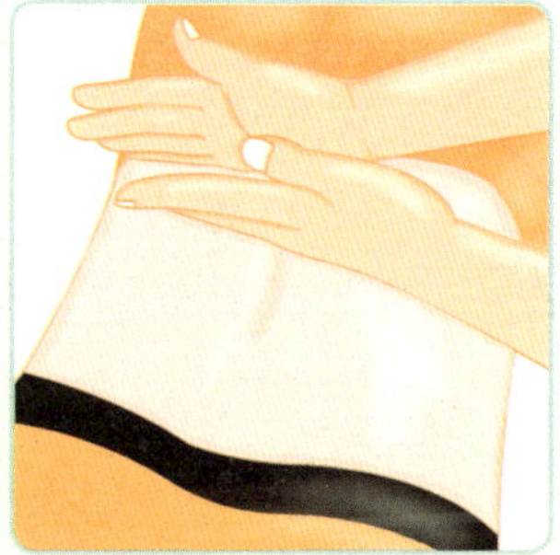
B-2 掌侧擦腰骶部至有温热感。

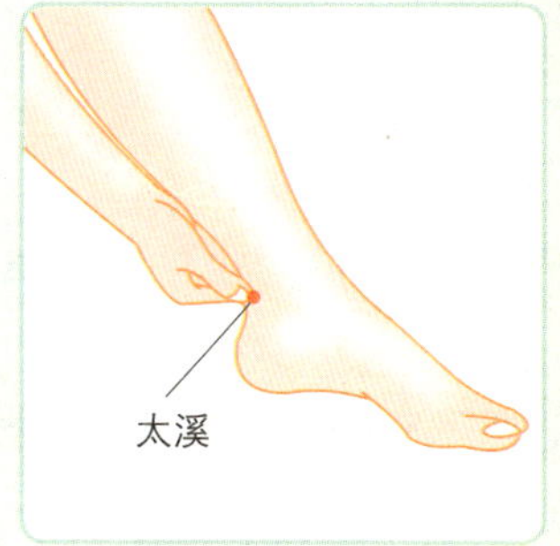

B-3 揉太溪穴1分钟。

C 心脾两虚型

在腹部、背部操作。

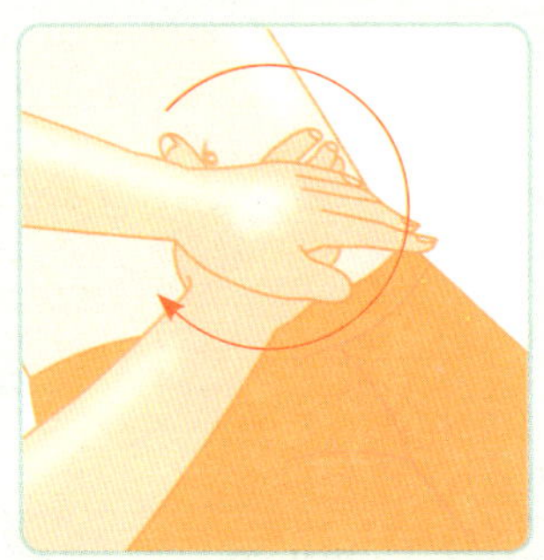
C-1 摩腹5分钟，揉腹200次，力量可稍轻。

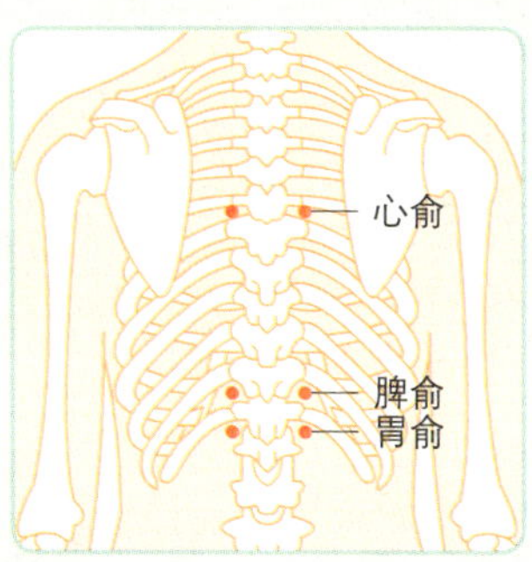

C-2 依次揉心俞、脾俞、胃俞，力量可稍重。

D 痰热内扰型

疏通脾胃经脉。

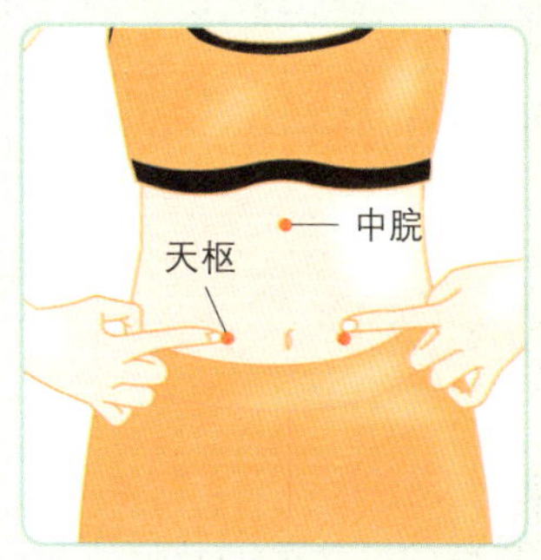

在中焦腹部操作，重点是中脘、天枢，力重时久。

chapter

按摩调理，放宽心态

神经衰弱

神经衰弱是一类精神容易兴奋和脑力容易疲劳，常有情绪烦恼和心理、生理症状的神经症性障碍。它是一种常见病，常因精神过度紧张引起，以乏力、易疲劳、易激惹、头痛、失眠、注意力不集中等为主要症状。

中医辨证分型

中医认为本病和心、肝、脾、肾有关，剧烈的情感变化会引起脏腑功能失调。

类型	症状
心脾两虚型	心悸气短、心神不宁、心烦口干、手足心热症状。
肝气郁结型	精神抑郁、大便失常、月经不调症状。
心阴两虚型	心悸健忘、面色萎黄、腹胀便溏症状。
心肾不交型	心烦多梦、腰膝酸软、盗汗耳鸣症状。

按摩要点

神经衰弱的按摩以头部为重点，力量适中，使患者局部有酸胀的感觉；并可根据中医辨证分型加用其他手法。

部位	手法
头部操作程序	拿风池→点按头顶→抹前额→点头面穴位
颈项部操作	拿项后大筋→推桥弓
背部操作	直推膀胱经
远端取穴	抖拿手臂

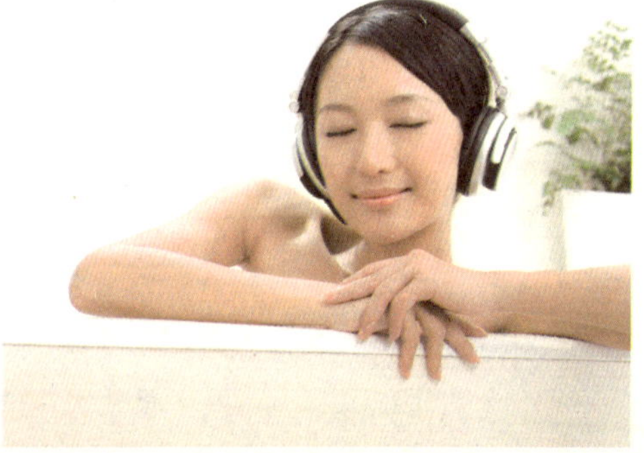

按摩方法

1 拿风池和项后大筋

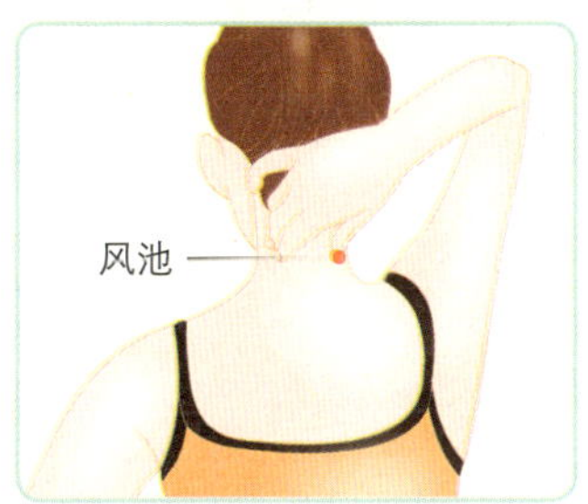

自上而下拿捏风池和项后大筋，重复十余次。

2 点按头顶

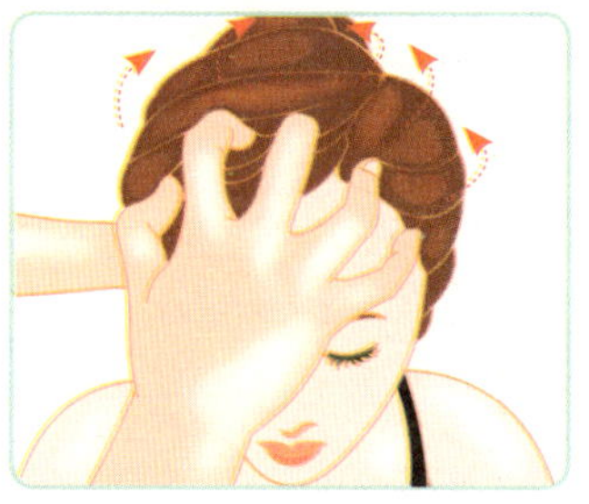

五指分开，自前发际逐点按头顶3～5遍。

3 抖拿手臂

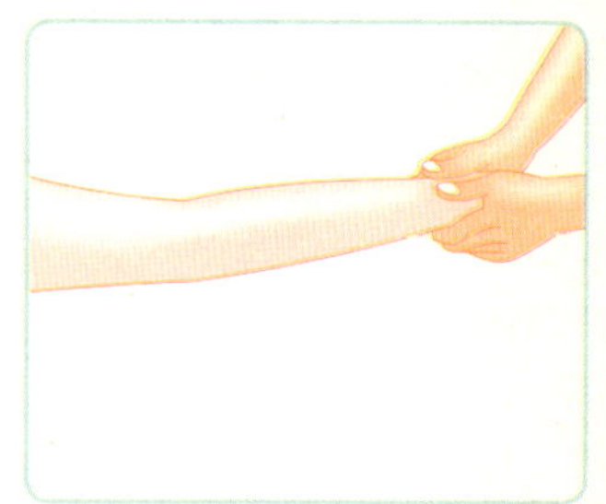

拿捏上臂、前臂各3～5次，上下快速地抖动肩臂3～5次。

4 抹前额

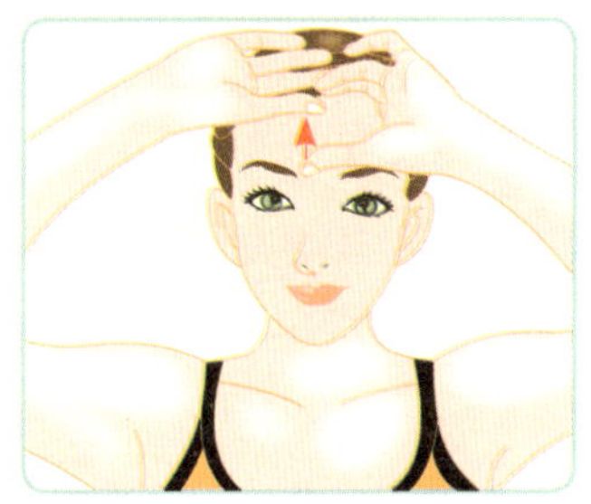

拇指稍用力从眉间印堂向上推抹至发际，重复20～30次。

5 点头面穴位

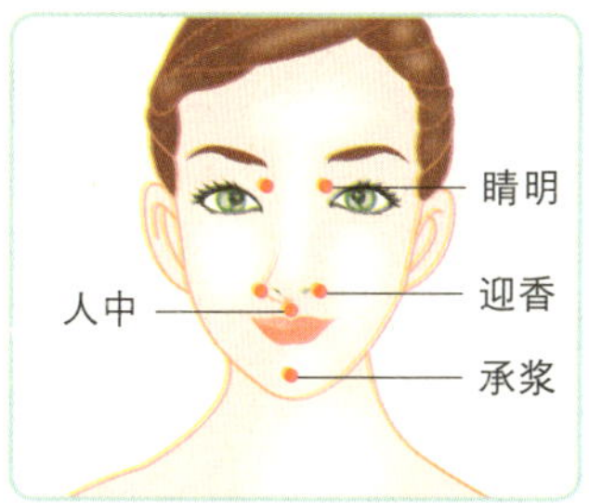

依次点按睛明、迎香、人中、承浆各3～5次，反复3遍。

6 推桥弓

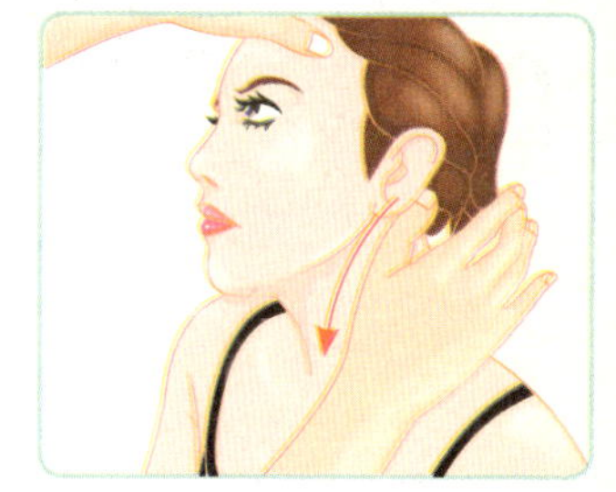

推左右桥弓，从耳后到锁骨，每侧各20～30次。

7 直推膀胱

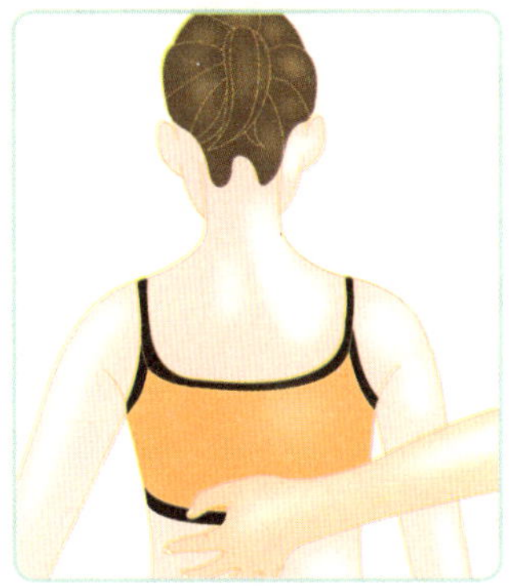

掌根用力直推脊椎两旁的膀胱经，各30～50次，以发热为度。

辨/证/加/减

A 心脾两虚型

点揉以下穴位各1分钟，以酸胀感为度。

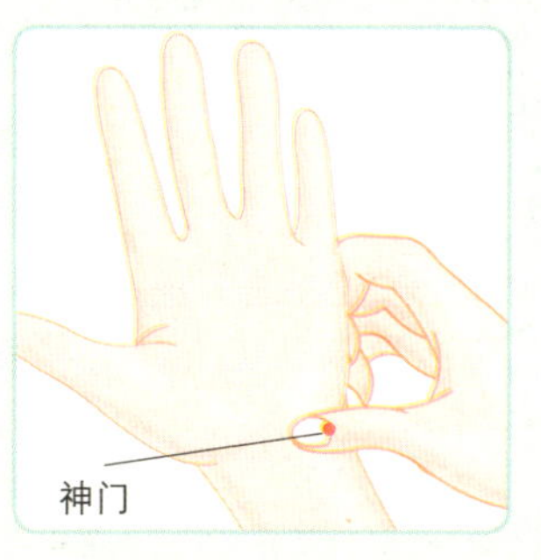

A-1 神门

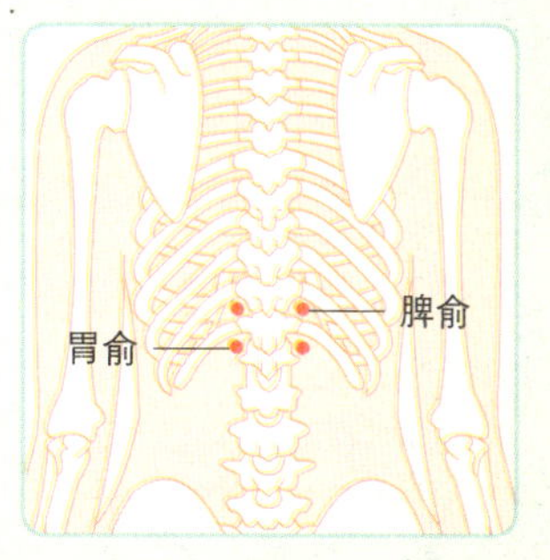

A-2 脾俞、胃俞

B 肝气郁结型

点揉以下穴位各1分钟，以酸胀感为度。

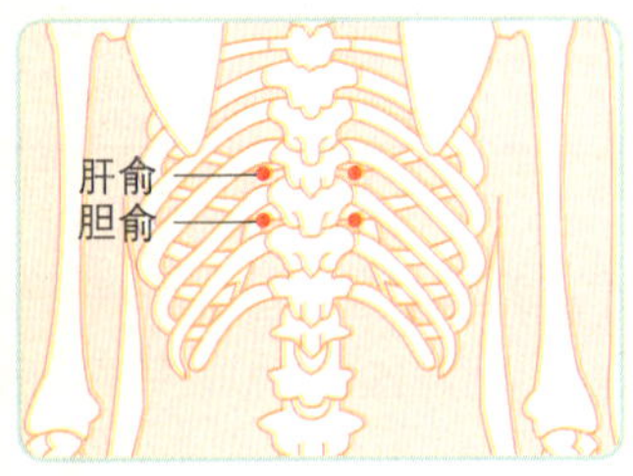

B-1 肝俞、胆俞

阳陵泉

B-2 阳陵泉

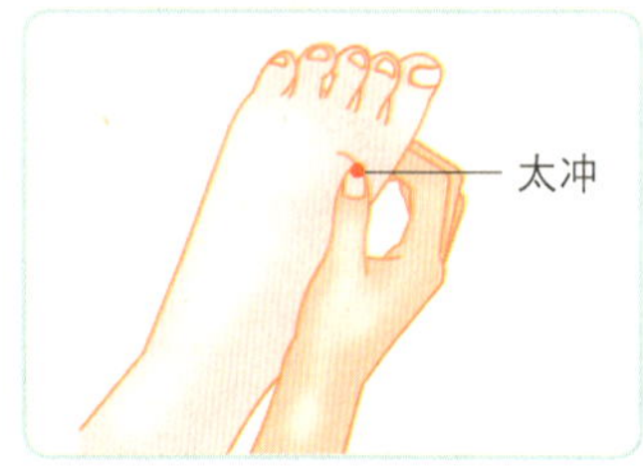

B-3 太冲

C 心阴两虚型

加按以下穴位各1分钟，以酸胀感为度。

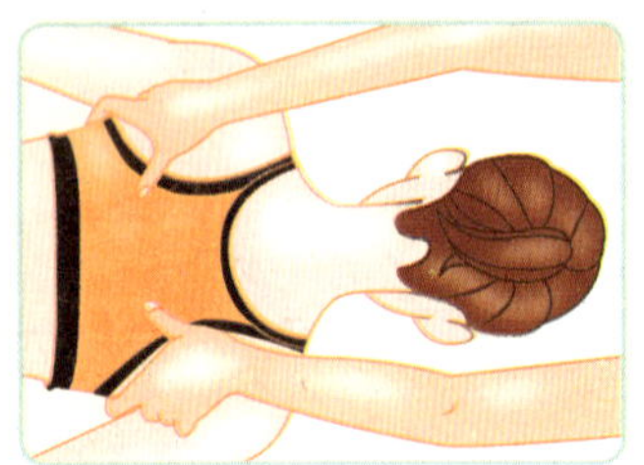

C-1 心俞

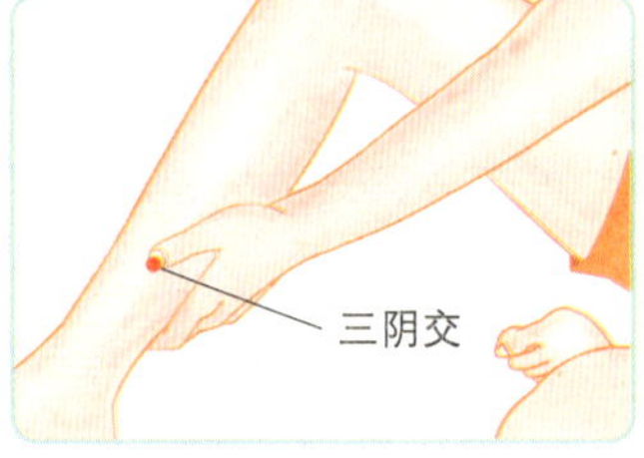

C-2 三阴交

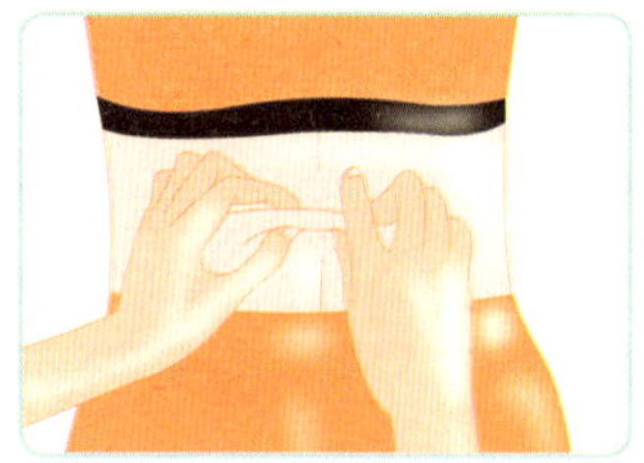

C-3 从腰部开始捏背，重复10次。

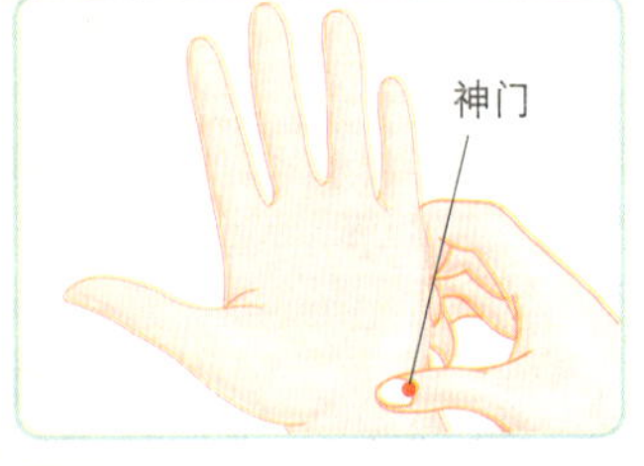

C-4 神门

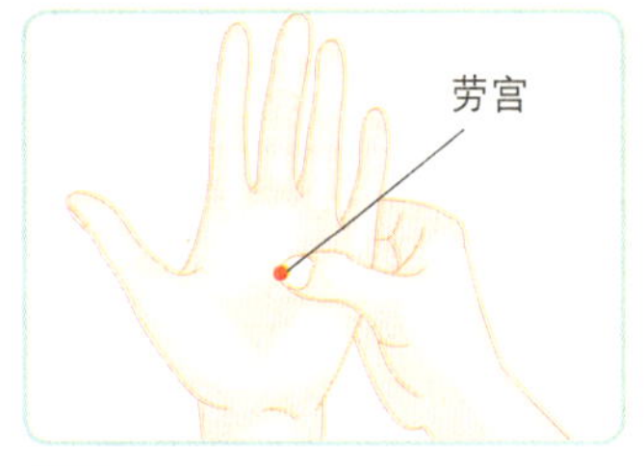

C-5 劳宫

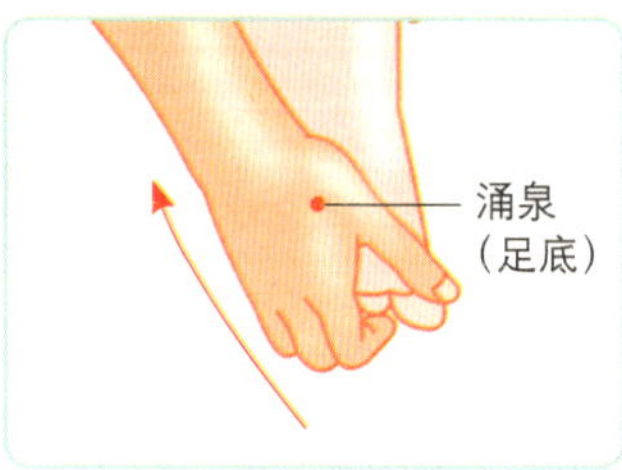

C-6 擦涌泉，以透热为度。

D 心肾不交型

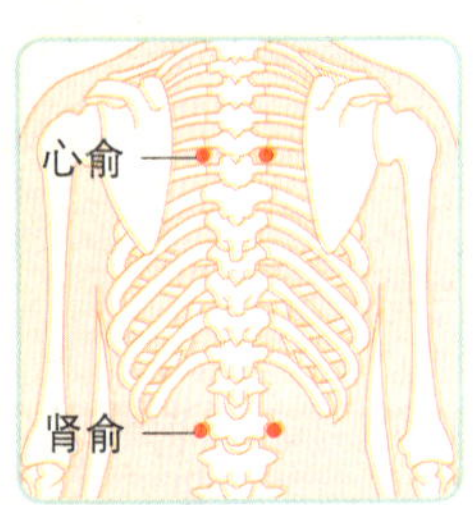

D-1 点揉心俞、肾俞各1分钟，以酸胀感为度。

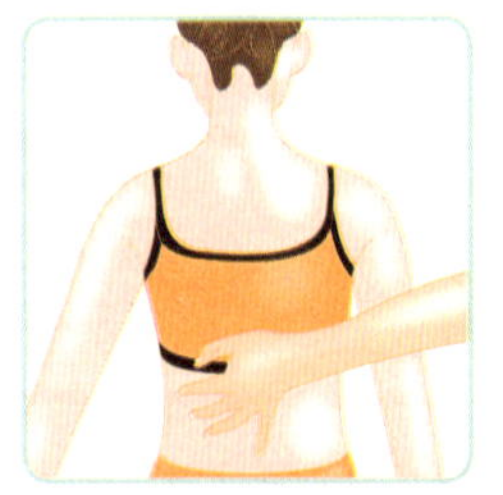

D-2 擦背部膀胱经1分钟，重点在肾俞，以透热为度。

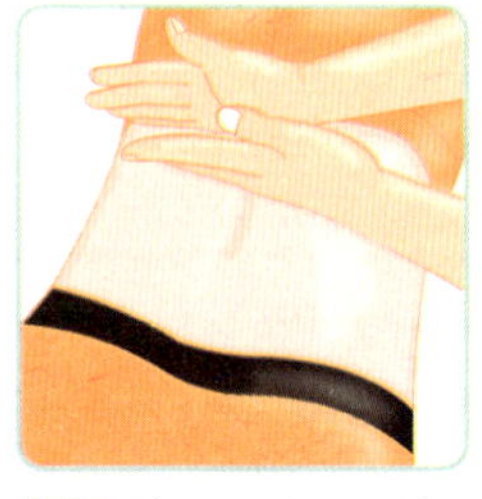

D-3 擦腰骶部1分钟，以透热为度。

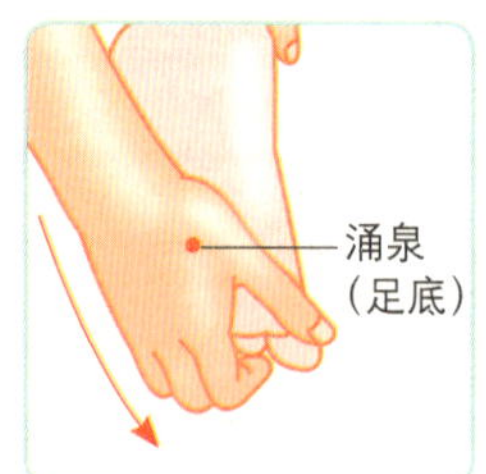

D-4 擦涌泉穴1分钟，以透热为度。

按摩贵在坚持

痛风

痛风是由于蛋白质的代谢产物——尿酸积存于体内，使血中的尿酸浓度增高，结晶于关节，刺激关节滑膜所引起的、以关节红肿热痛为主要表现的代谢疾病。最易积存结晶的是足部的拇趾关节。因此，痛风患者多在夜里突然感到足拇趾根部附近剧烈疼痛而惊醒，一般要持续1个月以上才能缓解。痛风是因饮食上长期高脂肪、高蛋白、高热量而形成的。

按摩要点

足拇趾属肝经、脾经所过之处，按摩时应主要针对肝、脾相关穴位，疏通肝、脾经络，祛除湿热。可指压背部的筋缩、肝俞、三焦俞、脾俞、肾俞以及阴陵泉、三阴交、太冲、太白等经穴，以调整与痛风蛋白质代谢障碍有关的肝脏或肾脏功能。

按摩方法

1 按摩腹部

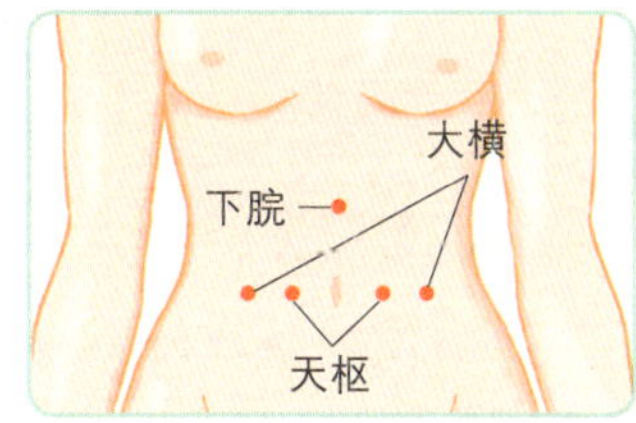

摩腹、揉腹以健脾祛湿，再点按下脘、天枢、大横三穴。

2 推膀胱经

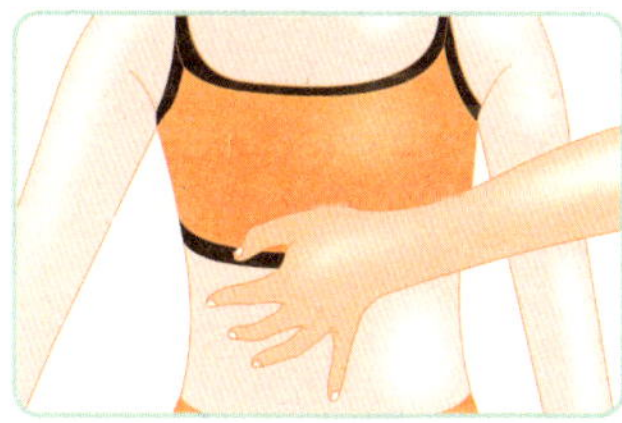

用掌根从上到下推按脊柱两侧的膀胱经。

3 按揉腿部穴位

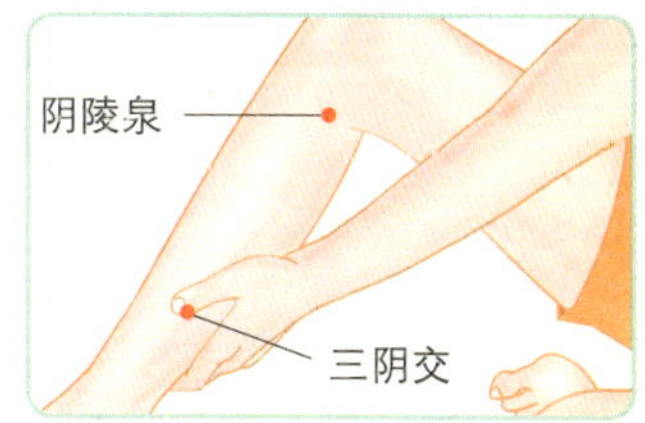

依次点按腿部的阴陵泉、三阴交，两侧同时按揉。

4 按揉足拇趾关节周围

可疏通局部气血，减缓疼痛。

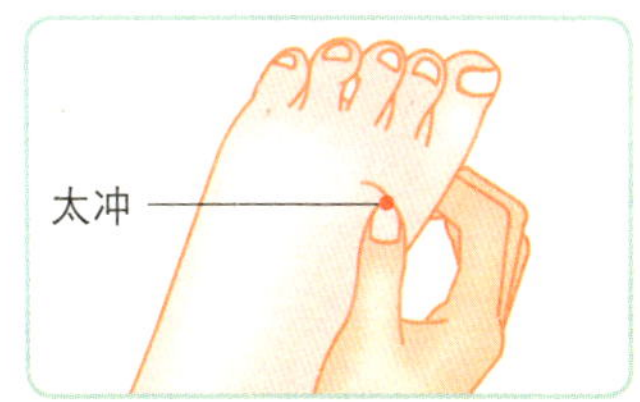

4-1 按揉太冲。

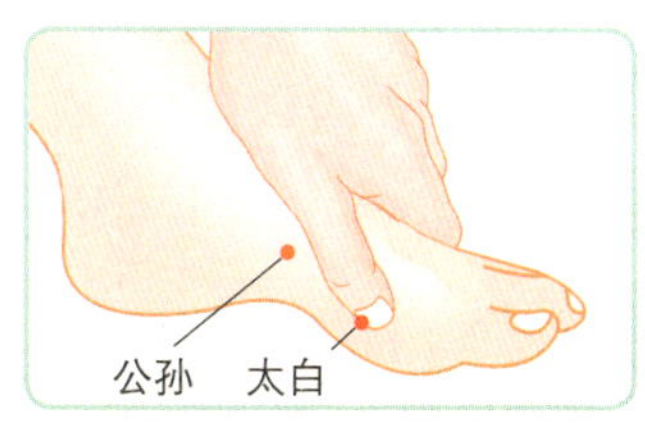

4-2 按揉太白、公孙。

5 按压背俞穴

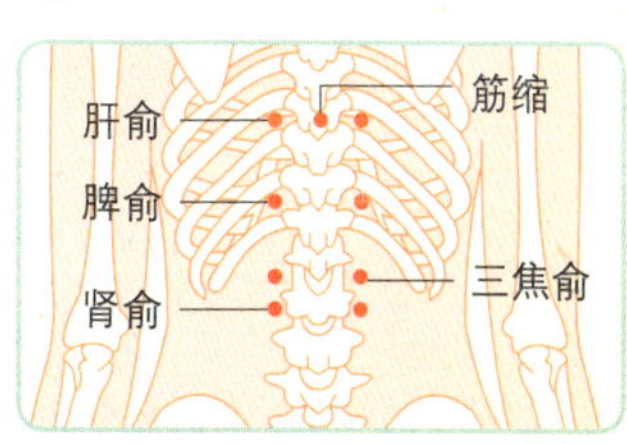

点按图中五穴，每穴2~3分钟。可在此基础上进行环形揉动。

舒缓眼周肌肉

眼睛疲劳

眼睛疲劳时，除了会出现诸如晃眼、耀眼、视线模糊、眼睛酸胀疼痛、充血等眼部症状之外，有时还会伴随颈部或肩膀酸痛、头痛、头重、身体困倦等。其原因多为身体、精神疲劳，睡眠不足，或眼镜度数不适合、老花眼初期等。

按摩要点

由于眼睛使用过度导致的单纯疲劳，刺激眼部与眉部的周围穴位有效果。除了瞳子髎、睛明之外，还有攒竹、丝竹空等。要慢慢用力压迫，但须留意不可压迫到眼球。也可加上太阳及曲鬓等指压。头重时，则以百会的指压加以缓和。颈部或肩膀僵硬时，进行从天柱、风池到肩井、曲垣、肩中俞的指压和按摩，再加上腰部的肾俞的指压，对缓和全身疲劳与困倦有效果。

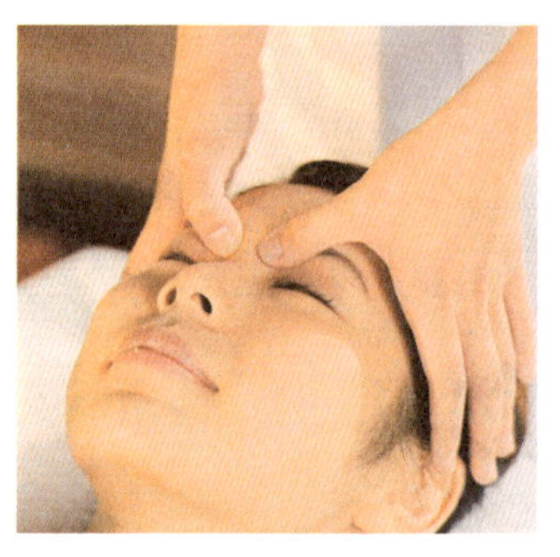

按摩方法

1 指压眼眶

可加快眼部微循环，快速缓解疲劳。

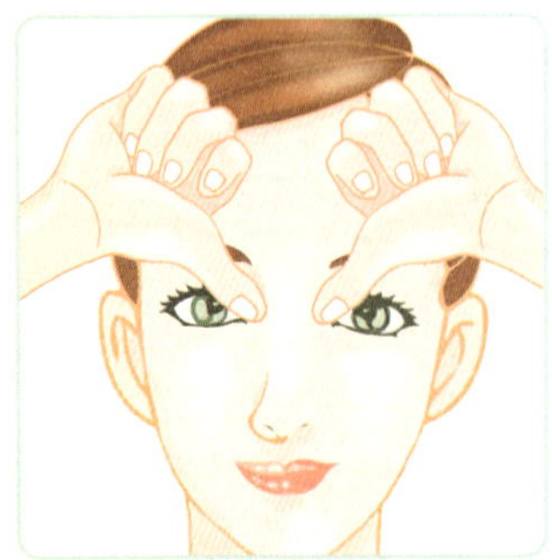

稍用力指压眼睛周围的骨骼边际。切忌直接压迫眼球。

2 按压太阳

可消除眼睛疲劳，使眼睛感觉明亮。

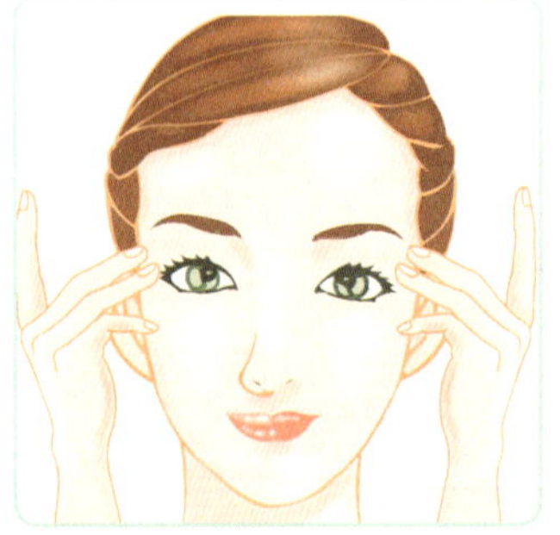

慢慢加力，最后才用力压迫，还可用两手4指以轮状方式轻按眼角至耳朵的经络。

3 按压瞳子髎

是治疗眼睛疲劳必用的重要穴位。

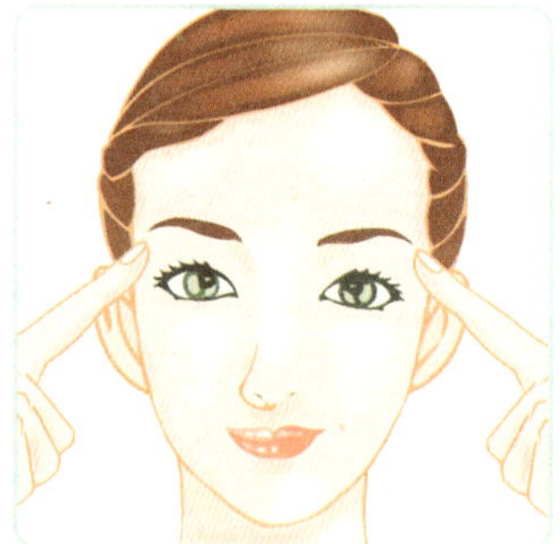

慢慢用力压2秒钟，重复几次，症状严重时，与周边穴位的按摩并用更有效。

4 按压睛明

可缓和眼睛疲劳及疼痛感。

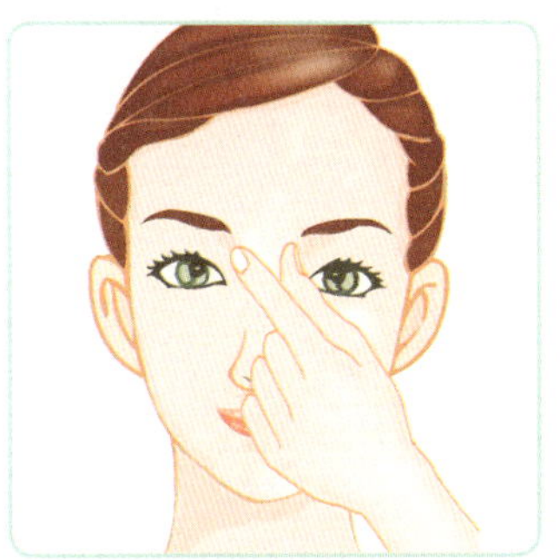

用指腹轻轻揉压，避免压迫眼球。

5 轻压眼皮

眼部按摩结束手法。

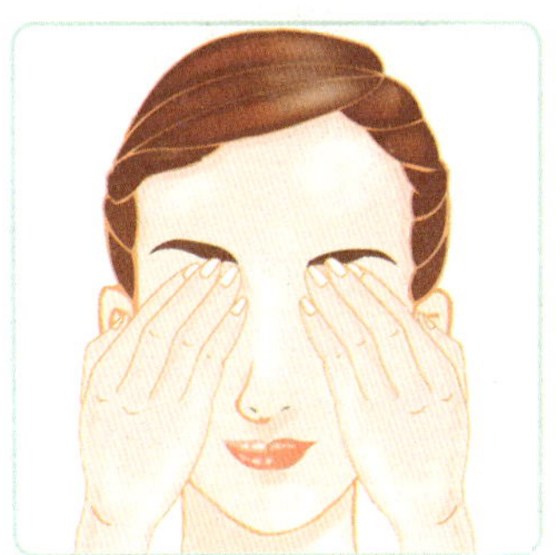

用指尖或两手四指指腹慢慢、轻轻地指压闭目的眼睑。

生活小贴士

1 要注意饮食和营养的平衡，平时多吃些粗粮杂粮、红绿蔬菜、薯类、豆类、水果等含有维生素、蛋白质和纤维的食物。

2 用眼时保证光线适宜，保持正确的操作姿势，近距离用眼1小时，要休息10分钟，向远处看或做眼保健操等。

3 眼睑是眼睛的私人按摩师，每天特意眨眼300下，有助于清洁眼睛，并给眼睛小小的按摩。

辨/证/加/减

A 头重头痛

用力按摩至头部有轻松舒适感。

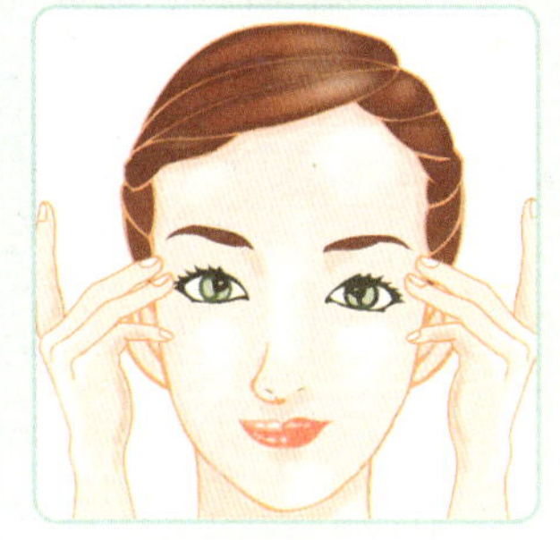

A-1 中指按太阳。

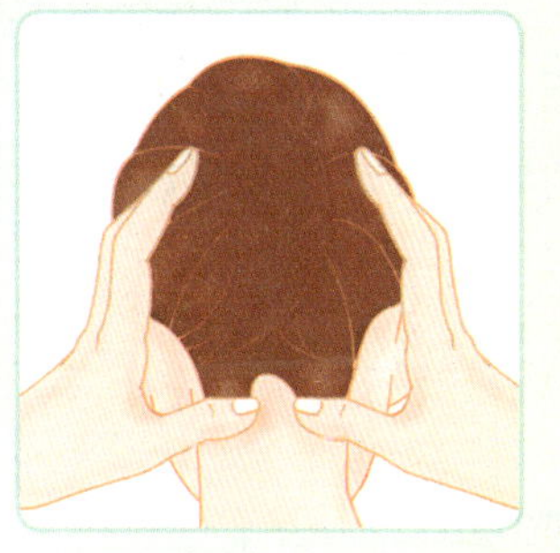

A-2 拇指依次按天柱、风池。

B 肩颈酸痛

依次用力揉压以下穴位，同时用手掌按压摩擦其周围，可缓和眼睛疲劳所引起的肩背酸痛。

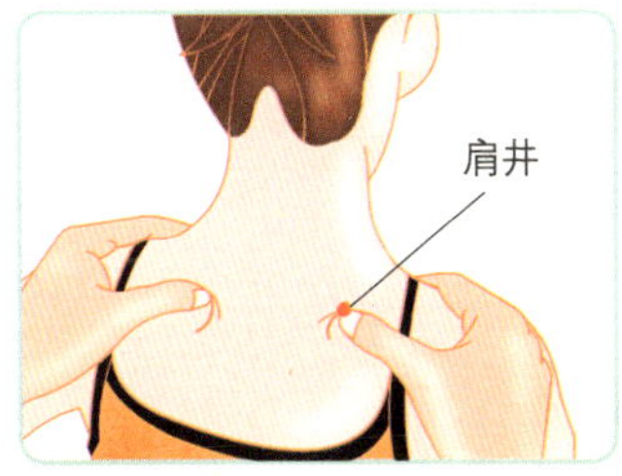

B-1 肩井

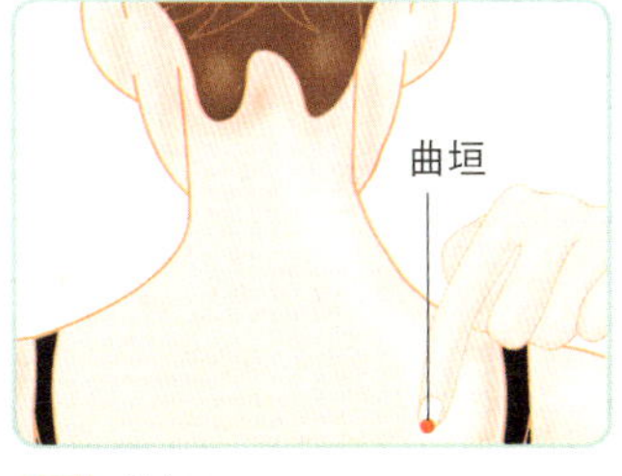

B-2 曲垣

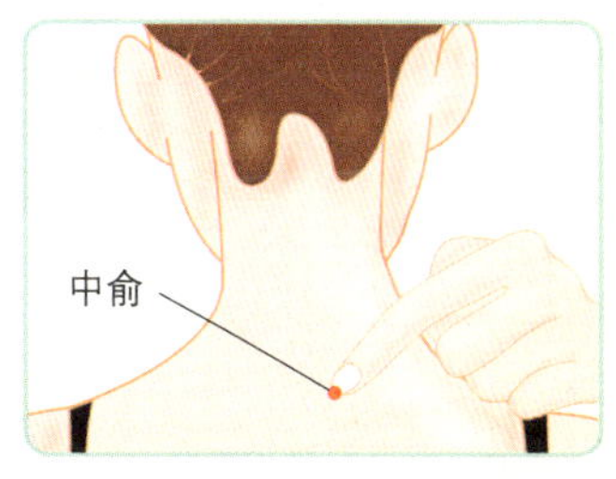

B-3 肩中俞

chapter 辨证取穴，调理脏腑

耳鸣

耳鸣是患者耳内或头内似有声音的主观感觉，有如蝉声、流水声，但环境中并无相应的声源。轻者环境安静时能发觉，重者鸣声不绝于耳。

中医辨证分型

中医临床将耳鸣、耳聋分为虚实二证。临床常见有肝胆火旺、痰热郁结、肾精亏虚和脾胃虚弱4种证型。

肝胆火旺：可见口干面赤、烦躁喜怒。

痰热郁结：可见胸闷痰多、口渴喜饮。

肾精亏虚：可见头晕目眩、腰膝酸软。

脾胃虚弱：可见疲乏无力、食少便溏。

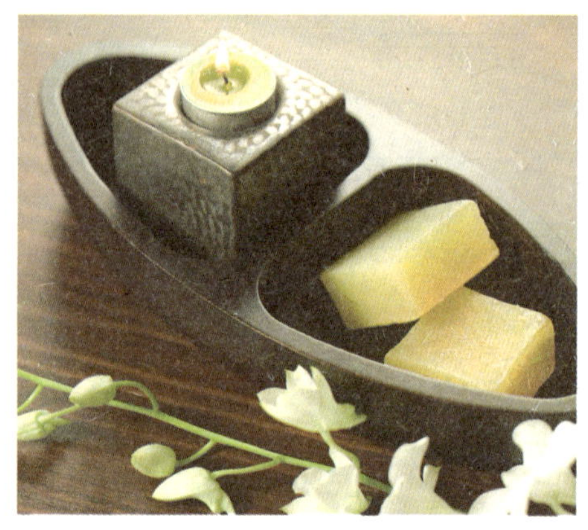

按摩方法

1 点穴法

点按以下穴位，每穴各1分钟，以酸胀感为度。

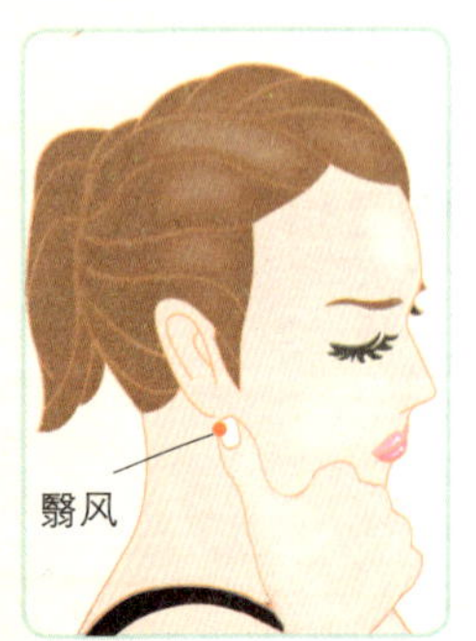

1-1 翳风

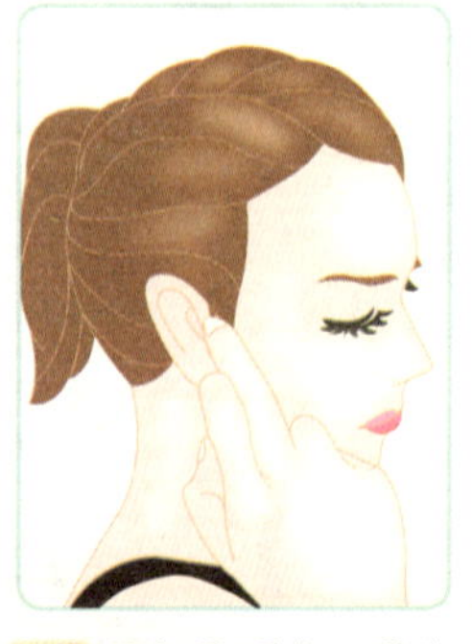

1-2 耳门和听宫、听会

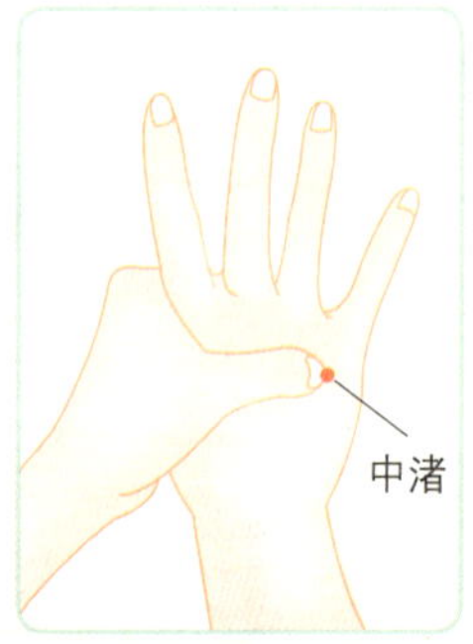

1-3 中渚

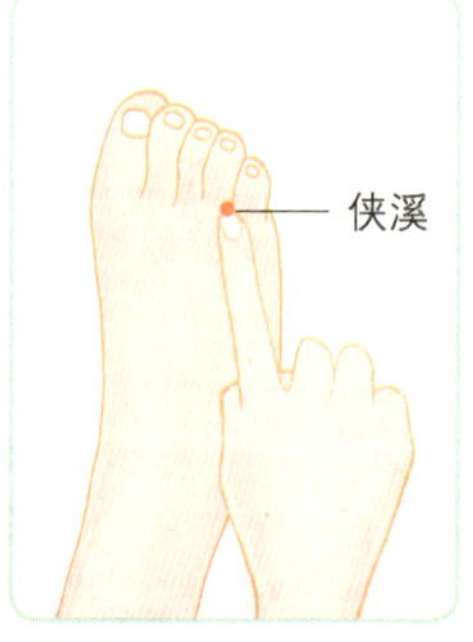

1-4 侠溪

2 鸣天鼓

听到明显的响声，操作40次左右。

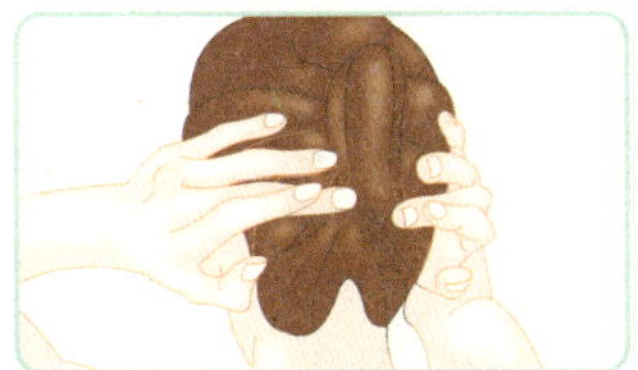

紧压耳背，使耳郭折向前方，盖住耳道，食指跷于中指上用力弹打耳后脑部，然后双手前撑，使中指压住耳背，再用食指弹打2～3次。

3 压放震耳

手掌压住耳郭，不折耳郭，时松时紧，要感觉到鼓膜在振动，重复10次左右。

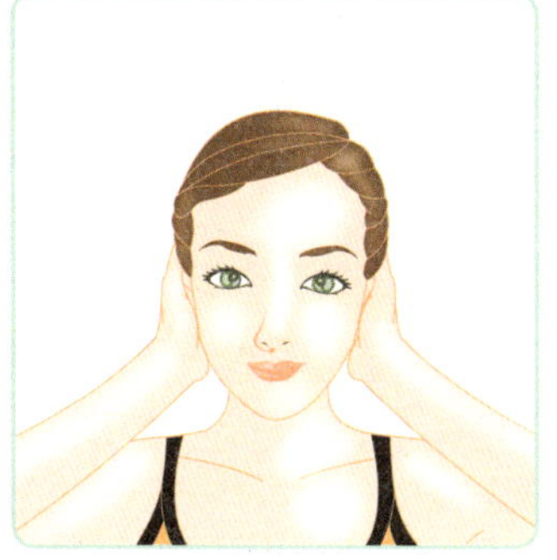

3-1 用力按压。

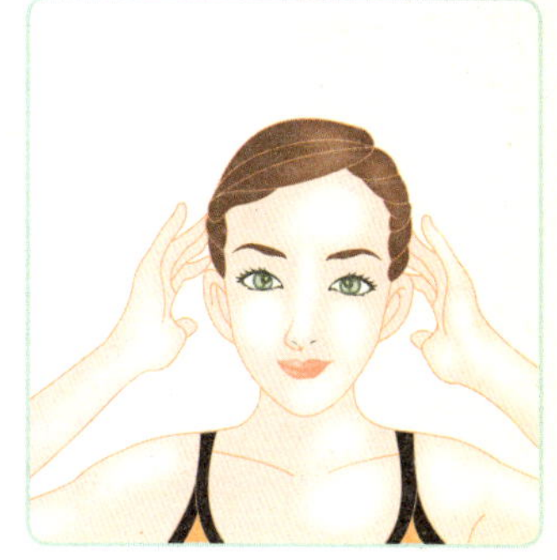

3-2 快速放开。

辨/证/加/减

A 肝胆火旺

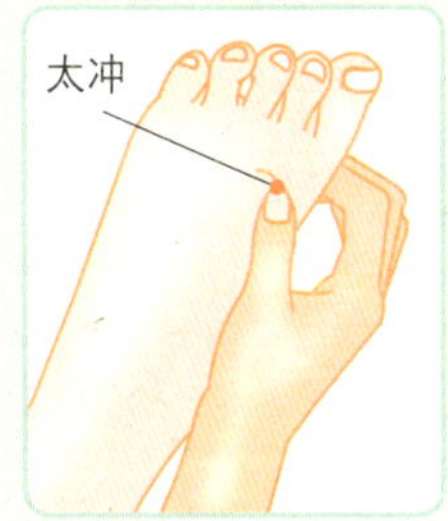

A-1 点揉太冲2分钟，以酸胀感为度。

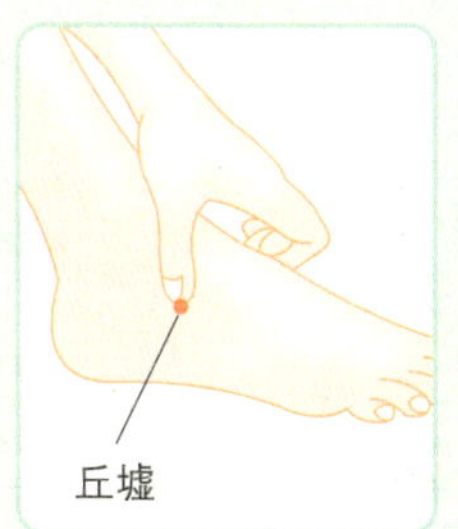

A-2 点揉丘墟穴2分钟，以酸胀感为度。

B 痰热郁结

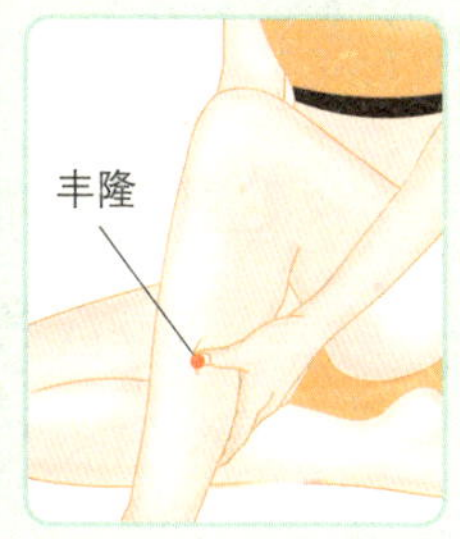

B-1 点揉丰隆2分钟，以酸胀感为度。

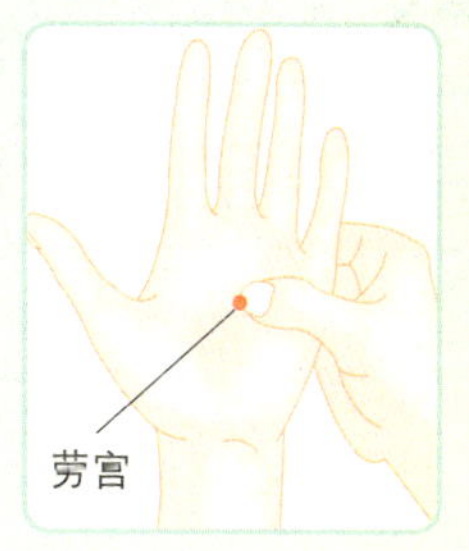

B-2 点揉劳宫2分钟，以酸胀感为度。

C 肾精亏虚

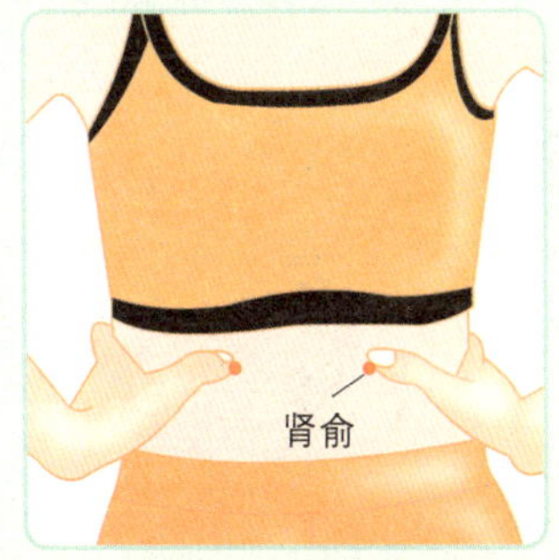

C-1 点揉肾俞5分钟至酸胀。

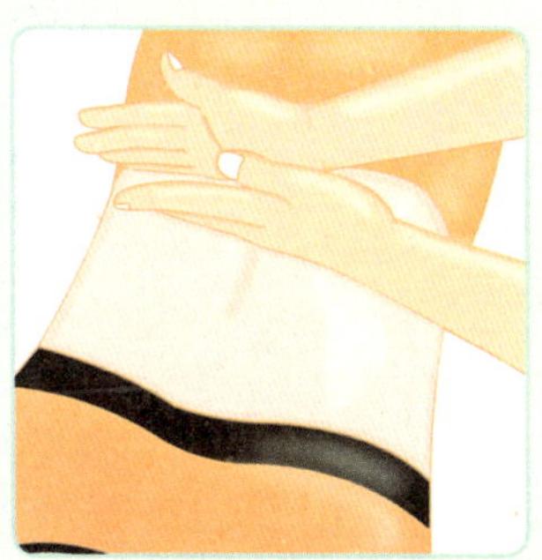

C-2 横擦腰骶5分钟至酸胀。

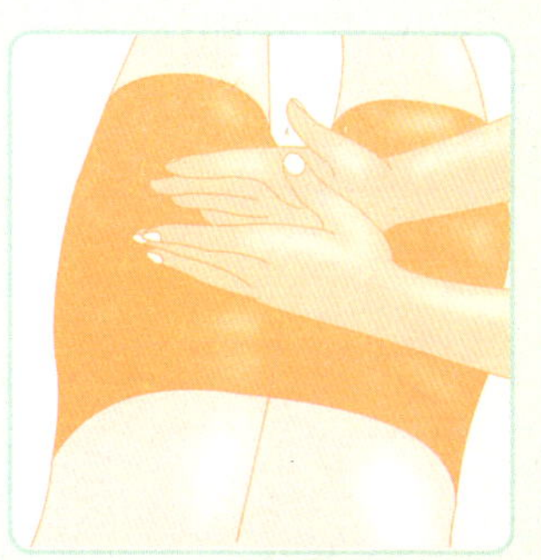

C-3 横擦八髎5分钟至酸胀。

chapter

循环血液，通畅鼻腔

鼻炎

鼻炎发作常有鼻塞、流涕、目痒流泪、喷嚏或头胀、头昏、乏力、食欲不振，甚或嗅觉功能丧失等症状。慢性鼻炎属中医的鼻渊范畴，多为寒邪侵袭及脾、肺、肾气亏虚所致。过敏性鼻炎是接触过敏源后引起鼻黏膜病变的一种疾患，患者多伴有哮喘、荨麻疹疾病史，或有家族病史，反复发作，分为常年发作和季节性发作两种。临床表现为突然发生的鼻内奇痒、连续喷嚏及鼻涕、鼻塞。

按摩要点

鼻炎的按摩先以鼻旁面部为重点，力量适中，局部有酸胀的感觉；配合全身取穴，辨证加减。

按摩方法

1 直推前额

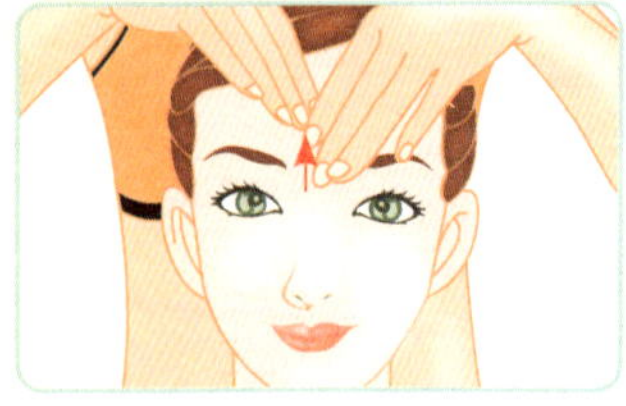

自两眉之间印堂至前发际做直推法，力量可稍大，并可先点按印堂穴。操作3分钟。

2 按揉迎香

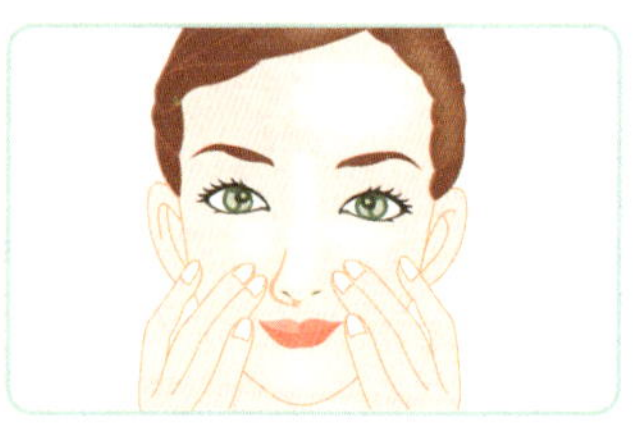

指腹按揉两侧迎香3分钟，以产生酸胀感为度。

3 搓揉鼻翼

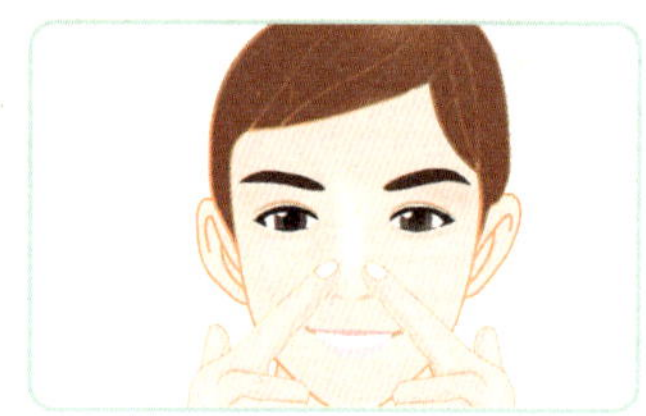

夹按住两侧鼻翼，搓揉3分钟，以产生热感为佳。

4 点揉穴位

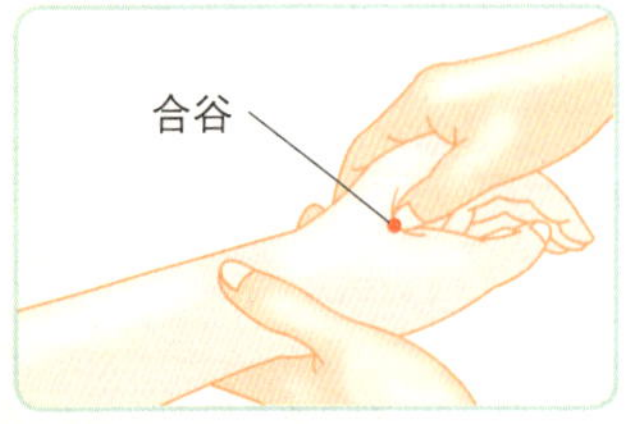

4-1 点揉合谷1分钟。

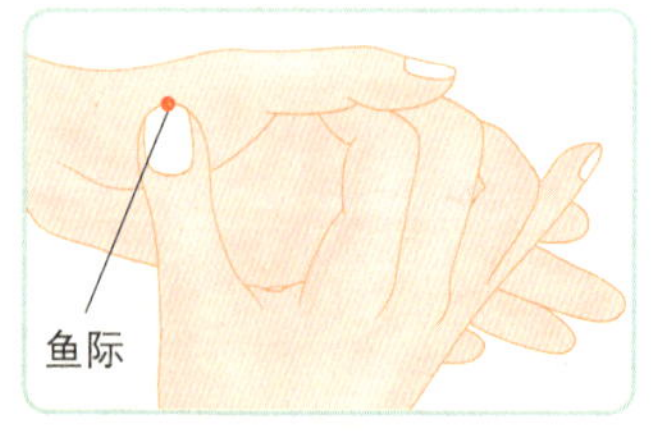

4-2 点揉鱼际1分钟。

5 点揉枕后穴位

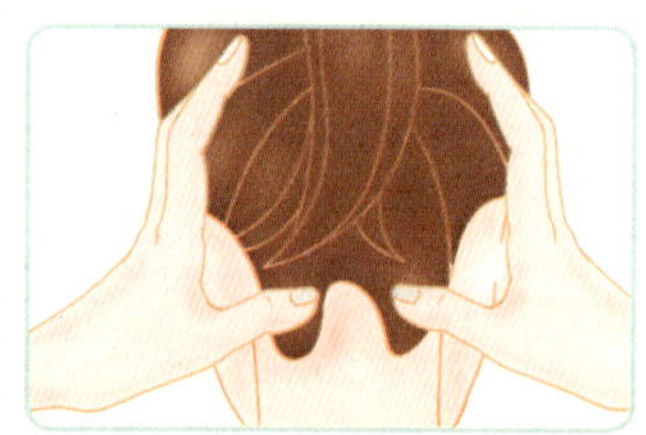

点揉枕后的风池穴及其周围。

6 揉拿颈部

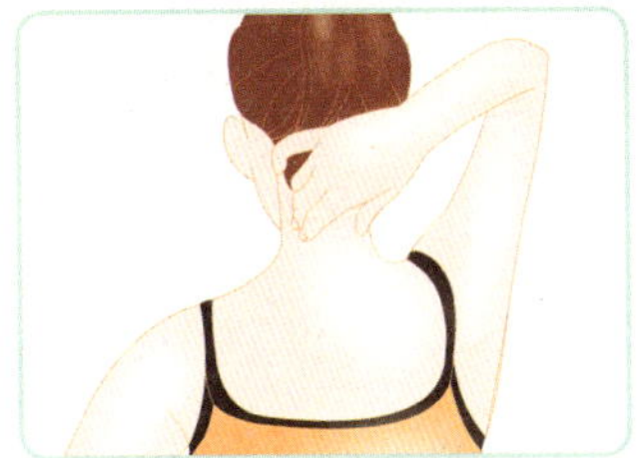

自上而下拿颈后部3分钟，使其有酸胀感为度。

7 点后背穴

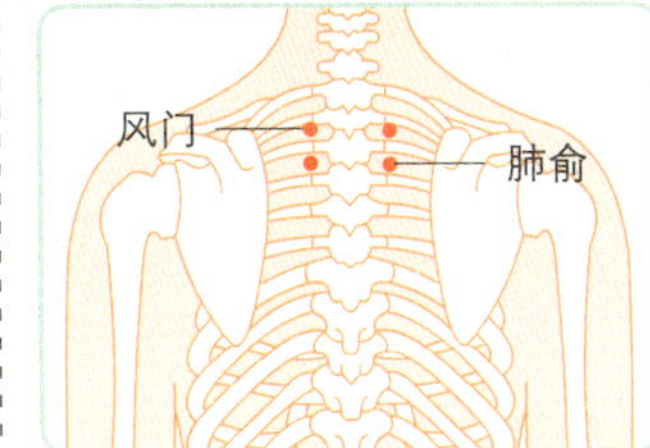

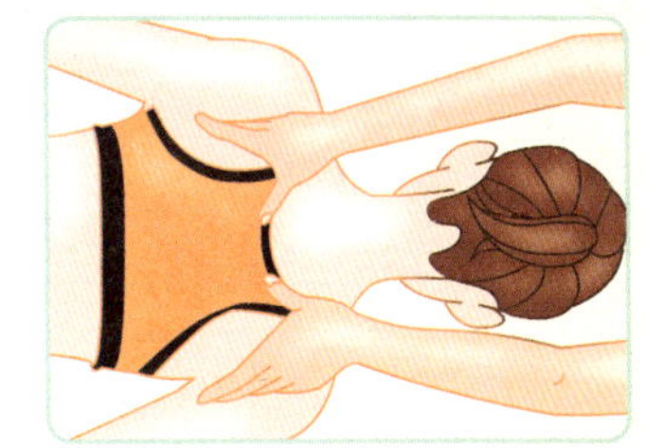

同时点揉两侧风门、肺俞各2分钟，以产生酸胀感为度。

辨/证/加/减

A 失眠易倦

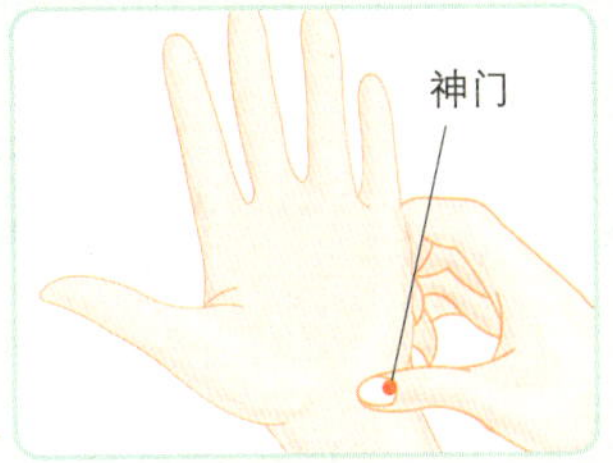

A-1 按揉神门。

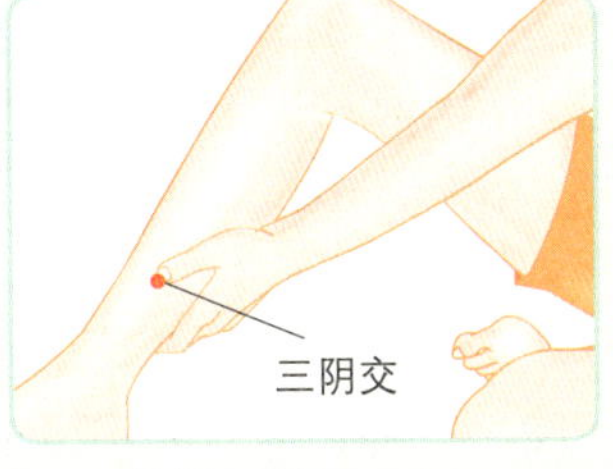

A-2 按揉三阴交。

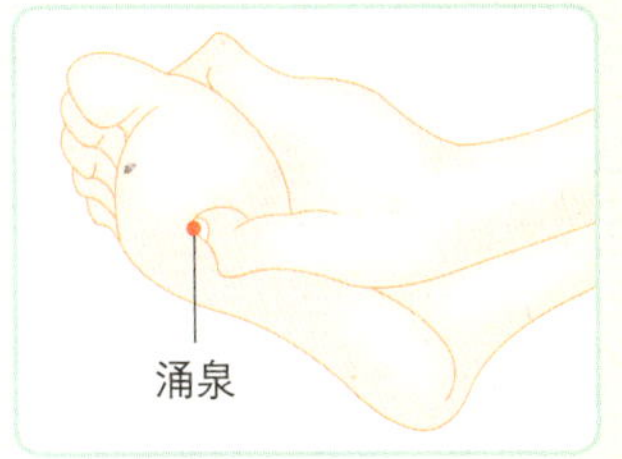

A-3 按揉涌泉。

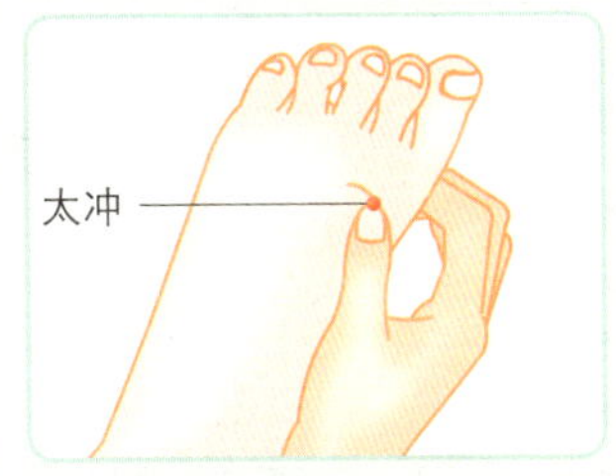

A-4 按揉太冲。

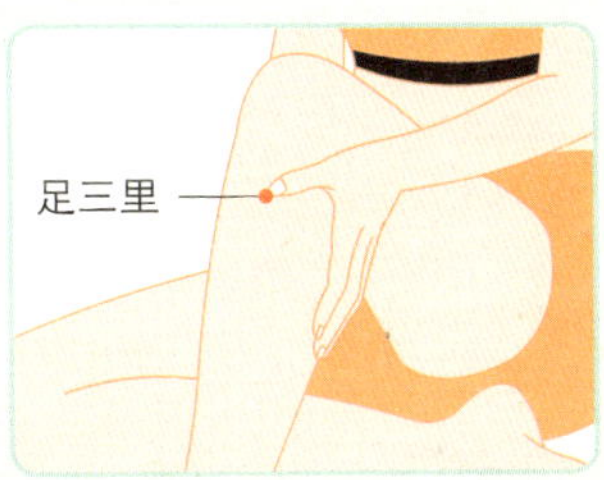

A-5 按揉足三里。

按摩小贴士

每日按摩1次，每次20分钟。开始3～5次，会流出多量鼻涕，属正常现象。取得疗效后应坚持一段时间。

B 头痛

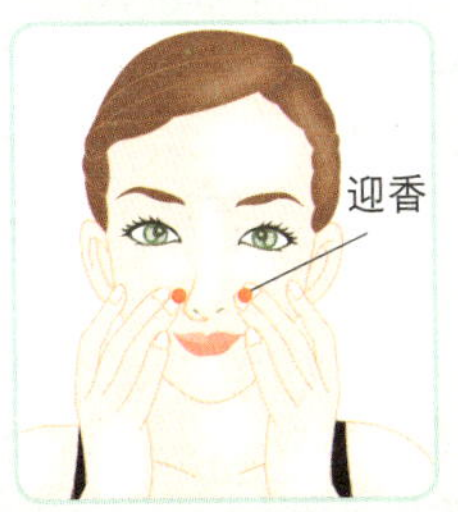

B-1 擦迎香。

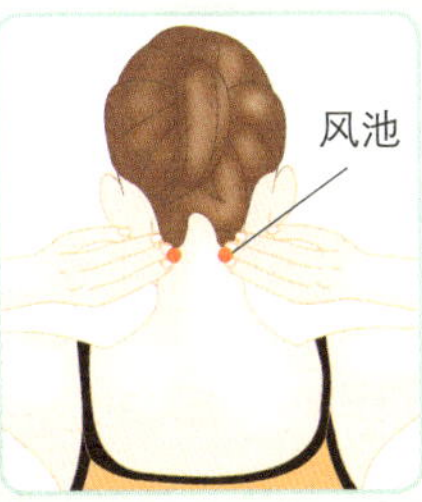

B-2 重拿风池。

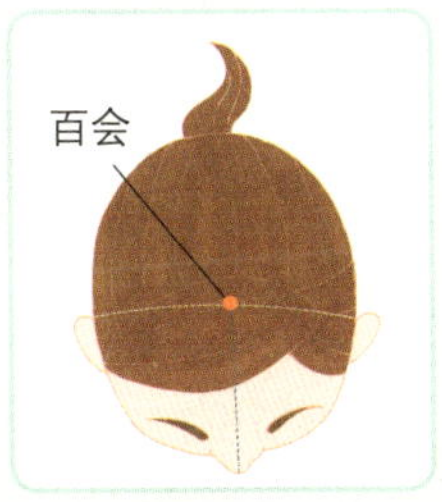

B-3 按揉百会。

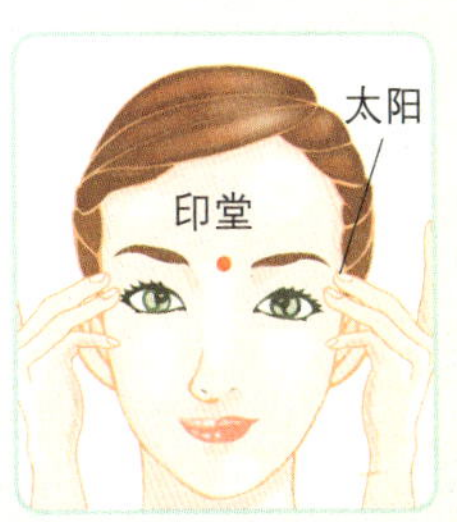

B-4 按揉太阳、印堂。

chapter

点穴止痛，调理气机

胃脘痛

胃脘痛简称胃痛，是指上腹胃脘部、近心窝处经常发生疼痛为主症的消化道疾病，常伴有反酸、吐清水、食欲不振、便溏或便秘。胃脘痛多由急、慢性胃炎、消化性溃疡、胃下垂、胃肿瘤等引起。

中医认为胃脘痛主要与气机不畅、脉络痹阻、脏腑功能失调有关，多由寒邪犯胃、肝气郁结、饮食停滞或脾胃虚寒引起。临床上常以脾胃虚寒引起的胃痛最为常见。寒邪犯胃可见疼痛暴作、得嗳则减、喜热恶凉；肝气郁结可见痛无定处，胸肋不舒，嗳气腹胀；饮食停滞可见胃脘胀闷，嗳腐吞酸；脾胃虚寒可见胃痛隐隐，喜暖喜按，手足不温。

按摩要点

胃脘痛的治疗以腹部操作为主，配合点穴止痛，调理气机。对胃脘痛患者进行辨证施治，以手法的技巧、力量的强弱，作用于相应的经络穴位上，产生合适的刺激量。

按摩方法

1 推点任脉穴位

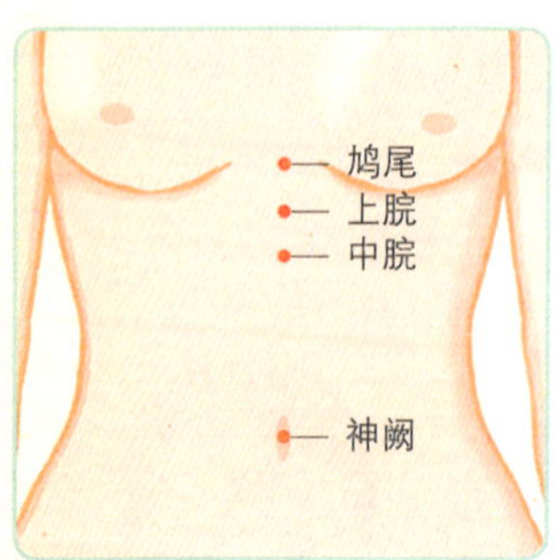

放松腹部，从鸠尾开始沿任脉向下推至神阙，并在上脘、中脘穴上重点操作，往返3遍，每次约3分钟。

2 摩腹

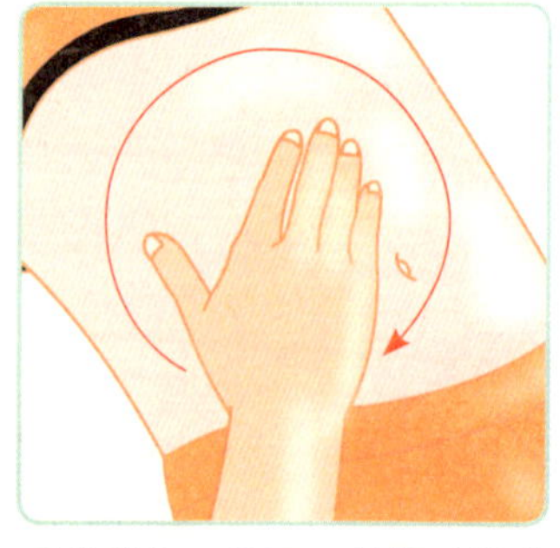

手掌稍向下施压，做顺时针或逆时针摩动5分钟。可涂上少许冬青膏，以增加透热度。

按摩小贴士

胃肠溃疡出血期的患者一般不宜用按摩手法治疗。有严重器质性病变的或疗效不佳的，可配合其他疗法，以提高疗效。

以上推拿按摩手法10次为一个疗程，慢性胃炎、消化性溃疡每隔一天治疗1次，急性胃炎则需每天治疗1次。

3 轻揉穴位

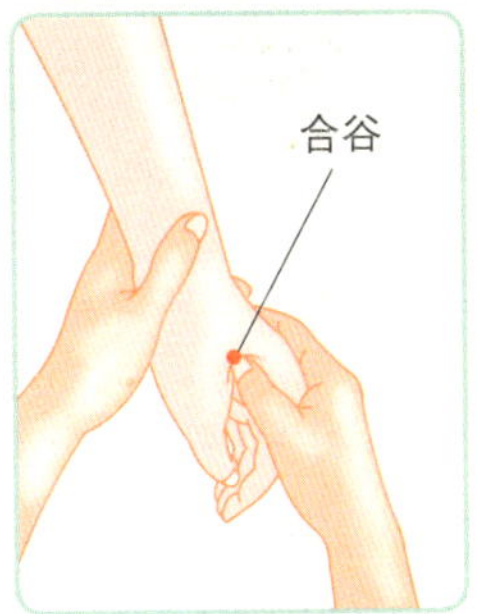

3-1 点揉两侧合谷各1分钟。

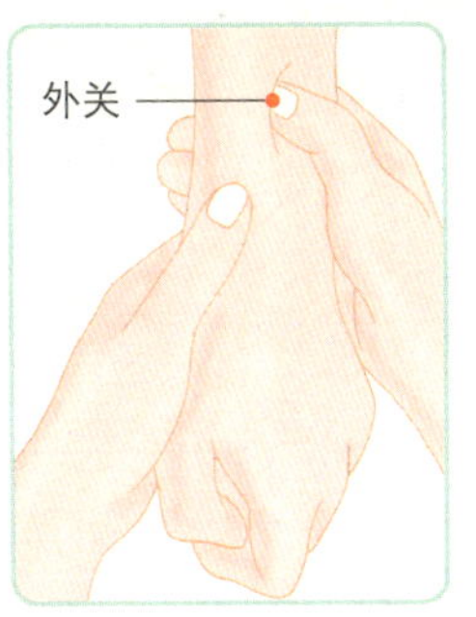

3-2 点揉两侧外关各1分钟。

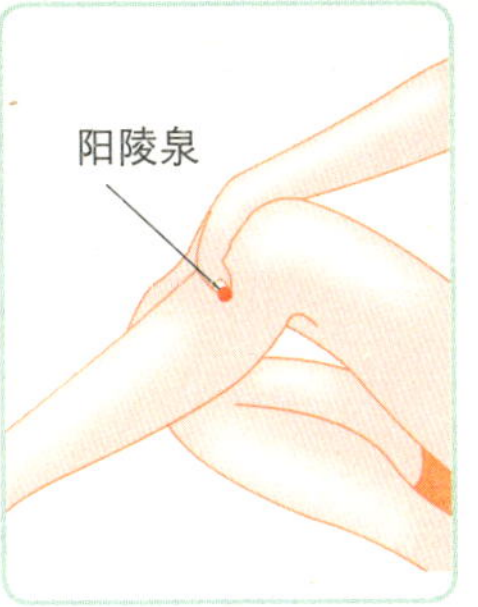

3-3 点揉两侧阳陵泉1分钟。

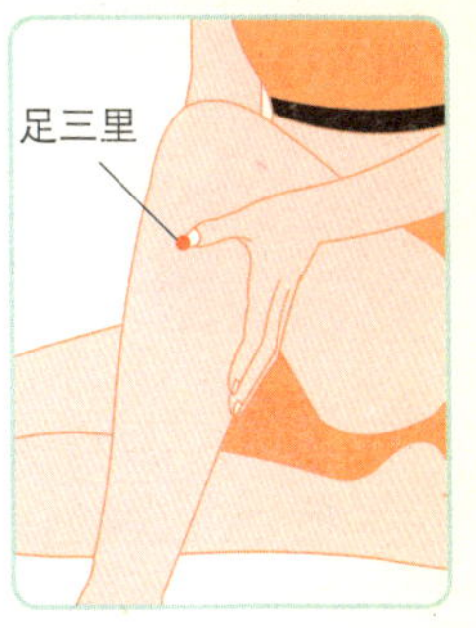

3-4 点揉两侧足三里1分钟。

4 推膀胱经

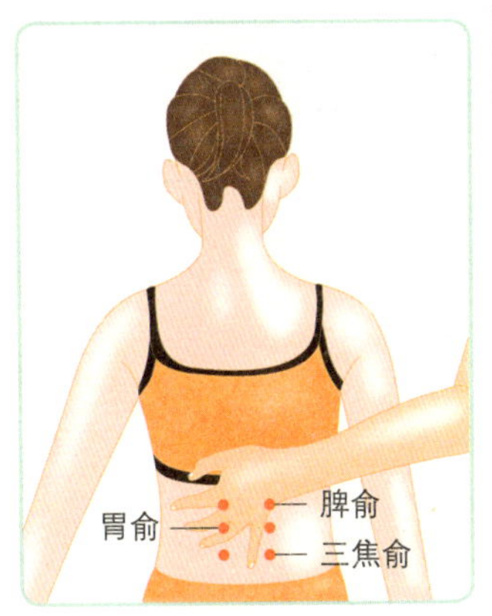

手推脊椎两侧膀胱经的脾俞、胃俞、三焦俞穴约1分钟。

辨/证/加/减

A 脾胃虚寒型

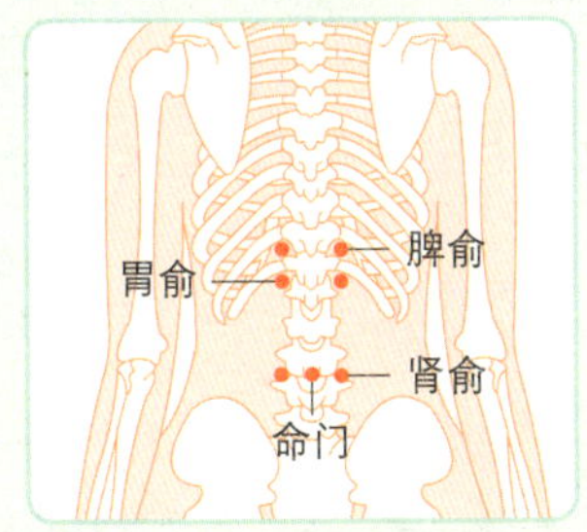

擦背部督脉及脾俞、胃俞、肾俞、命门等穴，以透热为度。

B 饮食停滞型

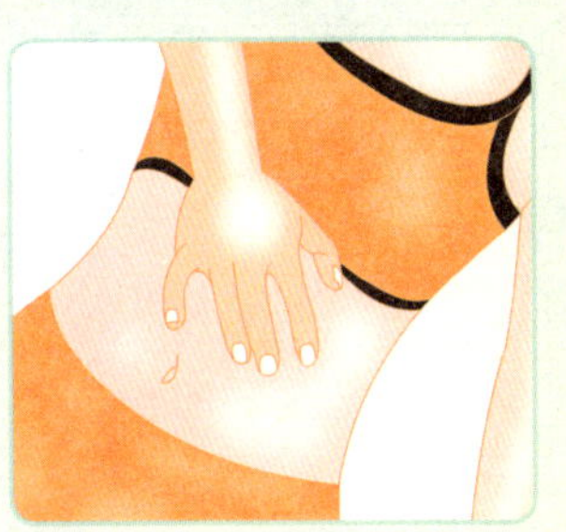

用掌根沿鸠尾穴推向中脘及神阙，连推10次，由轻到重，速度均匀缓慢。

C 肝气郁结型

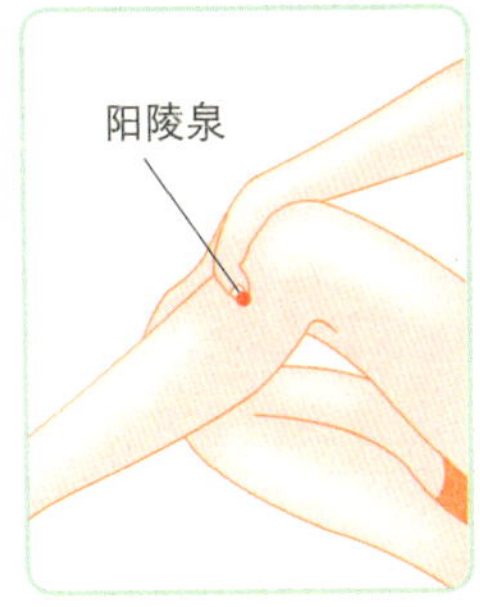

C-1 指推两腿的阳陵泉1分钟。

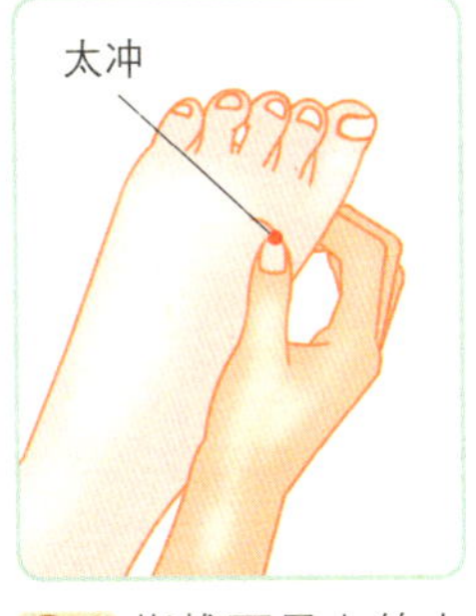

C-2 指推两足上的太冲1分钟。

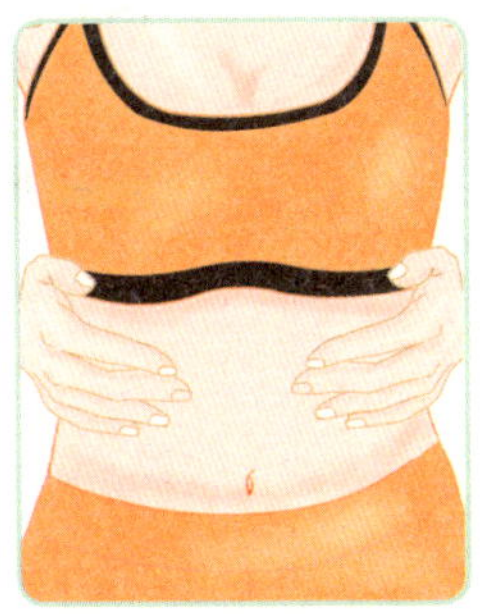

C-3 双掌同时擦两肋约3分钟。

D 寒邪犯胃型

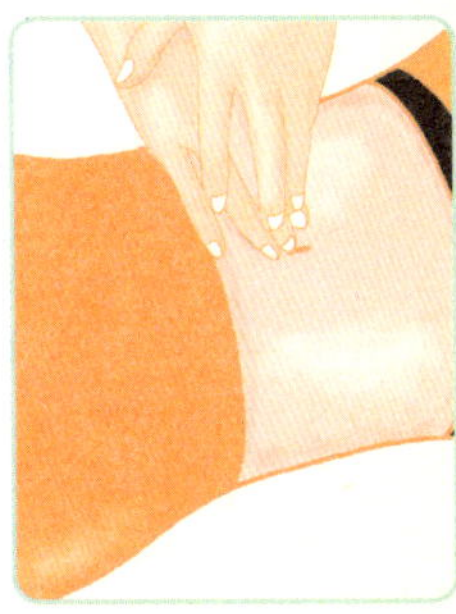

点上腹部，逐渐加重刺激量，反复10遍。

chapter

疏气活血，健脾和胃

食欲不振

疲劳、紧张、过食、过饮、运动量不足、慢性便秘、减肥厌食、女性怀孕初期，或口服避孕药、慢性胃炎、胃弛缓、胃癌、肝病、肾病、甲状腺功能减退、痢疾、霍乱，以及心脏病、脑肿瘤等，都可能导致食欲不振。忧郁症患者也有食欲不振的问题。

中医学认为食欲不振多与脾胃有关，是脾胃受纳、运化功能失常的一种表现。此病多与先天禀赋不足、久病体虚以至脾胃虚弱，或饮食不节、食滞胃脘，或情致不调所致。

按摩要点

施摩法于腹部，作用力宜温和而浅，频率慢，每分钟30～60次，可改善腹部血液循环，促进胃肠道的蠕动及增加腹压，消除胃脘胀气。配合点按中脘、天枢、足三里等穴位，以产生酸胀感为度，以达到疏气活血、消积导滞、健脾和胃、调补脏腑的作用。

捏脊时，手劲、速度要均匀，一般以每秒钟4下为好。此手法能增强消化吸收和神经调节功能。重点指压6～12胸椎两侧的背俞穴，以达到疏气活血、健脾和胃、疏肝理气、调补脏腑的作用。

按摩方法

1 揉腹摩腹

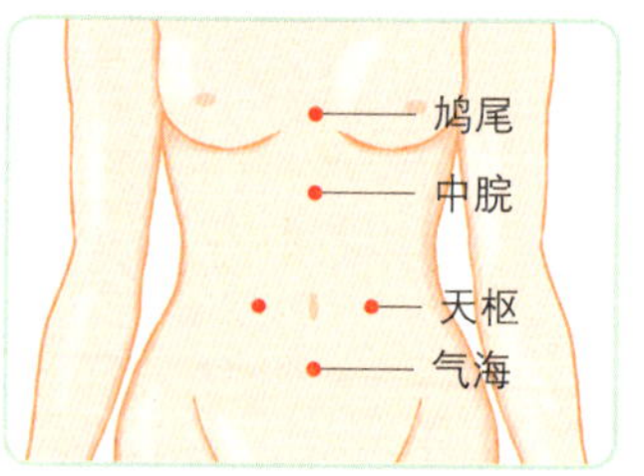

先以鸠尾、中脘为重点揉上腹部，然后循序往下至下腹部，以脐周围及天枢、气海为重点，用摩法顺时针和逆时针方向各100次。

2 揉足三里

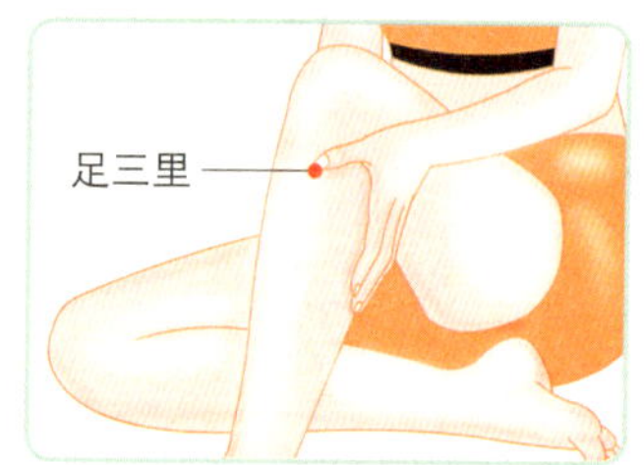

同时按揉两侧足三里2～3分钟，以产生酸胀感为度。

3 捏脊

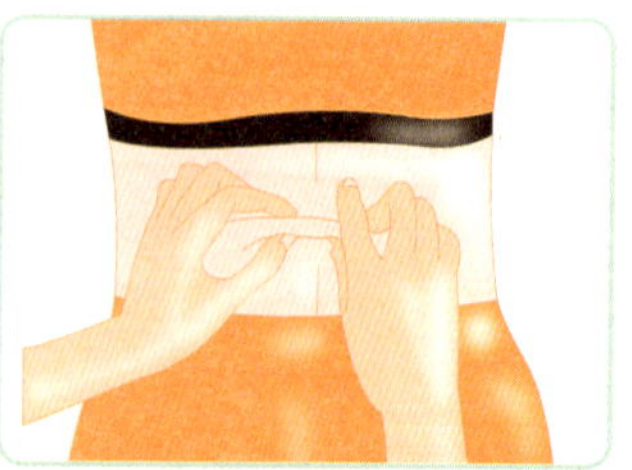

从尾骨上开始，顺着脊背正中朝颈部边捏边推，反复做3遍。

4 点按背俞穴

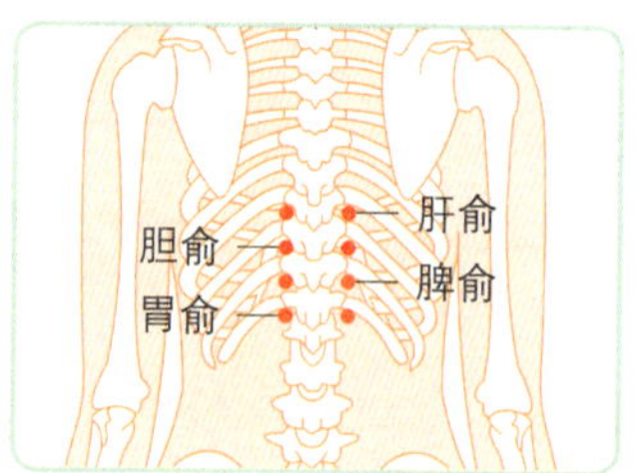

点揉图上穴位，指压时让患者吐气，同时强压6秒钟后将手收回，自然呼吸，重复3次。

辨/证/加/减

A 脾胃虚弱型

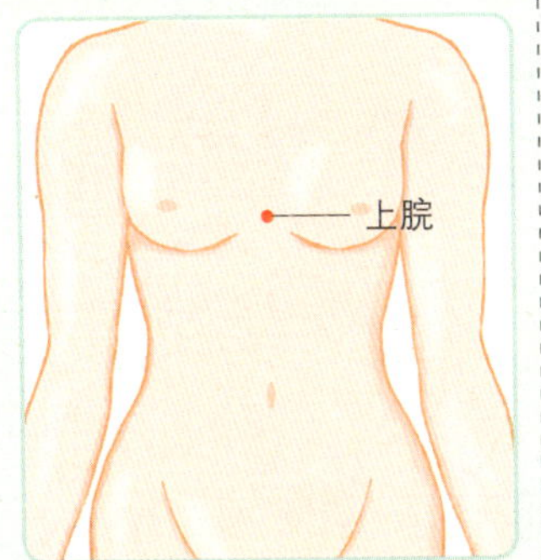

A-1 加揉上脘，力量稍轻，以产生轻微酸胀为度。

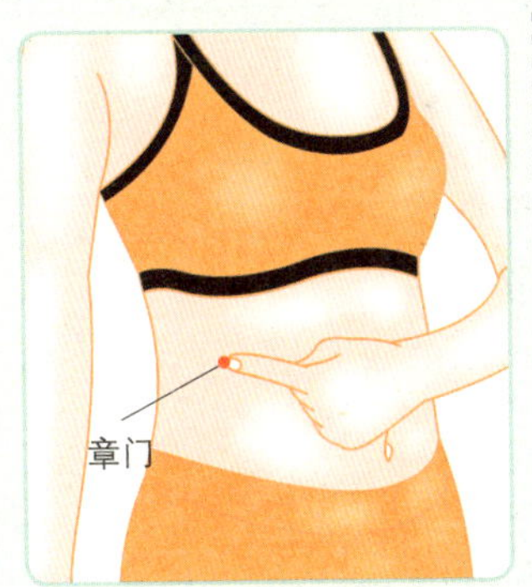

A-2 加揉章门，力量稍轻，以产生轻微酸胀为度。

B 食滞胃脘型

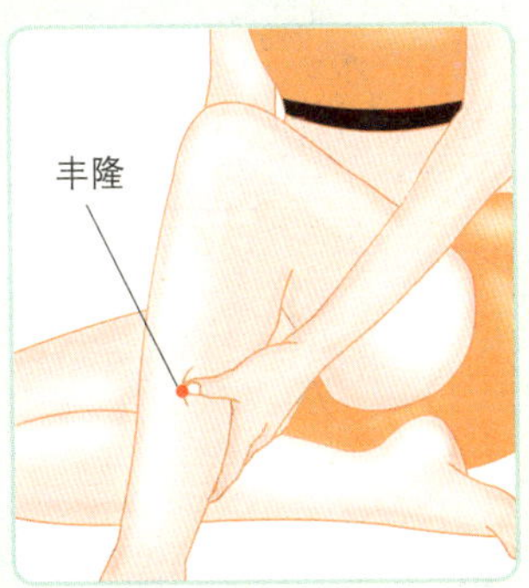

B-1 加揉丰隆，力量偏重，以产生酸、胀痛为度。

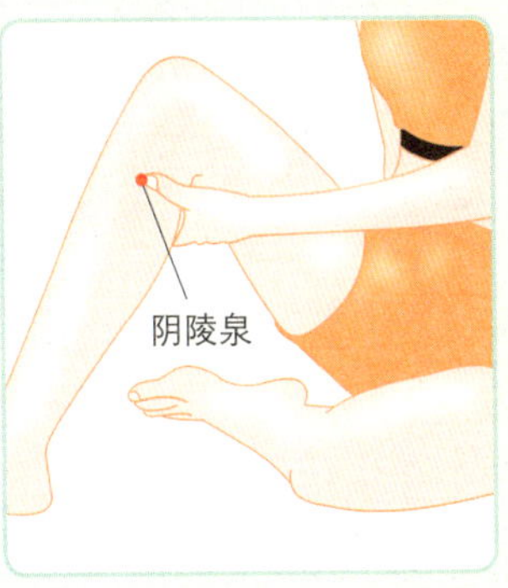

B-2 加揉阴陵泉，力量偏重，以产生酸、胀痛为度。

C 肝郁克脾型

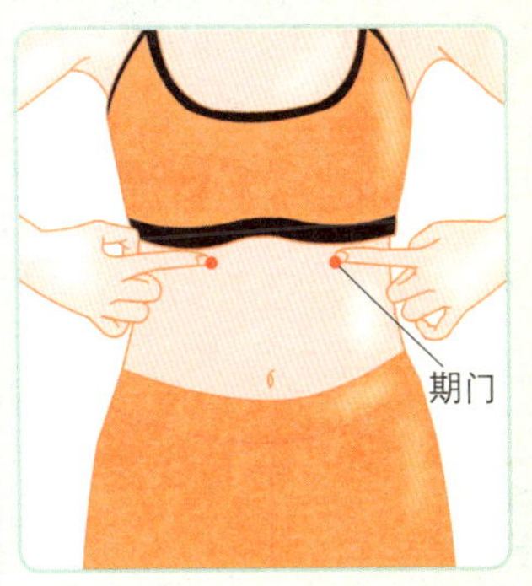

C-1 加揉期门，力量偏重，以产生酸、胀痛为度。

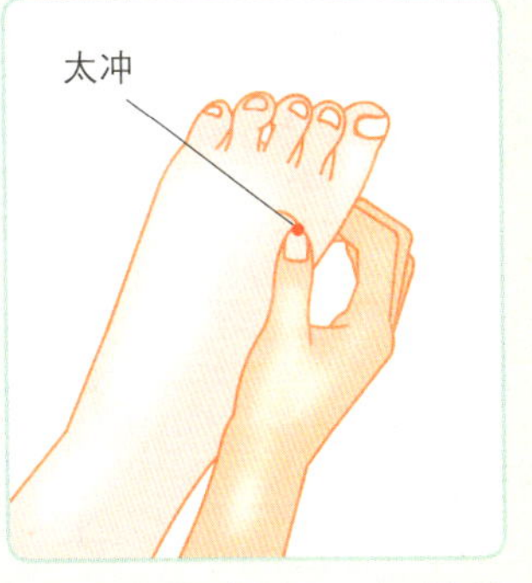

C-2 加揉太冲，力量偏重，以产生酸、胀痛为度。

生活小贴士

1 饮食以稀软易消化、少量多餐为好，即使患者有呕吐，也要坚持进食，如果进食量不够，可通过输液补充葡萄糖、维生素、氨基酸，必要时给予脂肪、乳蛋白等。

2 消除不良的心理因素，保持情绪稳定，尤其饭前不要紧张，为患者创造良好的进餐环境。

3 饭菜的营养要全面均衡，尽量做到色、香、味、形俱全，经常更换食谱，改变烹调方法。

4 保证充足的睡眠，睡眠充足了，精神就会抖擞，食欲也会提高。

病因不同，手法有异

呃逆

呃逆即打嗝，多突然发生，喉间“呃呃”连声，声短而频，不能自制，轻者可通过屏气、喝水等方法制止，重者则持续不断。西医认为呃逆是一侧或两侧膈肌的阵发性痉挛，伴有声门突然关闭，而发出一种短促的、特别的声音。

中医辨证分型

中医学认为呃逆是由气机紊乱、胃失和降、胃气上逆动膈引起的。

寒邪内阻：可见呃声沉缓有力、胃脘寒冷、得热则减。

胃中燥热：可见口渴口臭、嗳腐吞酸。

气郁痰阻：可见胸胁不舒、嗳气腹胀。

脾肾阳虚：可见食少便溏、面色苍白、腰膝酸软。

按摩方法

1 揉缺盆

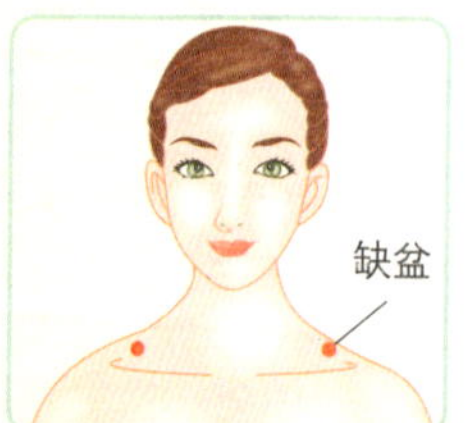

双手拇指同时按揉缺盆穴，以酸胀为度，每侧2分钟。

2 摩腹

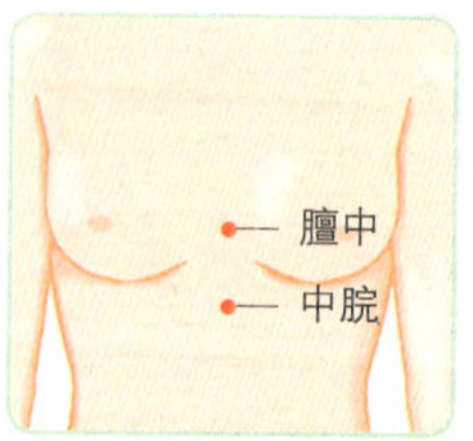

按揉膻中2分钟；再顺时针摩腹，以中脘为重点，6～8分钟。

3 掌推背部

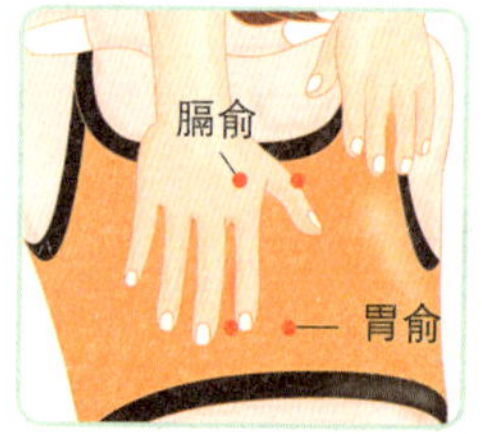

自上而下推背部膀胱经4遍。重点在膈俞、胃俞，时间约6分钟。

4 揉背俞穴

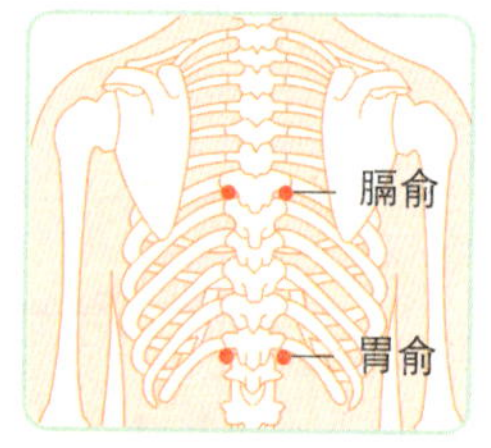

按揉膈俞、胃俞以及压痛点，以酸胀为度。

辨/证/加/减

A 寒邪内阻型

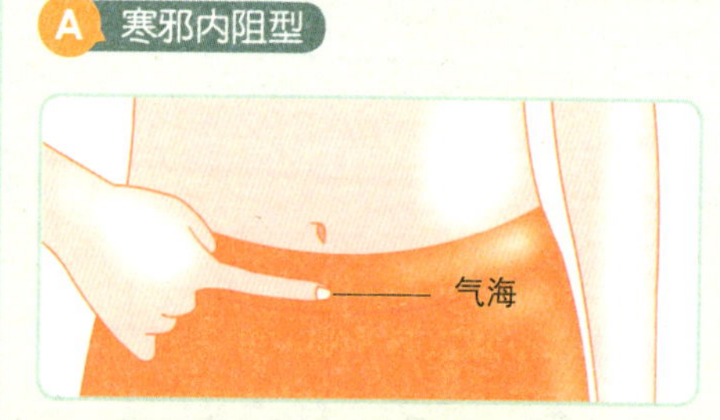

A-1 摩腹时加揉气海穴2分钟。

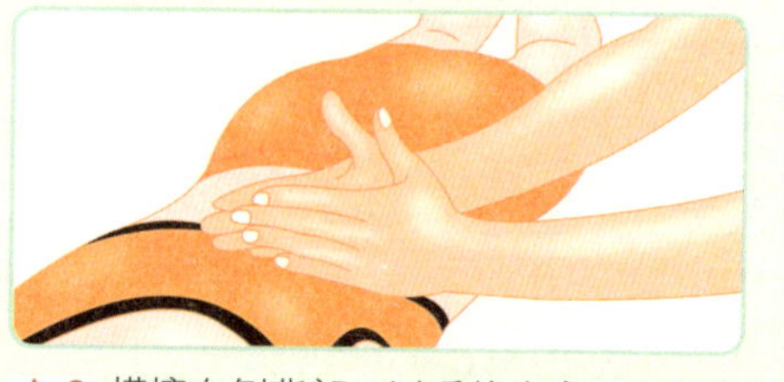

A-2 横擦左侧背部，以透热为度。

B 胃中燥热型

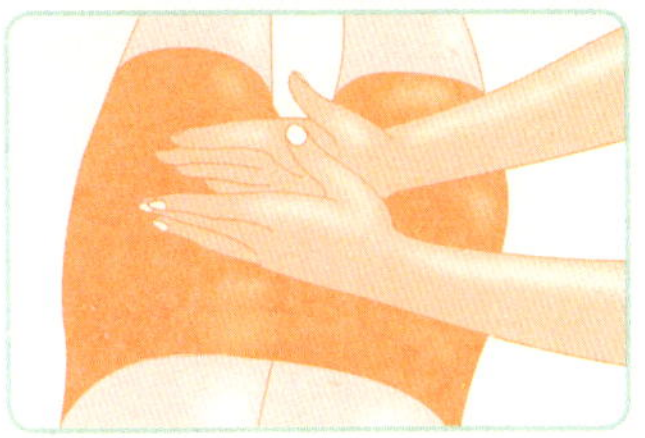
B-1 横擦八髎穴2分钟，以透热为度。

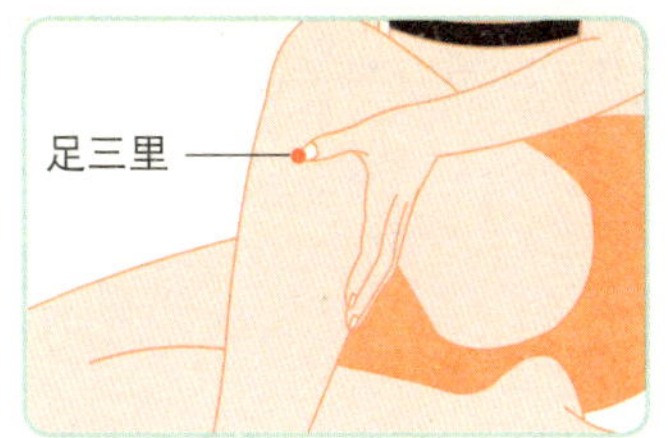

B-2 点揉足三里2分钟，以有酸胀为度。

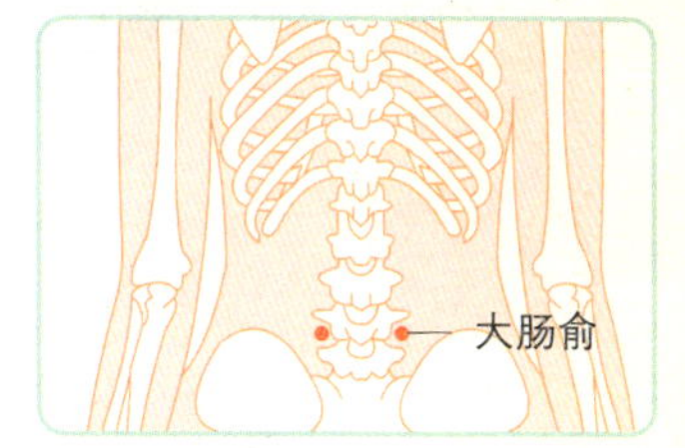

B-3 点揉大肠俞2分钟，以酸胀为度。

C 脾肾阳虚型

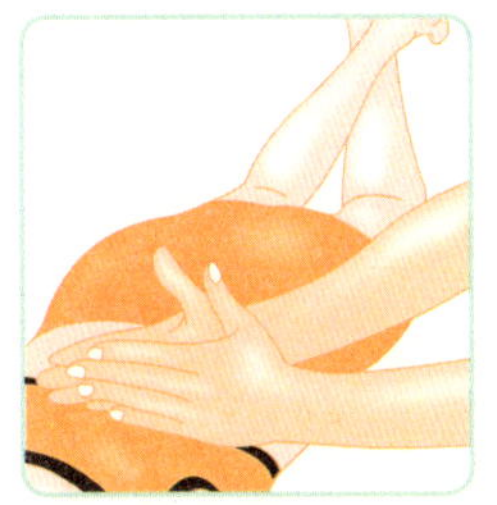
C-1 横擦左侧背部脾俞、胃俞区域，以透热为度。

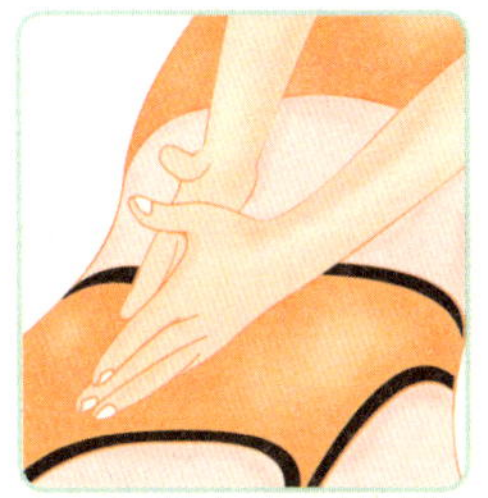
C-2 直擦督脉，以透热为度。

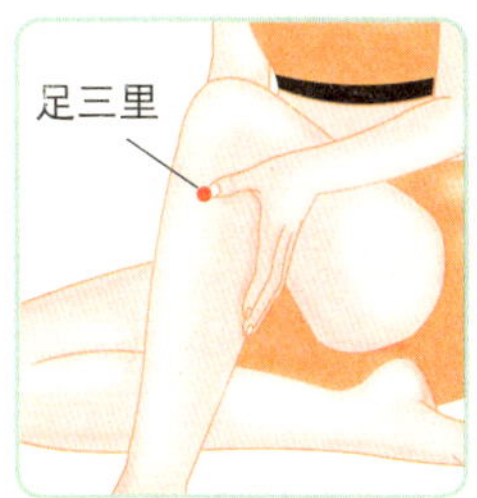

C-3 按揉足三里2分钟，以酸胀为度。

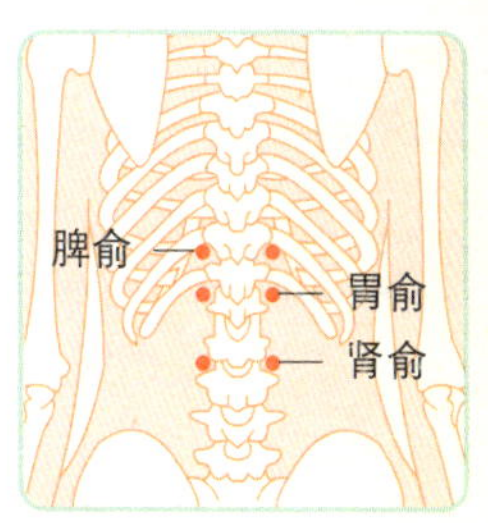

C-4 按揉图中穴位各2分钟，以有酸胀感为度。

D 气郁痰阻型

以下穴位均以酸胀为度，不宜刺激太重。

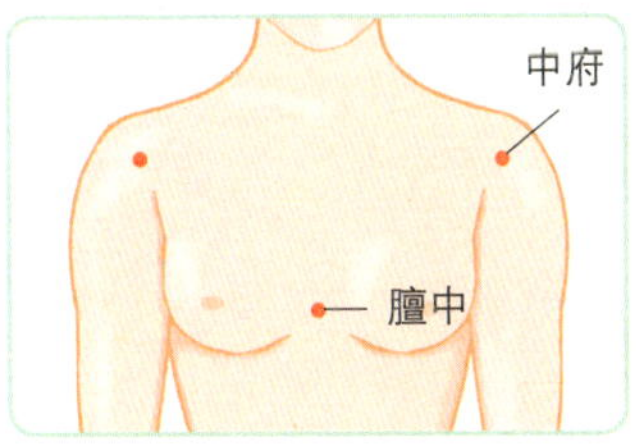

D-1 按揉中府、膻中各1分钟。

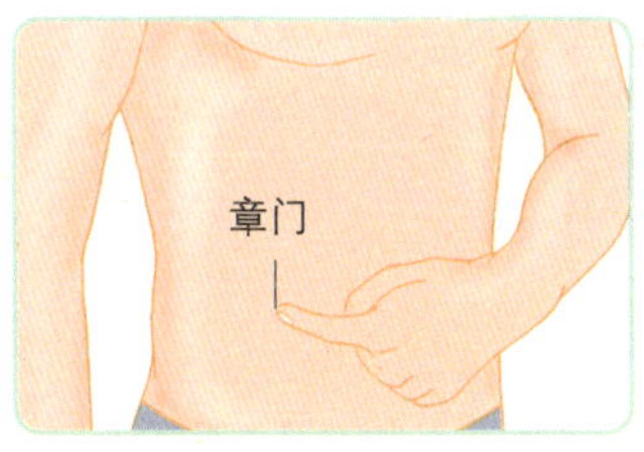

D-2 按揉章门1分钟。

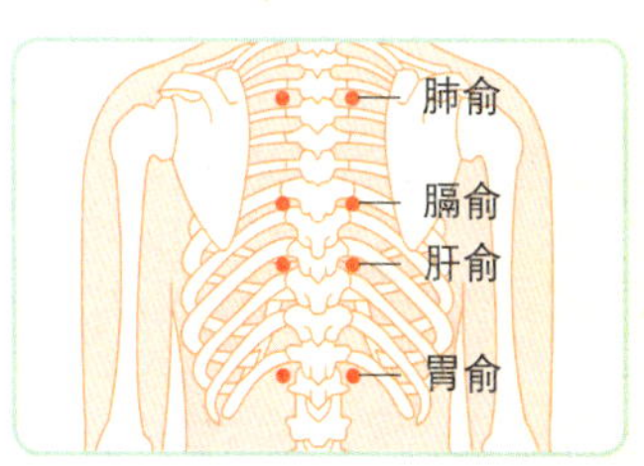

D-3 按揉肺俞、膈俞、肝俞、胃俞穴各1分钟。

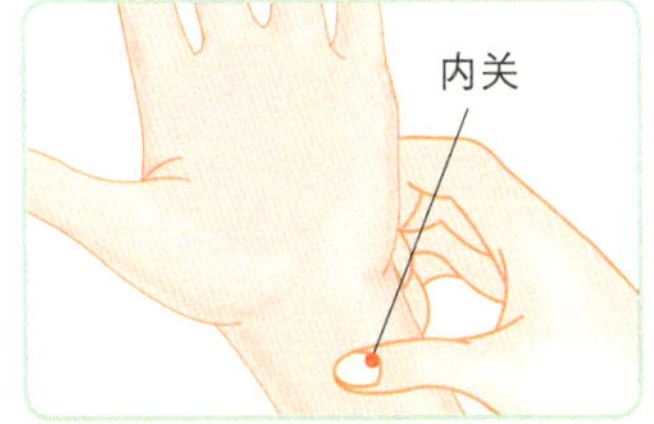

D-4 按揉内关约2分钟。

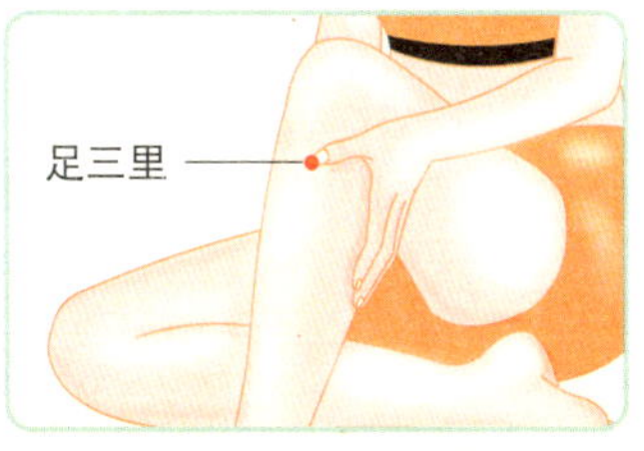

D-5 按揉足三里约2分钟。

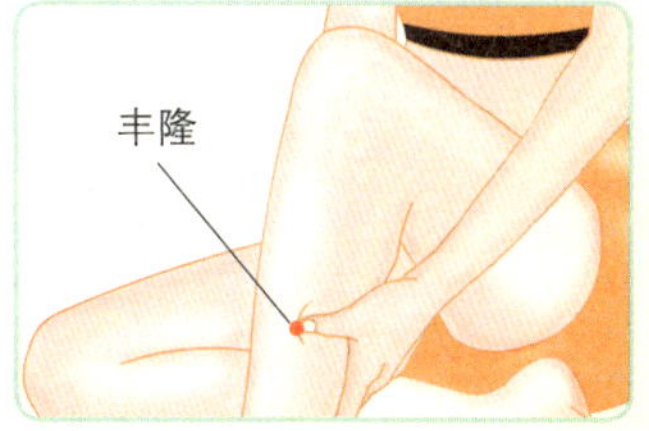

D-6 按揉丰隆约2分钟。

放松腹部，指压灵穴

消化不良

饮食过度或者饮食不当，胃弱及消化器官功能开始衰弱时，所进食的食物无法顺利被身体吸收，使食物积滞，在胃部产生多余气体，导致嗳气打嗝，严重者还会出现从心窝到胸部的苦闷、胸部灼热症状。虽然症状因人而异，但大多数人会出现消瘦或腹泻现象。消化不良多见于胃部功能不佳，俗称胃弱。

按摩方法

1 揉腹

脂肪轻度凹陷。

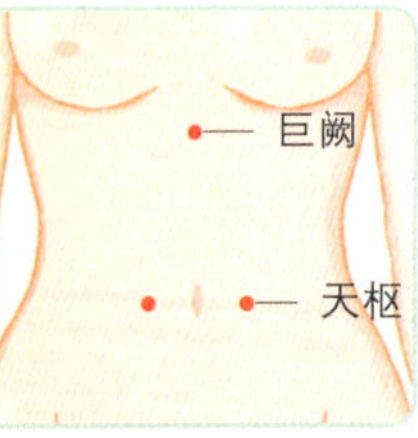

双手重叠，以巨阙、天枢为重点揉腹。

2 按压背俞穴

稍用力按压。

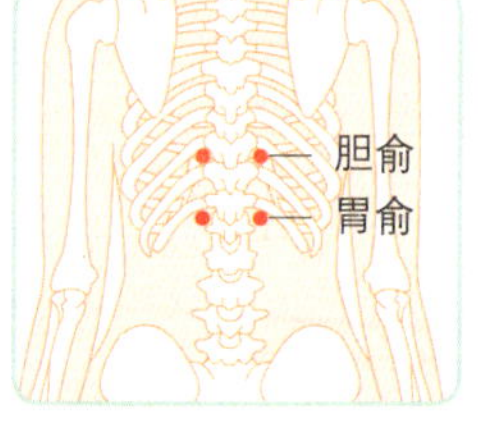

用力按压脊椎两侧的胆俞、胃俞。

3 按压腿部穴位

依次用力按压，可提高消化器官功能。

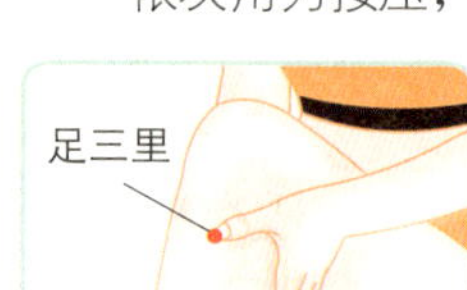

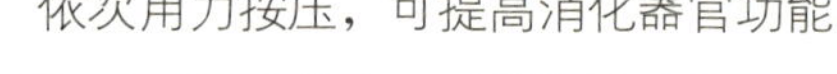

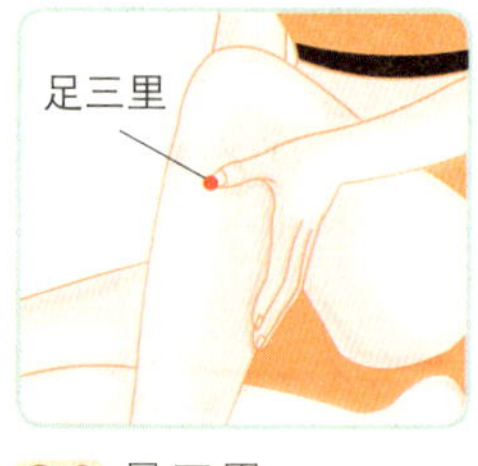

3-1 足三里

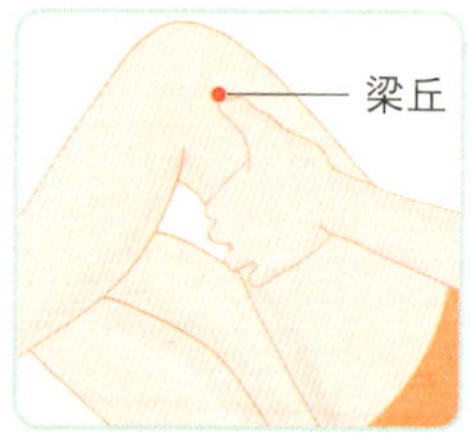

3-2 梁丘

4 按压天突、气舍

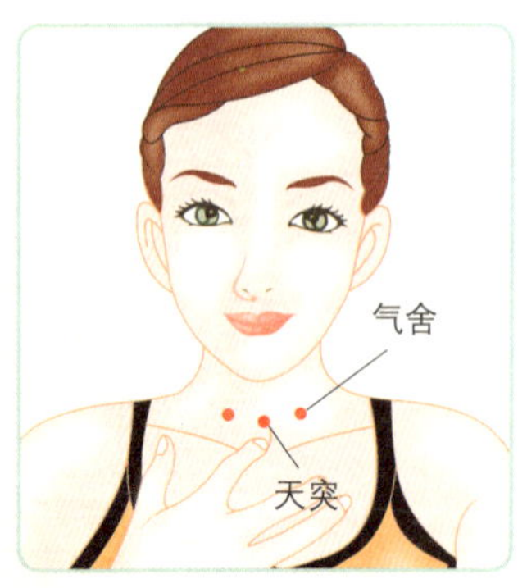

能让积存胃部的气体，以数次大幅度的打嗝形式排出来，快速止嗝。

生活小贴士

针对腹泻、腹痛、消瘦、贫血及全身性营养不良等症状，进行饮食调养。

1. 供给充足的热量和蛋白质。选用高蛋白质、高热低脂、半流质食物或软饭。
2. 补充足够维生素。除食物补充外，必要时补给维生素制剂。结合临床症状，重点补充相应的维生素。
3. 注意电解质平衡。饮食中给予鲜果汁、无油肉汤、蘑菇汤等。
4. 少食多餐。选择细软易消化的食物，既保证营养，又不致加重肠道负担。

调补脏腑，固本强元

腹泻

腹泻可分为急性、慢性两类，前者发病急剧，病程在2～3周内；后者指病程在2月以上或间歇期在2～4周的复发性腹泻。中医学认为腹泻的主要病变部位在于脾胃与大、小肠。

按摩要点

按摩治疗腹泻主要是针对慢性腹泻。腹部按摩操作，以指点按法重点作用于中脘至气海、关元穴，以达到舒筋活血、解痉止痛、消除疲劳和使肌肉放松的目的。后于腹部施以顺时针摩法，以有温热感渗透至深层为度，以达到疏气活血、消肿止痛、消积导滞、健脾和胃、调补脏腑的作用。

按摩方法

1 腹部按摩

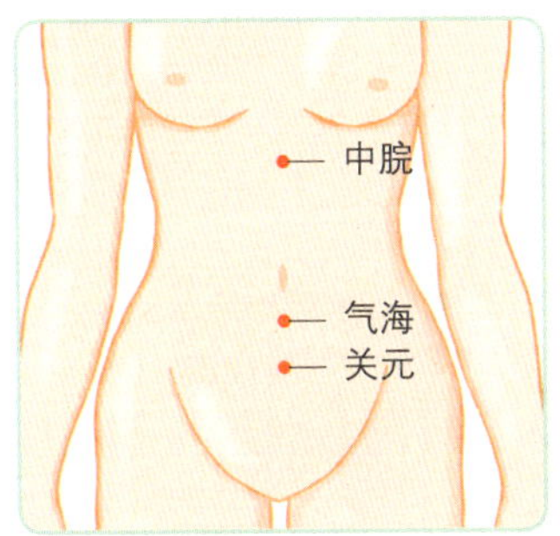

由中脘沉缓移向气海、关元5～6遍。再摩腹至温热感渗至深层。

按摩小贴士

腹部按摩所用的力量须由轻而重，一般频率为每分钟50～150次，开始稍慢，逐渐加快。腹部按摩手法注意要缓慢，且用力由轻到重。

2 背部按摩

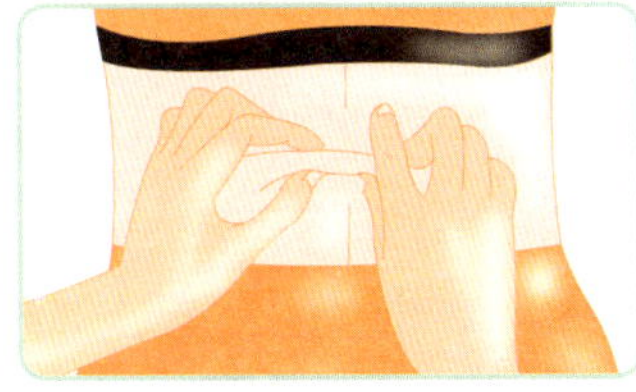

2-1 自下而上捏脊5遍，手法宜稍重。

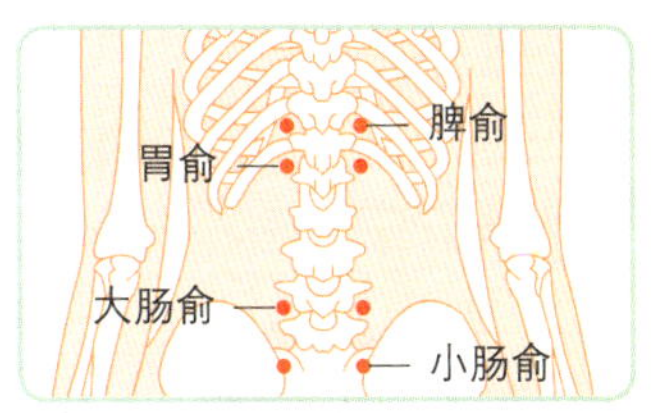

2-2 点揉图中穴位2分钟，擦背10分钟，使温热感渗至深层。

3 疼痛明显者

先在背俞穴寻找压痛点（阿是穴），用力指揉至腹痛明显缓解。

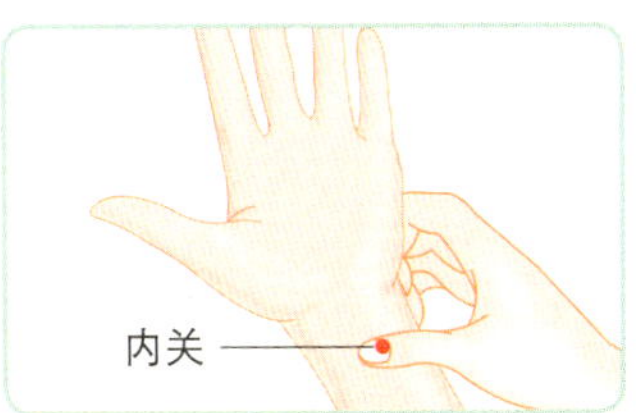

3-1 配合点按内关2分钟。

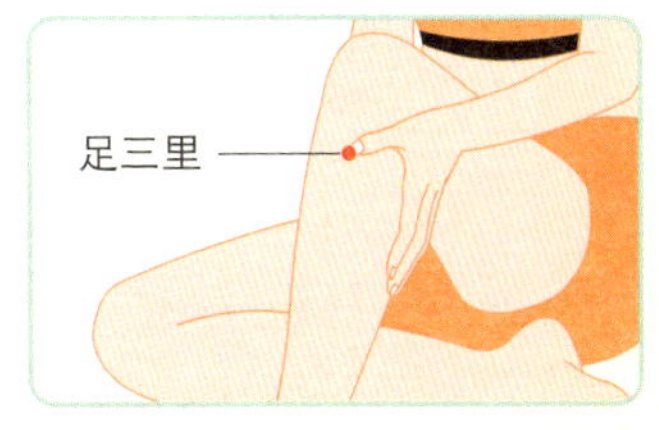

3-2 配合点按足三里2分钟。

辨/证/加/减

A 脾胃虚弱型

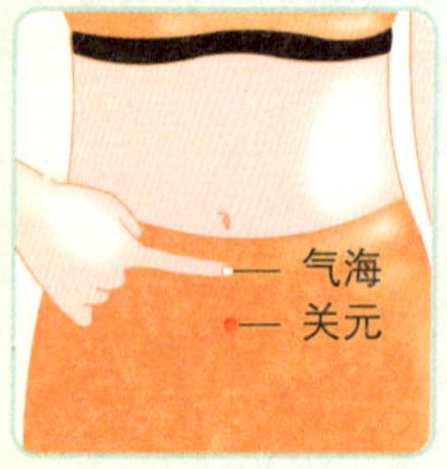

A-1 轻揉气海、关元各2分钟，按揉气海可适当延长。

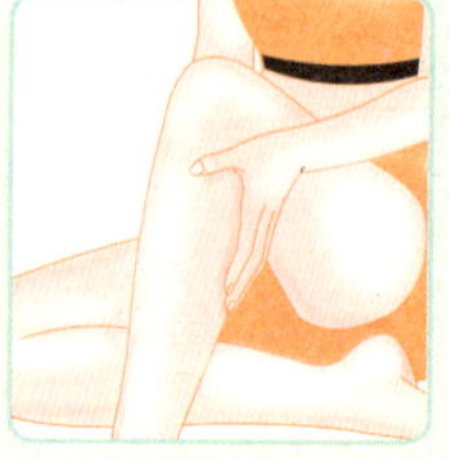
A-2 轻柔按足三里2分钟。

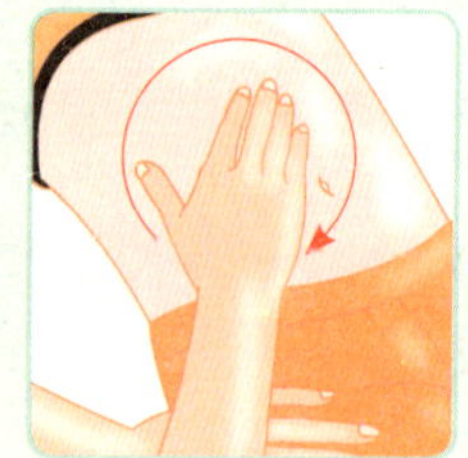
A-3 逆时针按摩胃脘部，再顺时针按摩腹部。

B 伤食泻

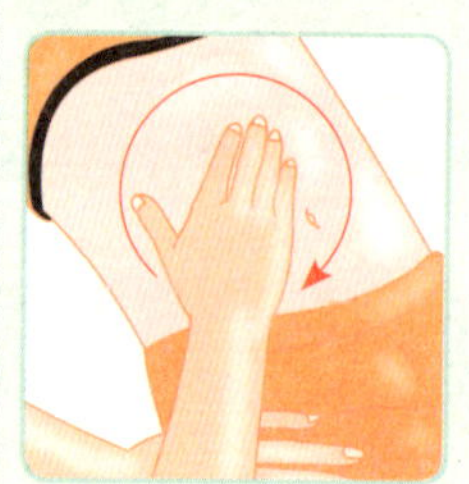
以顺时针方向按摩腹部。

C 湿热泻

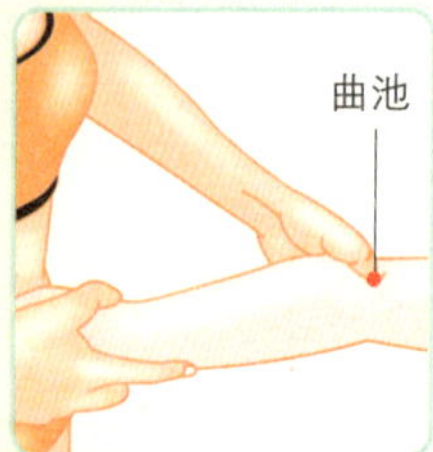

C-1 加点曲池。

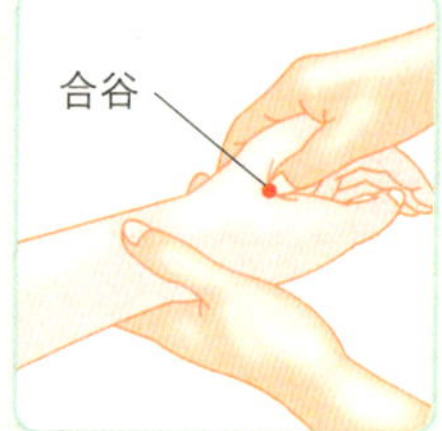

C-2 加点合谷。

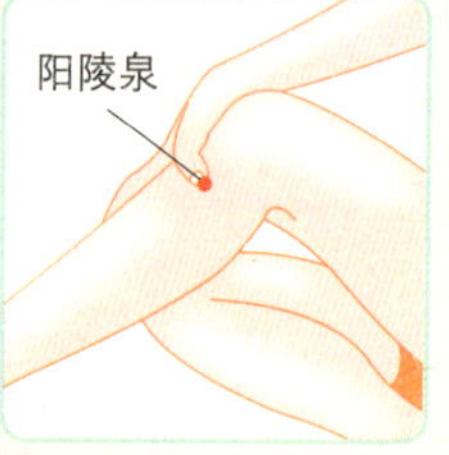

C-3 加点阳陵泉。

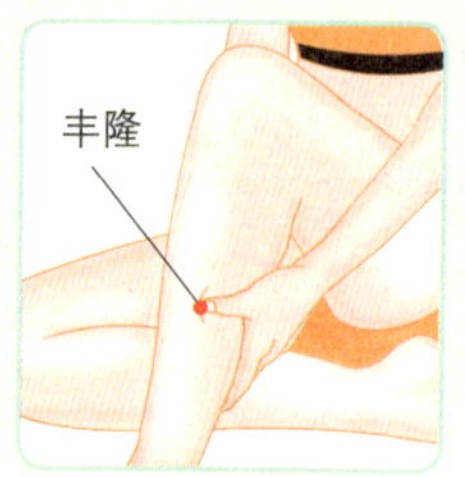

C-4 加点丰隆。

D 寒湿泻

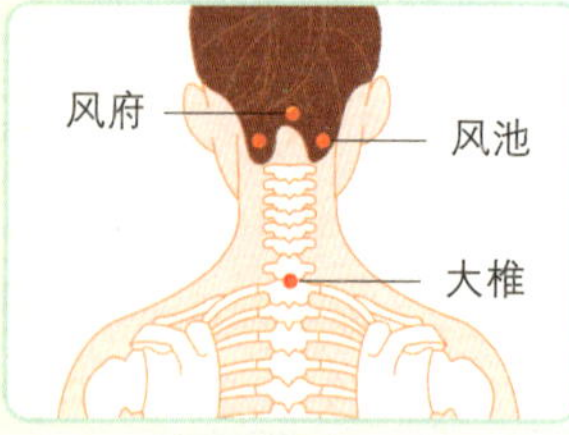

D-1 风池、风府、大椎定位。

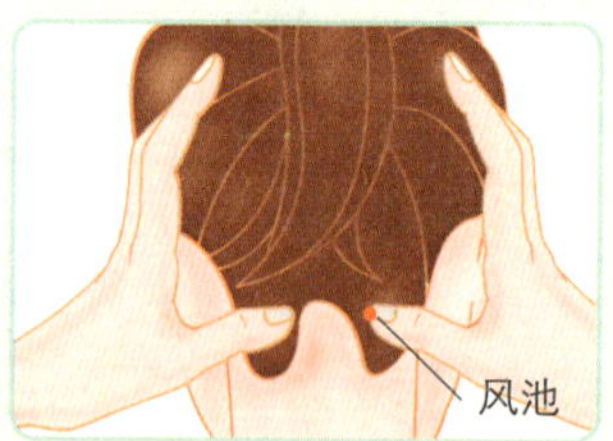

D-2 加揉风池。

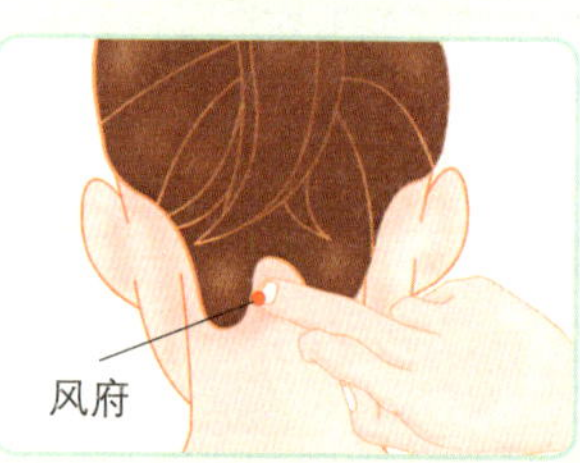

D-3 加揉风府。

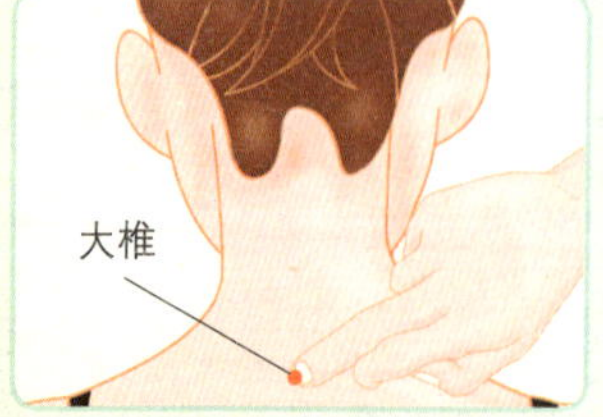

D-4 加揉大椎。

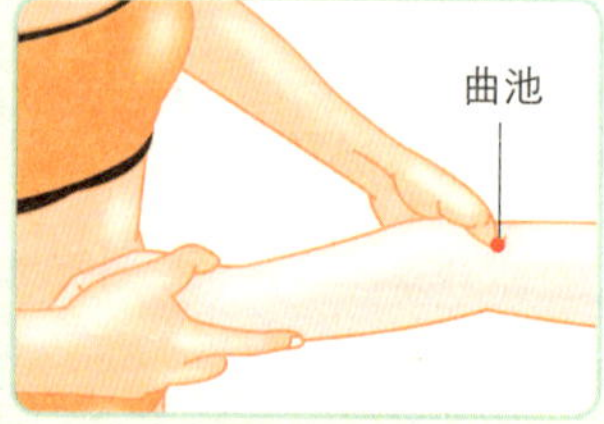

D-5 加点曲池。

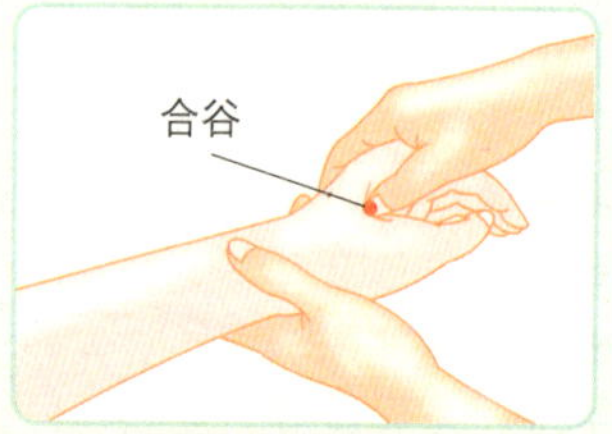

D-6 加揉合谷。

E 肝气犯脾型

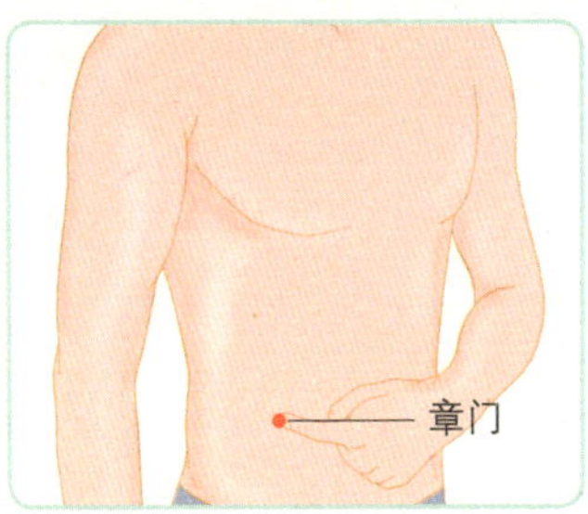

E-1 轻柔按揉两侧章门6分钟。

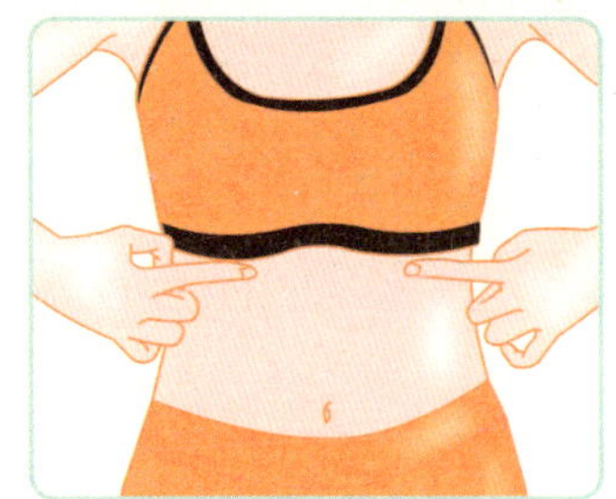
E-2 轻柔按揉两侧期门5～6分钟。

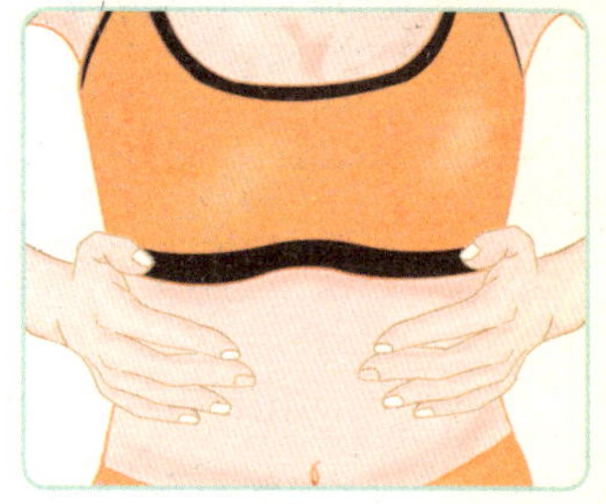
E-3 斜擦两肋，以有微热感为度。

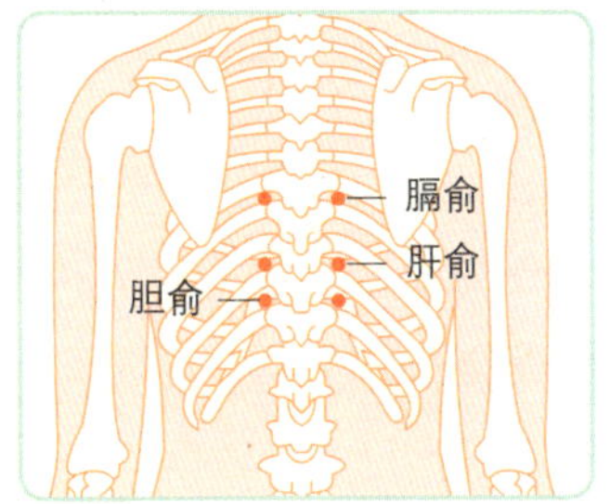

E-4 轻柔按揉背部肝俞、胆俞、膈俞。

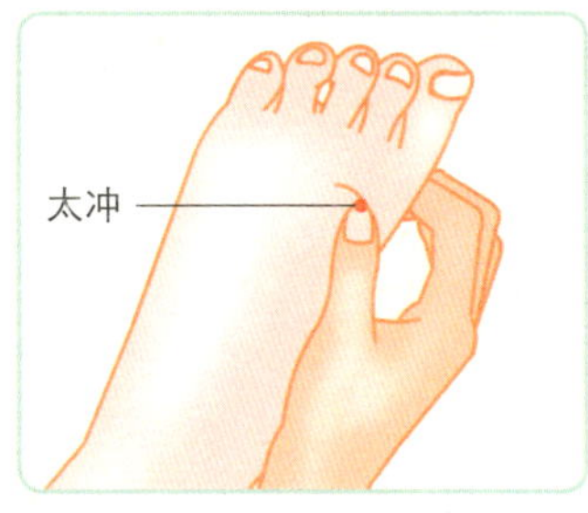

E-5 轻柔按揉太冲。

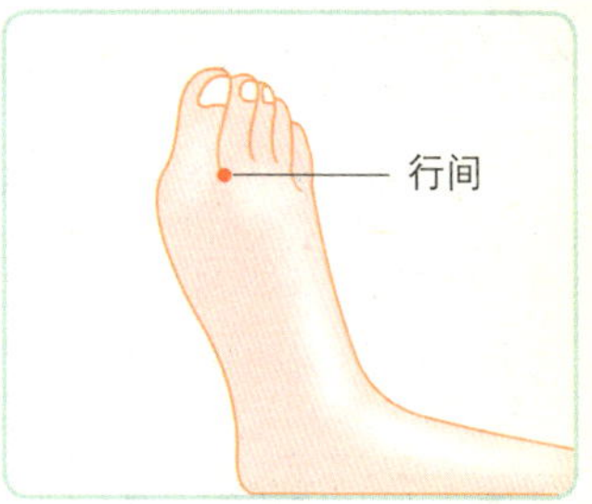

E-6 轻柔按揉行间。

F 湿脾肾阳虚型

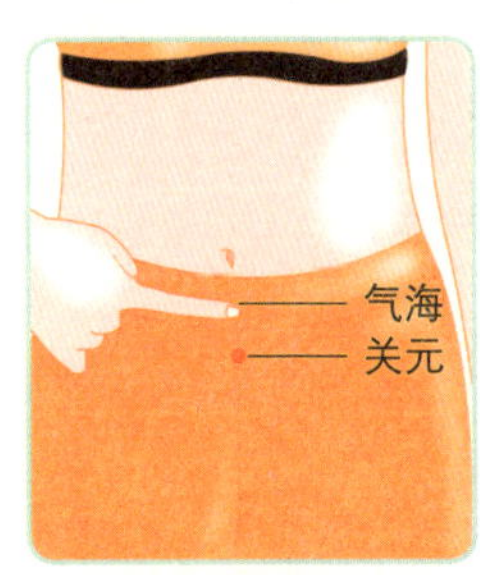

F-1 轻柔按揉气海、关元，每穴约3分钟。

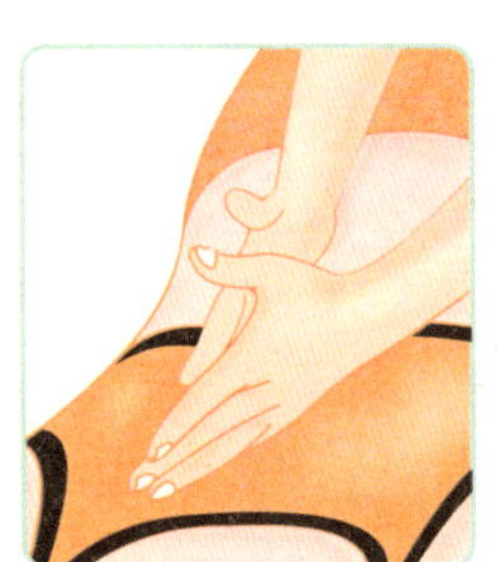
F-2 直擦背部督脉，以温热感渗透至深层为度。

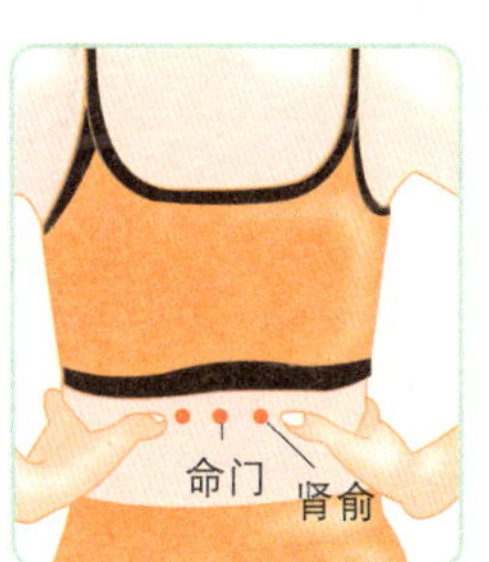

F-3 横擦肾俞、命门，以温热感渗透至深层为度。

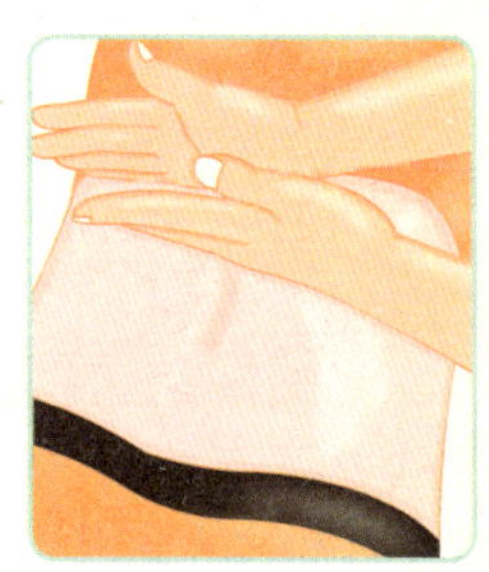
F-4 用掌横擦腰骶部，以温热感渗透至深层为度。

生活小贴士

防治腹泻应注意的生活细节：养成良好的饮食习惯，忌食生冷、油腻及刺激性食物。餐后忌剧烈运动。注意保暖，不要过度疲劳。

chapter

增强肠道功能

慢性肠炎

常肠鸣，且有痢疾倾向的疾病，称为慢性肠炎。一旦肠鸣，马上如厕，不久就排出软便，为小肠炎。反之，虽然立即如厕，却难以排便，即所谓的里急后重，很可能就是大肠炎。

按摩要点

依次缓慢揉压大肠俞与小肠俞两处穴位。同时，为了调整肠功能及所有消化器官的功能，进行腹部天枢、大巨、关元穴等指压的同时，在肚脐周围以画圆的方式进行仔细按摩。对腹泻伴随的手脚虚冷，指压手三里、足三里、三阴交等穴也有效果。

按摩方法

1 按压大、小肠俞

大、小肠俞是促进肠功能的特效穴位。

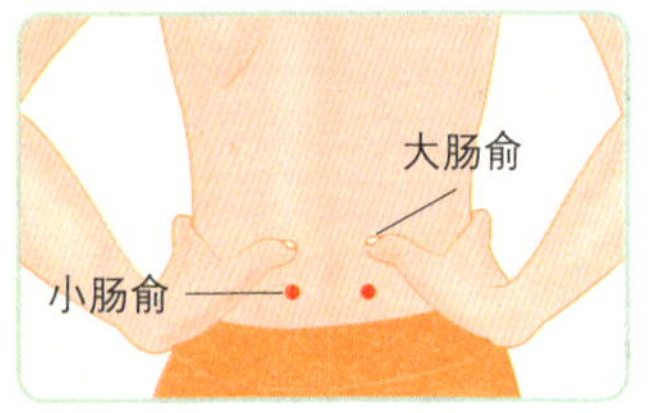

1-1 用拇指同时指压左右大、小肠俞穴位。

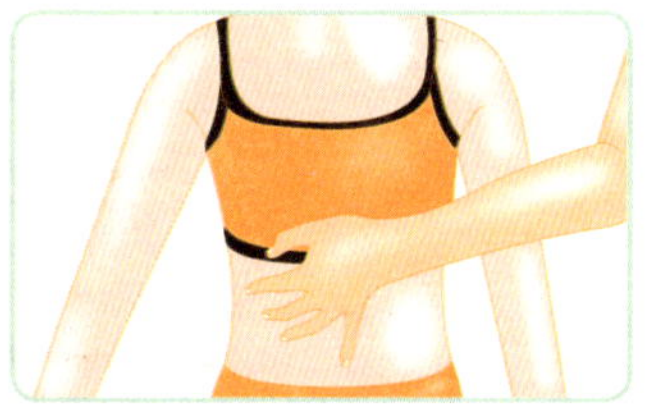

1-2 指压后再加上从背部到腰部的整体按摩会更有效。

2 腹部按摩

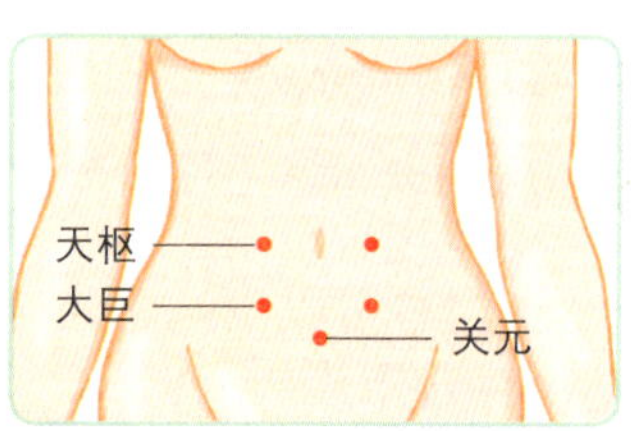

指压腹部天枢、大巨、关元，按压至脂肪轻度凹陷为佳。

3 按压手脚穴位

按压以下穴位，有助于治疗伴随腹泻并发的手脚虚冷症状。力度以出现酸胀为佳。

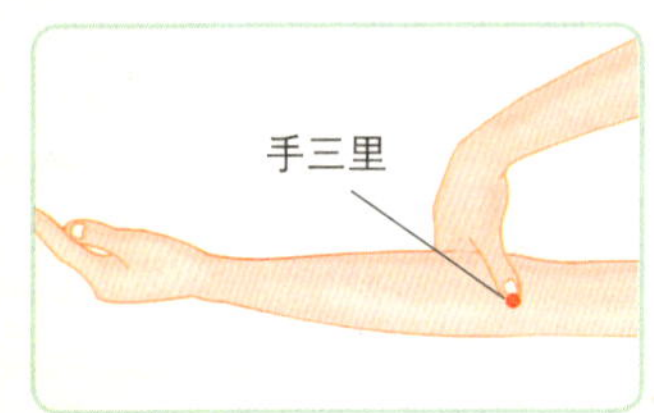

3-1 手三里

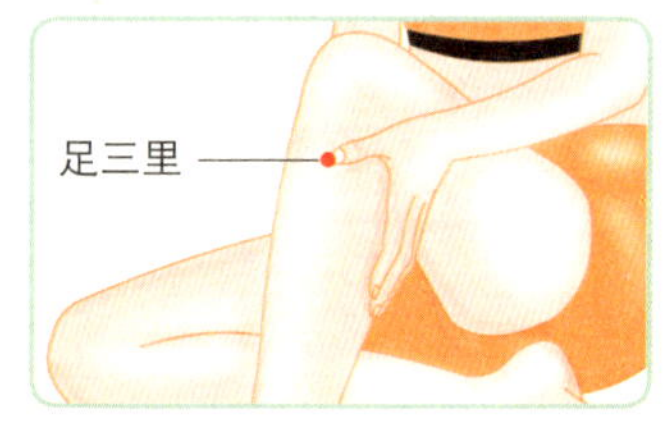

3-2 足三里

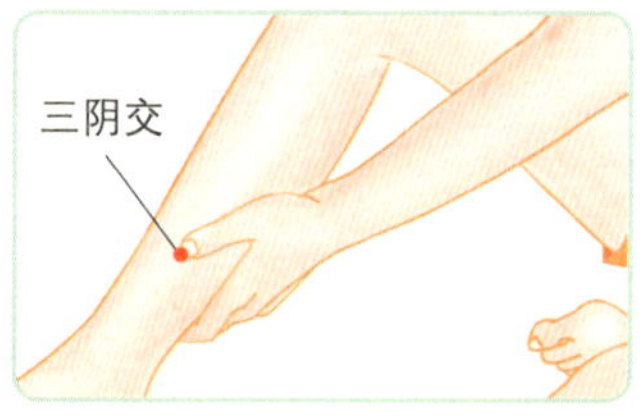

3-3 三阴交

chapter

激活肠道动力

便秘

便秘的一般表现，是大便次数减少，经常3～5日甚至6～7日才能大便1次；虽然次数不减，但是粪质干燥坚硬，排出困难；虽然有便意，大便并不干硬，但排便困难。此病男女老幼皆易患上，给机体带来的潜在危害大。现代医学认为，忽视便意、身体虚弱、肌肉无力等也是引起该病症的原因。

中医辨证分型

中医学认为，此症为气血不足，或阴虚阳亢，或忧愁思虑太过等所致。临床上常见热秘、气秘、虚秘、冷秘4种类型。

热秘 可见大便干结、小便短赤、口干口臭。

气秘 可见胸胁痞满、嗳气频作。

虚秘 可见头晕乏力、面色无华、腰脊酸冷。

冷秘 可见四肢不温、喜热怕冷、便秘。

按摩方法

1 拇指推揉脐周

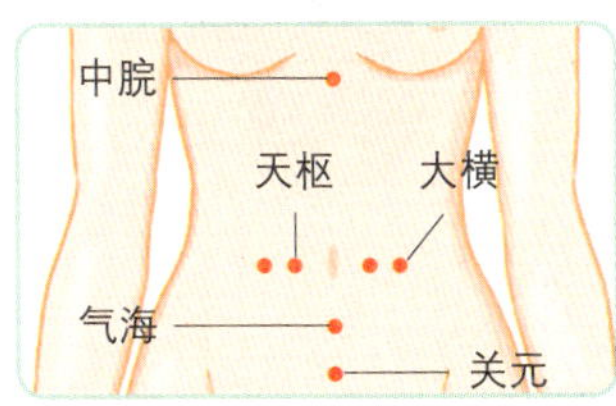

以拇指轻快推点中脘、大横、天枢、气海、关元，每穴各1分钟。

2 摩腹

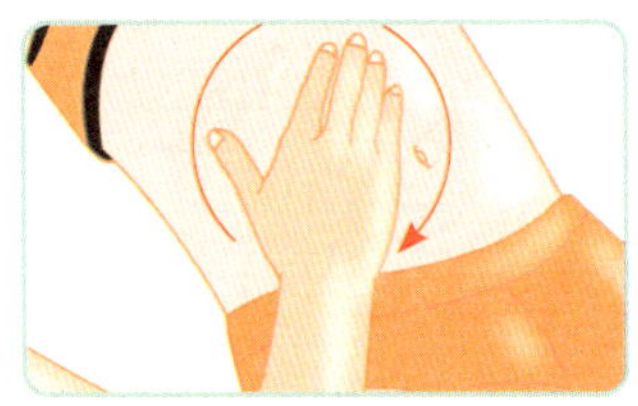

先摩脐，次摩右腹，再摩左腹，最后摩下腹，重复5分钟，使热气逐渐渗透至腹内。

3 推膀胱经

以酸胀为度，5~7分钟。

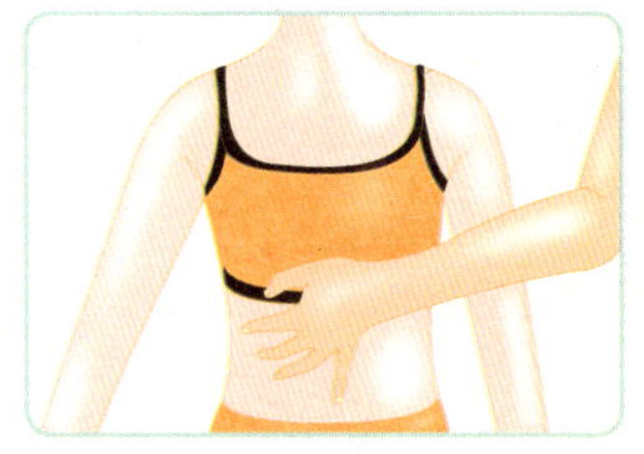

3-1 自上而下推搓膀胱经。

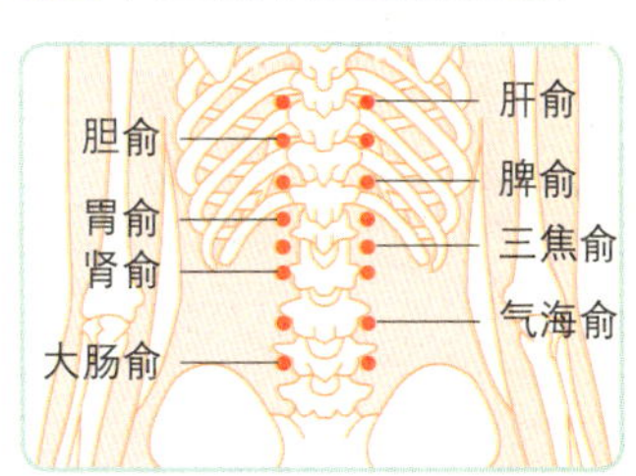

3-2 重点推搓肝俞至大肠俞。

按摩小贴士

本症多见于各种急慢性病中，并且多只是其中的一个症状。有严重器质性病变的或疗效不佳的，可配合其他疗法，以提高疗效。

4 小鱼际擦法

每处约2分钟，以透热为度。

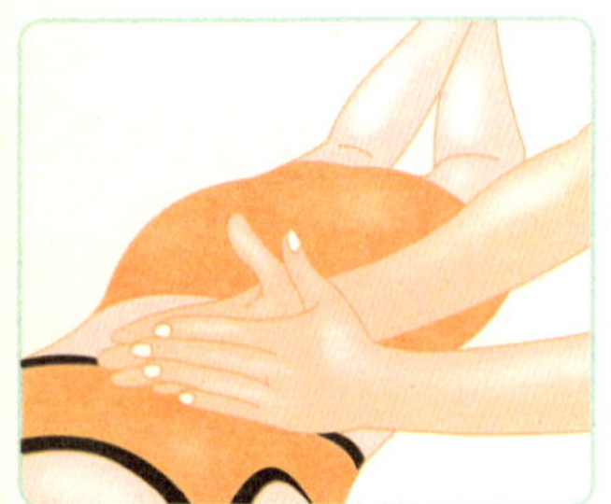
4-1 横擦肩背部。

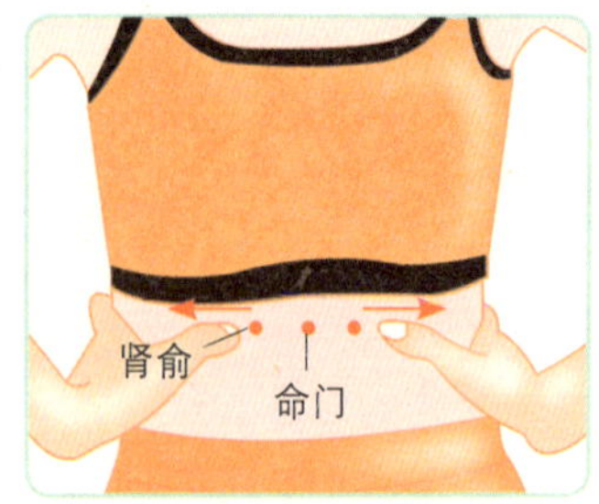

4-2 横擦肾俞、命门穴。

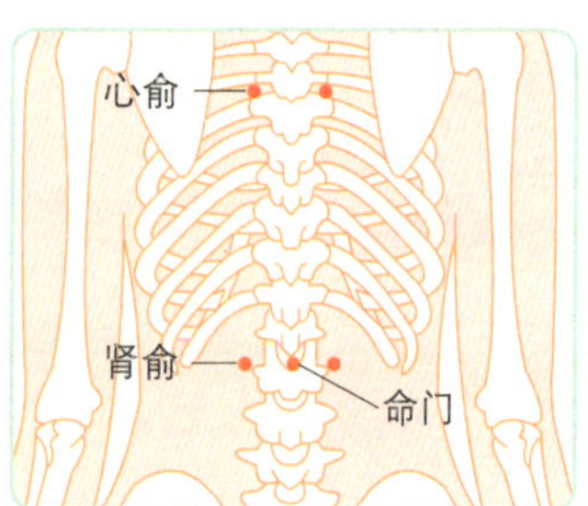

4-3 肾俞、命门定位。

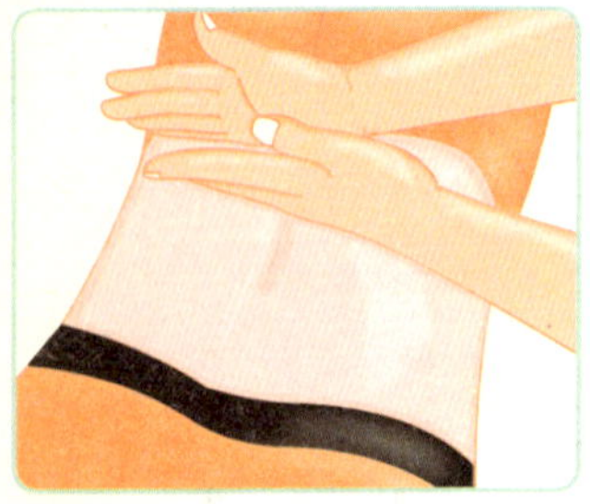
4-4 横擦腰骶部。

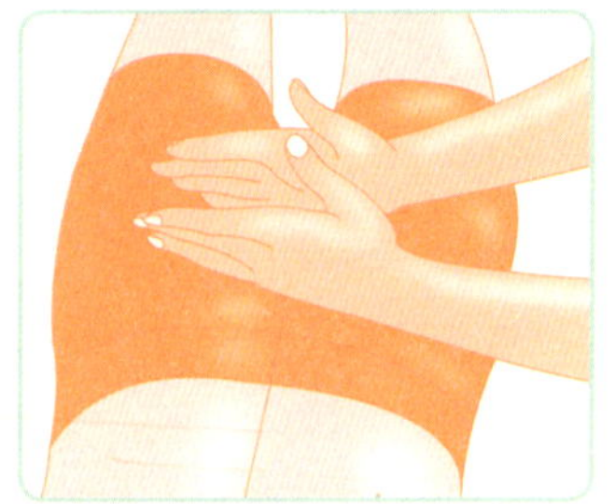
4-5 横擦八髎。

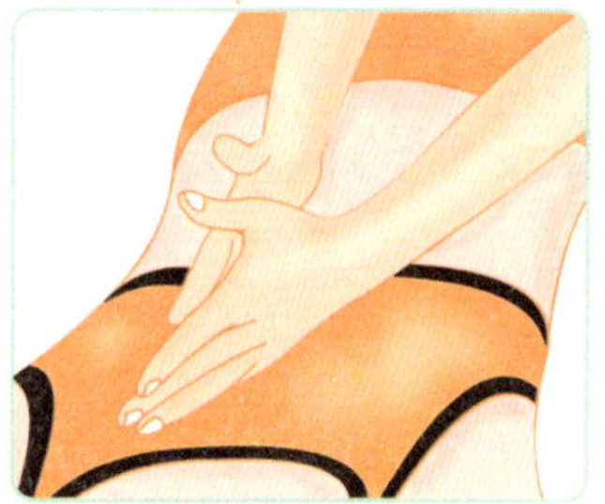
4-6 直擦背部督脉。

5 点头部穴位

两手手指同时点揉以下穴位，每穴1分钟。

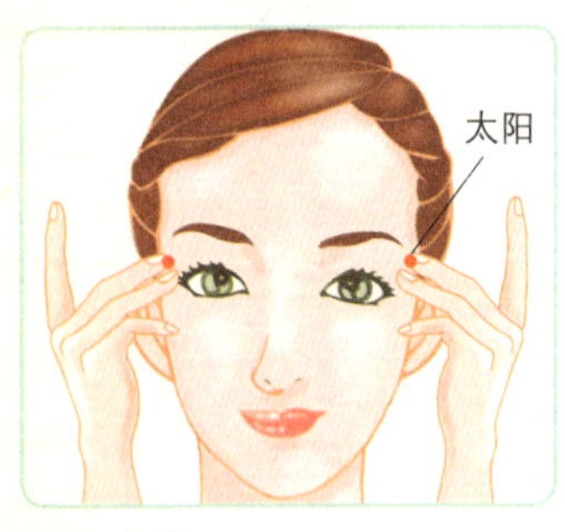

5-1 太阳

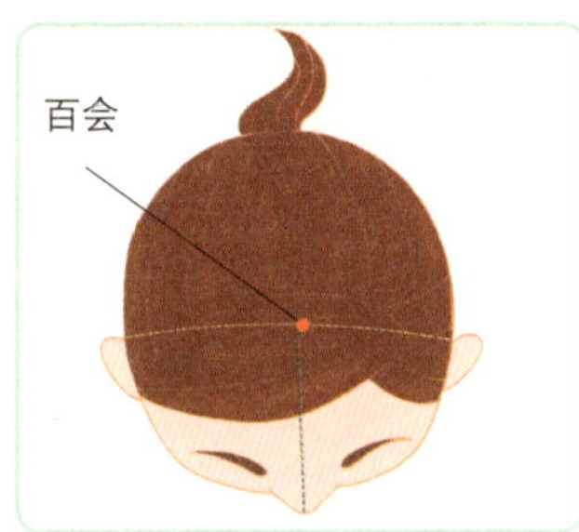

5-2 百会

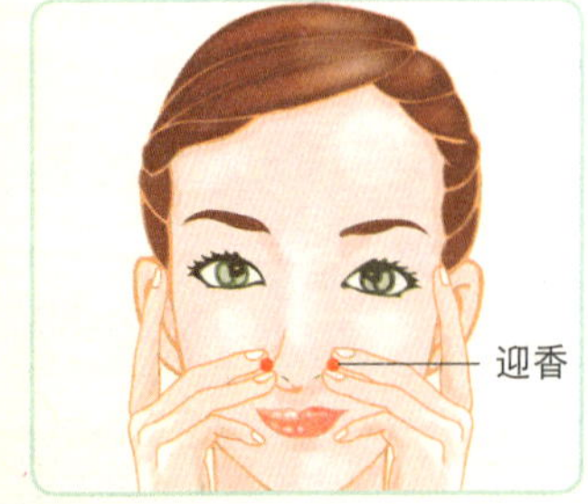

5-3 迎香

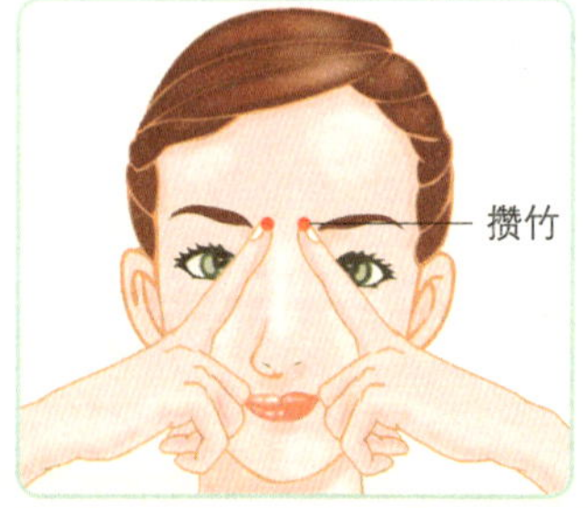

5-4 攒竹

6 拿风池和肩井

双手同时拿3～5次。

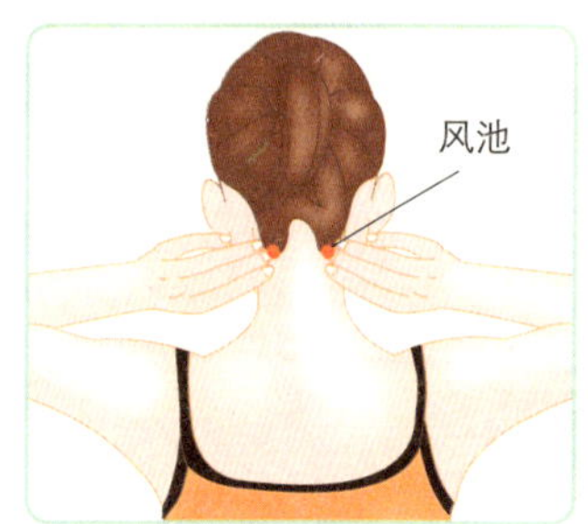

6-1 双手同时拿风池。

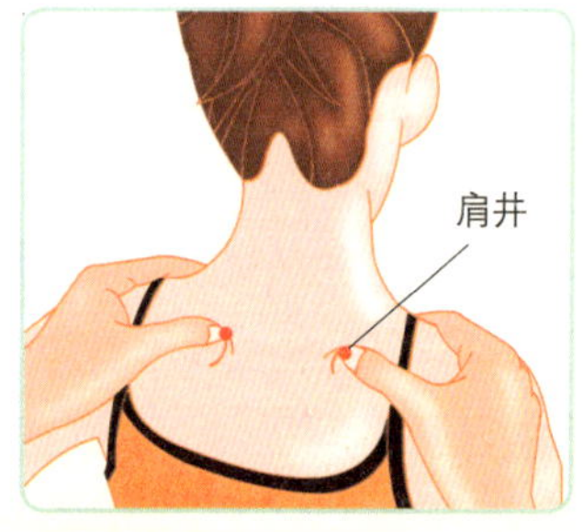

6-2 双手同时拿肩井。

辨/证/加/减

A 热秘

加按以下穴位，每穴3～5次，以清大肠之热。

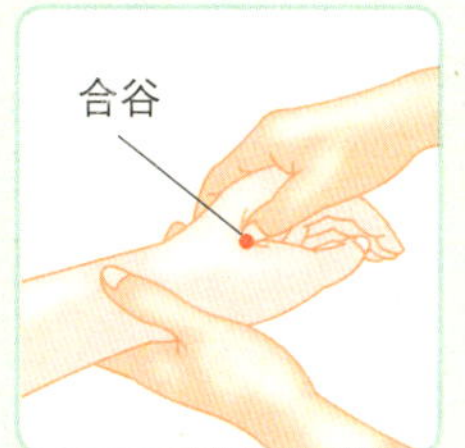

A-1 加点合谷。

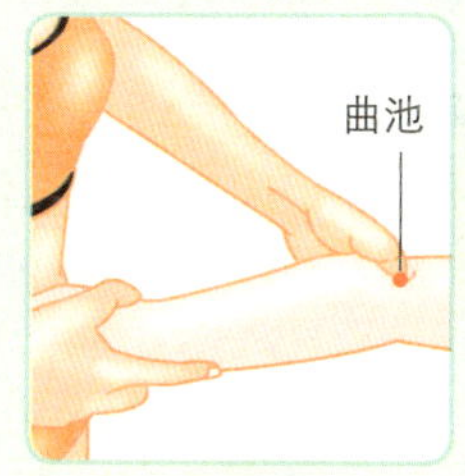

A-2 加点曲池。

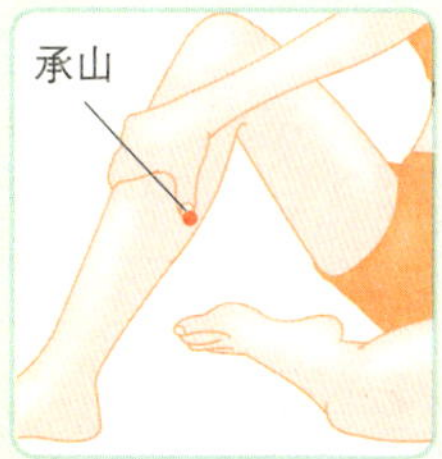

A-3 加按承山。

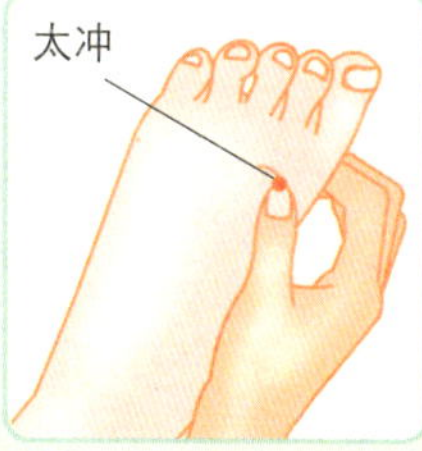

A-4 加按太冲。

B 气秘

嗳气、腹胀胸闷、食欲不振，加按以下穴位。

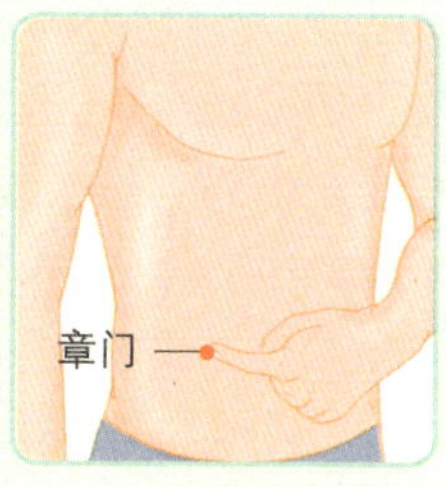

B-1 加揉章门1分钟。

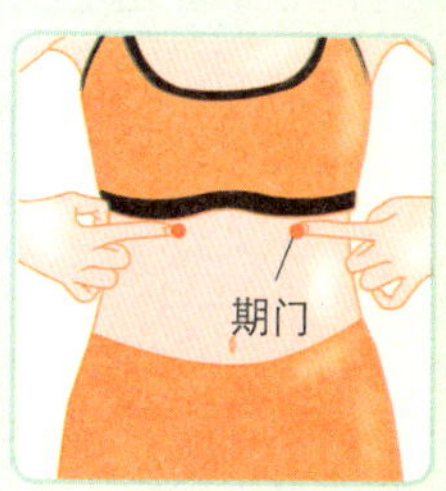

B-2 加揉期门1分钟。

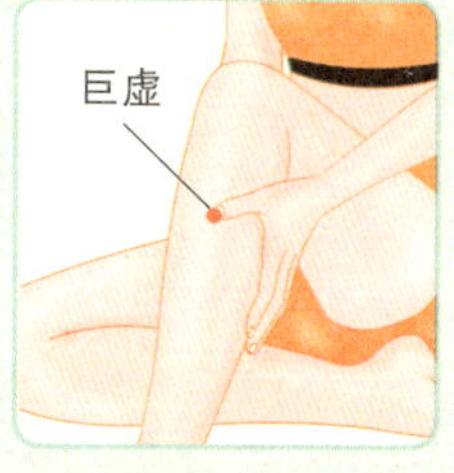

B-3 加揉上巨虚穴1分钟。

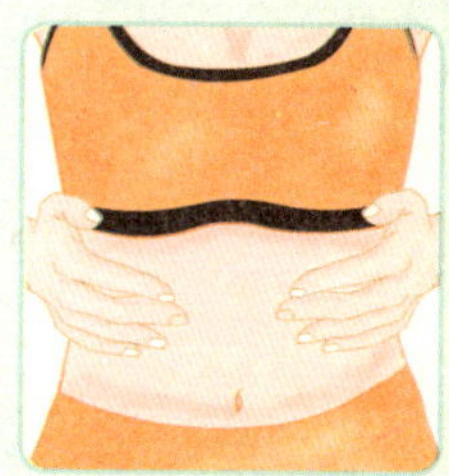
B-4 搓胁肋3～5次。

C 冷秘

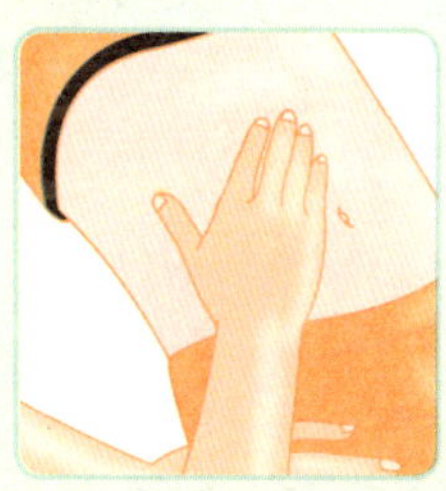
C-1 腹中冷痛，手掌放在脐周振3～5分钟。

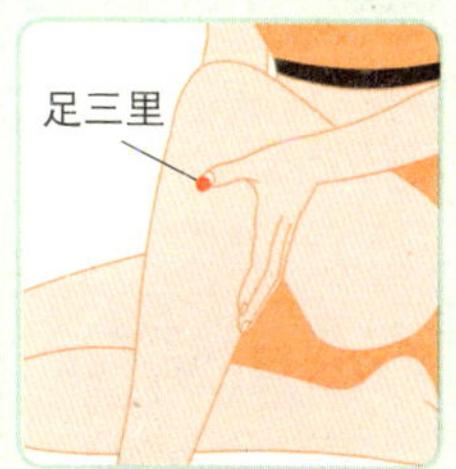

C-2 按揉足三里1分钟。

D 虚秘

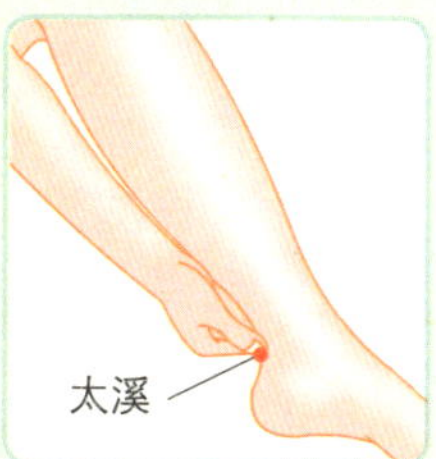

D-1 按揉太溪1分钟。

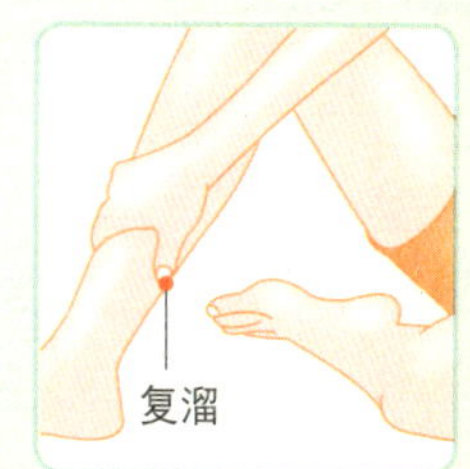

D-2 按揉复溜1分钟。

生活小贴士

1. 要适当地调整生活规律，摒弃不良习惯和不良嗜好。
2. 要戒除烟酒辛辣，多食高纤维食物，减少种种不必要的损耗。
3. 进行适当的锻炼，注意饮食和情绪的调节，并逐步养成每日定时大便的习惯。

chapter

消除便秘很关键

痔疮

痔疮指直肠末端黏膜下和肛管皮下的静脉丛发生扩张、曲张所形成的柔软肿块。以肛门齿状线（皱折处）为界，肿块在齿状线以上者为内痔，齿状线以下者为外痔，齿状线上、下方均有痔核者为混合痔。中医认为痔的发病与人体脏腑本虚、阴阳失调、气血亏损、情急内伤、劳倦过度有关。饮食不节、久坐、负重远行、久泻久痢、便秘等均易形成痔疮。

中医辨证分型

气血两虚型：以痔核脱出为主，肛门坠胀，便时有物脱出，需用手还纳，少气懒言，便血色淡量多，头晕目眩，舌淡苔白，脉细无力。

湿热下注型：肛门坠胀疼痛，大便下血，血色浑浊，便排不畅，便时有物脱出，里急后重，身重困乏，核痔渐红，舌红苔黄腻，脉弦滑。

按摩要点

痔疮严重时，必须接受外科治疗。穴位按摩可促进肛门周围的血液循环，调整消化功能，而使排便顺畅。

首先，以头部百会穴、颈根部的大椎穴为出发点，接着指压背部、腰部的各穴位。尤其对接近患部的会阳与长强穴要进行仔细的指压。

足、腰的虚冷会使肛门的症状恶化，所以须以腰部的三焦俞、肾俞穴，足部的三阴交、太溪穴等的指压来对应。为了调整消化功能，腹部的天枢穴、腿部的足三里的指压与按摩也不可缺少。手部孔最穴的指压可缓和疼痛。

按摩方法

1 按压头部穴位

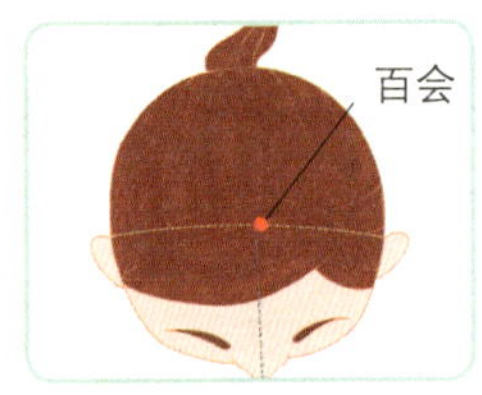

1-1 用力按压百会。

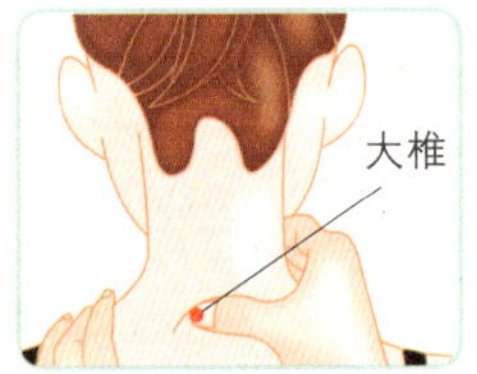

1-2 用力按压大椎。

2 按压三焦俞、肾俞

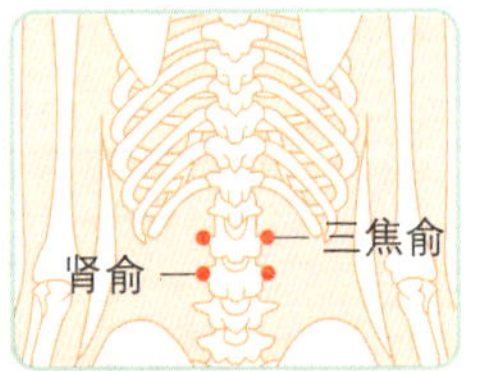

以穴位发热为佳。

3 按压天枢

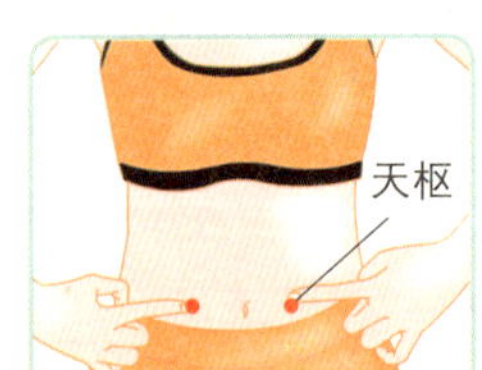

以脂肪内凹陷为佳。

4 按压腿部穴位

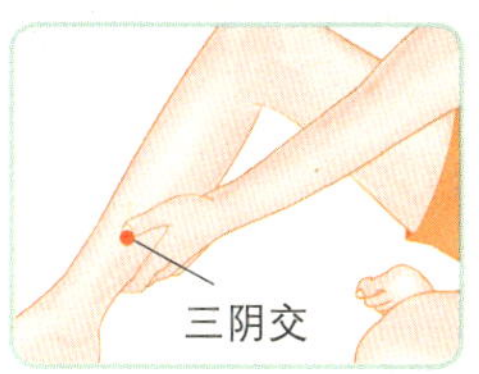

4-1 按压两侧三阴交至酸胀为佳。

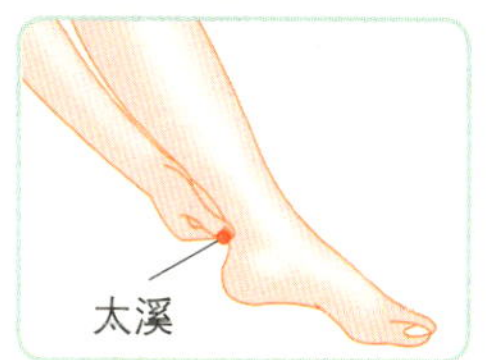

4-2 按压两侧太溪至酸胀为佳。

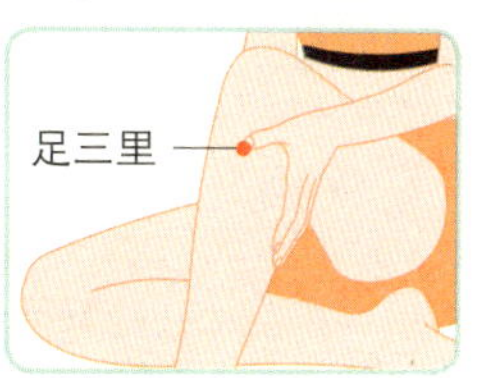

4-3 按压两侧足三里至酸胀为佳。

5 按压孔最

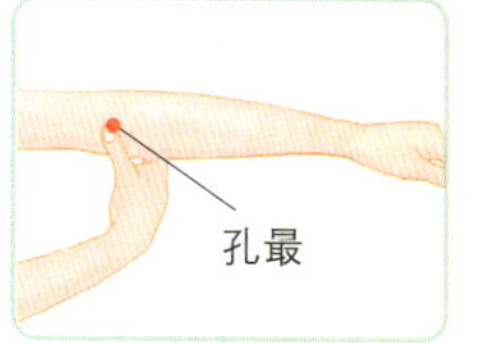

分别按压两侧孔最，可缓和痔疮疼痛。

辨/证/加/减

A 气血两虚型

两手手指同时点揉以下穴位，每穴按压1分钟，力度逐渐加大，按到穴位深处，每穴持续按压30～60秒，并可逆时针揉动。

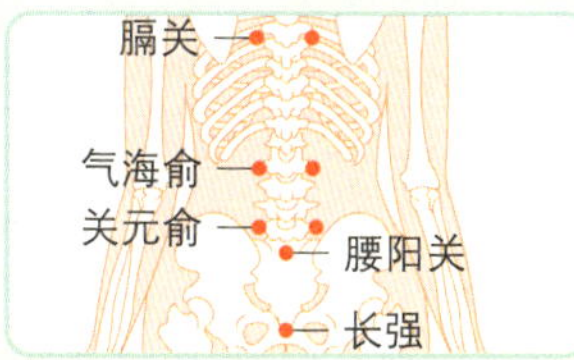
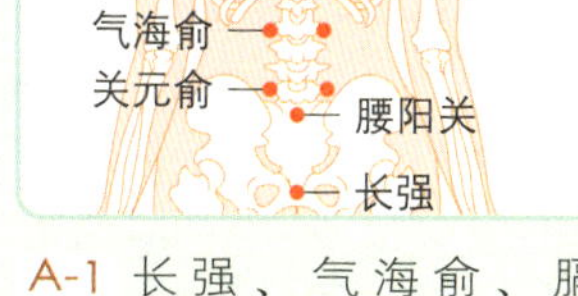

A-1 长强、气海俞、膈关、关元俞、腰阳关

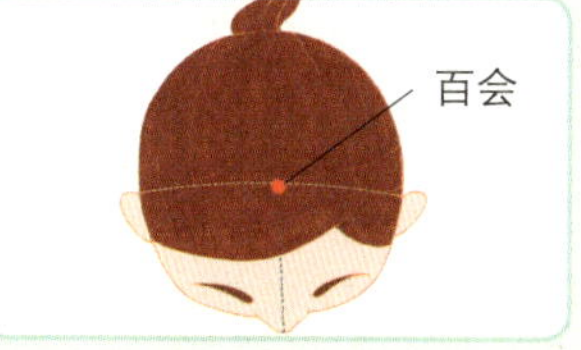

A-2 百会

A-3 便后下血量多加按血海。

B 湿热下注型

加按以下穴位，按压时用力略大，时间要稍短，每穴按压时间持续5～30秒。

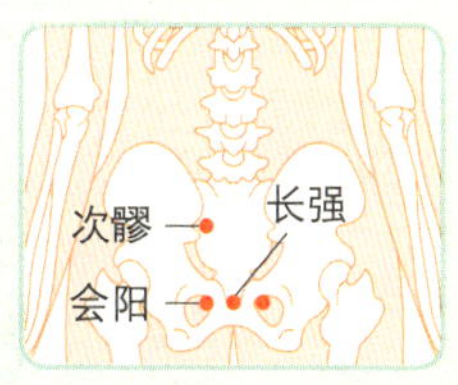

B-1 点按次髎、会阳、长强。

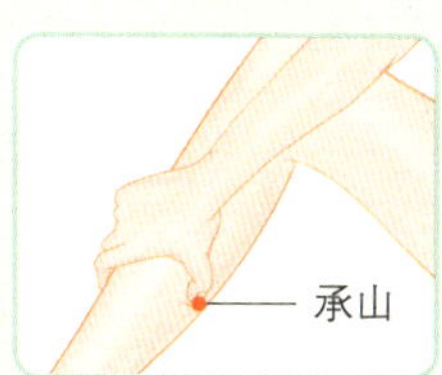

B-2 点按承山。

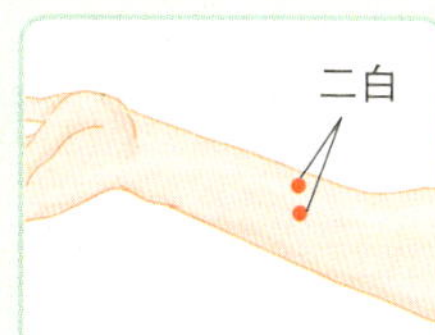

B-3 点按二白。

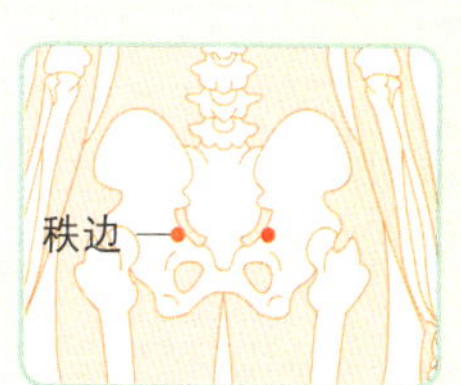

B-4 肛门肿痛，加按秩边。

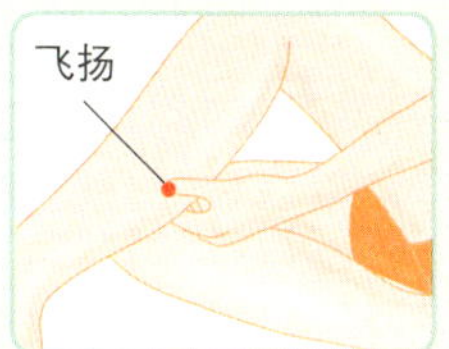

B-5 肛门肿痛加按飞扬5～30秒。

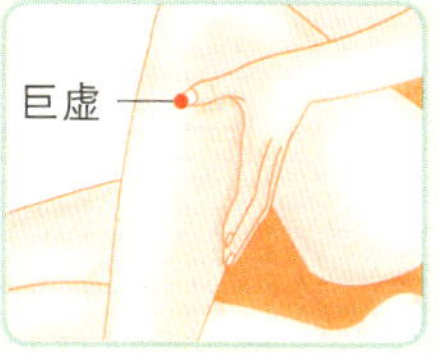

B-6 热秘加按上巨虚。

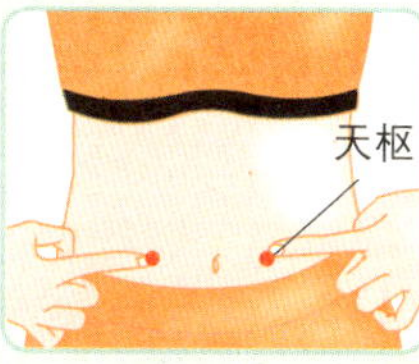

B-7 热秘加按天枢。

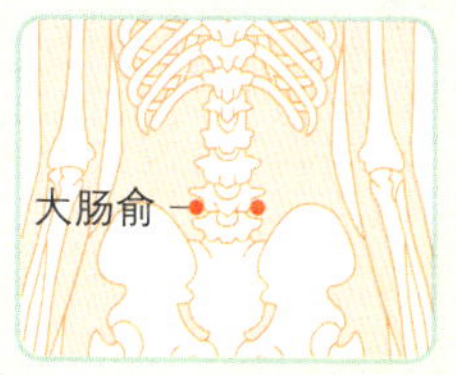

B-8 点按大肠俞。

chapter

促进胰岛素分泌，稳定血糖

糖尿病

糖尿病是指胰岛素绝对或相对分泌不足引起的糖、脂肪及蛋白质代谢紊乱，以三多一少（即多饮、多食、多尿、消瘦）、高血糖为主要表现。其典型症状为无原因的身体疲劳或困倦，虽然饮食规律，但常有饥饿感、尿量多、口渴多饮等。

中医诊疗

中医认为糖尿病多因饮食不节、情志不畅、素体阴虚、纵欲过度、长期食肥甘厚味，或先天禀赋不足，伤及肺、脾、胃、肾，故见口渴多饮，多食善饥，尿频量多，形体消瘦，大便干结，舌红，苔黄，脉细。

按摩要点

宜选用足少阴肾经、足太阴脾经穴及腹部、背俞穴进行基础治疗，并可根据症状做相应的穴位加减。按摩可促进胰岛素的分泌，改善多饮、多食、多尿，使血糖稳定。

按摩方法

1 点按背俞穴

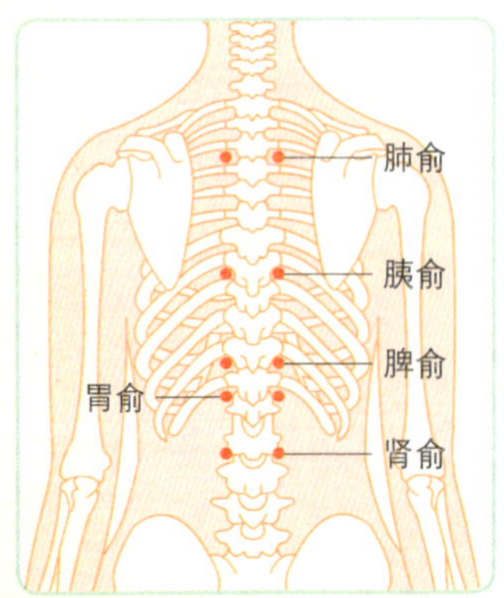

掌按法放松背部后，点按以上背俞穴，可促进胰腺功能。

2 摩腹、揉腹

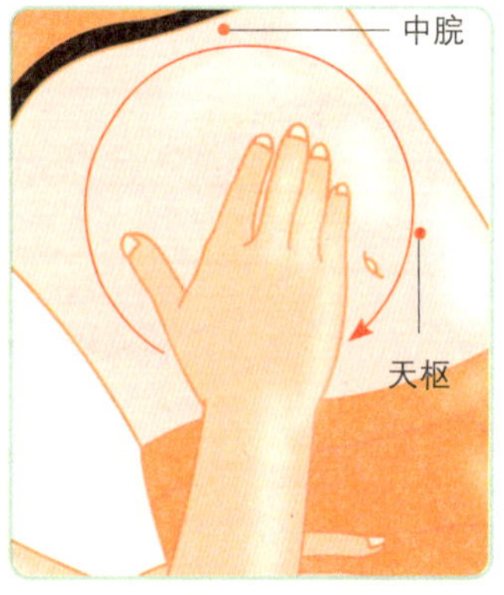

以中脘、天枢为重点摩腹、揉腹。

3 腹部振颤法

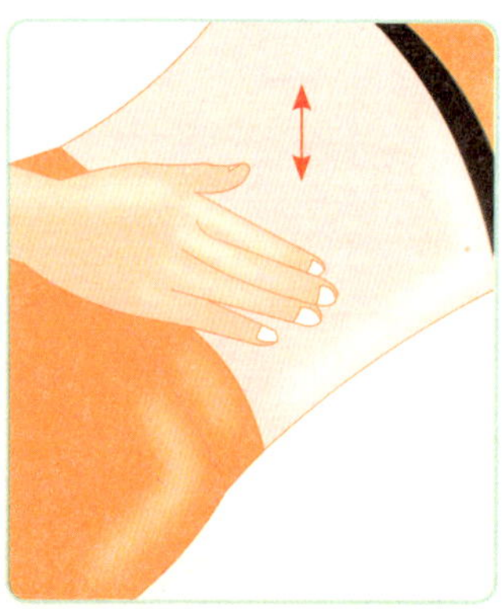

糖尿病的特效手法。每次持续10分钟以上。

4 点按足部穴位

点按足部穴位，可增强胰腺功能，减轻糖尿病的手脚疲劳症状。

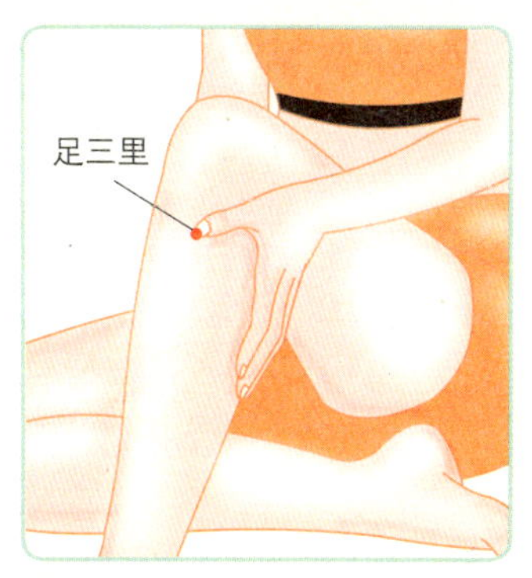

4-1 足三里

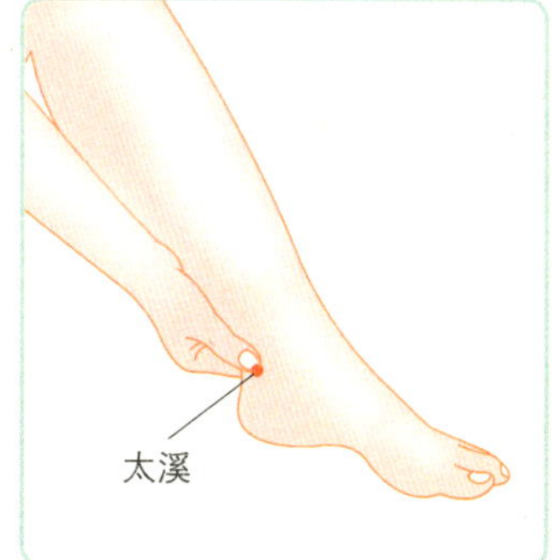

4-2 太溪

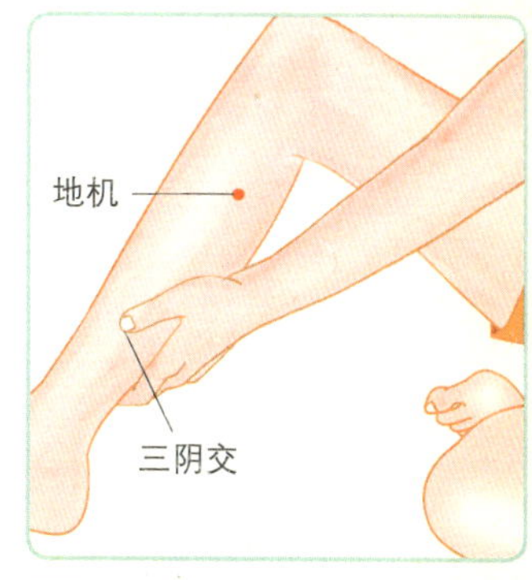

4-3 三阴交、地机

辨/证/加/减

A 口渴多饮

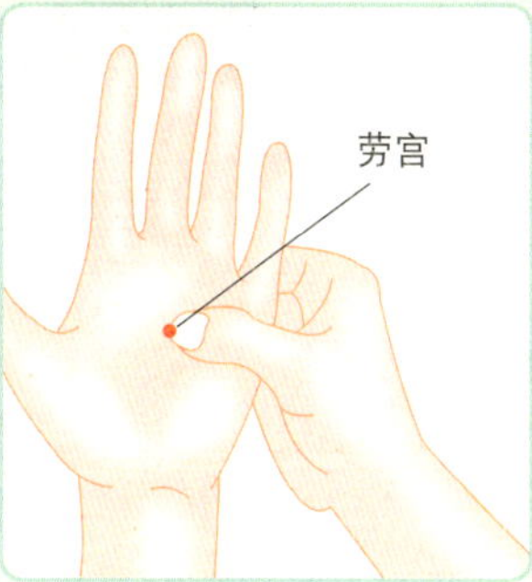

劳宫

A-1 点按劳宫。

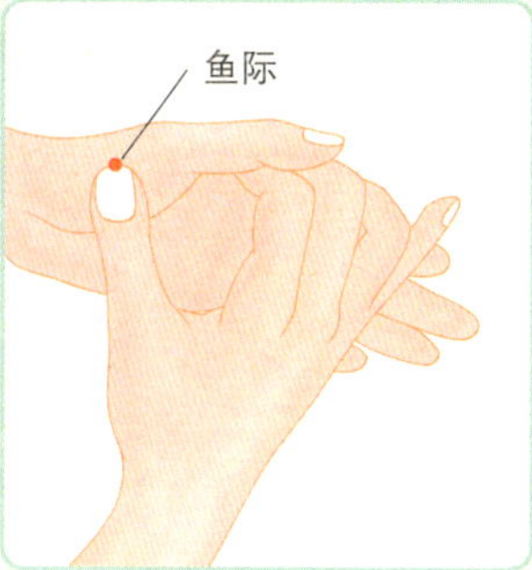

鱼际

A-2 点按鱼际。

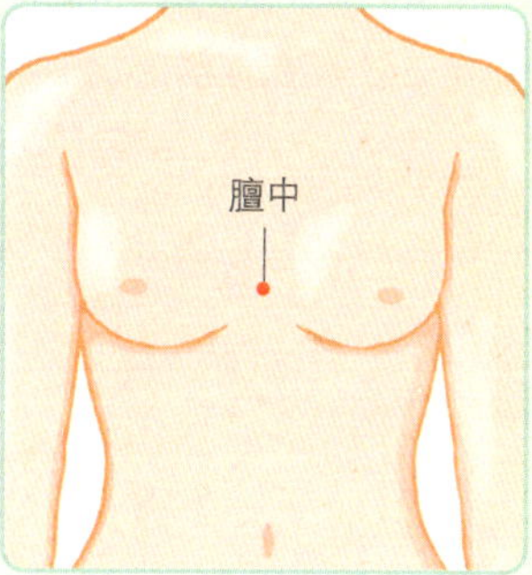

膻中

A-3 点按膻中。

B 多食易饥

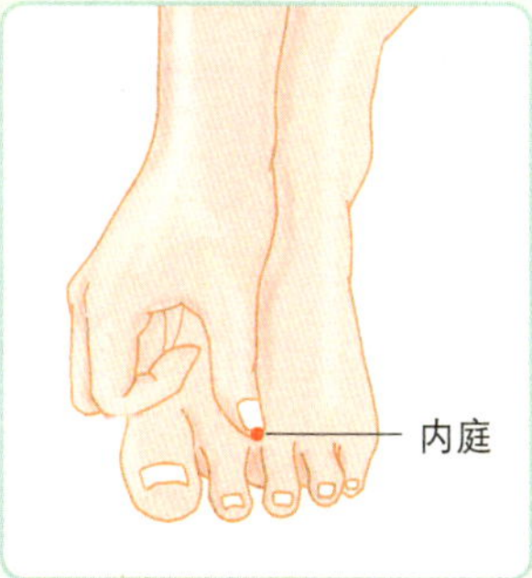

内庭

点按内庭。

C 盗汗

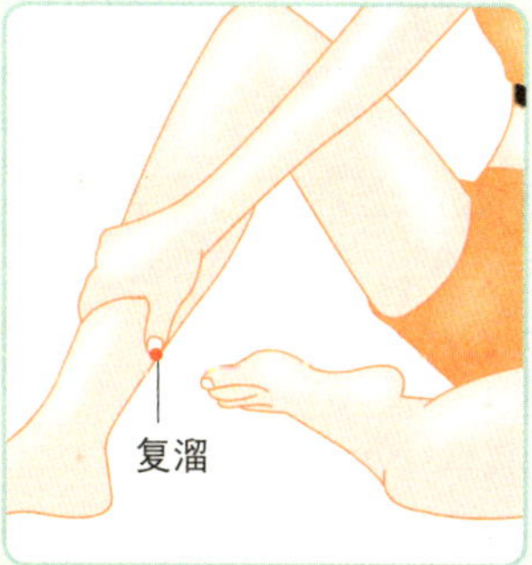

复溜

C-1 点按复溜。

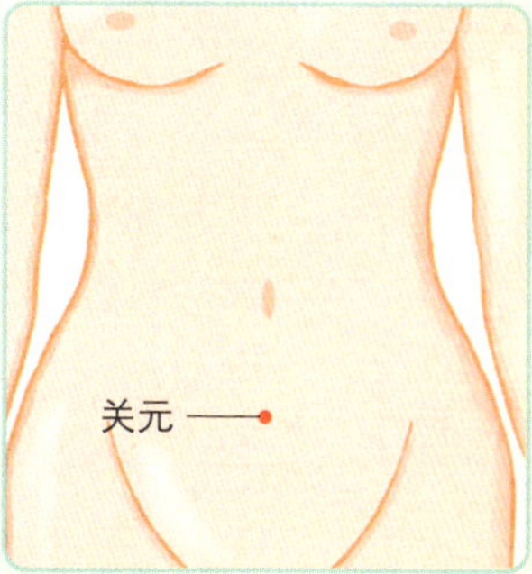

关元

C-2 点按关元。

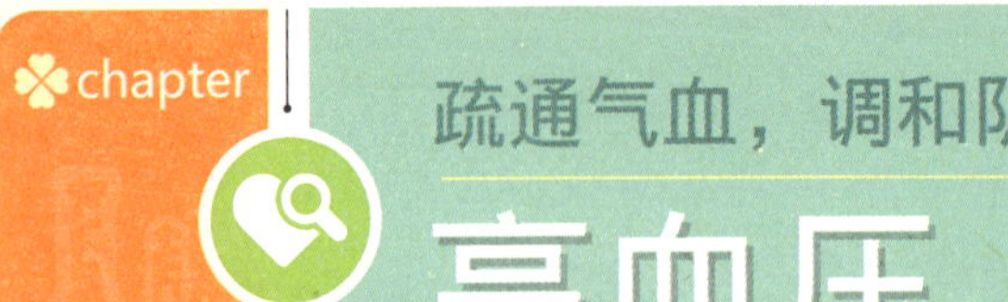

chapter

疏通气血，调和阴阳

高血压

高血压是一种常见的慢性心血管疾病，其患病率高，常引起严重的心、脑、肾并发症，属于中医学“眩晕”、“头痛”病范围，多见于中老年人。其临床症状以动脉血压增高、头痛、头晕、心慌、面红目赤、易怒为突出表现。重者可影响到心、脑、肾功能。

中医诊疗

中医认为，此病多因肝肾阴阳失调所致，常见的有肝阳亢盛、阴虚阳亢、阴阳两虚。

肝阳亢盛可见头晕目眩、面红目赤、口苦咽干、烦躁易怒。阴虚阳亢可见眩晕头痛、视物模糊、失眠多梦。阴阳两虚可见头晕目眩、面色发白、畏寒肢冷。

按摩要点

高血压的按摩属于全身按摩，以头部和腹背为重点，兼顾四肢的操作，故临床上需根据不同的病情有所偏重。

头部操作	拨揉颈椎→指推法→按揉项后穴位→捏拿颈项→分推前额→推桥弓
胸部操作	分推胸部→摩揉小腹→点揉腧穴
项背操作	推揉腰背→点揉背俞穴→横擦胸腰→捏脊
四肢操作	按揉下肢→捏拿下肢→点穴位→提拿肩井→点穴位

按摩方法

1 拨揉颈椎

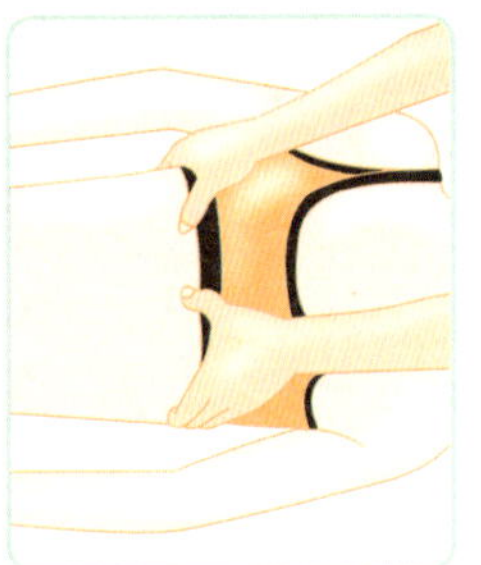

沿颈椎的颈项韧带、两侧夹脊穴及膀胱经的第1线、第2线轻快拨揉，以酸胀和有发热感为度，操作3分钟。

2 指推法

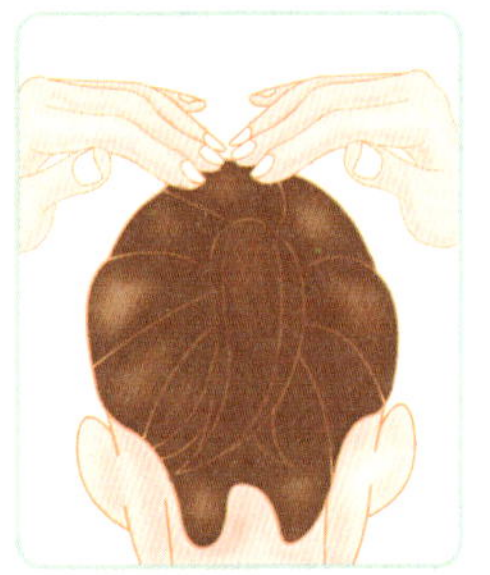

从头顶百会沿脑后正中轻推至颈后大椎。以有轻快、舒适感为宜，操作3分钟。

3 按揉穴位

操作3分钟。

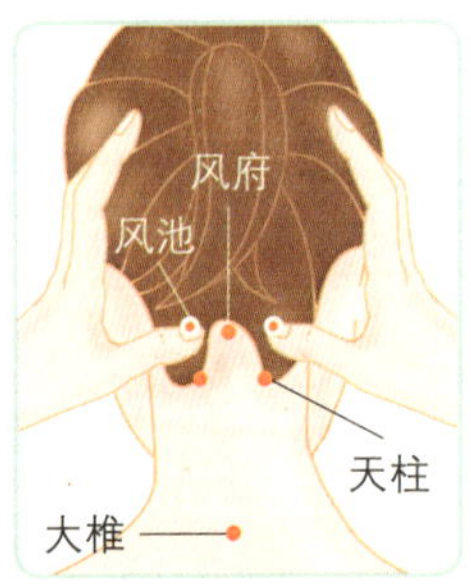

按揉图中4穴，以有酸胀感为宜。

4 捏拿颈项

操作3分钟。

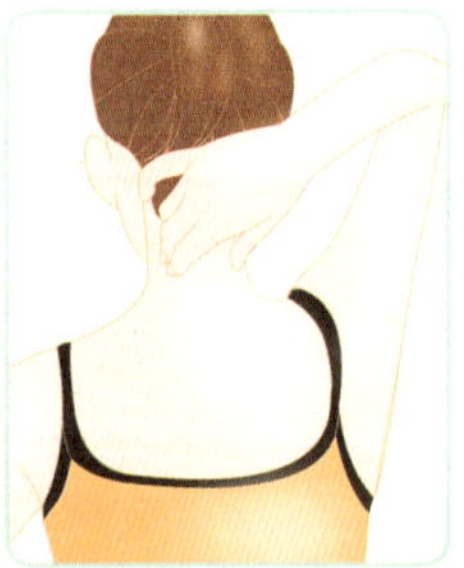

捏拿颈椎两侧，以感觉清新舒畅为宜。

5 推揉腰背

要求力量均匀、持久，不宜过快。

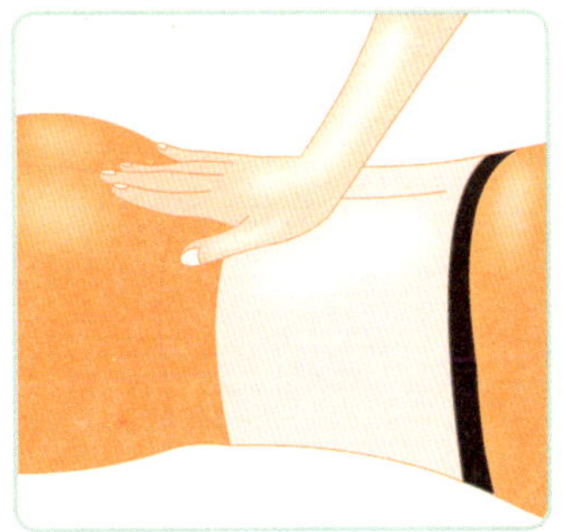

5-1 从第7胸椎平面起沿脊椎内侧直推至腰骶，反复10遍。

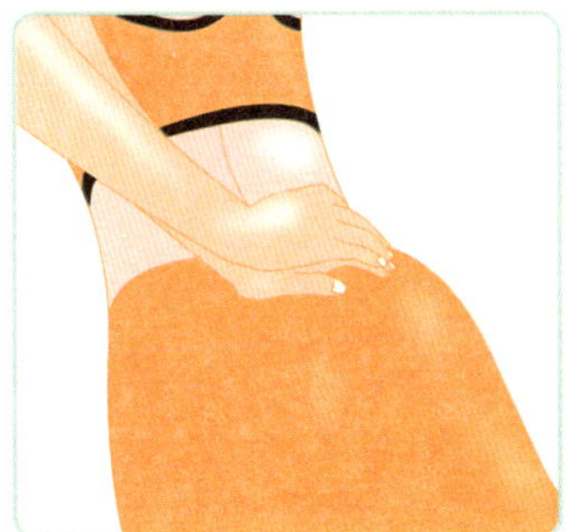

5-2 叠掌揉腰骶部，3分钟。

6 点揉背俞穴

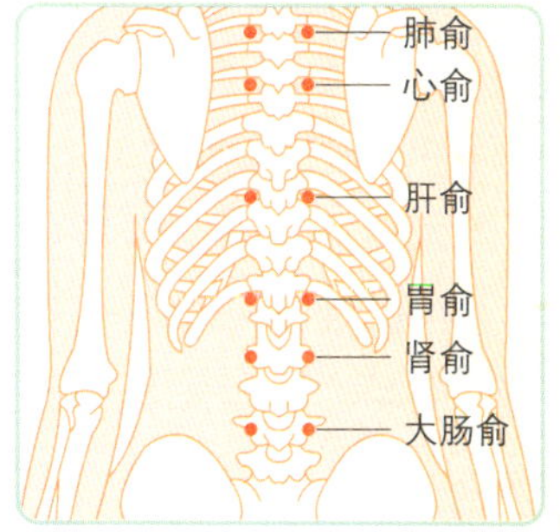

从上到下依次点揉图中背俞穴，每穴3分钟，以有酸胀感为宜。

7 横擦胸腰

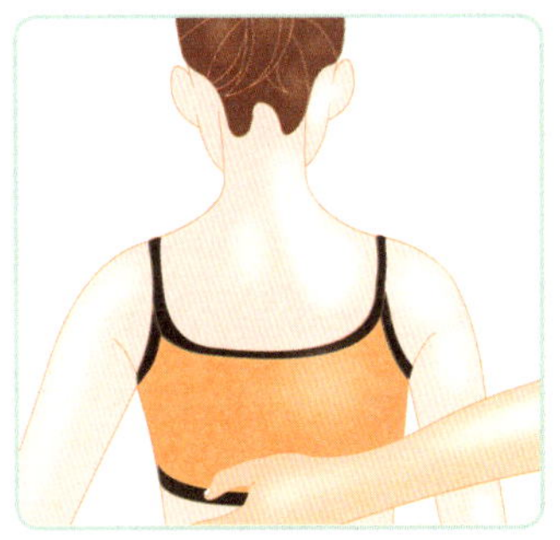

7-1 用掌根横擦1～5胸椎两侧的膀胱经3分钟，以透热为度。

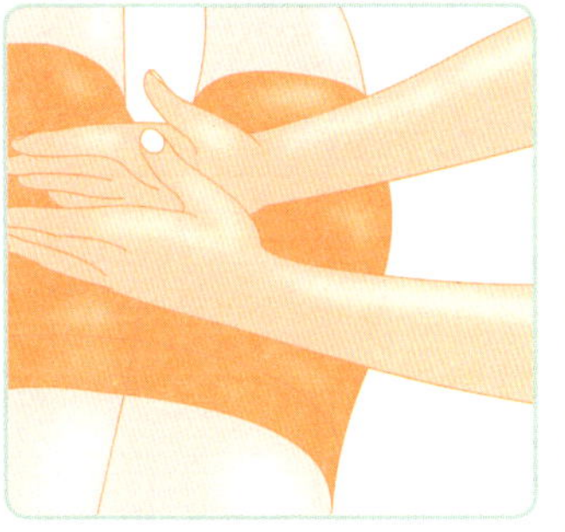

7-2 用掌根横擦骶部的八髎穴3分钟，以透热为度。

8 捏脊

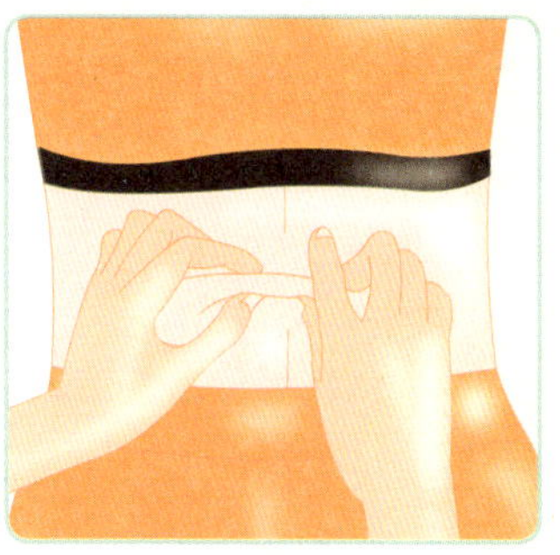

脊椎上进行反复捏、挤、提、拿，操作3～5遍，以皮肤潮红为度。

9 按揉下肢

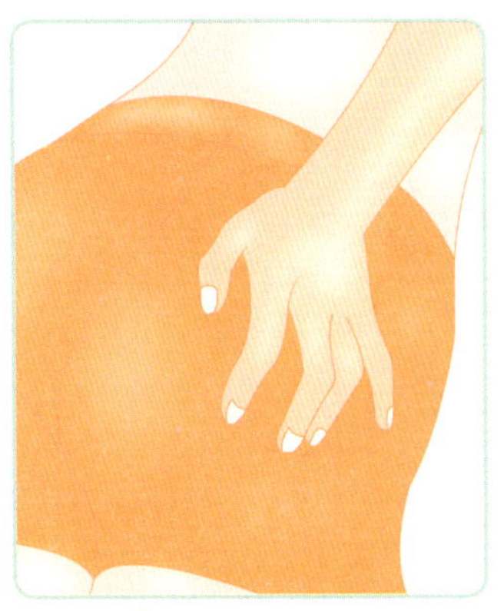

自上而下沿臀部及下肢后侧按揉2分钟。

10 捏拿下肢

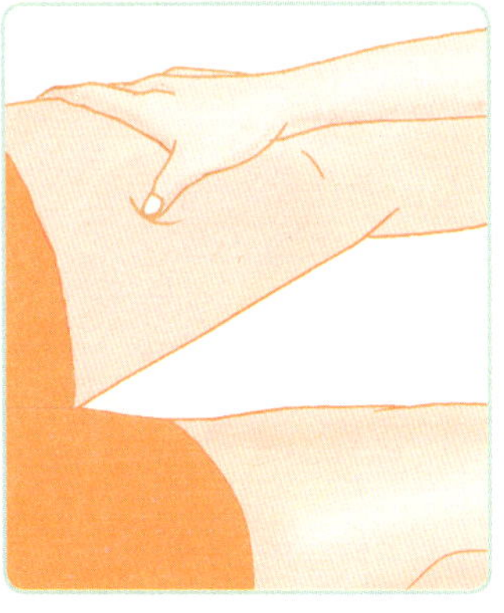

拿捏大、小腿2分钟，以皮肤微有红润为度。

生活小贴士

1 应避免情绪激动、精神刺激。

2 严格节制饮食，强调生活规律。

3 劳逸结合，进行适当的体育运动。

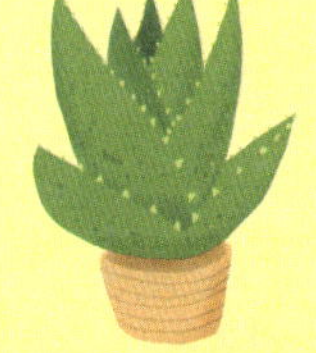

11 点穴位

点按以下穴位，每穴2分钟，力量稍大，以感觉酸胀为宜。

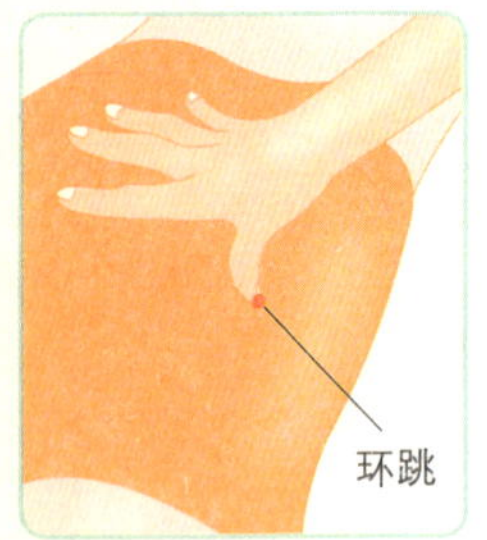

11-1 环跳

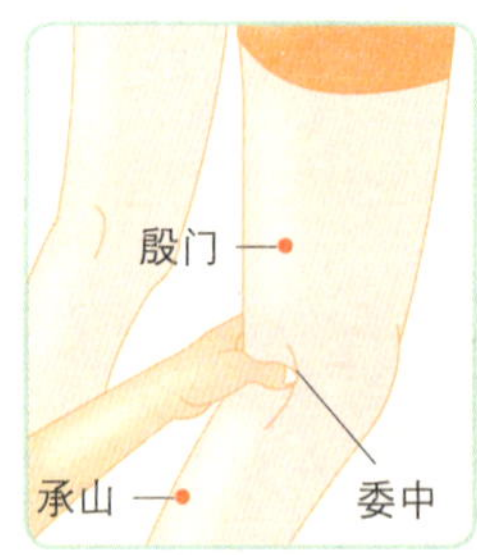

11-2 殷门、委中、承山

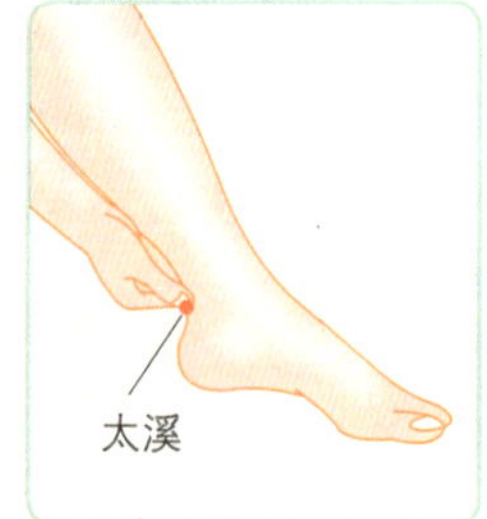

11-3 太溪

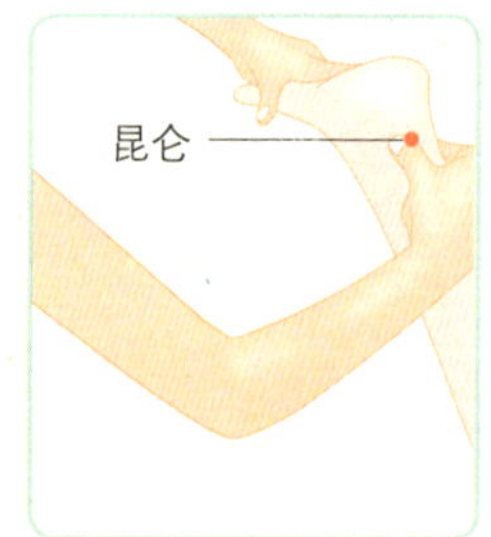

11-4 昆仑

12 分推前额

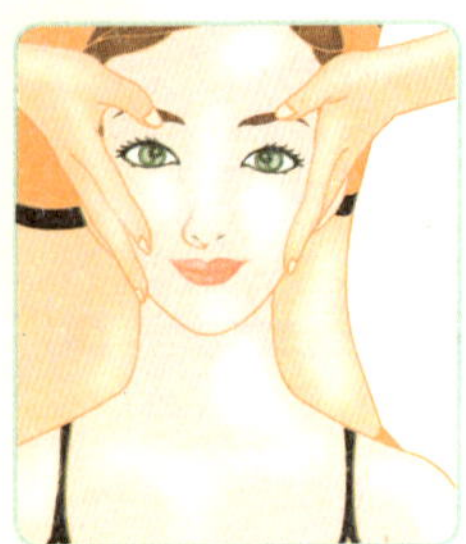

从两眉弓开始，自前额中线向两侧推至太阳穴，可先轻揉印堂。操作2分钟。

13 揉太阳

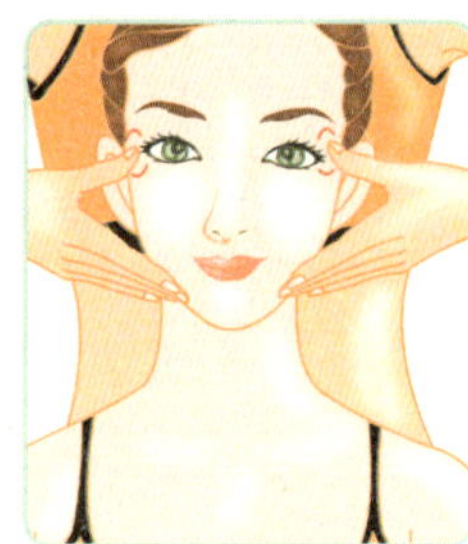

同时轻揉太阳穴及其周围1分钟。

14 推桥弓

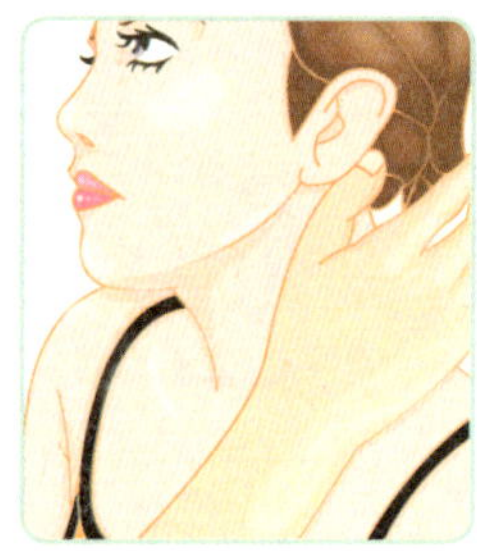

用拇指外侧缘着力，沿胸锁乳突肌作推法。操作1分钟。

15 摩揉小腹

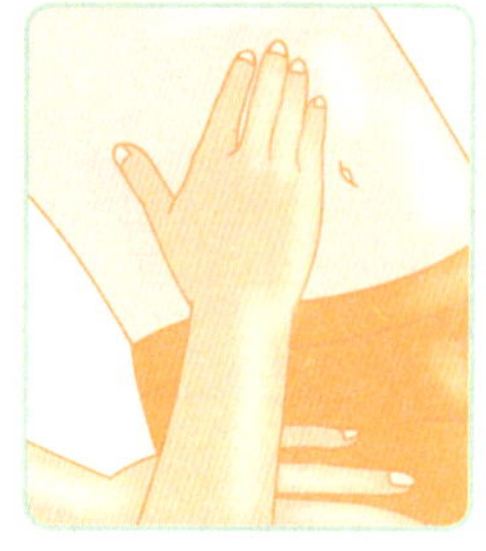

顺时针摩揉小腹3～4分钟，缓慢沉稳。

16 点揉腧穴

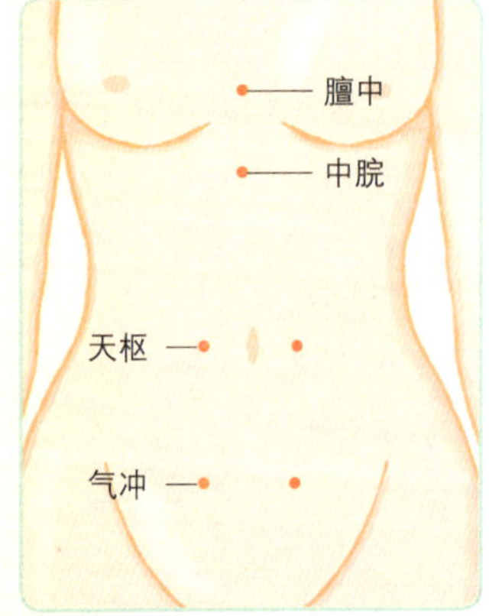

点揉膻中、中脘、天枢、气冲各半分钟，以有酸胀感为宜。

辨/证/加/减

A 肝阳亢盛型

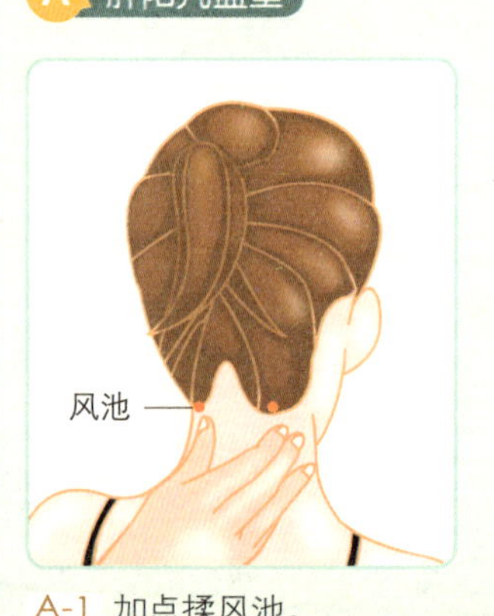

A-1 加点揉风池。

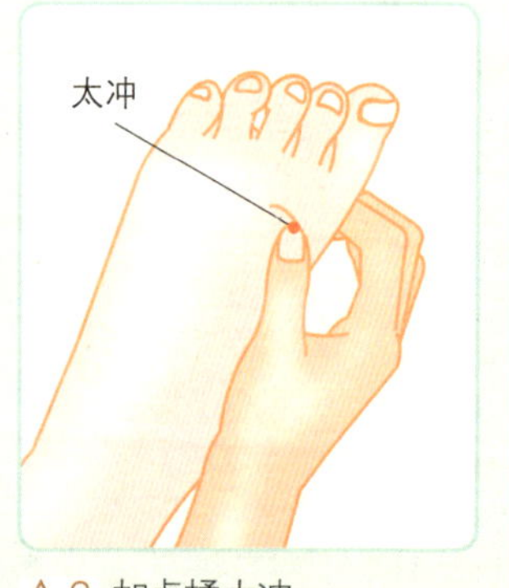

A-2 加点揉太冲。

B 阴阳两虚型

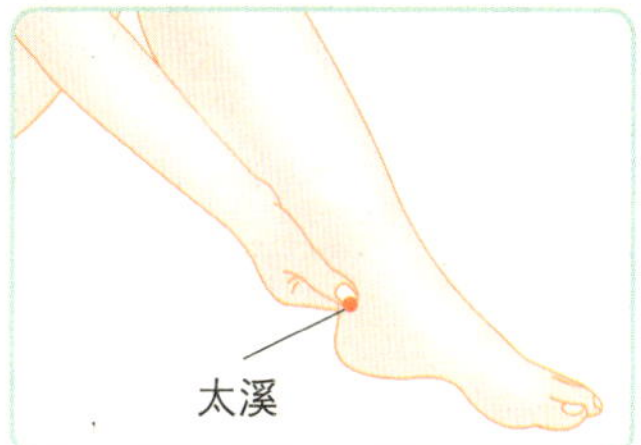

B-1 加点揉太溪。

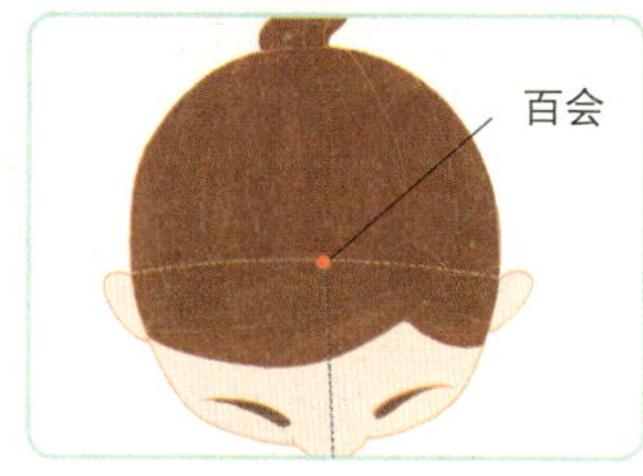

B-2 加点揉百会。

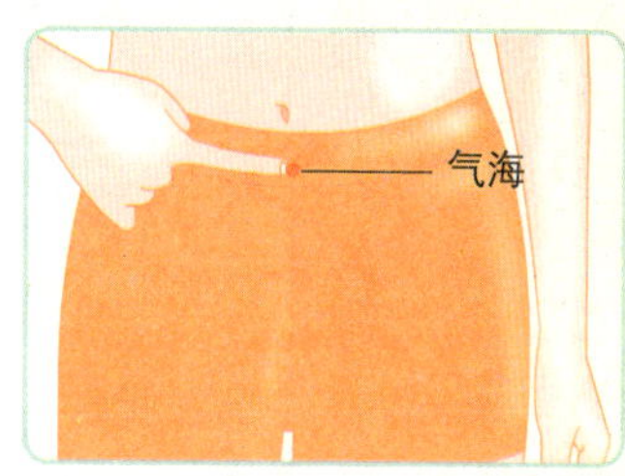

B-3 加点揉气海。

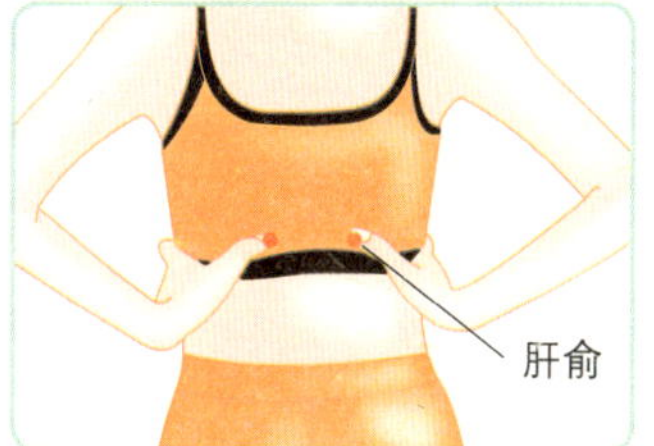

B-4 加点揉肝俞。

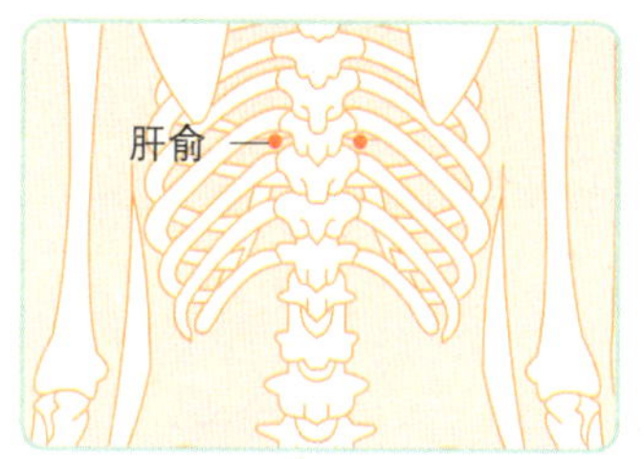

B-5 肝俞定位。

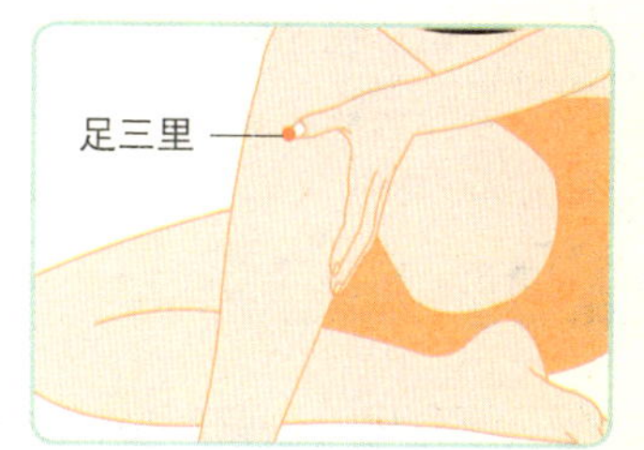

B-6 加点揉足三里。

C 阴虚阳亢型

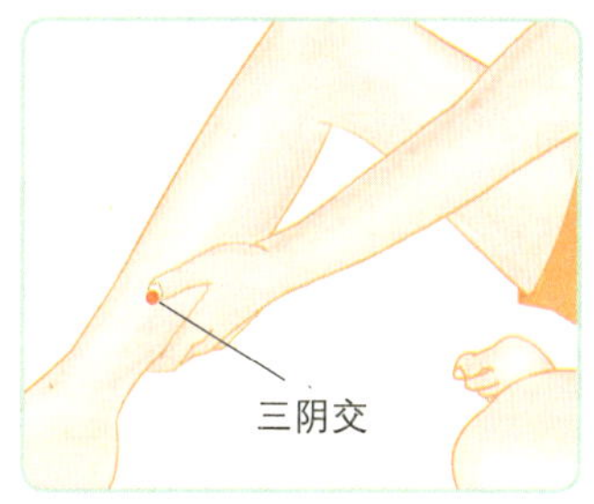

C-1 加按揉三阴交。

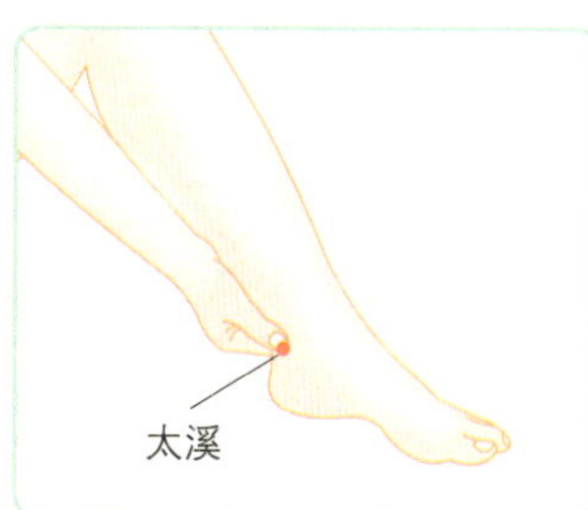

C-2 加点揉太溪。

按摩小贴士

1. 手法要轻松柔和，以产生舒适感为佳。

2. 每次按摩时间为1小时，每日1次，15天为一疗程，一般一个疗程可见效，2～3疗程血压可稳定在正常范围内。

对/证/加/减

1 耳鸣

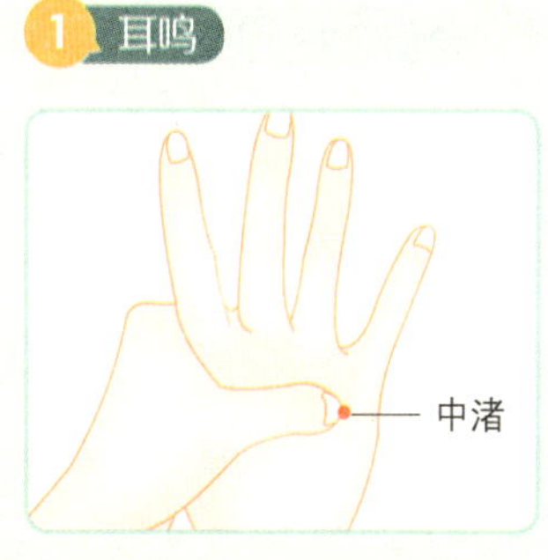

伴有耳鸣者，捏拿中渚。

2 头痛

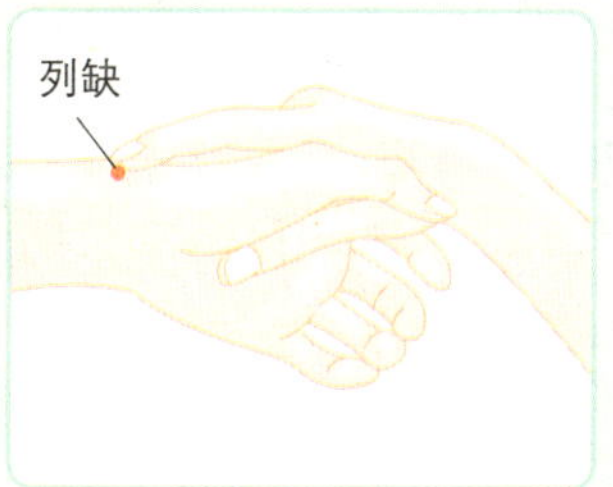

伴有头痛者，捏拿列缺。

3 痰多

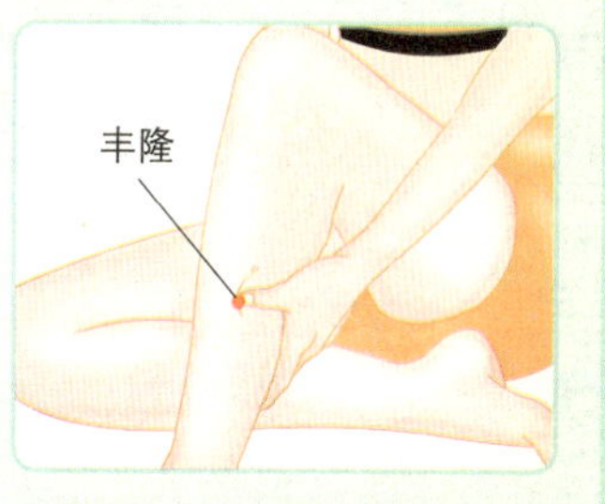

伴有痰多者，捏拿丰隆。

chapter

调理为主，按摩为辅

高脂血症

各种原因引起的人体血浆中脂质总量或成分，高于正常上限时称为高脂血症，可表现为心悸、眩晕、头痛、不寐、乏力、肥胖，甚至脑卒中等。原发性高脂血症由遗传、饮食、营养等因素引起；继发性高脂血症常由于动脉硬化、糖尿病、肾病综合征、胰腺炎及肝、胆等疾病引起。

中医诊疗

宜选用足太阴脾经、足阳明胃经、脾俞穴进行治疗。按压手法要求用力适中，可按不同方向旋转揉动，每穴按压时间10～40秒钟，穴下要有一定的酸胀刺激感。

按摩方法

1 按压足三里

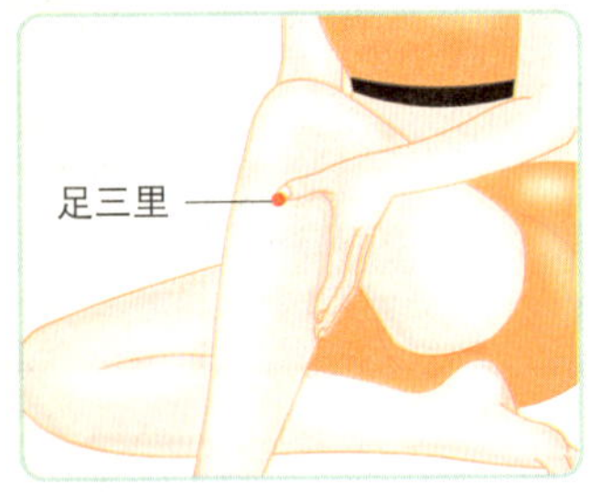

每侧3～5次，以出现酸胀感为佳。

2 按压丰隆

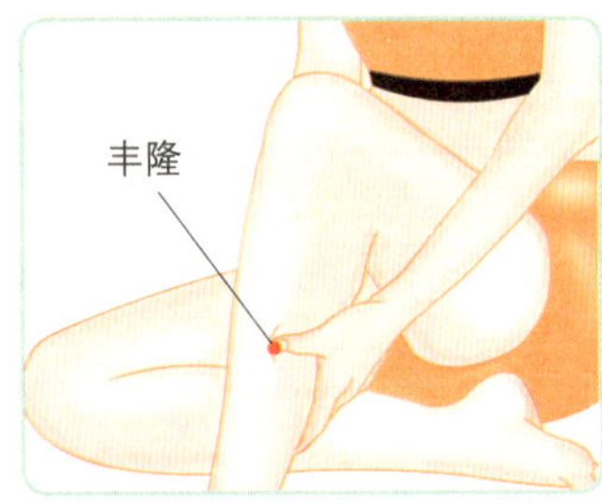

以出现酸胀感为佳。

3 点按内关

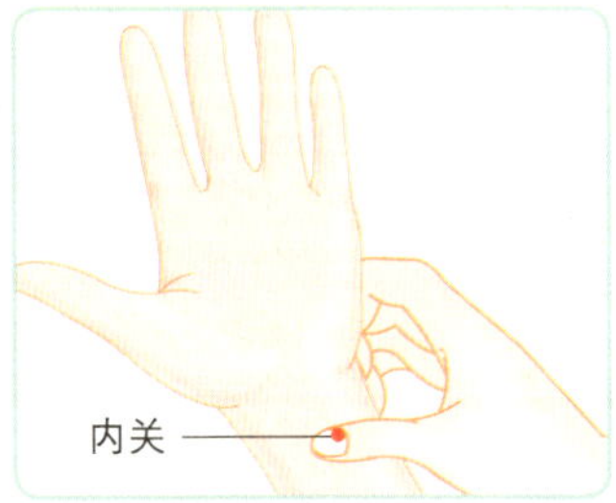

每侧3～5次。

4 点按中脘

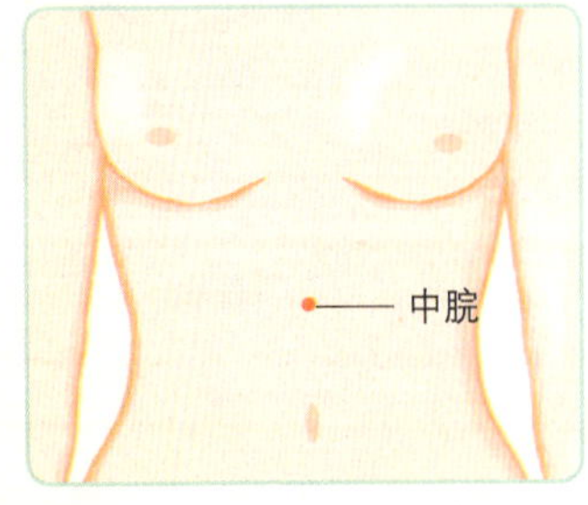

点按3～5次。

5 点按脾俞

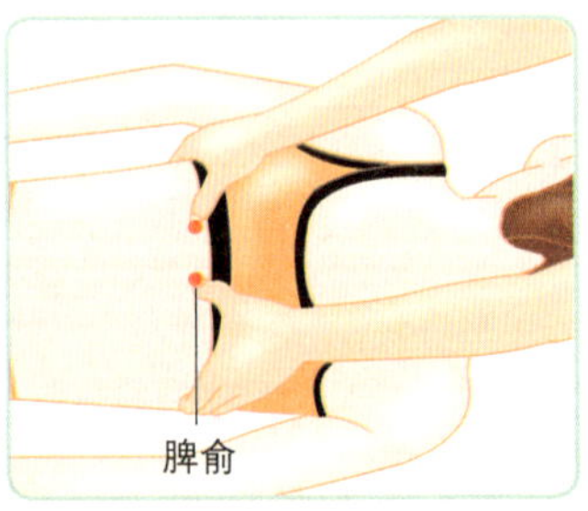

每侧3～5次。

6 点按三阴交

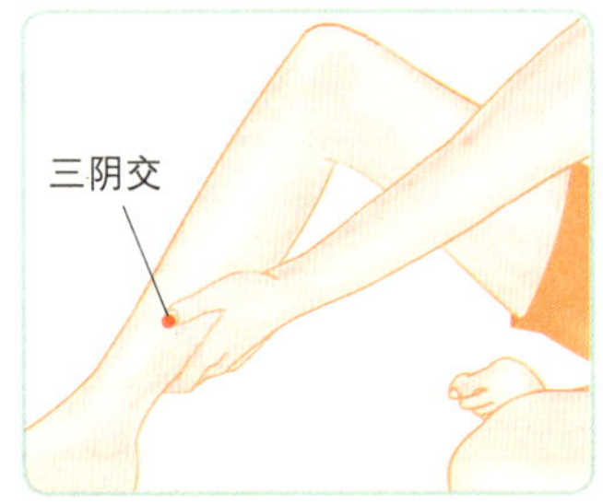

每侧用力点按3～5次。

part 05

每天按摩10分钟，远离亚健康状态

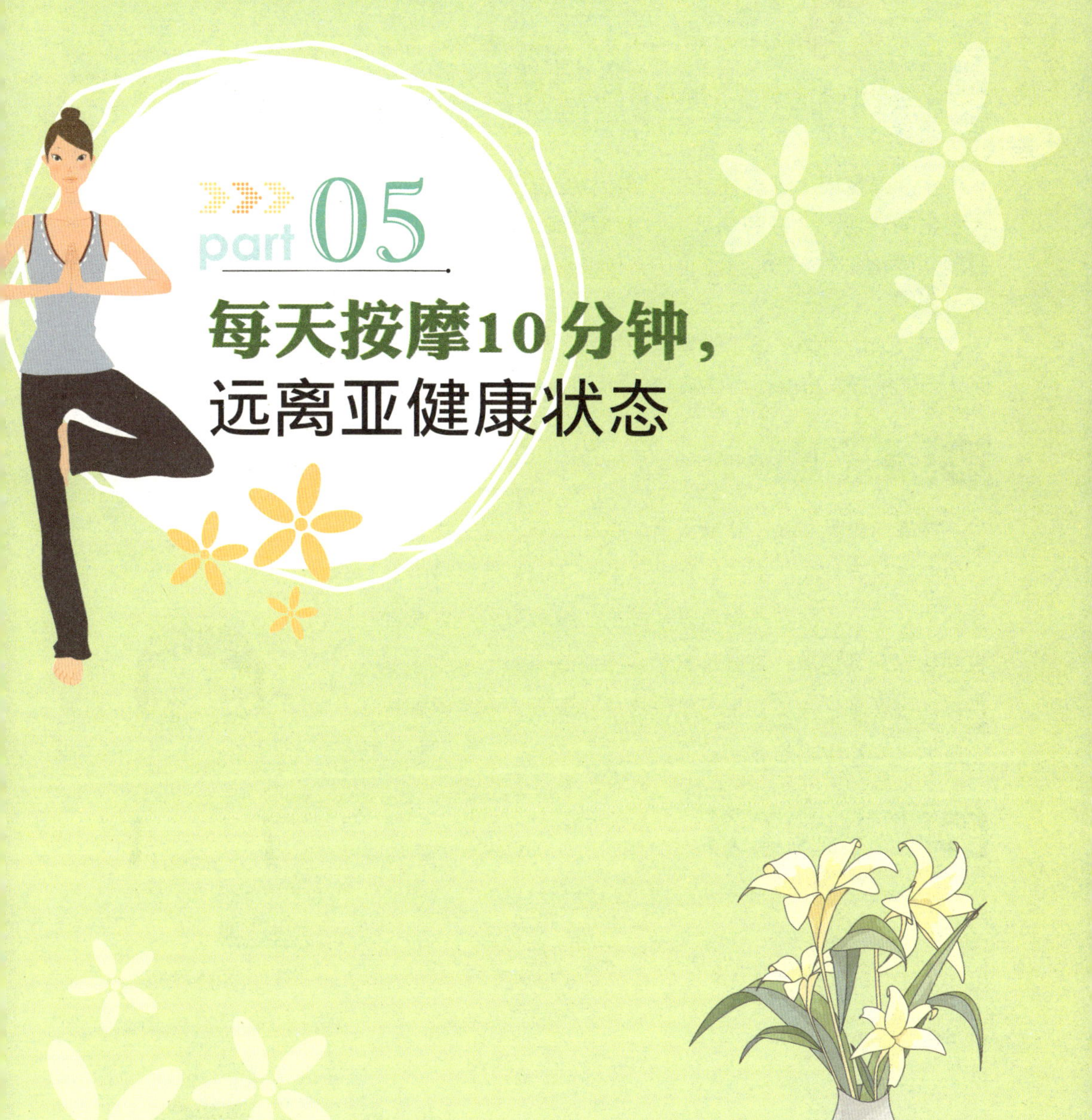

massage

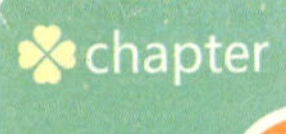

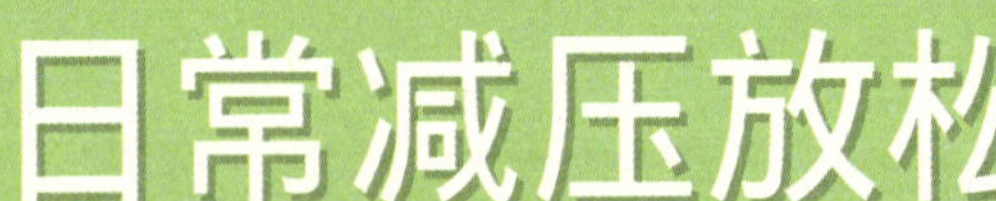

chapter

舒畅精神，放松身心

日常减压放松

在高速发展的现代社会里，人们的生活压力普遍较大，越来越多的人长期处于精神紧张的状态。紧绷的精神会极大地消耗人的脑力和体力，很容易造成心理和内分泌的剧烈变化，对心脑血管、血压、神经等都有重大影响，使身心疲惫不堪，情绪焦躁不安。

现代人的压力多由精神紧张、情绪不良所致，因此要减少欲望，保持心平气和。中医认为情绪抒发有度，当喜则喜，当怒则怒，及时而不太过是应当遵循的养生之道。

按摩要点

按摩前先深呼吸，让紧张情绪缓和下来，以平静、从容的心态接受按摩。最好能自己按摩，可以先在稍热的水里泡泡双手，当然泡热水澡是最好的。按摩重点是容易紧张的头部和颈肩部。对自己感觉紧张或酸痛的部位也可以重点加以搓摩、按揉。足三里、神门穴和通里穴是缓解身心压力、安神定志的重点穴位。

放松三步曲

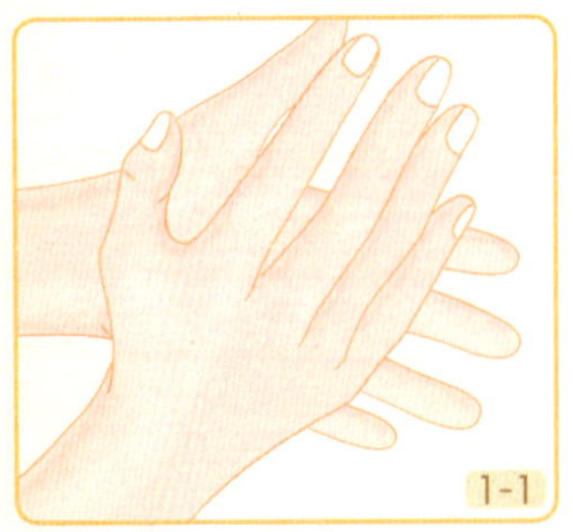

1-1

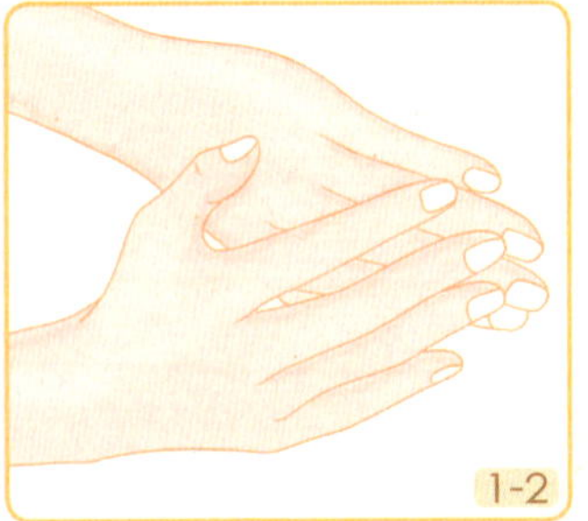

1-2

1 搓双手

双手掌相对搓擦，至有温热感（1-1），然后，用右手掌轻柔地搓左手的手背，至有温感（1-2），再换左手掌搓右手背，有温热感时为佳。

2 搓面部

双手掌轻轻地贴于面部，搓面部30次，至面部有温感。

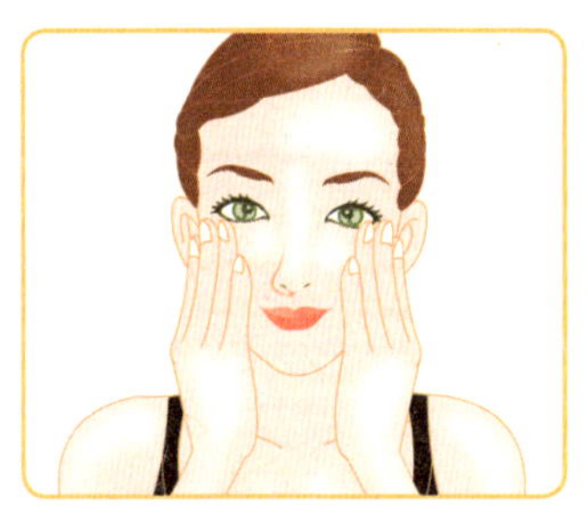

3 搓颈部

用手掌搓颈部至有温热感，可以很快消除紧张情绪，精神放松。

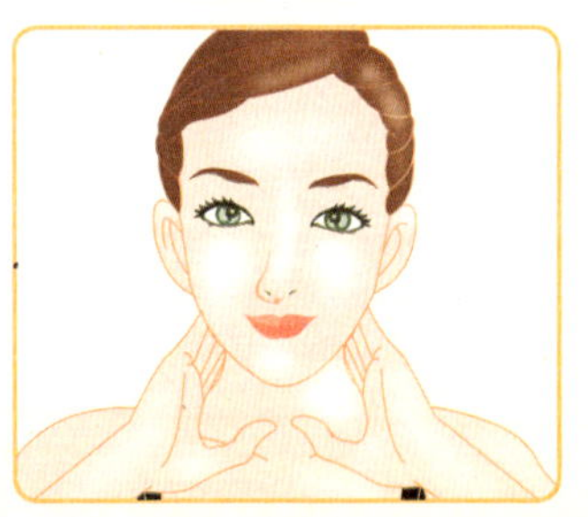

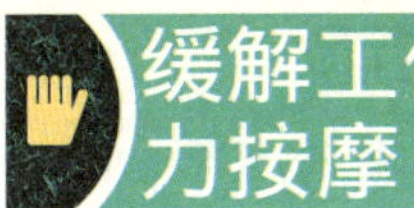

缓解工作压力按摩

1 基本放松

按前面介绍的“放松三步曲”做1遍。

2 点按足三里

点按双侧的足三里穴，要达到穴位处有酸胀感，点按30次。

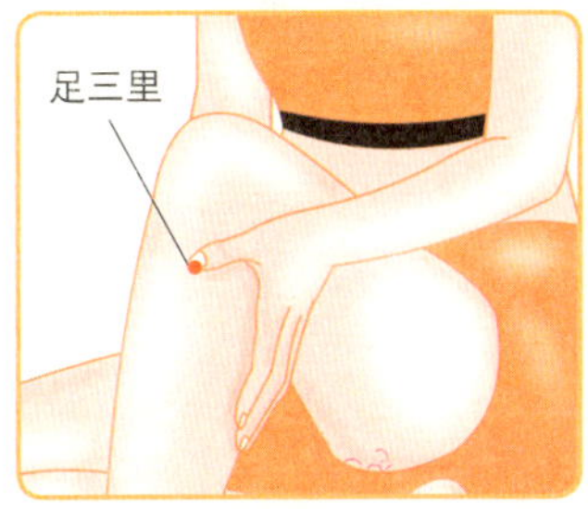

3 点按通里穴

点按双侧的通里穴，要求达到穴位处有酸胀感，点按30次。每日1遍。

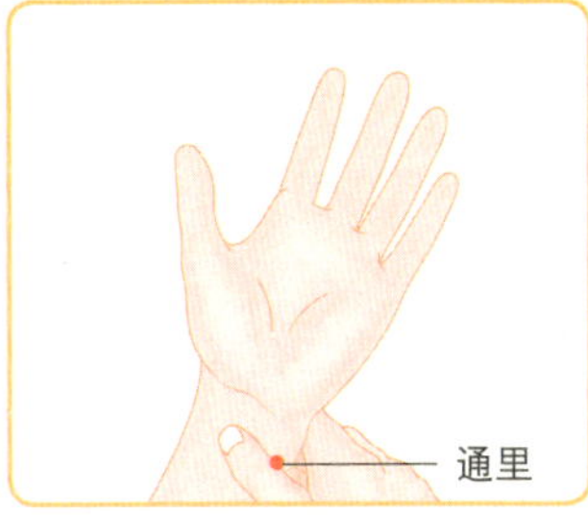

缓解学习压力按摩

1 基本放松

按前面介绍的“放松三步曲”做1遍。

2 点按神门和通里

点按双侧的神门穴和通里穴，每日1遍，要点按到穴位有酸胀感，点按30次。

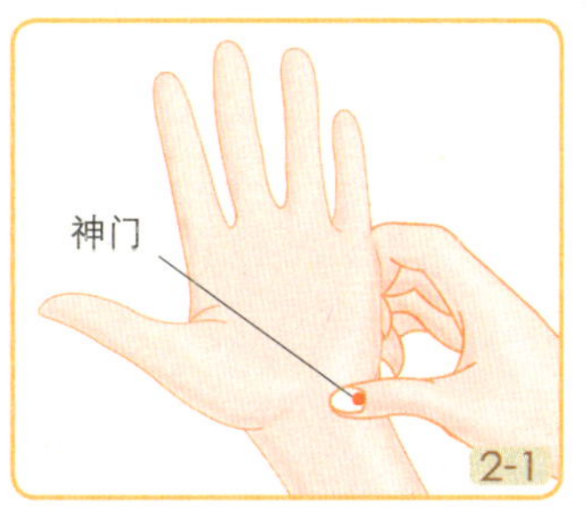

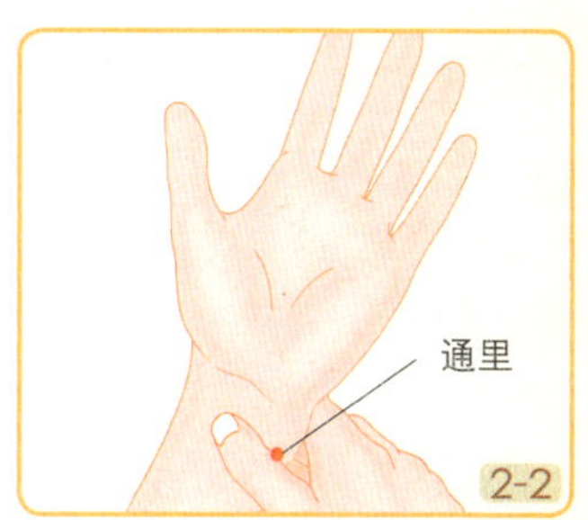

脚部放松按摩法

1 放松脚趾

用右手扶脚，左手轻轻拉拽脚趾（1-1），然后抓住脚趾根部，慢慢地大幅度转动（1-2）。

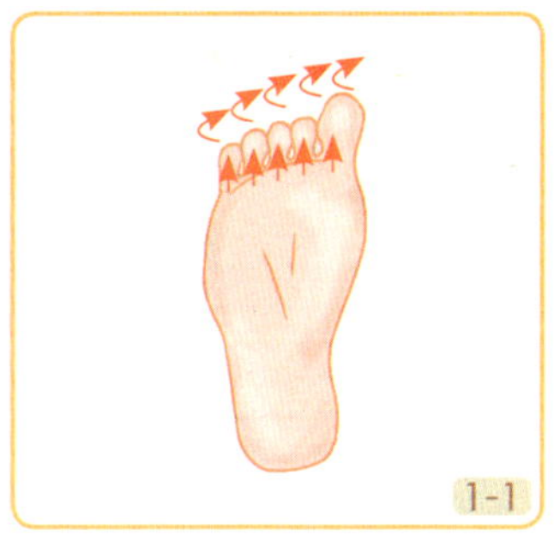

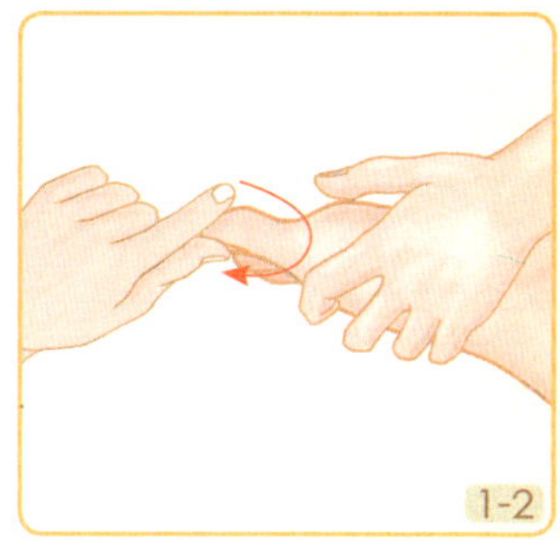

2 按压足底的中央线

双手从两侧握住脚，四指在下，拇指在上（2-1）。用双手的拇指由脚跟至脚尖用力按压足底的中央线（2-2）。

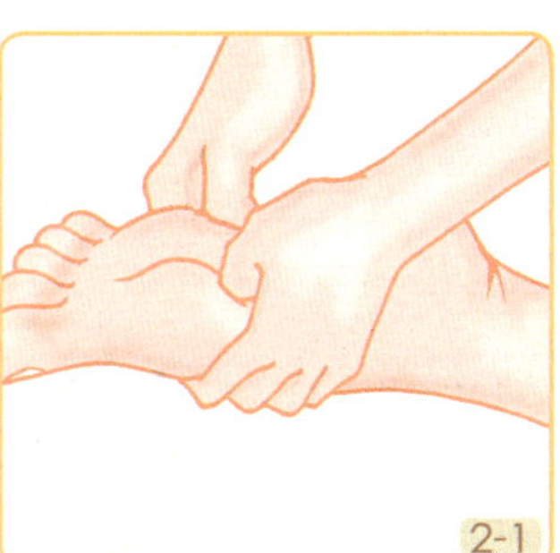

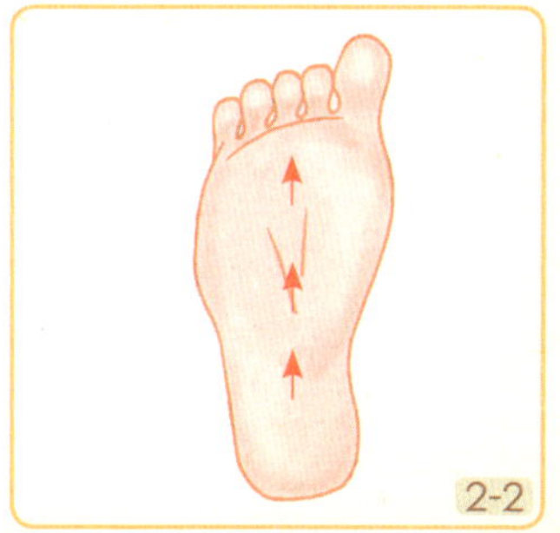

3 按压足底两侧

双手从两侧握住脚，四指在下，拇指在上（3-1）。用双手拇指指肚从脚跟向脚尖用力按压足底两侧一周（3-2）。

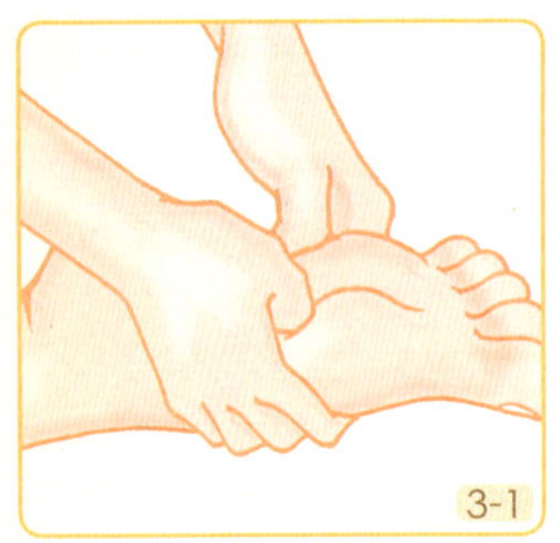

3-1

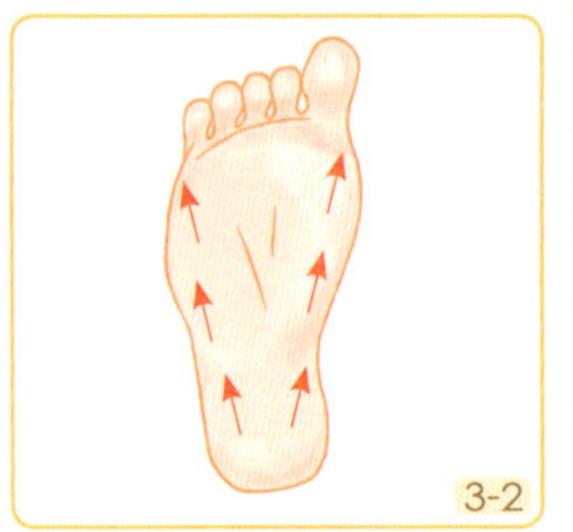

3-2

4 扭拧脚踝

双手握住脚踝。以拧毛巾的方式进行扭转。由于具有速效性，很快就会感觉从脚踝产生温热感，对寒症颇有效果。

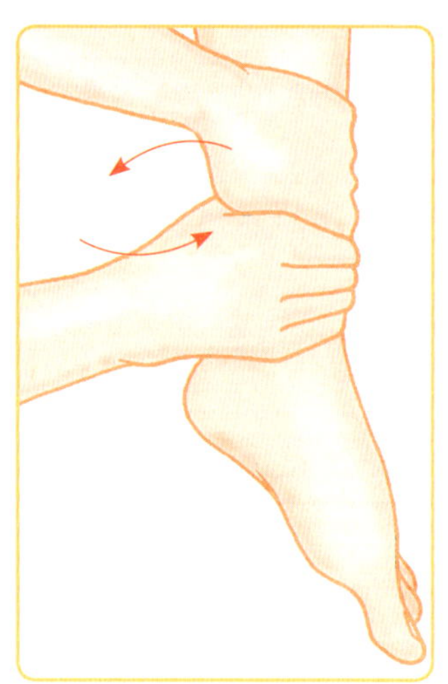

5 按压太阳神经丛

太阳神经丛也就是腹腔神经丛，太阳神经丛能够作用于自律神经，以一种放松、舒展的心情结束吧。

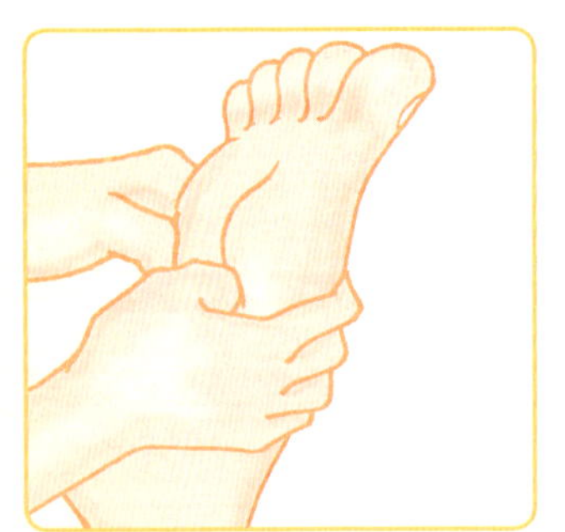

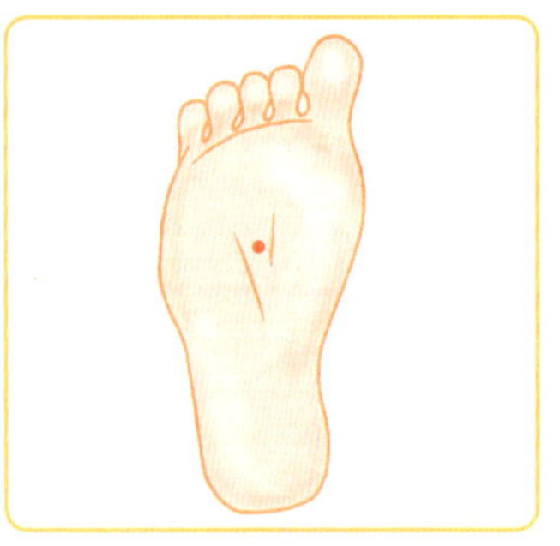

生活小贴士

1. 每天至少留出30分钟纯休闲时间。快节奏的紧张生活中，每天抽30分钟来休息，精神上的压力就会减少63%。要学会在这30分钟里把那些让你烦心的事情抛开，做能让你快乐的事情或者无所事事也行。
2. 保证良好的睡眠。不要让工作吞噬你的睡眠，身体需要休息来修补伤害，晚上良好的睡眠可以使人次日感到平静而精力充沛。
3. 适当发泄。如果压力让你难以忍受，就想办法发泄一下。注意，安全发泄的标准是，你的发泄不会给你带来不好的后果。
4. 每天坚持用木梳、角梳或手指梳头100下。头部是最容易紧张和积蓄压力的地方，每天以梳头的方式进行按摩，可以很方便地获得轻松感。

提升情绪，解除郁闷

缓解抑郁烦闷

抑郁的主要表现是心境低落，它是一种伴随一系列负面情绪及行为改变的精神和心理疾病。抑郁让人感到苦闷、孤独、担忧和无望，精力下降、兴趣减弱、反复自责，对学业、工作以及日常生活琐事都感到非常烦闷，在饮食和睡眠方面也可能出现问题。有抑郁症家族史、遭遇某种现实变化或困难，以及患有长期疾病的人，也是抑郁症的高发人群。

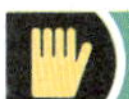

增强自信心按摩

1 按足三里穴

点按小腿两侧的足三里穴至穴位处有明显酸胀感，再连续点按30次。

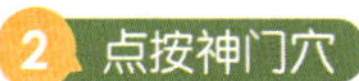

2 点按神门穴

点按双手的神门穴至穴位处有酸痛感，再点按30次。

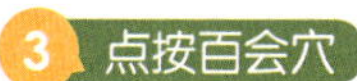

3 点按百会穴

点按百会穴至有痛感，再点按30次，每日一遍。

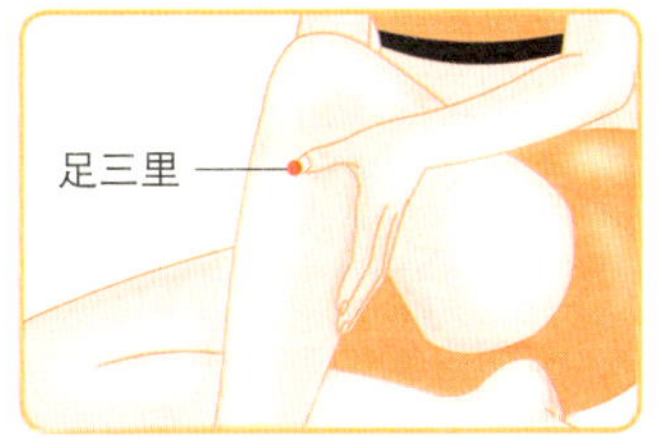

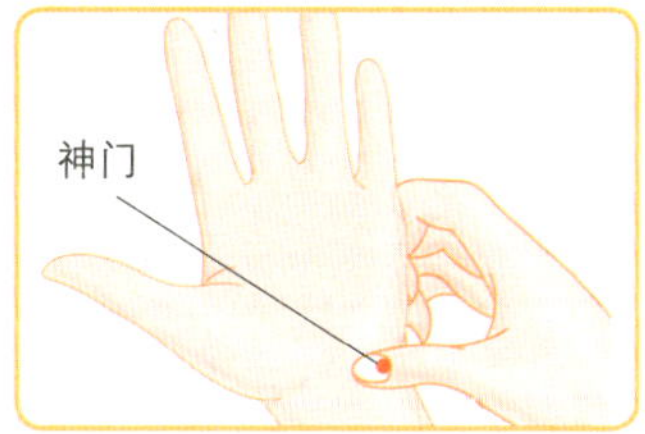

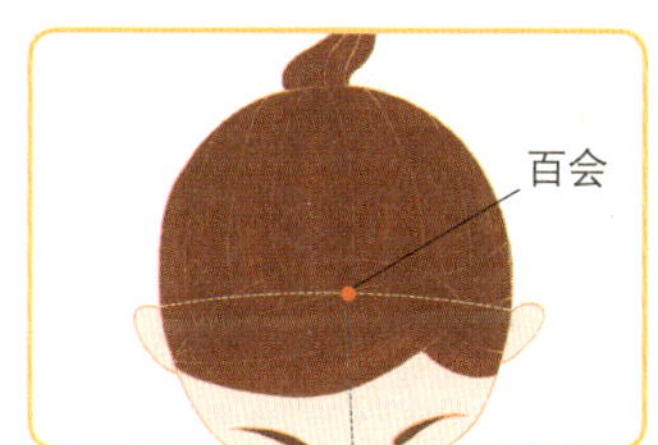

解除郁闷按摩

1 搓手预热

双手掌对搓，搓至有温热感（1-1），用右手掌搓左手背（1-2），再以左手掌搓右手背，都要搓到有温热感。

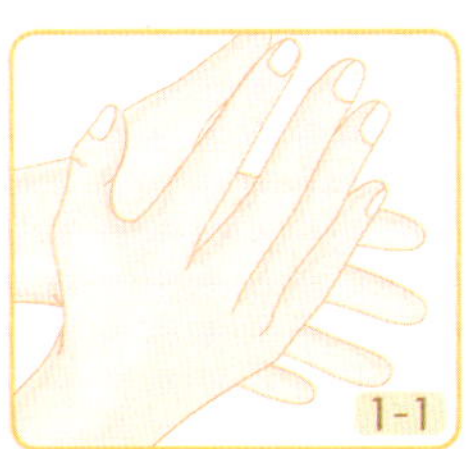

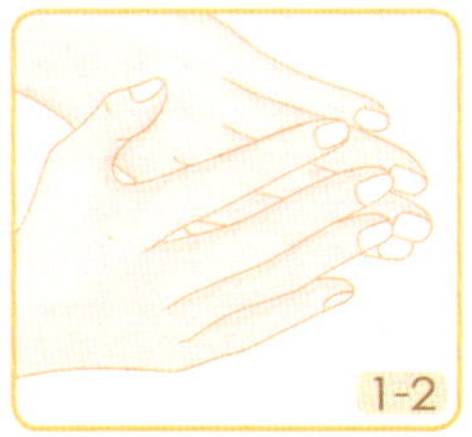

2 搓面

双手掌对搓至有温热感，再轻轻地搓面部20～30次。

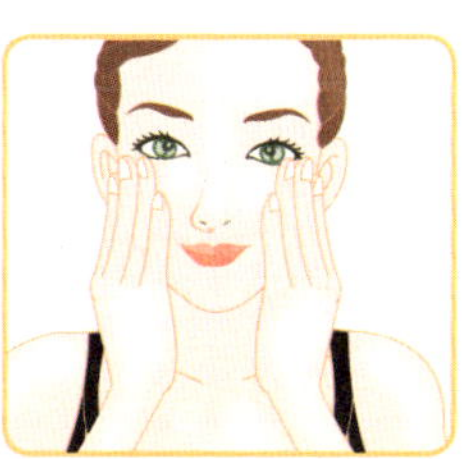

3 点按阴郄穴

点按阴郄穴，要达到有酸胀感，点按30次。

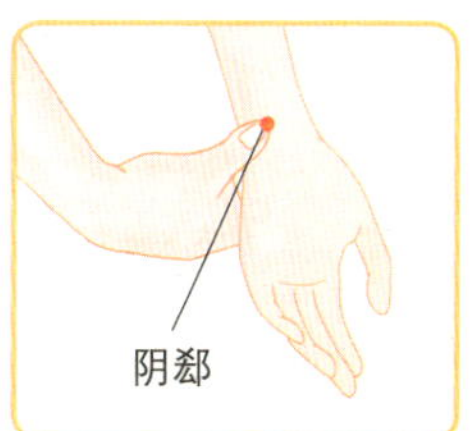

平和心气，稳定情绪

对抗焦虑易躁

焦虑，是因为要被迫面对某种压力，如难度大的工作、紧张的学习、不擅于应对的局面等，而产生的害怕、担心、着急、烦躁不安、无所适从、莫名的心慌心跳、出汗以及失眠。

急躁，是人的心理处于高度紧张、亢奋状态下的外在情绪表现。遇到这种情况时，极容易作出错误的决定和讲错话，也容易和他人发生不应该发生的争执。急躁情绪也让人变得易怒。

对抗心慌按摩

做完以后心里会有舒畅的感觉，可以消除紧张，解除焦虑状态，使你精神放松、情绪稳定、思维清晰。最好坚持每天做1遍。

1 对掌搓手

以双手掌相对，轻轻地搓30～40次，搓至掌心微温。

2 搓面搓颈

用双手掌轻轻地搓面部和后颈部，搓30次。

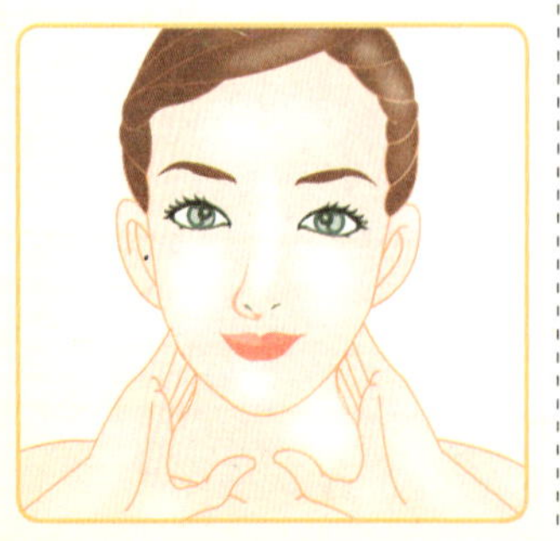

3 点按神门穴

点按双手内关穴和神门穴，要点按到穴位有酸胀感，点按30次。

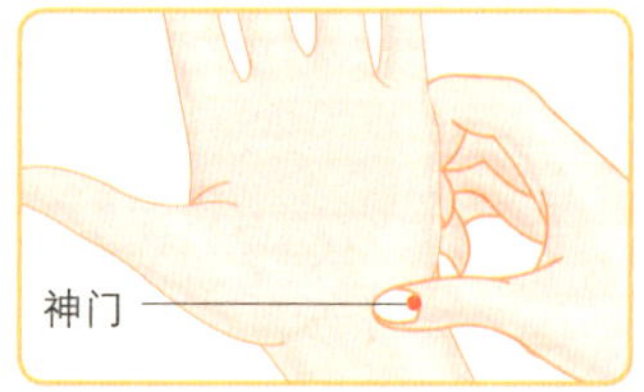

4 点按通里穴

点按通里穴，要点按到穴位有酸胀感，点按30～40次，双手的穴位都要点按，每天1遍。

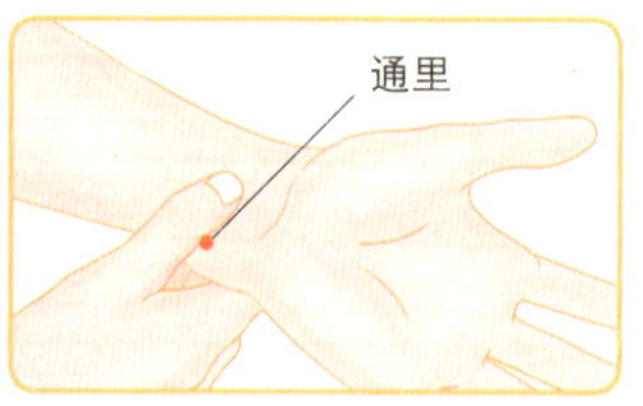

急躁易怒按摩

1 按内关

马上点按内关穴，至穴位有酸胀感时，再点按30次。

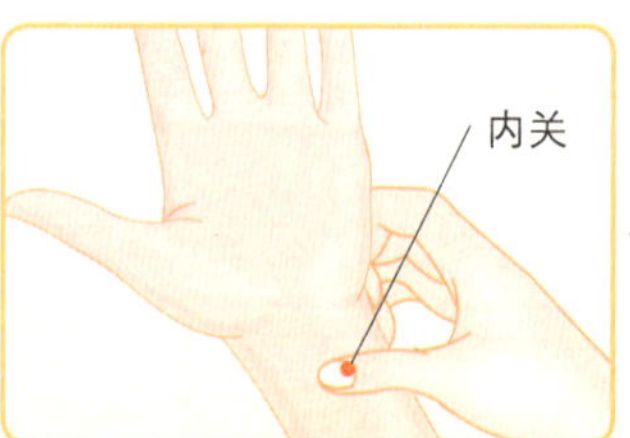

2 点按神门

点按神门穴30～40次，直至有酸胀感为止。可以使心情很快平静下来。

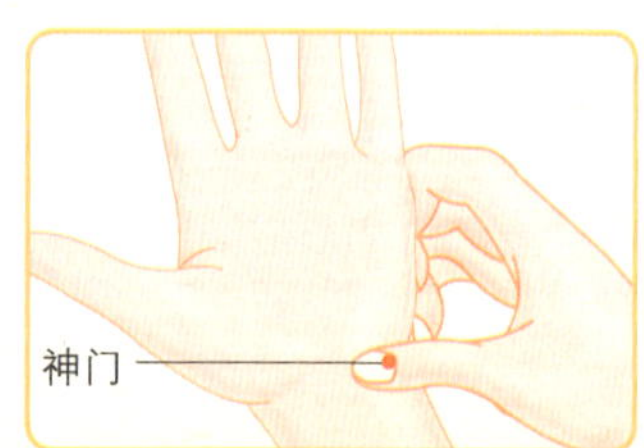

静心安神汤

汤品	制法饮法	功效
酸枣仁汤	酸枣仁15克捣碎，水煎，每晚睡前1小时服用。酸枣仁能抑制中枢神经系统兴奋，有较好的镇静作用。	对于血虚所引起的心烦不眠或心悸不安有良效。
静心汤	龙眼肉、川丹参各15克，以两碗水煎成半碗，睡前30分钟服用。	可达到镇静的效果，尤其对心血虚衰的失眠者功效较佳。
安神汤	将生百合25克蒸熟，加入一个鸡蛋黄，以200毫升水搅匀，加入少许冰糖，煮沸后再加50毫升的水搅匀，于睡前1小时饮用。	百合有清心、安神、镇静的作用。
三味安眠汤	酸枣仁15克，麦冬、远志各5克，以水500毫升煎成50毫升，于睡前服用。	此3种药材均有静心安神镇静的作用，混合有催眠的效果。
桂圆莲子汤	取桂圆、莲了各100克煮成汤饮用。	具有养心、宁神、健脾、补肾的功效，最适合于中老年人、长期失眠者服用。
养心粥	取党参35克，去核红枣10枚，麦冬、茯神各10克，以2000毫升的水煎成500毫升，去渣后，与洗净的米和水共煮，米熟后加入红糖服用。	可达养气血安神的功效，对于心悸（心跳加快）、健忘、失眠、多梦者有明显改善作用。
百合绿豆乳	取百合、绿豆各25克，冰糖少量，煮熟烂，服用时加些牛奶。	对于夏天睡不着的人，有清心除烦镇静之效，牛奶所含色氨酸能在脑部转成血清素促进睡眠。

3 按揉风池、太阳

全身放松，呼吸均匀，两手拇指抵住左右风池穴（3-1），两个中指置于左、右太阳穴（3-2），在这4个穴位上，先顺时针按摩30下，再逆时针按摩30下，重复1～2遍，指力从柔和到稍重，以感到舒服为宜，结束前再恢复到轻微。

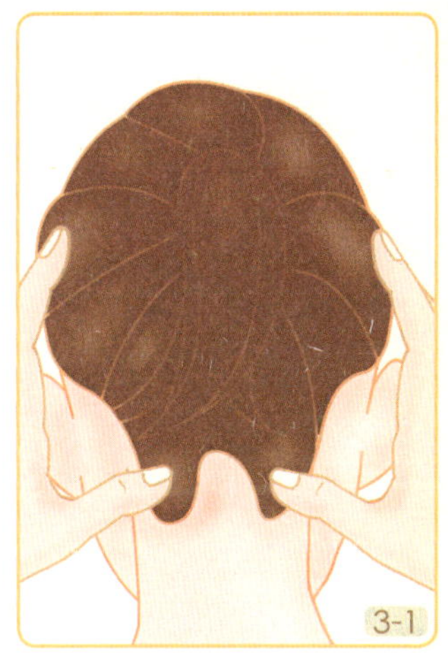
3-1

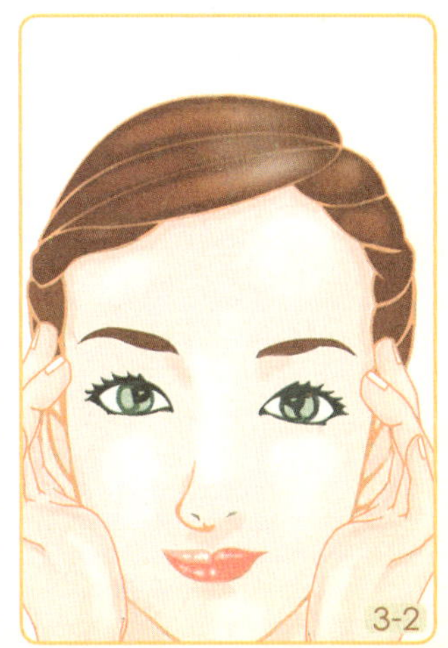
3-2

集中精力，提高注意力 消除困倦

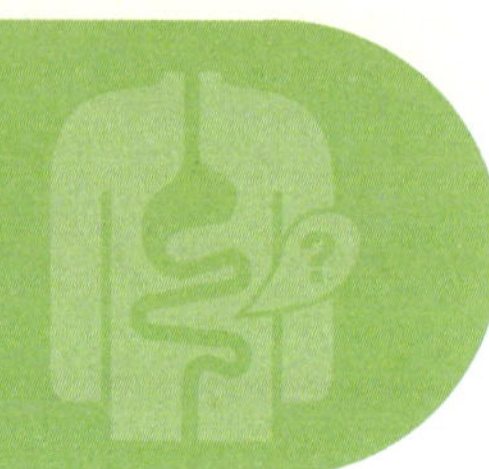

很多人都有这样的情况，经过一夜酣睡，早晨醒来却没有神清气爽之感，仍是困顿不堪；精神很容易涣散，无法全神贯注地做事；记忆力衰退，刚刚想要做的事情，稍一打岔就想不起来了；数学运算能力也不行了，公式在脑子里转来转去，越转越糊涂……如果发现自己总处于这种状态，就应该调理休整一下了。

疲乏的分型

从医学角度分析，身体的疲乏不外乎3类：

生理性疲乏	剧烈劳动或运动之后，因肌肉疲劳会感觉疲劳、困倦，这属正常情况，健康者经过沐浴、充分睡眠休养之后即可恢复。
原因不明的持续疲乏	可能是身体内脏器官病变的警告。
心理性疲乏	是因持续的烦恼或不安，欲求不满等引起的，且经过体检，身体机能上无任何异常。心理性疲劳非常适于通过相应的经穴按摩治疗。

消除疲倦按摩

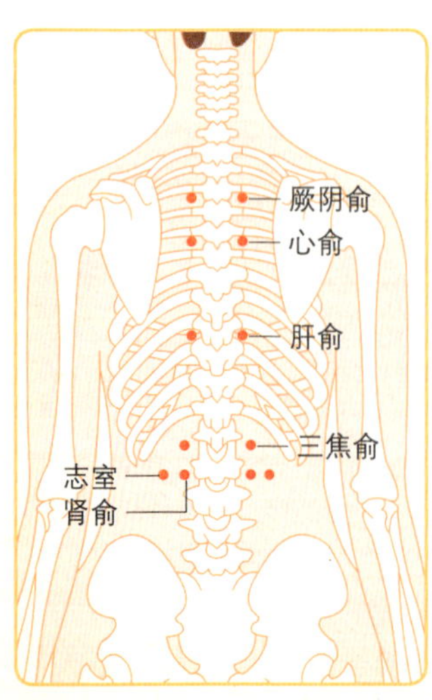

1 准备工作

按摩前先泡个热水澡或者淋浴，效果最佳。

2 按压督脉

俯卧，施术者用拇指沿背部两侧督脉线，由上到下按压，其中在厥阴俞、心俞、肝俞、三焦俞、肾俞、志室重点按压。

3 按压腹部穴位

仰卧，按揉膻中、中脘、期门、肓俞、大巨，每穴点按30～50次。

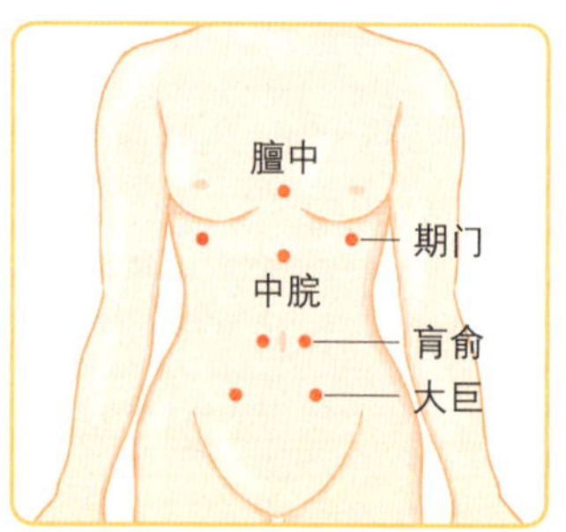

4 按压提神穴位

顺序按压天柱（4-1）、内关（4-2）、曲池（4-3）、合谷（4-4）、涌泉（4-5）、三阴交（4-6）、足三里（4-7），每穴点按30～50次。

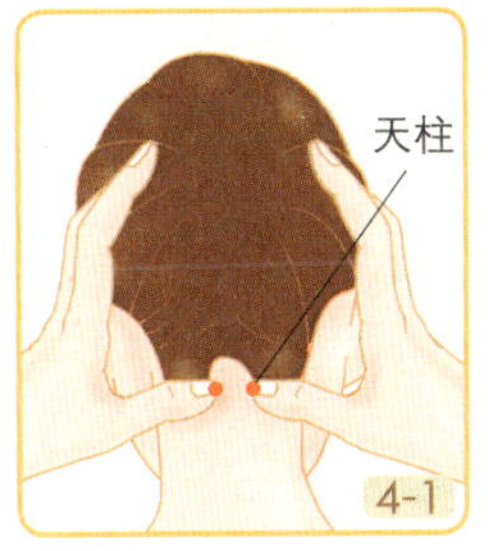

4-1

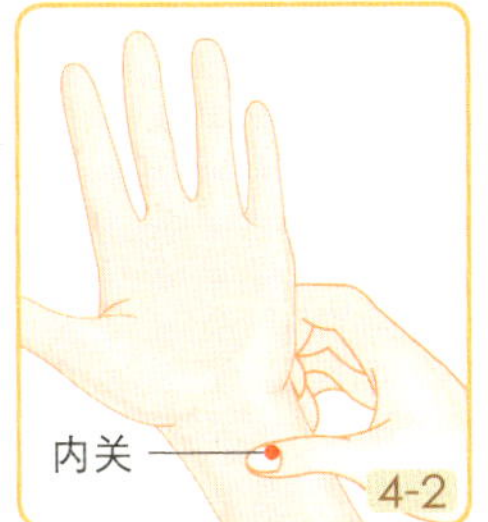

4-2

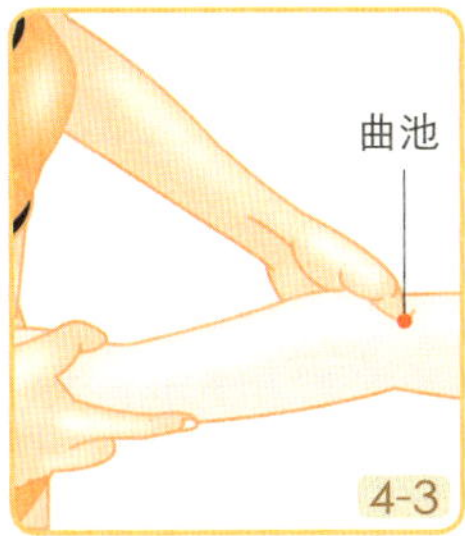

4-3

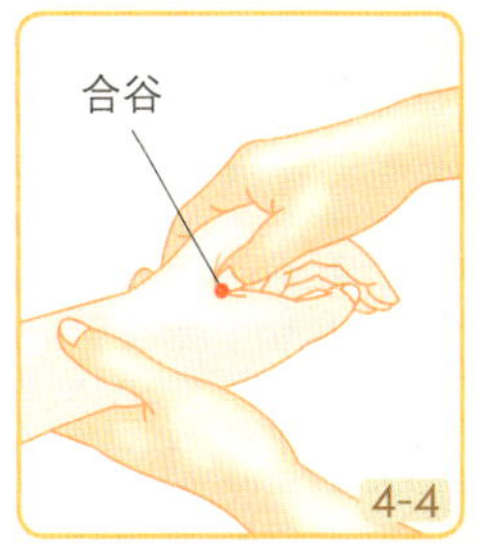

4-4

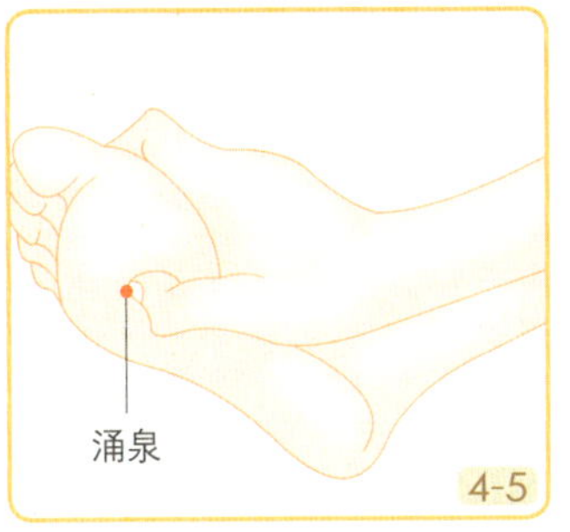

4-5

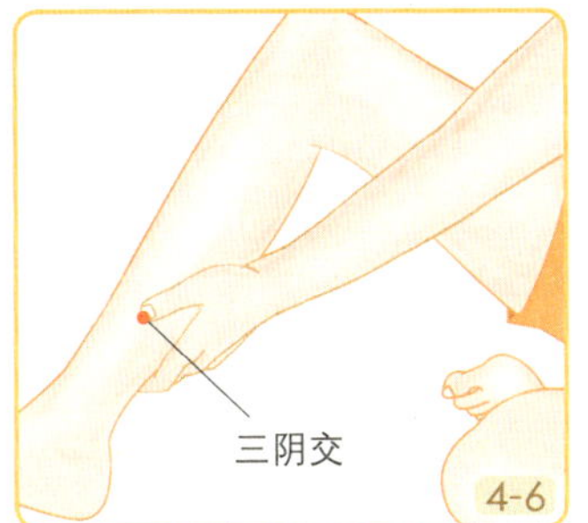

4-6

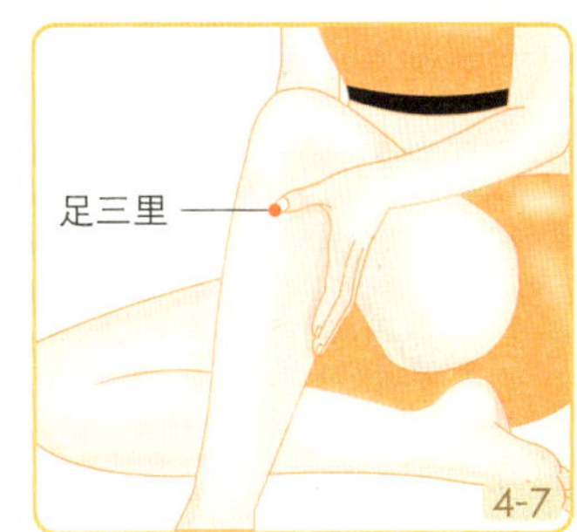

4-7

提高注意力按摩

1 准备工作

首要之事是调整身体的状况，即先进行消除疲倦的按摩，再有针对性地增加以下按摩手法。

2 加按肺俞

在消除疲倦按摩的第一步，俯卧按压背部穴位时，加按肺俞。

3 加按巨阙

在消除疲倦按摩的第二步，仰卧按揉胸腹穴位时，增加巨阙穴。

4 加按筑宾

在消除疲倦按摩的第三步，按压三阴交后，加按筑宾。

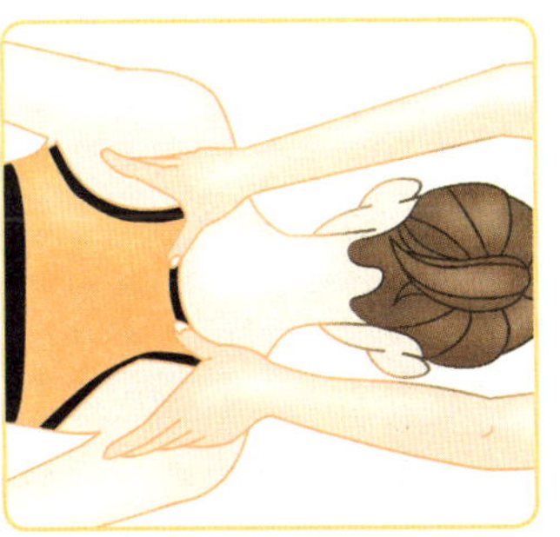

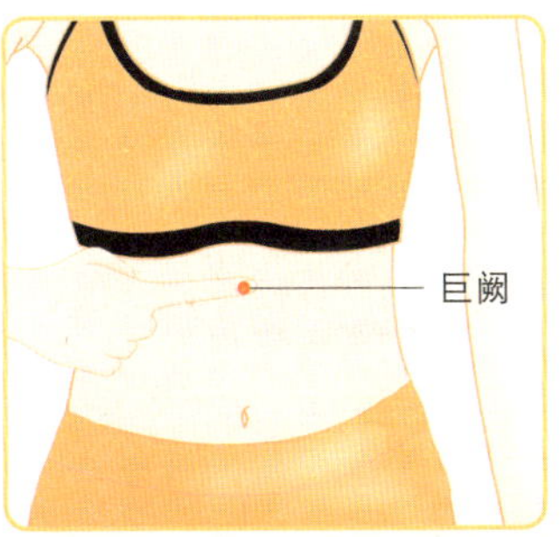

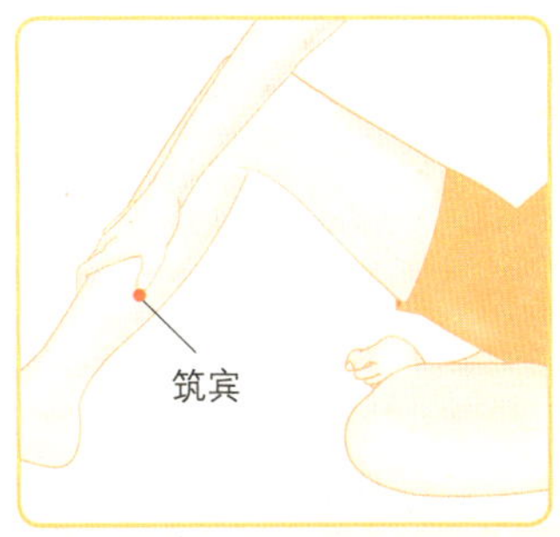

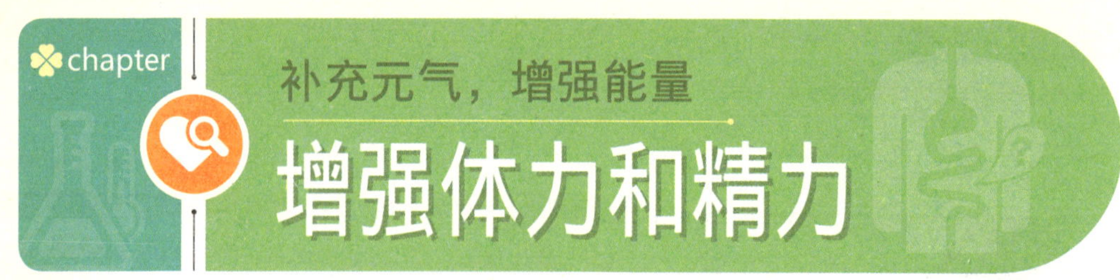

增强体力和精力

人的体力和精力是指全身性的生命力、气力、意欲。中医认为，体力是人与生俱来的能力和出生后取自自然界的能量。如何使二者在身体内保持平衡，并加以应用是重点。

所谓能量，就是“元气”。能量充沛，则体力精力旺盛，对所做之事有强烈的意欲，无论怎样都不会有疲惫感，即便感到劳累也能很快恢复；能量缺乏，体力精力也不足，稍动便会感到疲劳，对所做之事很容易产生厌烦，而且疲劳感很难缓解。

按摩要点

要恢复强固“元气”，在按摩手法上要以那些支配先天、后天能量的经穴为重点。

按摩方法

1 按压背部经穴

俯卧，施术者用拇指有节奏地按压，或者两手手掌重叠，利用体重压迫受术者的背部经穴，如肝俞（1-1）、三焦俞（1-2）、肾俞（1-3）、志室（1-4）、命门（1-5）。以经穴为中心按摩、指压，有硬结的部位，需特别仔细治疗。

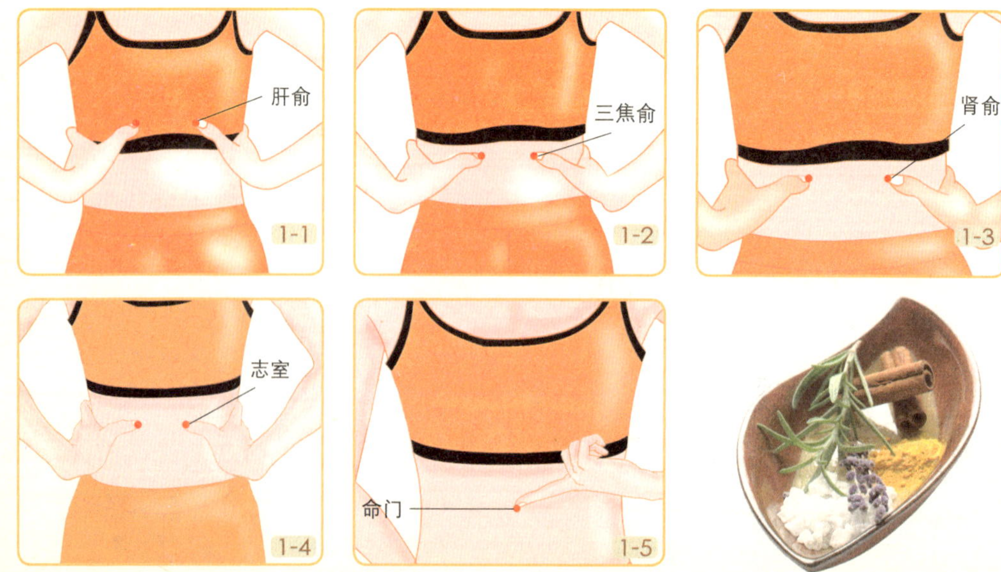

2 按压手部经穴

指压手背与手臂连接处的阳池。

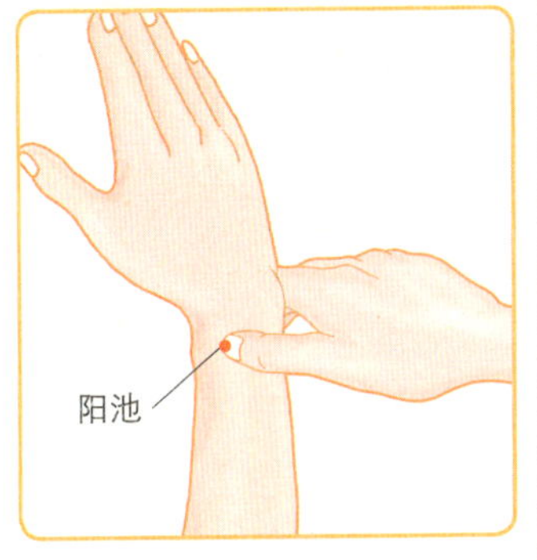

3 按压胸腹部经穴

仰卧，用拇指有节奏地按压胸腹部经穴。如膻中、中脘、肓俞、大巨、关元。

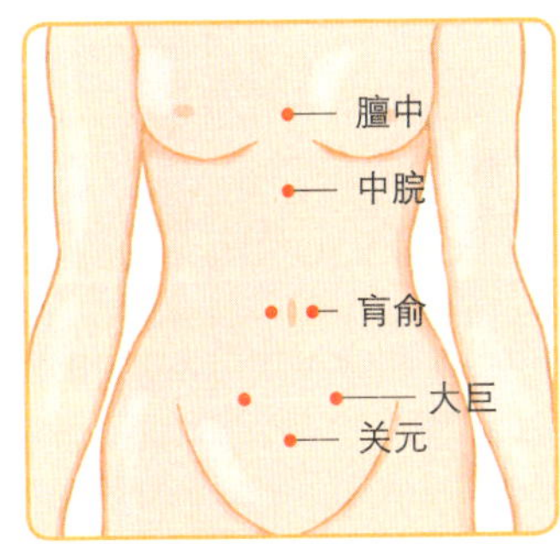

4 按压下肢经穴

按压下肢的阴谷（4-1）、膝关（4-2）、筑宾（4-3）；按压足部的涌泉（4-4）、太溪（4-5）。

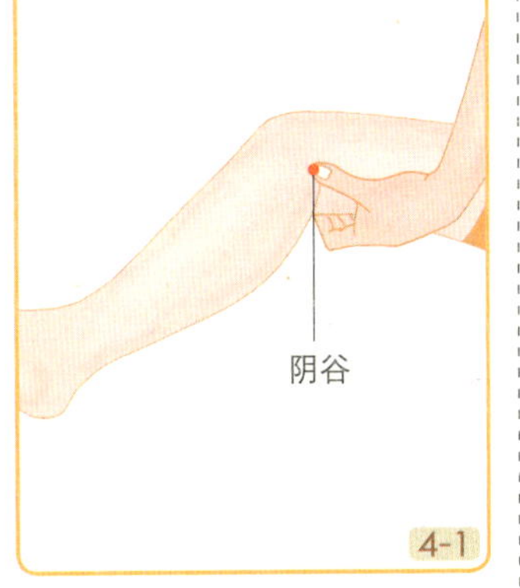

4-1

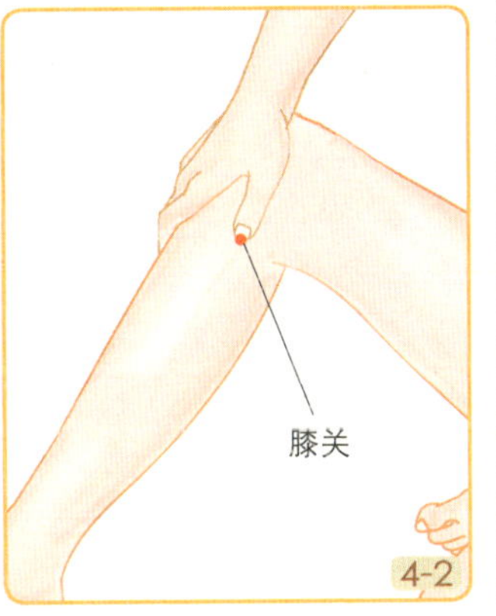

4-2

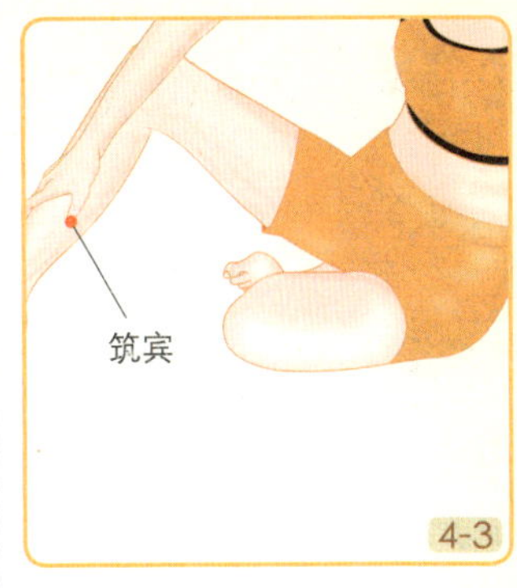

4-3

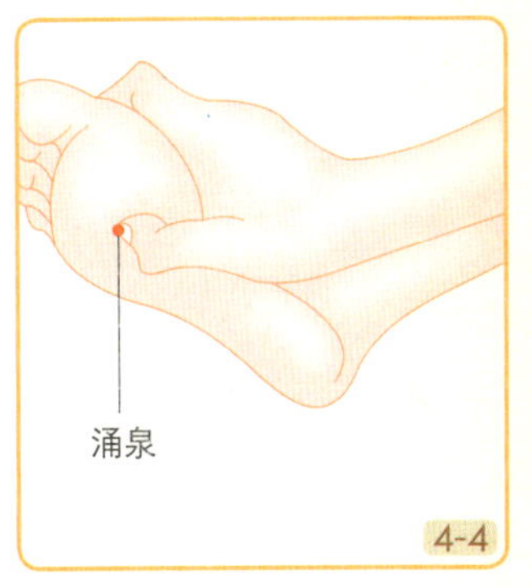

4-4

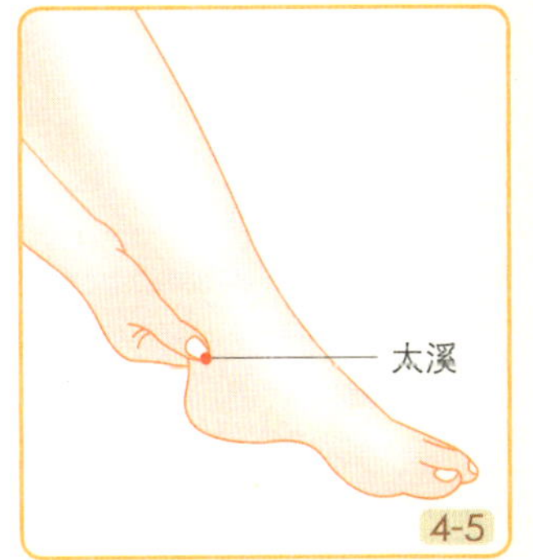

4-5

生活小贴士

有些食物会导致身体精力下降或妨碍身体产生能量，要尽量减少摄取。这些食物，包括酒、茶、咖啡、碳酸饮料、蛋糕、饼干和糖果。这些食物都会刺激肾上腺分泌肾上腺素。当身体受到危害或面临“搏斗或逃脱”的挑战时，肾上腺就会分泌肾上腺素对这些因素作出反应。这将导致心跳加速、肺里吸入更多的空气、肝脏释放更多的葡萄糖到血液中，血液也会从一些关键的器官和组织中流出，而汇集到需要更多血液的地方，例如大腿。如果肾上腺由于受到食物的刺激而一直超负荷工作，将导致整个身体疲劳。

chapter

加速新陈代谢

沐浴放松按摩

沐浴的最大功效，就是利用热循环来加速身体的新陈代谢。紧张劳累之后，在浴缸里泡个热水澡，可以充分消除身体的疲劳，放松紧绷的精神，使身心彻底舒解。在泡澡的过程中进行一些放松按摩，对减轻身心压力有事半功倍之效。同时配合香薰，可以舒缓紧张情绪，如果利用一些美肤护理的产品，还能达到美肤的效果。

按摩要点

沐浴前先用平日洗澡用的沐浴乳或肥皂，将堆积在身上的汗垢、灰尘洗去。再用去角质产品或是沐浴海绵，轻轻以打圆的方式按摩全身，去除身体的老废角质。先做脚部的按摩，再由下到上依次按摩脚部、臀部、臂部、肩颈部、头部。按摩同时做深缓的呼吸，想象将身体内的废气全部呼出，并用意念配合手法，令被按摩部分彻底放松。同一时间，将浴缸中的水放满（水温以35～40℃最适宜）。

泡澡放松按摩法

水温以35～40℃最佳，或者是手摸略热的温度。

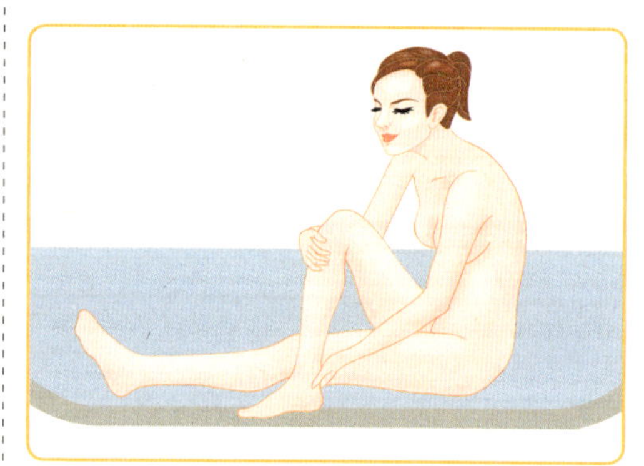

脚部及小腿按摩

1 手指脚趾交叉

脚趾与手指交叉，慢慢地向右、向左转动脚踝。

2 捏内跟腱并推揉

抓住内脚踝的跟腱，向膝下部推揉。

3 捏外跟腱并推揉

抓住外脚踝的跟腱，向膝下部推揉。

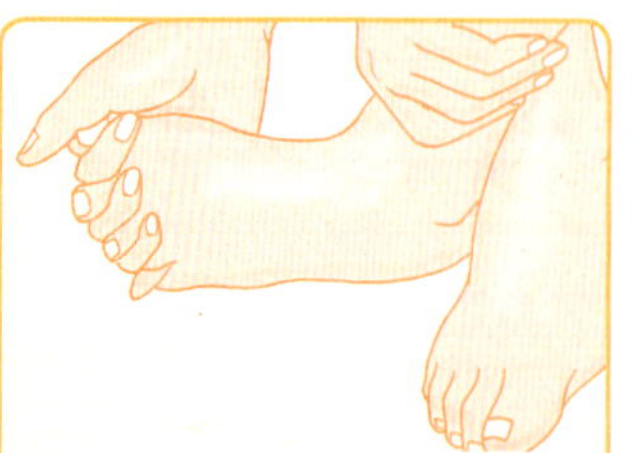

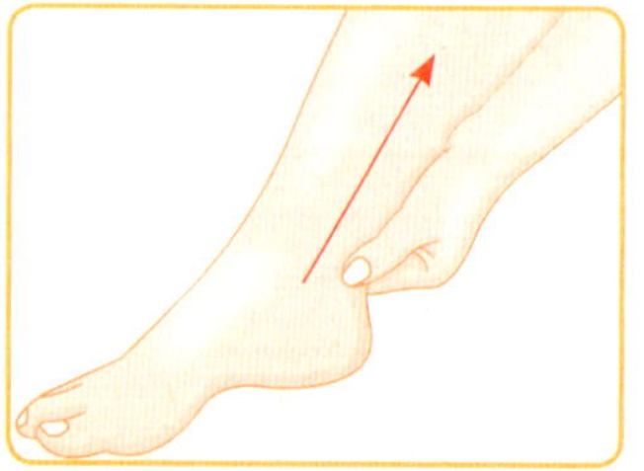

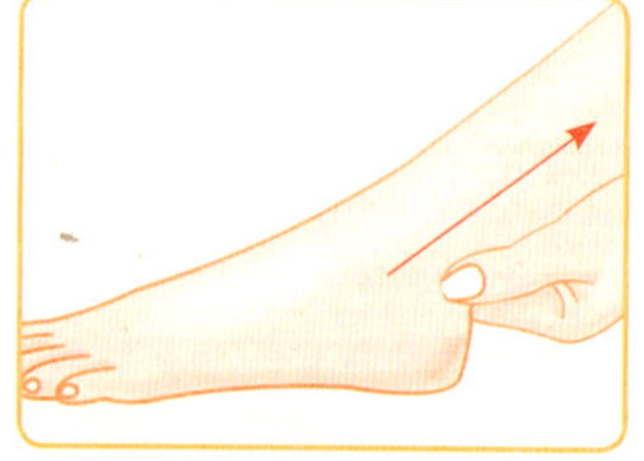

大腿及臀部按摩

1 推挤大腿前

从膝上部开始向大腿根，双手以推拉的方式进行交替摩挲。

2 推拉大腿后

从膝窝开始向臀部，双手以推拉的方式进行交替摩挲。

3 摩挲臀下

稍稍提腰，以提臀的方式进行摩挲。也有利于预防皮肤橘皮组织的生成。

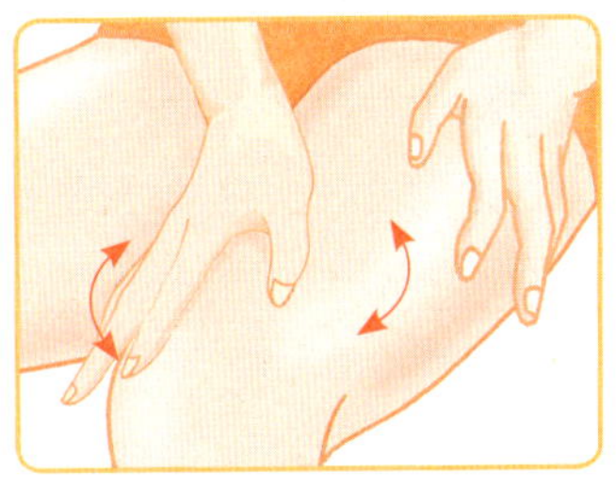

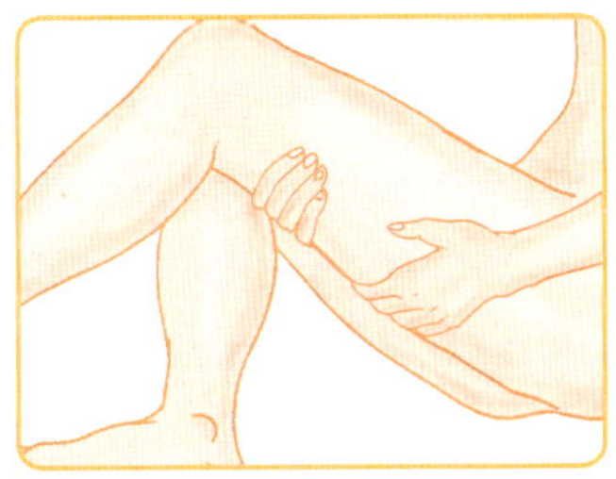

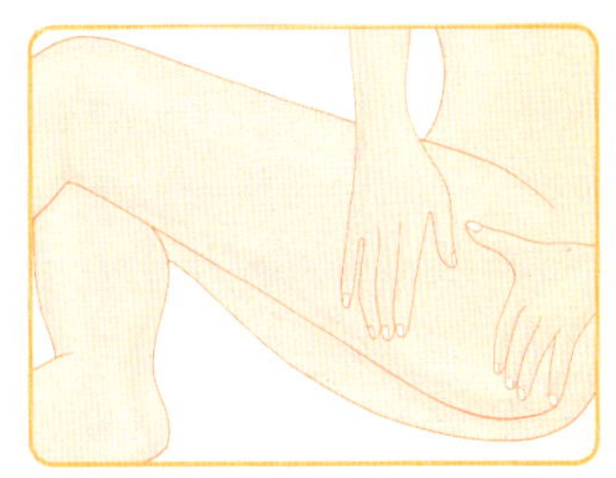

臂及颈部按摩

1 握臂按压

从肘下面部位开始，向腋部以握臂的方式进行按压。

2 抓捏脖根

以抓捏手法，按摩肩膀的脖根与肩头的中央部位。

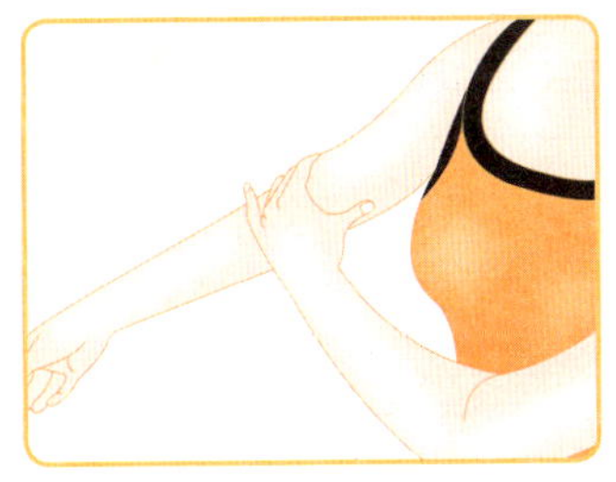

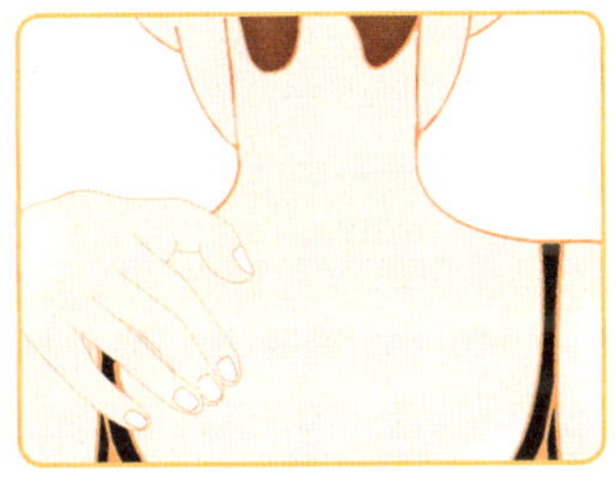

按摩小贴士

整个按摩过程需要5分钟左右。时间不要过长，以免造成头晕。按摩时，可加入少量用橄榄油稀释后的精油，更有助于减压提神。

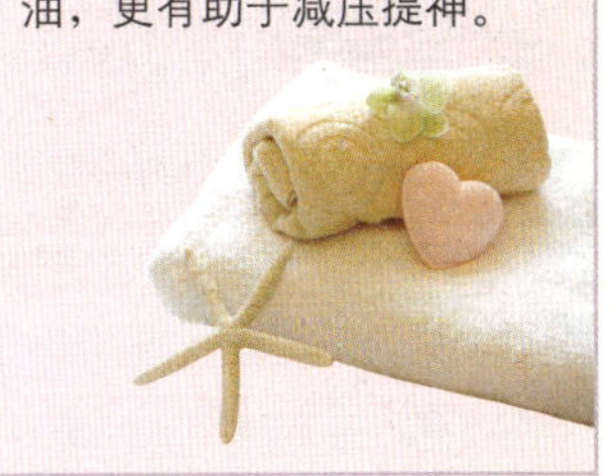

头部按摩

1 按压太阳

将中指、无名指贴在太阳穴上，用指肚轻轻按压。

2 按压颧骨耳朵中间

用3指轻轻按压颧骨和耳朵的中间部位。

3 按压眉毛

用食指外侧或4指指腹轻轻按压眉毛。

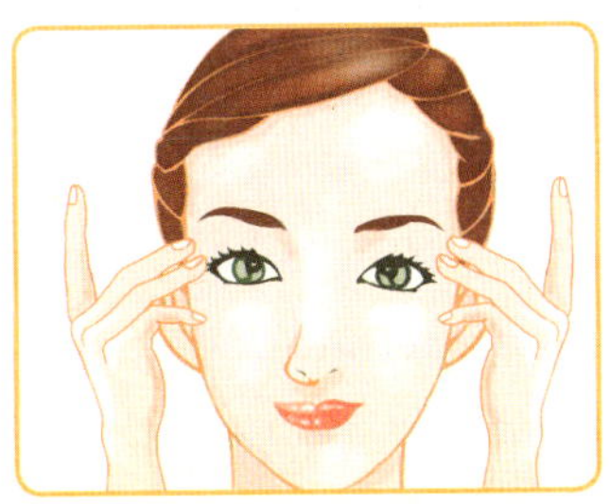

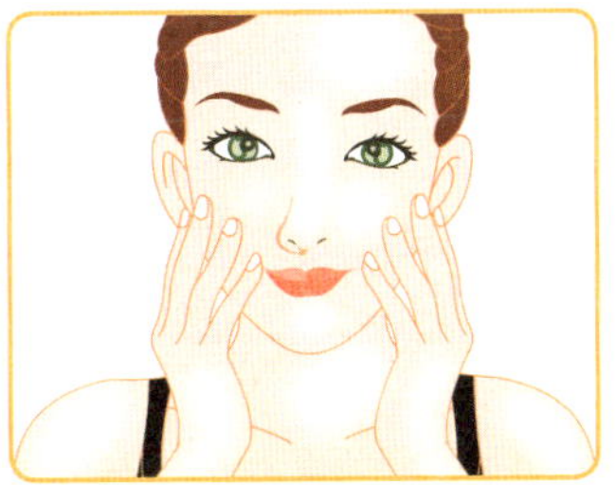

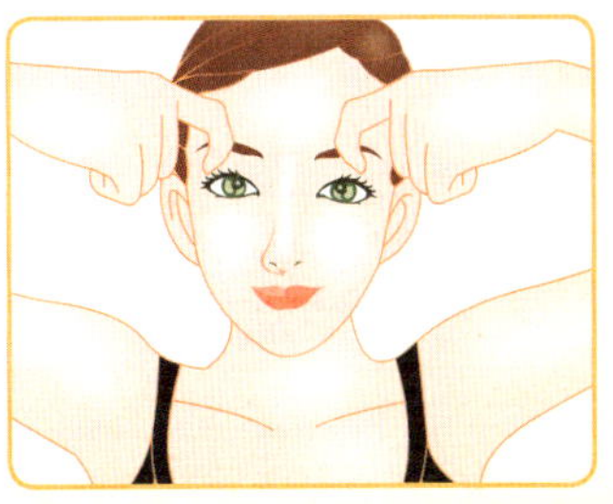

chapter

全身排毒的基础

肝脏排毒

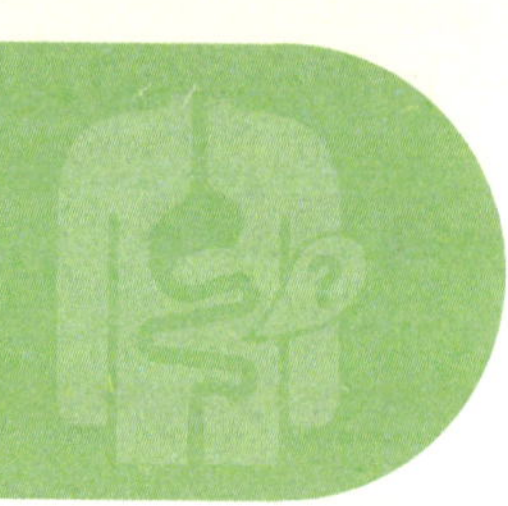

肝脏是人体内主要的解毒器官，可保护机体免受伤害。此外，肝脏还是人体重要的免疫器官，它通过吞噬、隔离、消除及改造入侵人体的细菌、病毒，发挥着强大的免疫功能。中医认为肝脏具有保持全身气机疏通畅达的作用，一方面影响人的情志活动、脾的运化、胆汁的排泄，另一方面影响男子排精、女子月经。

肝脏功能失调分型

分型	症状
肝郁气滞型	腹胀、食欲不振、心烦易怒、口苦、咽喉干燥、小便发黄、舌苔白腻、脉弦等。
肝肾阴虚型	肝阴虚者胁肋隐隐作痛、心中烦热、头晕眼花、两眼干涩；偏肾阴虚者腰膝酸软、足跟疼痛、头晕耳鸣、男子遗精、女子月经量少等。
脾肾阳虚型	久病不愈、腹胀、食欲不振、腰膝酸软、疲乏无力、畏寒、大便稀薄、舌淡苔白腻、脉沉迟而缓等。
气滞血瘀型	食欲不振、低热、全身乏力、面色晦暗、舌质暗红或有瘀斑、脉弦或涩等。
肝胆湿热型	身目俱黄、发热口渴、口干而苦、恶心欲吐、大便秘结或呈灰白色、小便短黄等。

辨证按摩治疗

肝郁气滞型

Step 1: 用两手食指指腹同时按压两侧期门穴1分钟，以出现酸胀感为宜。

期门

Step 2: 用拇指指腹点按两侧阳陵泉各1分钟，以局部有明显酸胀感、并向上下扩散为佳。

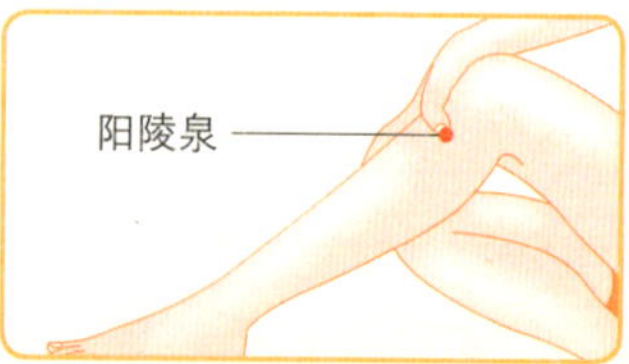

Step 3: 用拇指指腹点按两侧太冲穴1分钟，以局部有明显酸胀感为佳。

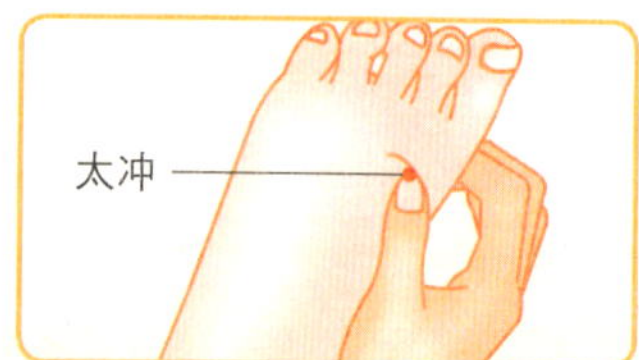

肝肾阴虚型

Step 1: 用两手拇指指腹同时按揉脊椎两侧的肝俞穴2分钟，以局部出现酸胀痛感为宜。

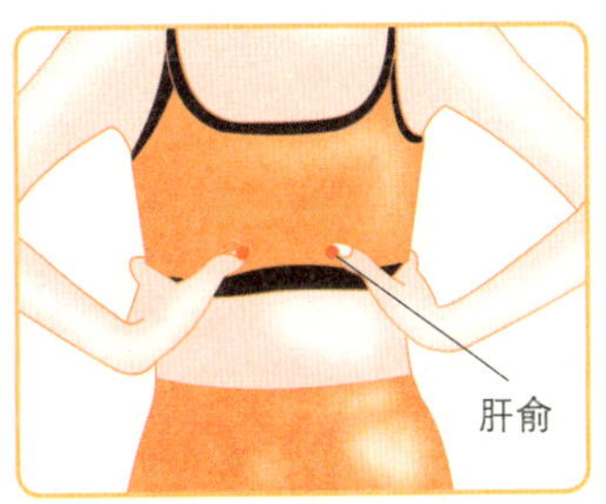

Step 2: 用两手拇指指腹同时按揉脊椎两侧的肾俞穴2分钟，以局部出现酸胀痛感为宜。

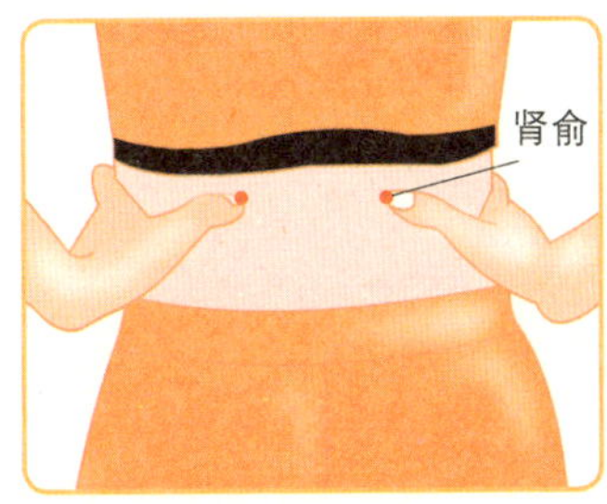

Step 3: 用两手拇指指腹同时点按两侧三阴交1分钟，以局部有明显酸胀感为宜。

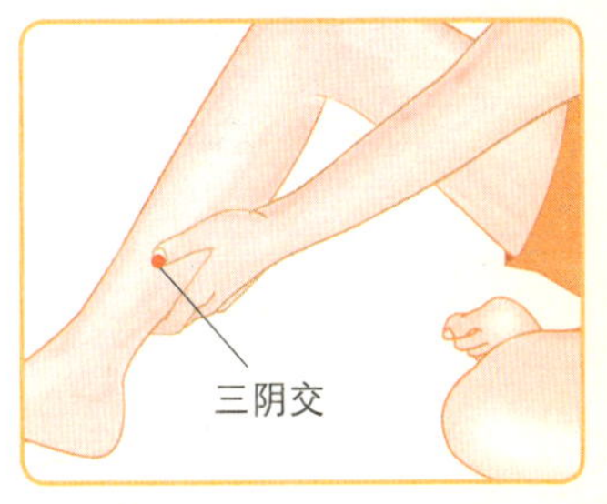

脾肾阳虚型

Step 1: 将一手手掌置于腹部，以肚脐为中心，逆时针方向摩腹3分钟，以出现温热感为宜。

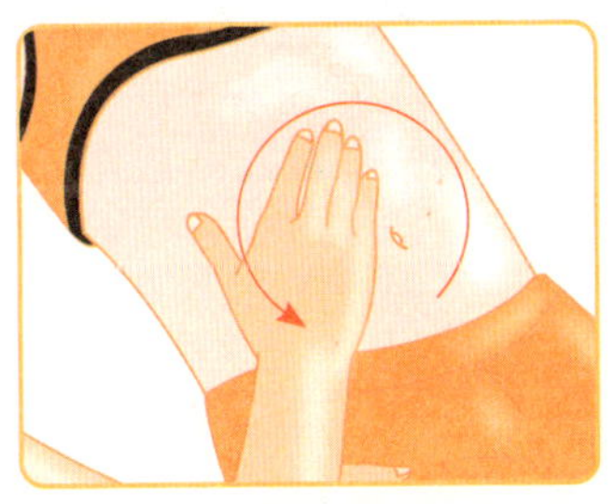

Step 2: 用一手中指或食指指腹按揉中脘穴2分钟，以局部有明显酸胀感为宜。

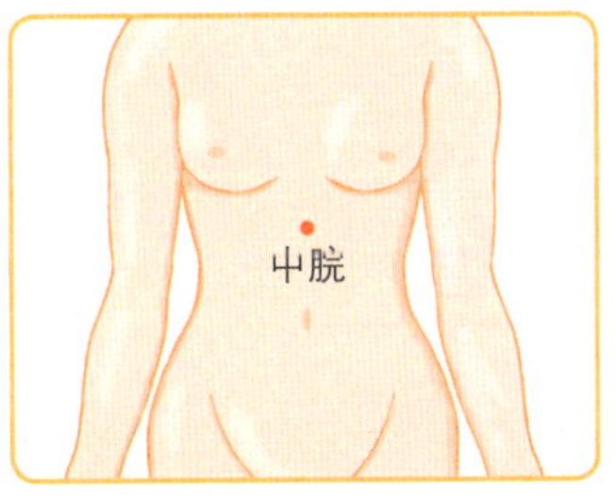

Step 3: 用两手拇指指腹同时按揉两侧足三里2分钟，以局部有明显酸胀感为宜。

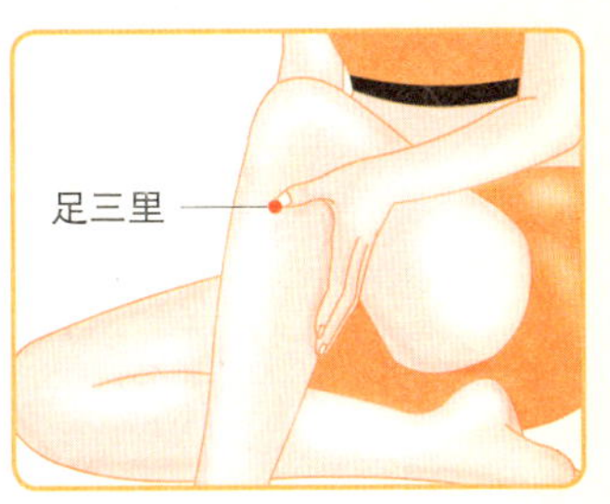

Step 4: 用两手拇指指腹同时按揉脊椎两侧的脾俞穴2分钟，以局部出现酸胀痛感为宜。

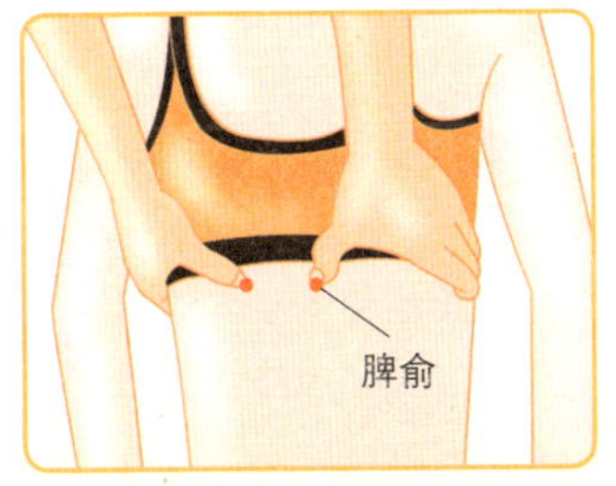

Step 5: 用两手拇指指腹同时按揉脊椎两侧的肾俞穴2分钟，以局部出现酸胀痛感为宜。

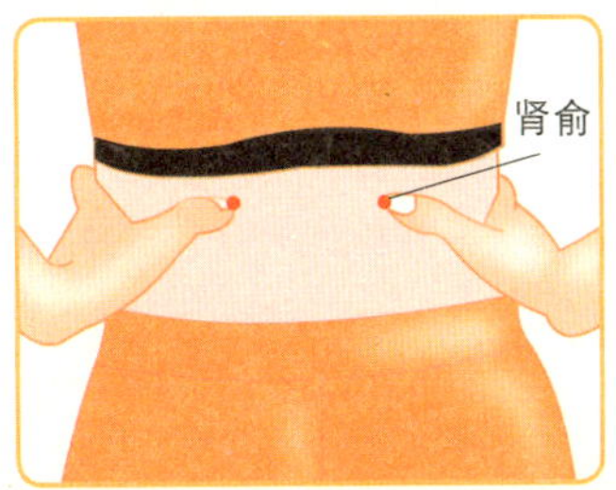

Step 6: 将手掌竖置于腰骶部，擦腰骶部，至发热为度。

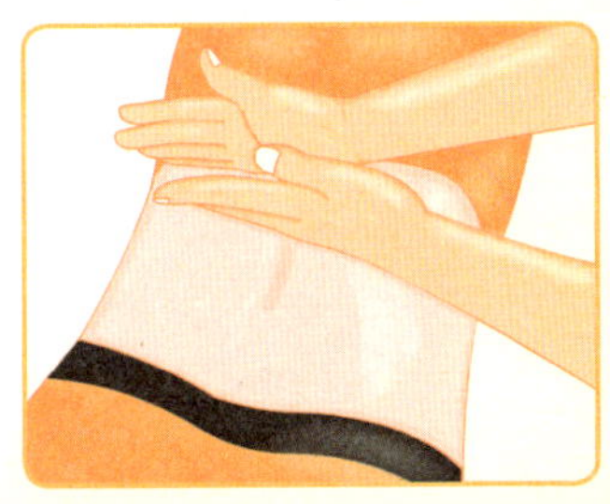

气滞血瘀型

Step 1: 用两手手掌同时沿胸胁部向斜下方推抹10～15分钟，以出现温热感为度。

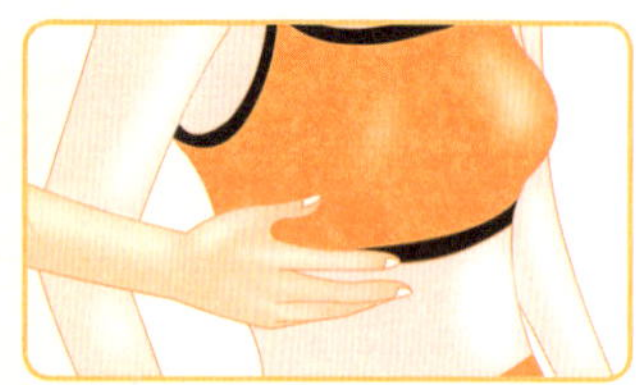

Step 2: 用两手食指指腹同时按揉两侧期门穴2分钟，以出现酸胀感为宜。

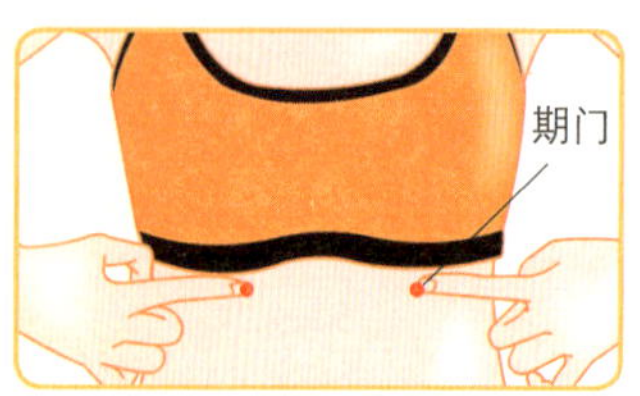

Step 3: 用两手拇指指腹同时按揉两侧阳陵泉穴2分钟，以局部有明显酸胀感、并向上下扩散为宜。

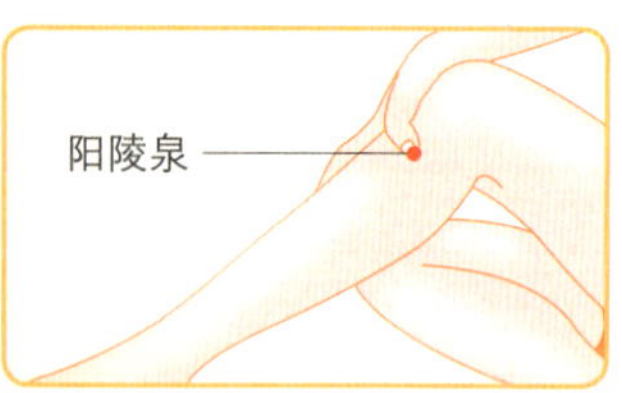

Step 4: 用两手拇指指腹同时按揉脊椎两侧的肝俞穴2分钟，以局部出现酸胀痛感为宜。

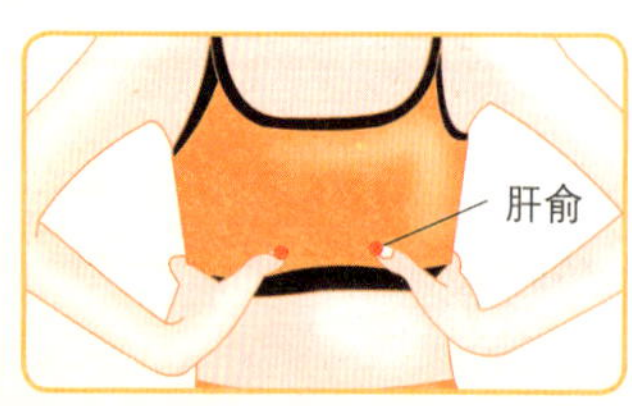

肝胆湿热型

Step 1: 用拇指指腹按揉两侧腕骨穴1分钟，以出现酸胀痛感为宜。

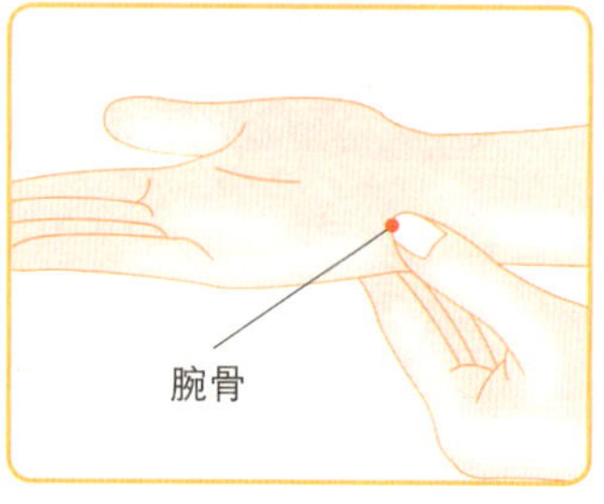

Step 2: 用两手拇指指腹同时点按两侧阳陵泉1分钟，以局部有明显酸胀感、并向上下扩散为宜。

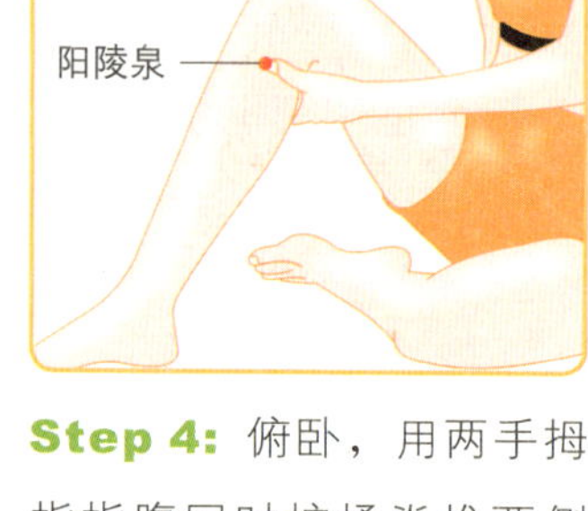

Step 3: 用两手拇指指腹同时点按两脚太冲穴1分钟，以局部有明显酸胀感为宜。

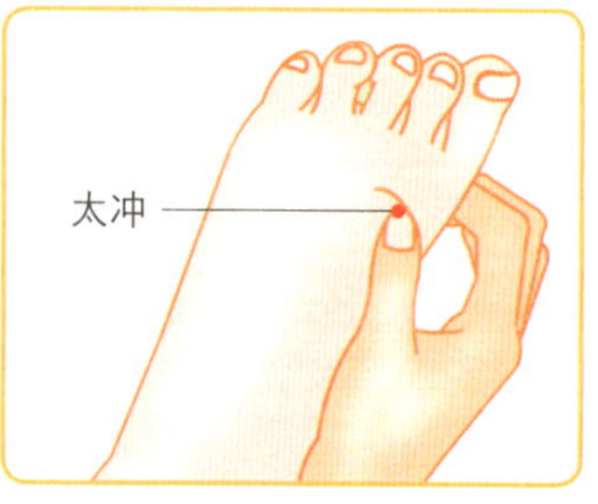

Step 4: 俯卧，用两手拇指指腹同时按揉脊椎两侧的胆俞穴2分钟，以局部出现酸胀痛感为宜。

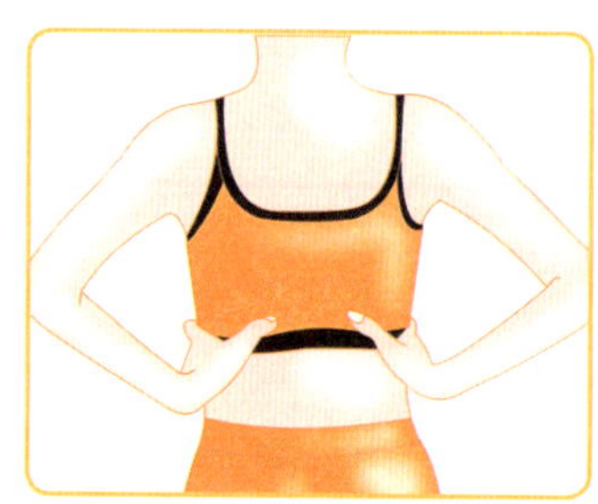

生活小贴士

1. 平时注意加强体育锻炼，增强抵抗力。
2. 避免过于劳累，起居规律，睡眠充足。
3. 减少抽烟喝酒等不良嗜好。
4. 避免服用对肝脏有害的药物。
5. 调节情绪，保持心情开朗。
6. 多吃低脂肪、易消化及维生素含量丰富的清淡饮食。
7. 早晨起床喝一杯柠檬水，能起到滋补肝脏的作用。
8. 食用五谷杂粮等淀粉类食物以及各种水果类、蜂蜜等，可以补充日常生活所需热量，增进肝脏的解毒功能。

净化人体的废弃物

肾脏排毒

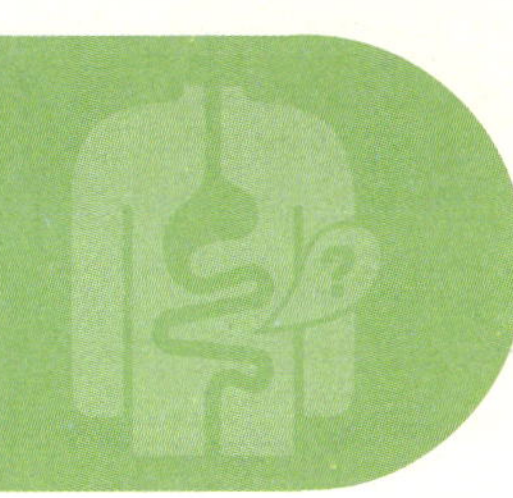

人体每天获取营养物质的同时，会产生各种废弃物，如尿素、肌酸酐、脂肪酸等，它们会首先进入血液，若不尽快排出体外的话，会使人体中毒，甚至死亡。所以，血液必须不断地把废弃物运送到人体的排泄器官——肾脏。肾脏通过尿液来排泄人体内的代谢废物，对血液进行净化，这是肾脏最重要的功能。

肾脏功能失调分型

分型	症状
脾肾阳虚型	全身浮肿、倦怠乏力、精神不振、畏寒身冷、尿少、胃腹肿胀、食欲不振、不能平卧、平卧则气喘、面色苍白、舌胖大、苔薄白等。
气血亏虚型	面色苍白、心慌心悸、倦怠乏力、头晕眼花、稍活动则气喘吁吁、长期浮肿、尿少、舌质淡等。
阴阳两虚型	浮肿面白、精神不振、全身无力、头目眩晕、腰酸痛、腿脚无力、舌质淡红、苔薄白等。
湿热内蕴型	身体浮肿，尿少，色黄赤，心胸烦闷，腹胀，不思饮食，口中发苦、发黏、苔厚色黄等。
肝阳上亢型	头晕头痛、心烦易怒、失眠多梦、浮肿较轻、口舌干燥、苔薄黄等。

辨证按摩治疗

●脾肾阳虚型

Step 1: 将一手手掌置于腹部，以肚脐为中心，逆时针方向摩腹3分钟至温热。

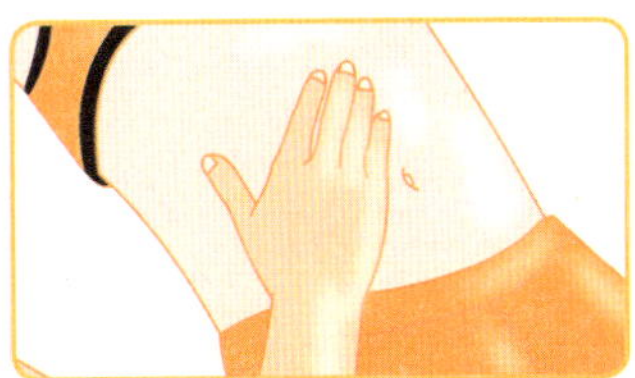

Step2: 用一手中指或食指指腹按揉关元穴2分钟，以局部有明显酸胀感为宜。

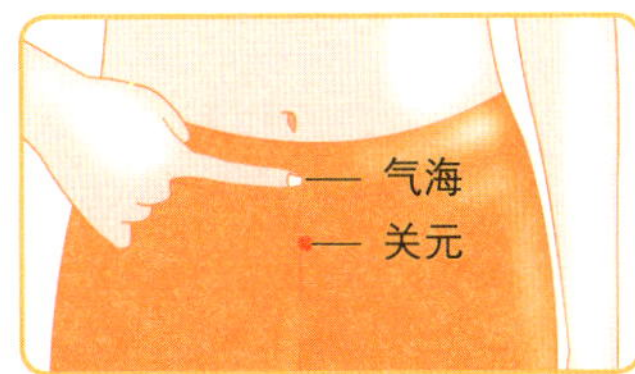

Step 3: 用两手拇指指腹同时按揉脊椎两侧的脾俞穴2分钟，至局部有酸胀痛感。

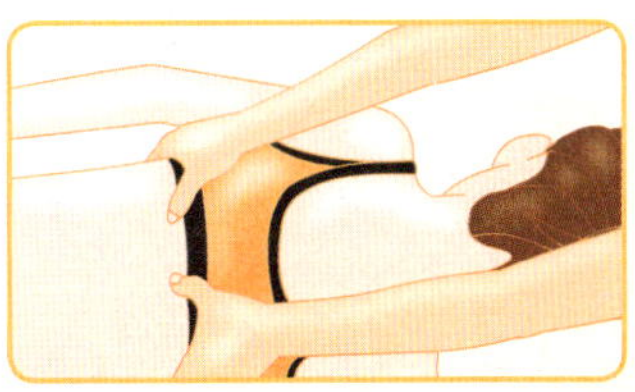

Step 4: 用两手拇指指腹同时按揉脊椎两侧的肾俞穴2分钟，以局部出现酸胀痛感为宜。

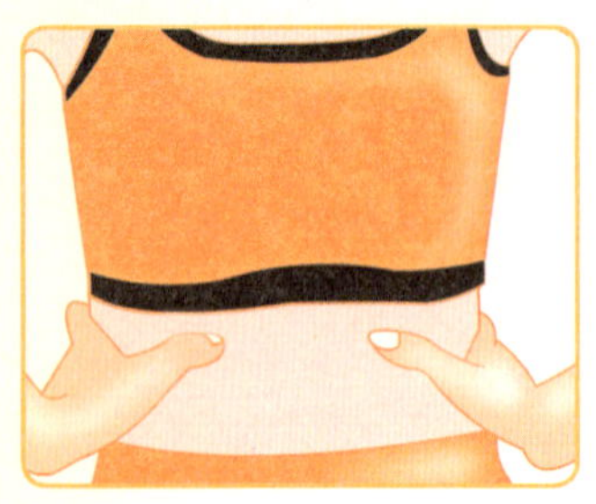

Step 5: 用两手拇指指腹同时按揉脊椎两侧的三焦俞穴2分钟，以局部出现酸胀痛感为宜。

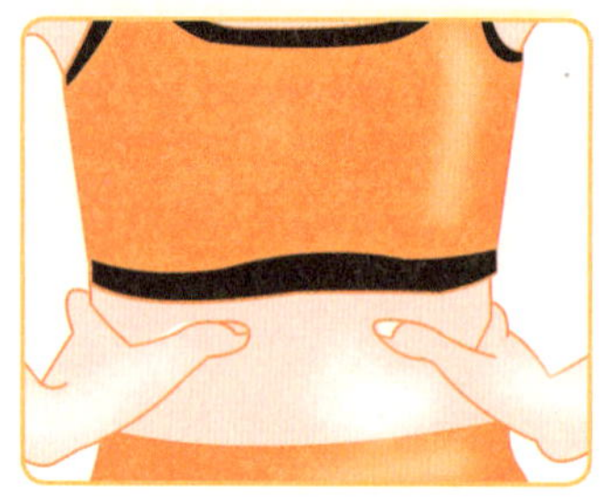

Step 6: 将一手掌竖置于腰骶部，揉搓腰骶部至发热为度。

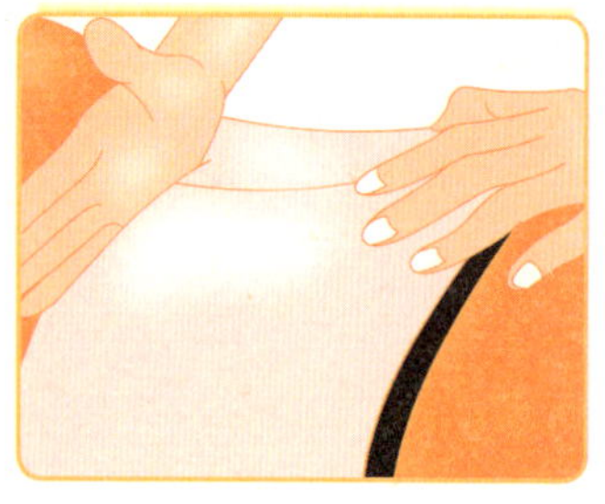

气血亏虚型

Step 1: 用两手拇指指腹同时按揉脊椎两侧的脾俞穴2分钟，以局部出现酸胀痛感为宜。

Step 2: 用两手拇指指腹同时按揉脊椎两侧的三焦俞穴2分钟，以局部出现酸胀痛感为宜。

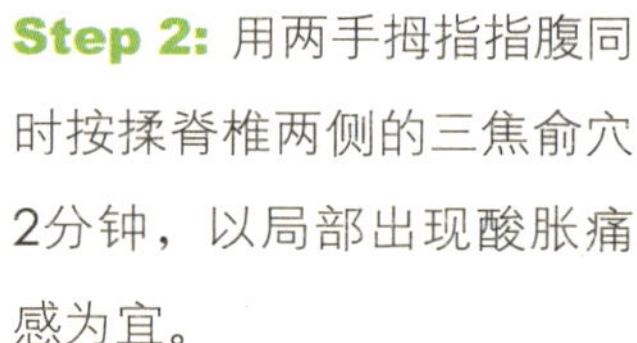

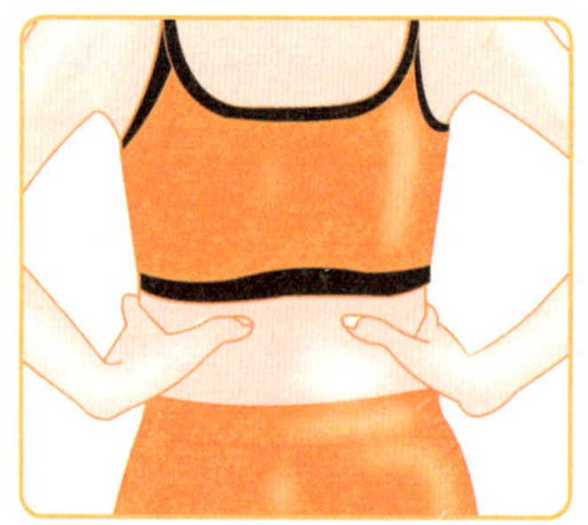

Step 3: 用一手中指或食指指腹按揉气海穴2分钟，以局部有明显酸胀感为宜。

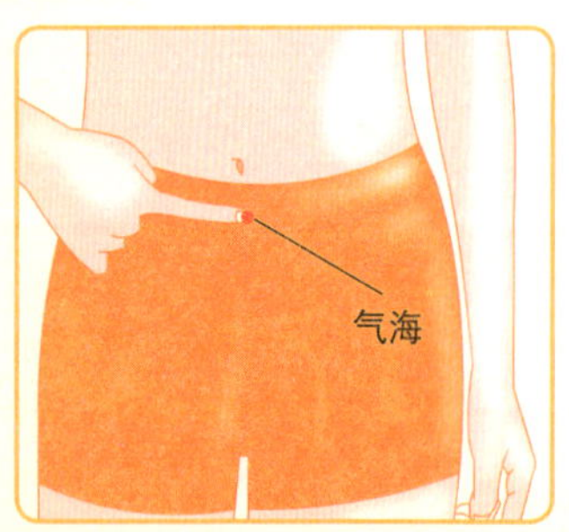

Step 4: 用两手拇指指腹同时按揉两侧足三里2分钟，以局部有明显酸胀感为宜。

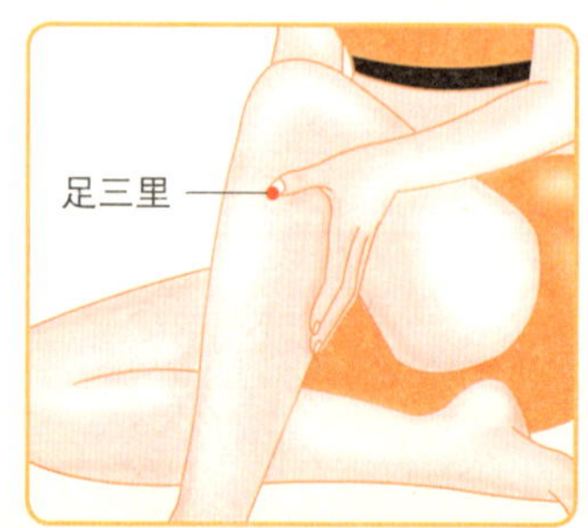

阴阳两虚型

Step 1: 将一手手掌置于腹部，以肚脐为中心，逆时针方向摩腹3分钟，以出现温热感为宜。

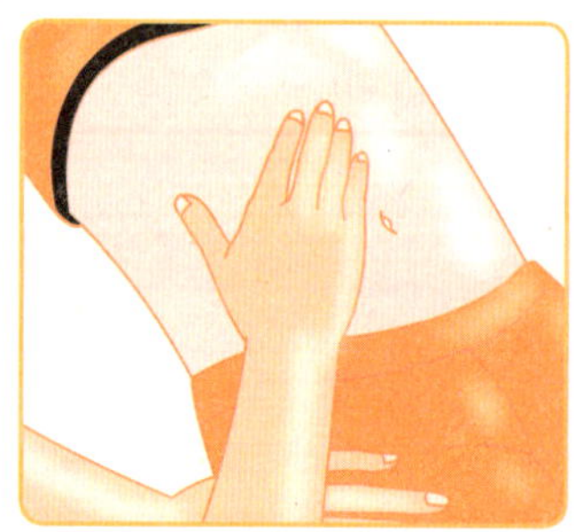

Step 2: 用两手拇指指腹同时按揉脊椎两侧的脾俞穴2分钟，以局部出现酸胀痛感为宜。

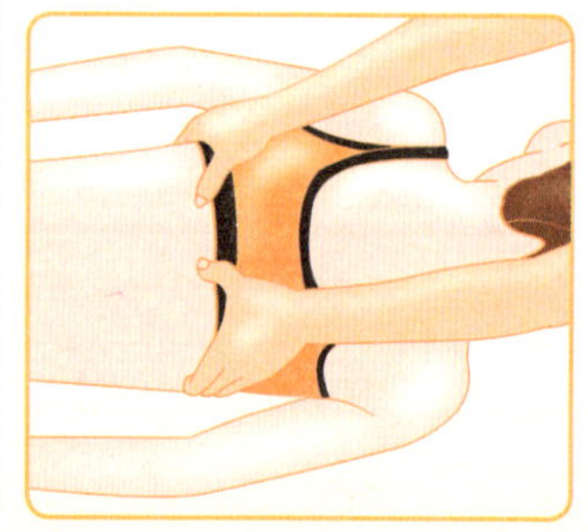

Step 3: 将两手掌置于脊椎两侧的肾俞穴上，同时向下用力擦摩，操作5分钟，以局部发热为宜。

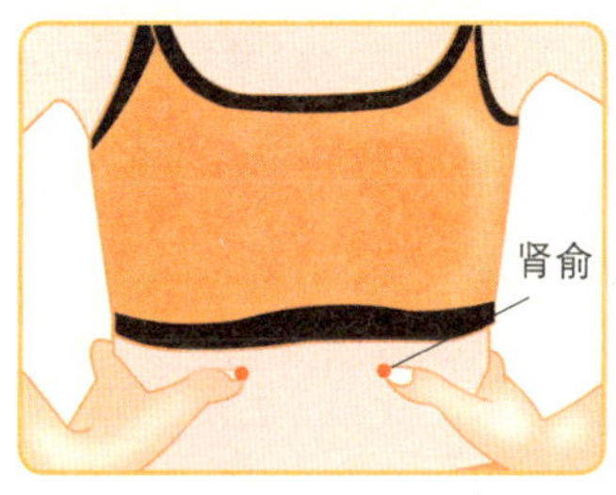

Step 4: 用两手拇指指腹同时点按两侧三阴交1分钟，以局部有明显酸胀感为宜。

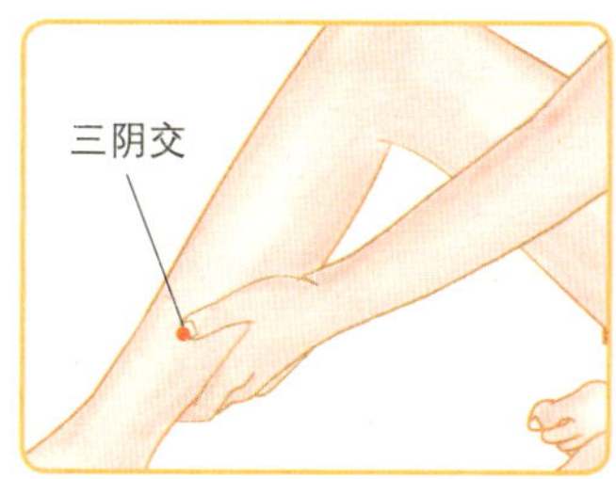

Step 5: 用两手拇指指腹同时点按两侧太溪穴1分钟，以局部有明显酸胀感为宜。

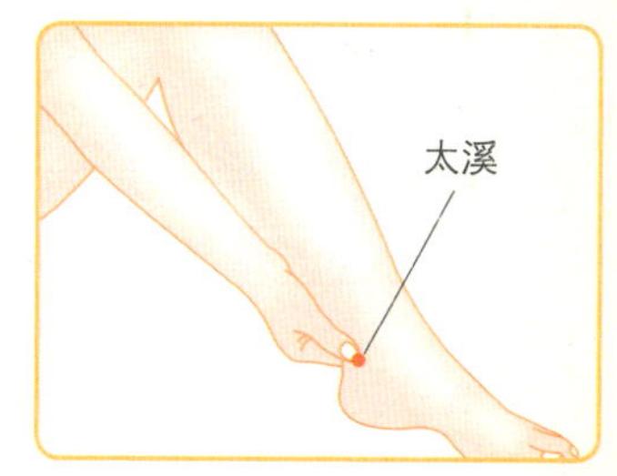

●肝阳上亢型

Step 1: 用两手拇指指腹同时按压两侧三阴交1分钟，以出现酸胀感为宜。

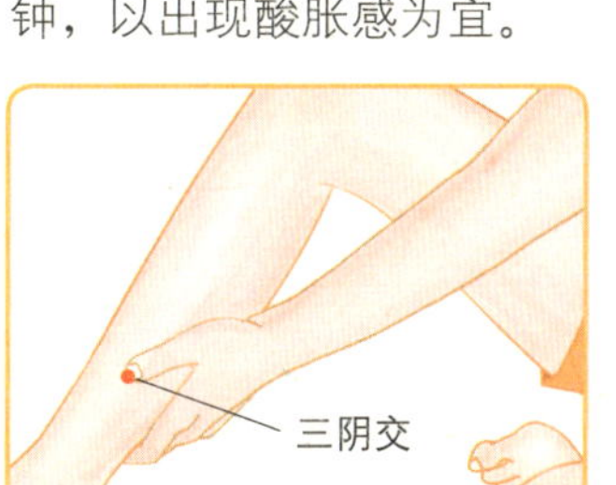

Step 2: 用两手拇指指腹同时点按两侧太冲穴1分钟，以局部有明显酸胀感为宜。

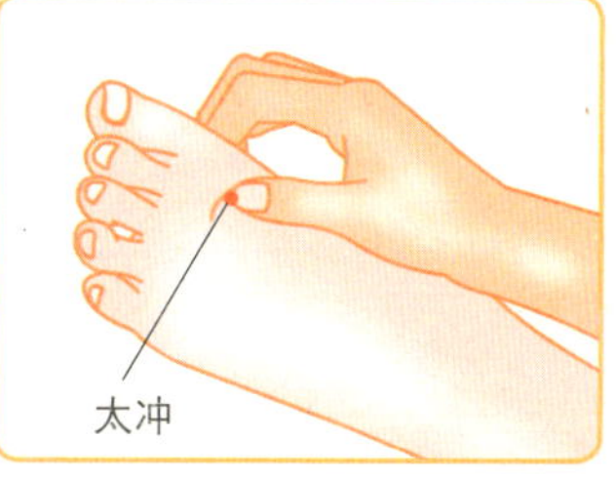

Step 3: 用两手拇指指腹同时按揉脊柱两侧的三焦俞穴2分钟，以局部出现酸胀痛感为宜。

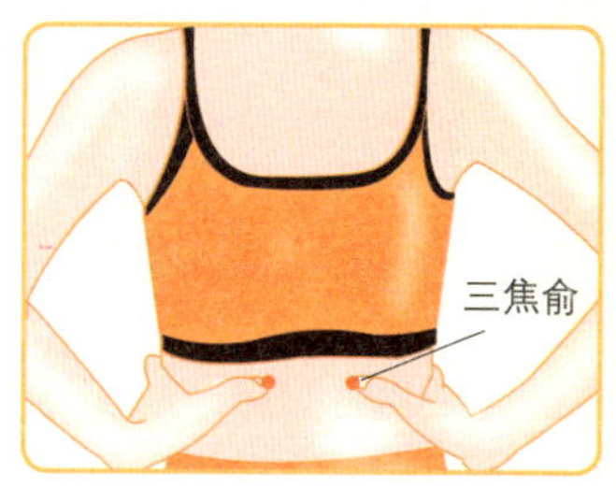

●湿热内蕴型

Step 1: 用一手食指指腹按压中极穴1分钟，以出现酸胀感为宜。

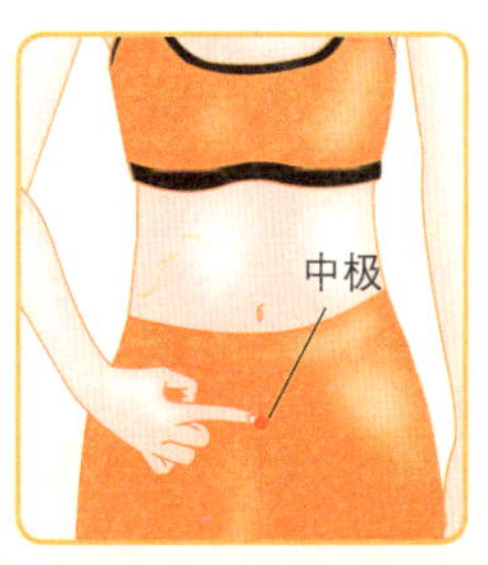

Step 2: 用两手拇指指腹同时点按两侧阴陵泉1分钟，以局部有明显酸胀感、并向上下扩散为宜。

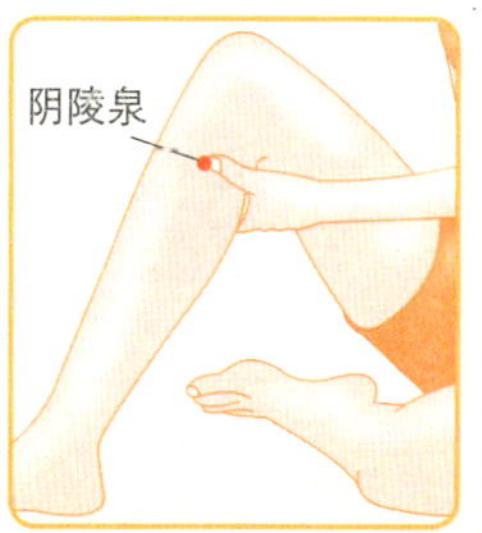

Step 3: 用两手拇指指腹同时点按两侧三阴交1分钟，以局部有明显酸胀感为宜。

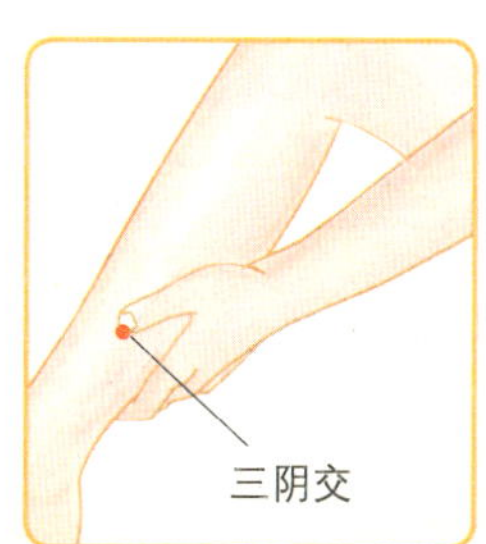

Step 4: 用两手拇指指腹同时按揉脊椎两侧的膀胱俞穴2分钟，以局部出现酸胀痛感为宜。

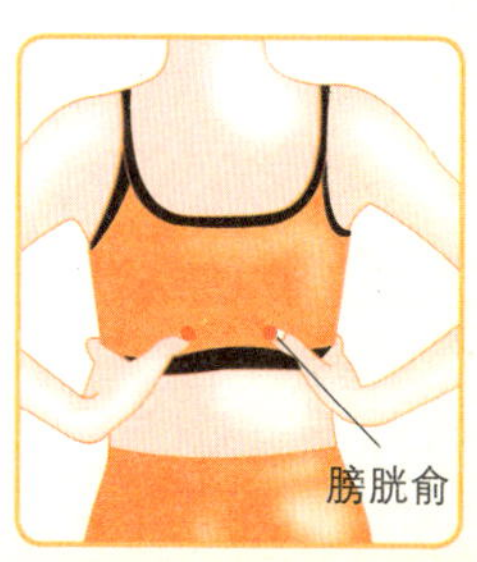

chapter

清除致病毒素的根本

肠道排毒

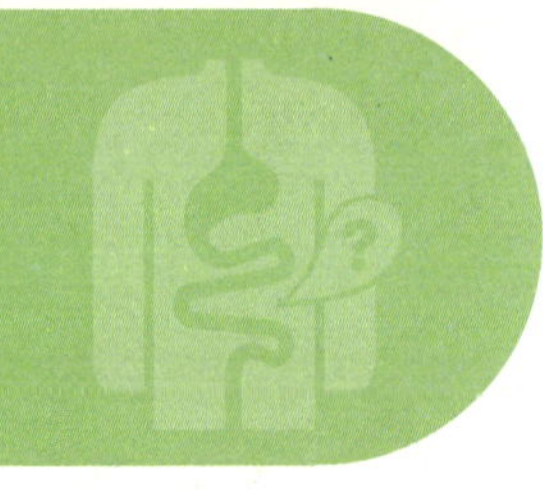

大肠的转化糟粕功能若异常，则出现排便异常，如便秘、便溏、溏泄、便脓血等症。其中，便秘是肠道排毒功能低下的主要表现，肠内之物不流动，则导致有毒气体进入血管，刺激人体的器官和关节，所以说肠内毒素是人类许多疾病和身体失调的最重要原因。

肠道排毒不畅分型

分型	症状
肠道实热型	大便干结、腹部胀满、按之作痛、口干或口臭、苔黄燥、脉滑实等。
肠道气滞型	大便不畅、欲解不得、少腹作胀、嗳气频作、苔白、脉细弦等。治疗时采用理气通便法。
脾虚气滞型	大便秘结、临厕无力努挣、挣则汗出气短、面色恍白、神疲气怯、舌淡、苔薄白、脉弱等。
脾肾阳虚型	大便秘结、面色苍白无华、时作眩晕、心悸、少腹冷通、小便清长、畏寒肢冷、舌淡、苔白润、脉沉迟等。
阴虚肠燥型	大便干结状如羊屎、口干少津、神疲纳呆、舌红苔少、脉细少数等。

辨证按摩治疗

肠道实热型

Step 1: 用拇指指腹按揉两侧合谷穴，以出现酸胀感为佳。

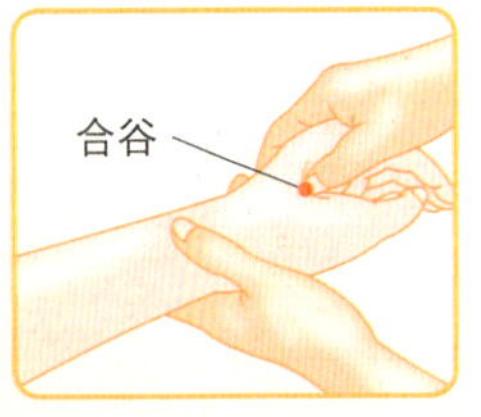

Step 2: 用拇指指腹按揉两侧曲池穴，以有明显酸胀感为佳。

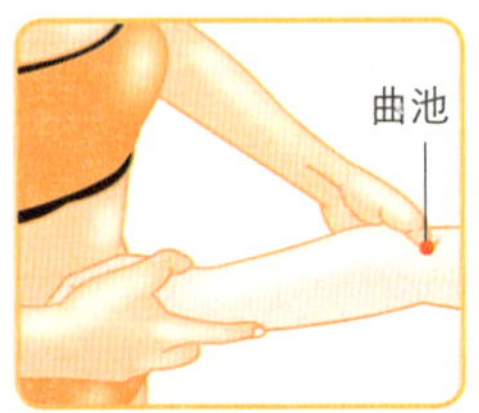

Step 3: 用食指指腹按揉两侧腹结穴1分钟，至局部有酸胀感。

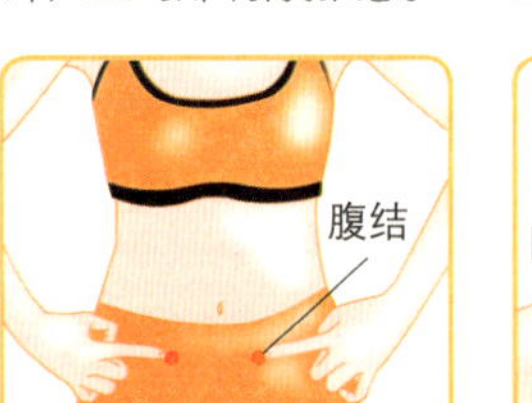

Step 4: 用手指指腹同时点按两侧上巨虚，至有明显酸胀感。

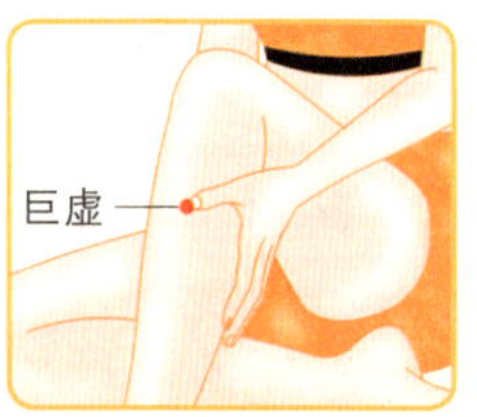

●肠道气滞型

Step 1: 用两手食指或中指指腹同时按揉两侧天枢穴1分钟，以出现酸胀感为宜。

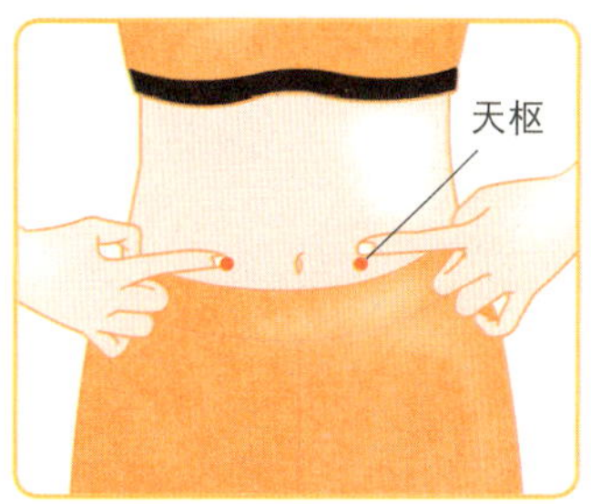

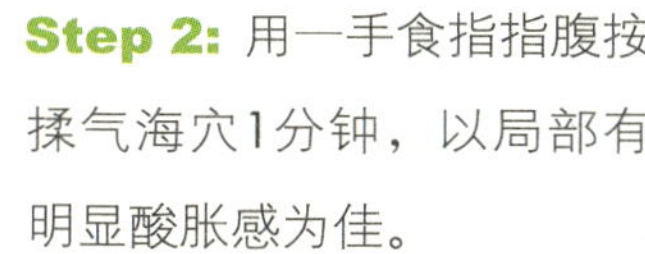

Step 2: 用一手食指指腹按揉气海穴1分钟，以局部有明显酸胀感为佳。

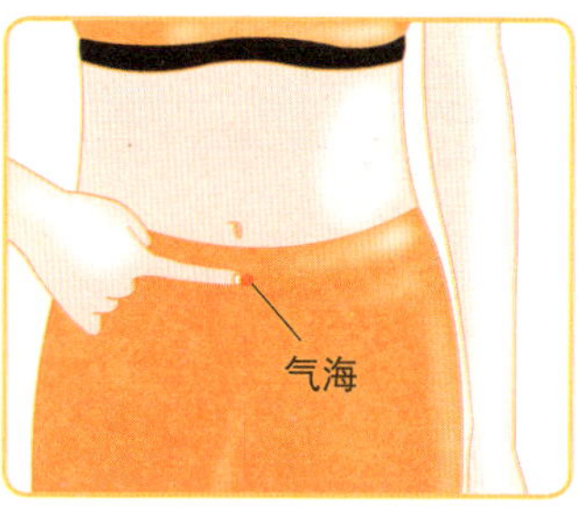

Step 3: 用两手拇指指腹同时点按两侧阳陵泉1分钟，以局部有明显酸胀感、并向上下扩散为佳。

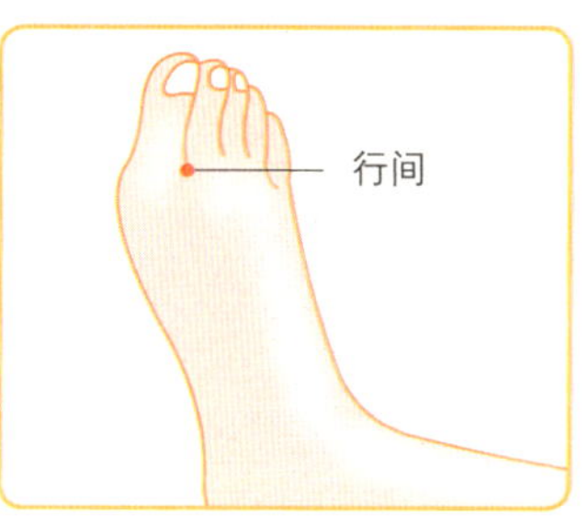

Step 4: 用两手拇指指腹同时点按两侧行间穴1分钟，以局部有明显酸胀感为佳。

●脾虚气滞型

Step 1: 用两手食指指腹同时按揉两侧天枢穴1分钟，以出现酸胀感为宜。

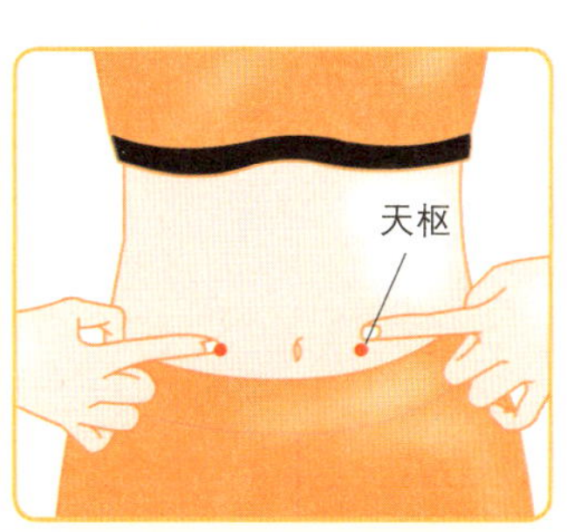

Step 2: 用两手拇指指腹同时点按两侧足三里1分钟，以局部有明显酸胀感、并向上下扩散为宜。

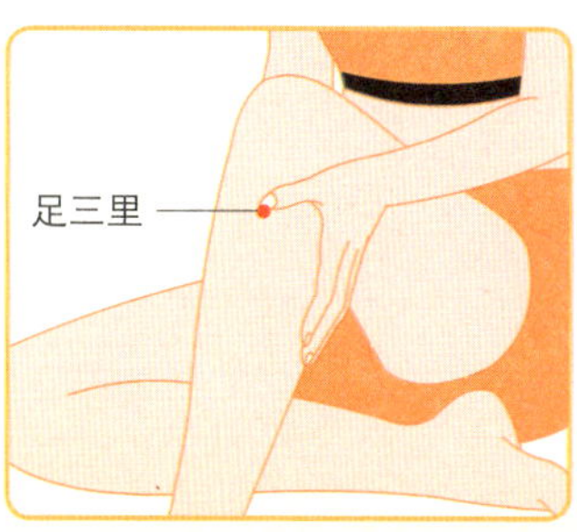

Step 3: 用两手拇指指腹同时按揉脊椎两侧的脾俞穴2分钟，以局部出现酸胀痛感为宜。

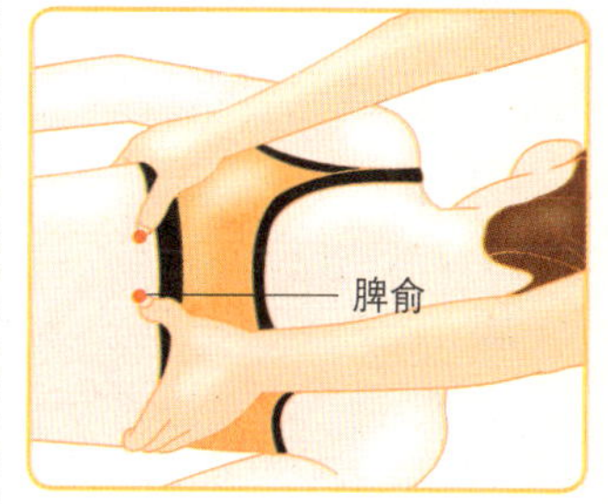

Step 4: 用两手拇指指腹同时按揉脊椎两侧的大肠俞穴2分钟，以局部出现酸胀痛感为宜。

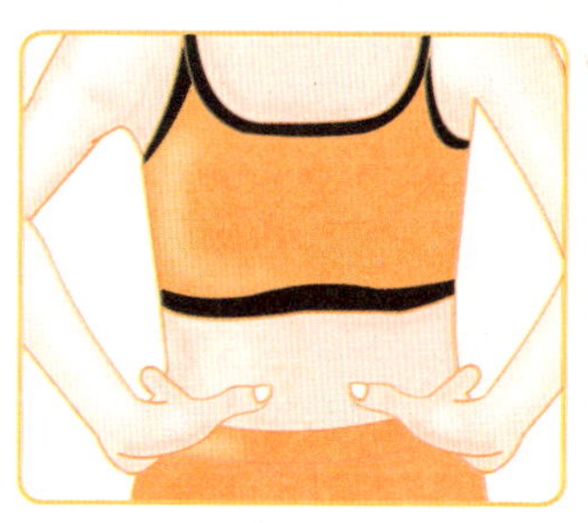

生活小贴士

1. 做适量的运动，如散步、慢跑、太极拳等，可增强肠道的蠕动能力。
2. 避免过于疲劳，起居要规律。避免久卧、久坐、久立、久行等。
3. 养成定时大便的良好习惯。
4. 忌滥用泻药，有些药物可引起药物性便秘。

脾肾阳虚型

Step 1: 两手掌相叠在脐下做环形推摩法3～5分钟。

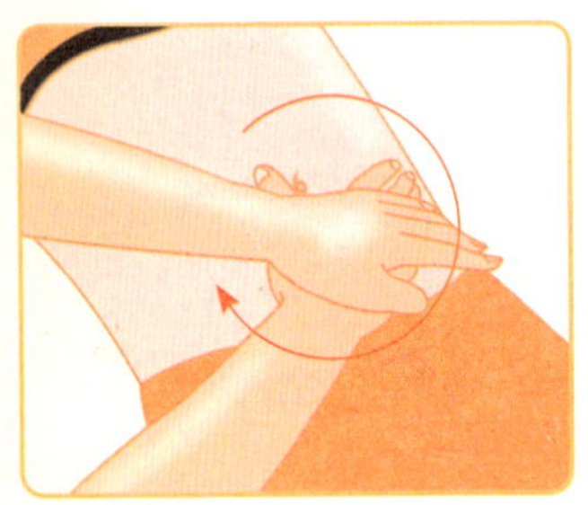

Step 2: 用两手食指指腹同时按揉两侧天枢穴1分钟，以出现酸胀感为宜。

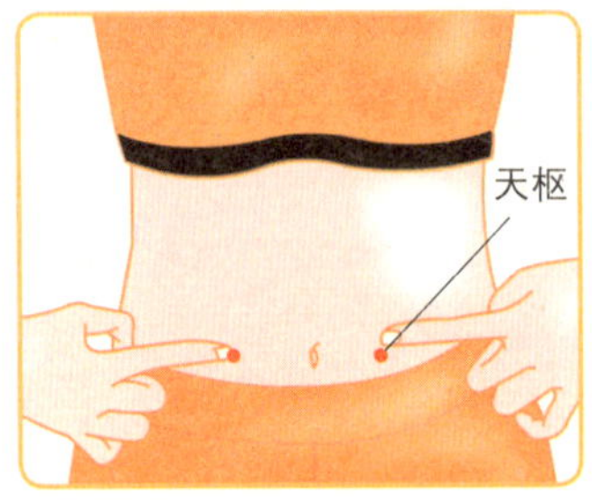

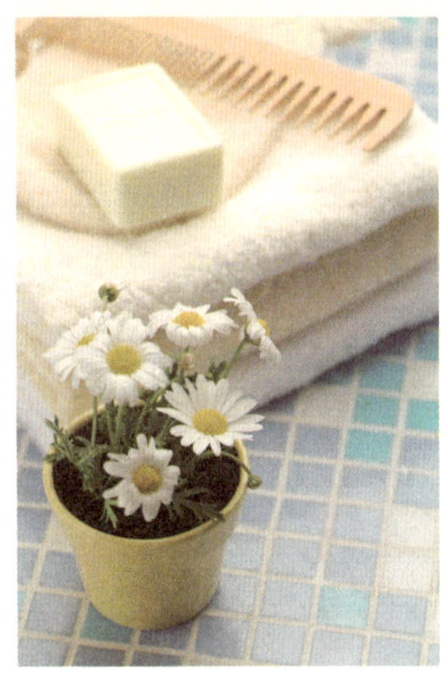

Step 3: 用一手食指指腹按揉关元穴1分钟，以局部有明显酸胀感为宜。

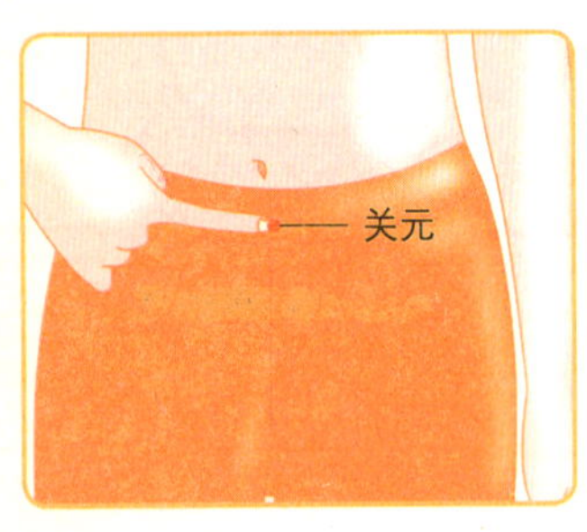

Step 4: 用两手拇指指腹同时按揉脊椎两侧的脾俞穴2分钟，以局部出现酸胀痛感为宜。

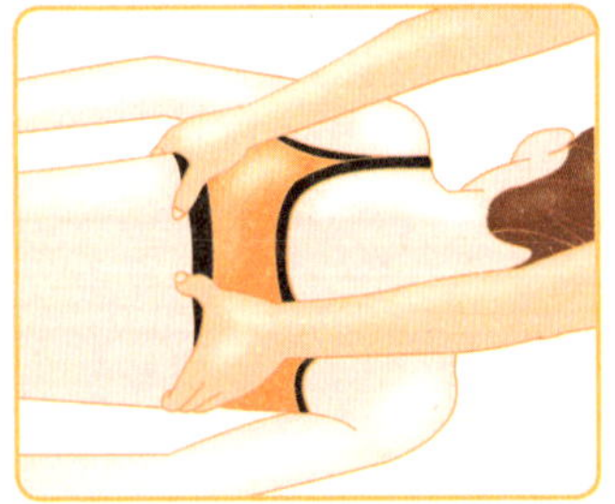

Step 5: 用两手拇指指腹同时按揉脊椎两侧的肾俞穴2分钟，以局部出现酸胀痛感为宜。

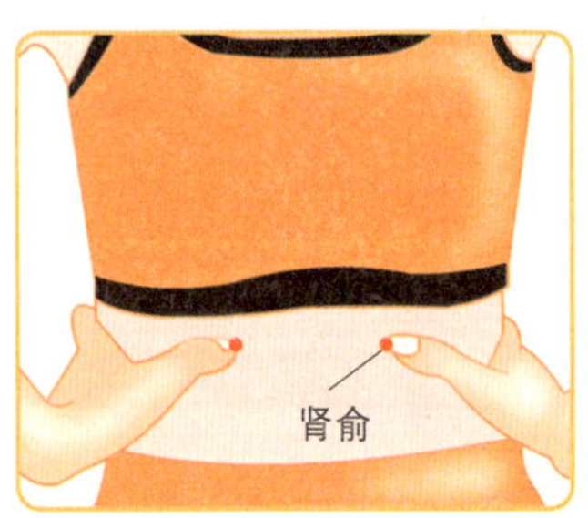

阴虚肠燥型

Step 1: 用食指指腹按揉两侧天枢穴1分钟，以出现酸胀感为宜。

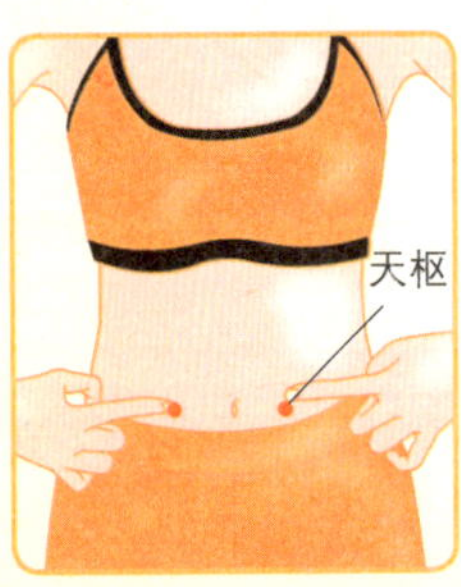

Step 2: 用拇指指腹点按两侧三阴交1分钟，以局部有明显酸胀感为佳。

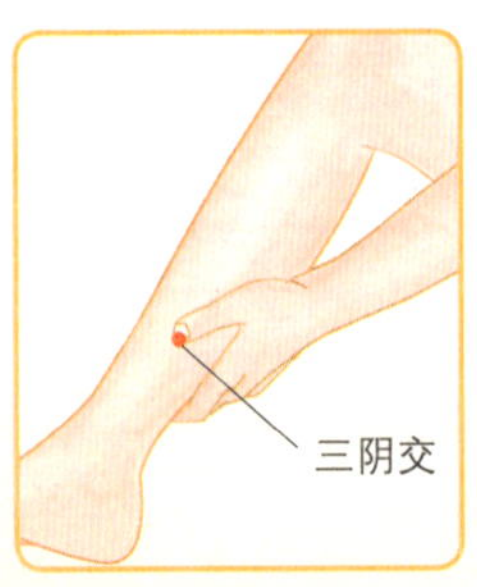

Step 3: 用拇指指腹点按两侧太溪穴1分钟，以局部有明显酸胀感为佳。

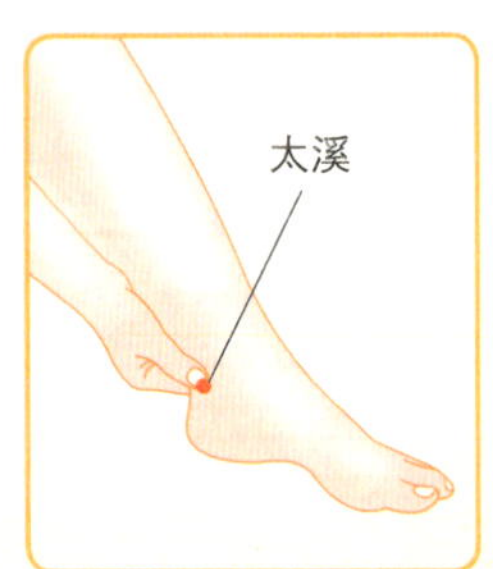

Step 4: 用食指指腹点按两侧照海穴1分钟，以局部有明显酸胀感为佳。

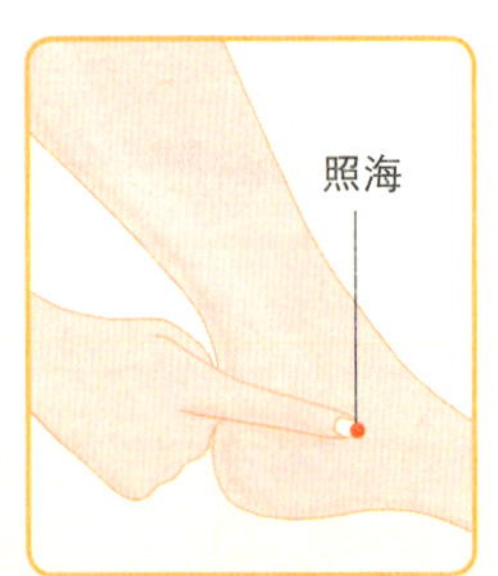

chapter

维护体内清洁的永动机

淋巴排毒

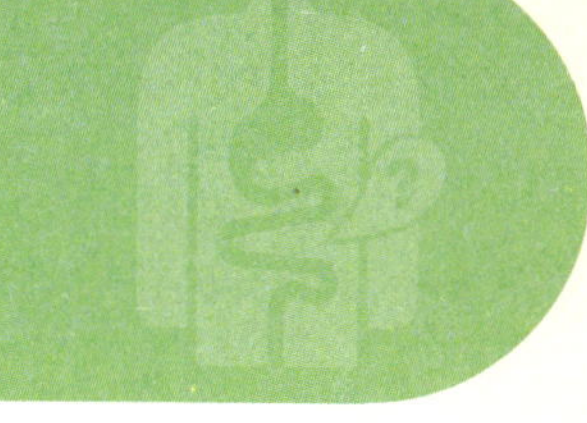

淋巴系统是我们体内的清洁机器，是收集人体各器官毒素的主要媒介。它每天24小时净化运送人体不需要的物质，保证我们体内的清洁。

淋巴系统排毒的过程为：分散于全身各处的淋巴腺产生的淋巴液吸收死去的细胞、多余的体液和其他由食物产生的毒素，回收到淋巴结，毒素从淋巴结过滤出来，通过血液进入某些排泄器官——皮肤、肝脏或肾脏，最后通过出汗、排便、排尿排出体外。

按摩要点

淋巴按摩法是有效的预防疾病、保持健康的方法。它通过按摩全身的淋巴结，促进淋巴液的流动，帮助排出体内毒素，从而增强机体的生理功能和自愈的能力，适用于健康人预防疾病、慢性病的保健或对各种病变的预防，如消除疲劳、浮肿、肌肤粗糙、心情烦躁、腰酸背疼等浑身不适症状。

常用的手法有3种：挤压法、摩挲法、揉捏法。利用这3种常用手法，可在身体各部位进行保健按摩。需要注意的是：按摩时需朝着心脏的方向进行，按摩小儿、老弱者时，要采用轻柔的滑动轻抚动作。

按摩方法

1 摩挲头部

用指尖蘸按摩油，摩挲整个头皮。头痛时，自脖子底部摩挲至头皮底部，使按摩油渗透。反复做2分钟。

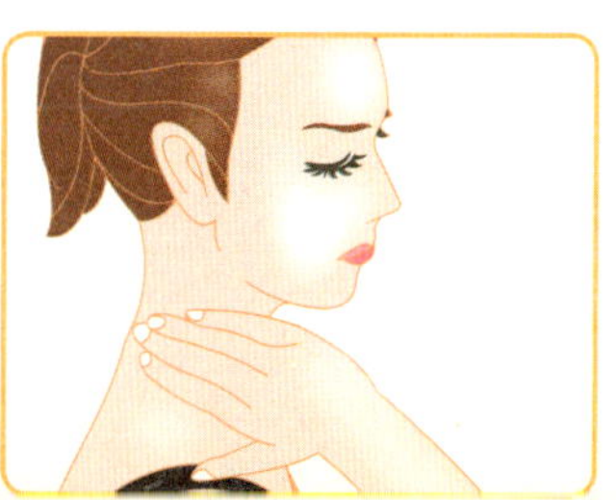

2 揉捏眉部

正坐，用拇指和食指揉捏眉的下部，从眉头至眉梢分4个区域揉捏，以弹起的方式松手。反复做6次。

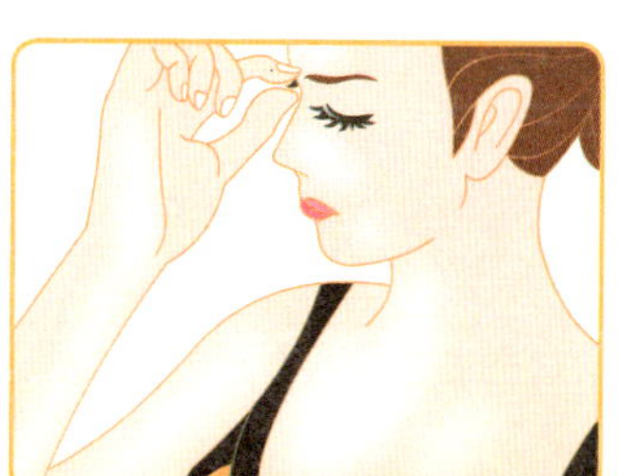

3 摩挲锁骨

正坐，单手从肩部开始向内侧摩挲锁骨上部，反复做6次。

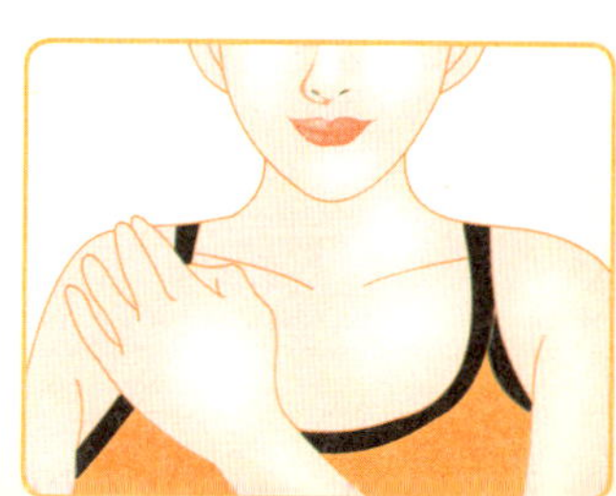

4 摩挲颈部

正坐，头稍倾斜，从耳后向锁骨侧用四指摩挲，略像画弧形（4-1），反复做6次。然后将颈椎划分成两边，用两手掌各自从颈底部向上摩挲至头皮底部，颈椎左右各成一个圆圈式的摩挲动作（4-2），手法宜小且强。反复做2分钟。

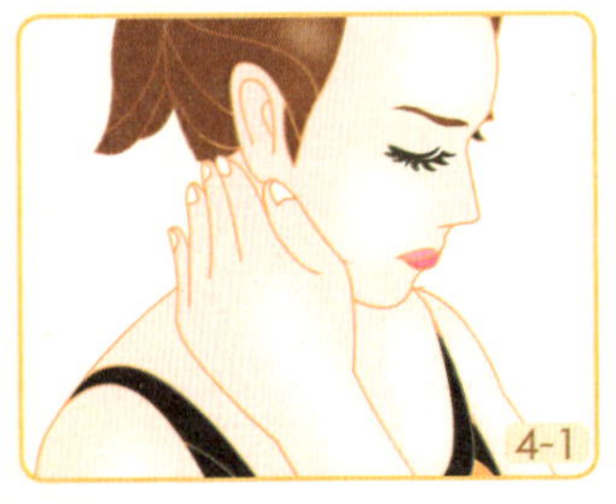
4-1

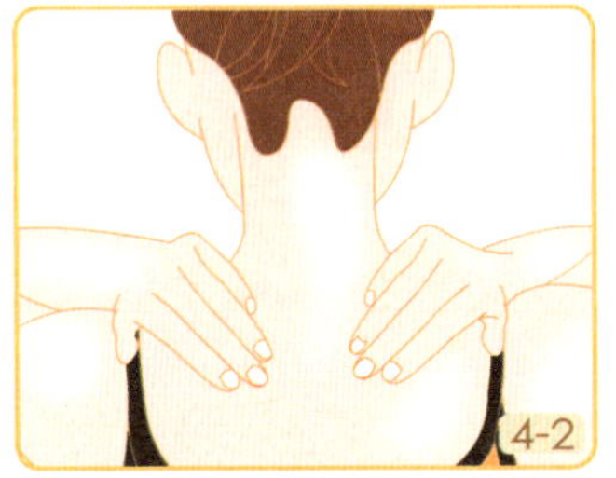
4-2

5 摩挲、揉捏肩部

正坐，将摩挲和揉捏手法相结合，从肩膀至颈部，先用滑动轻抚的手法摩挲，再利用大拇指和手掌，重复来回用力揉捏。反复做2分钟。

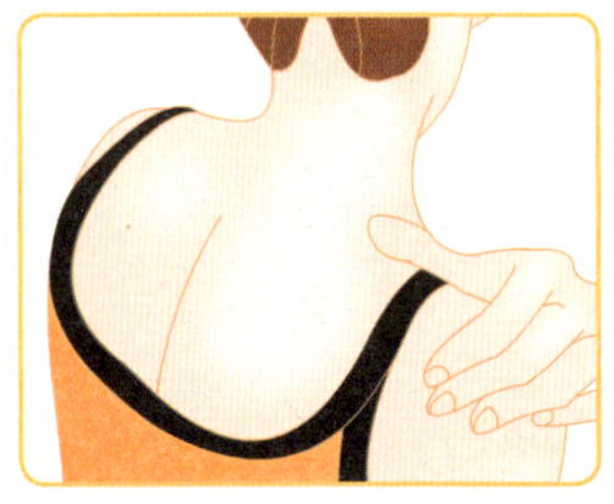

6 揉捏手臂

正坐，由下向上揉捏至腋下。反复做2分钟。

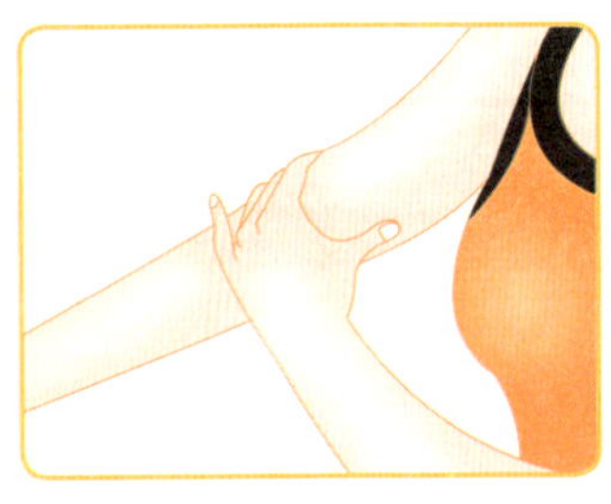

7 摩挲腹部

仰卧，逆时针方向画圈摩挲。反复做2分钟。

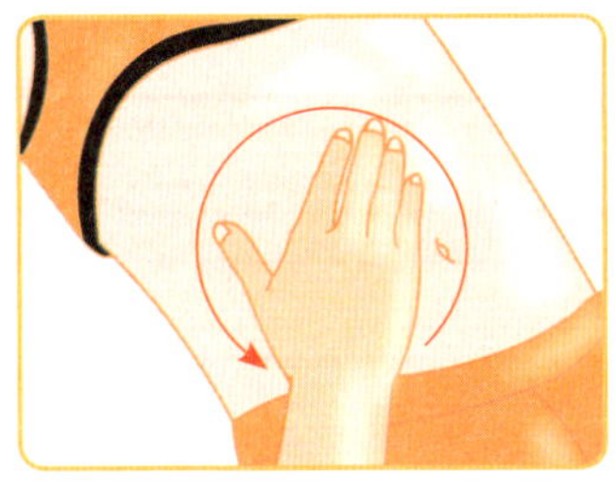

8 摩挲臂部

双手在臂根至颈部间上下摩挲。动作连贯，多次重复。

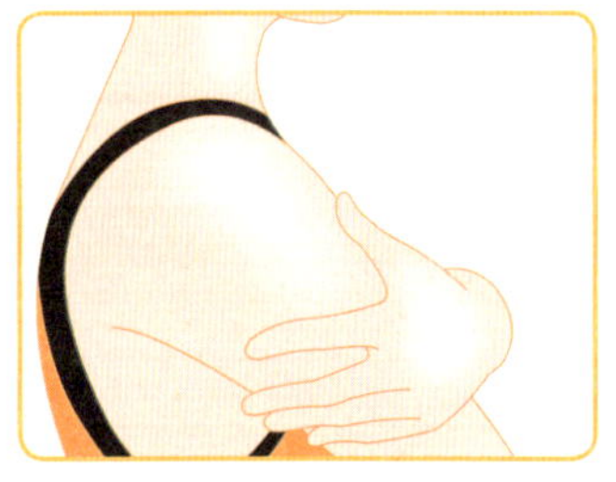

9 摩挲腰部

俯卧，将双手掌放在腰上，以体重压迫，向侧面按压摩挲，当指尖到达侧腹部时，用掌心摩挲。反复做6次。

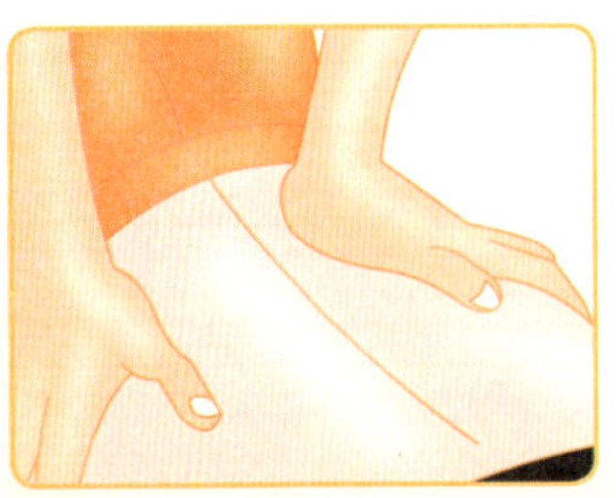

10 挤压腿部

双手按照脚心、脚踝、腿肚子、腿肚子的最高部位、大腿正中央、大腿与臀部的连接处的顺序挤压。

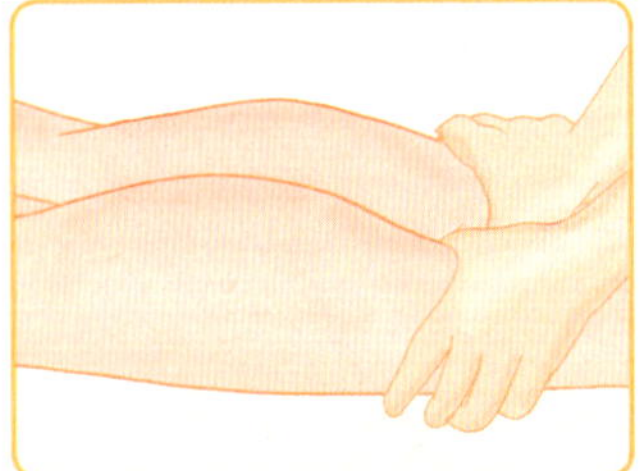

11 揉捏足部

按从脚趾至脚后跟的方向揉捏，大拇指放脚面，其他手指在脚底，重复2分钟。

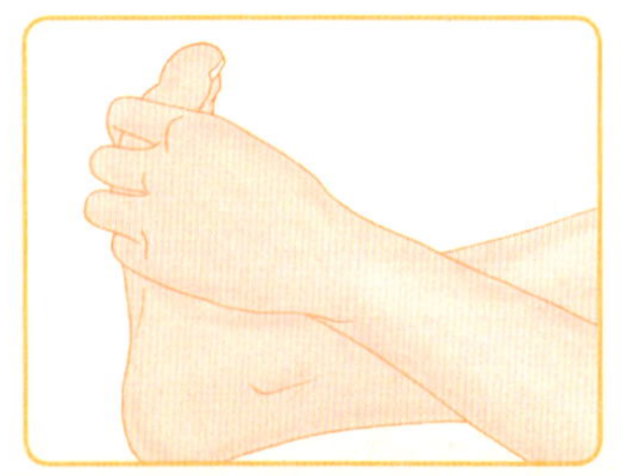

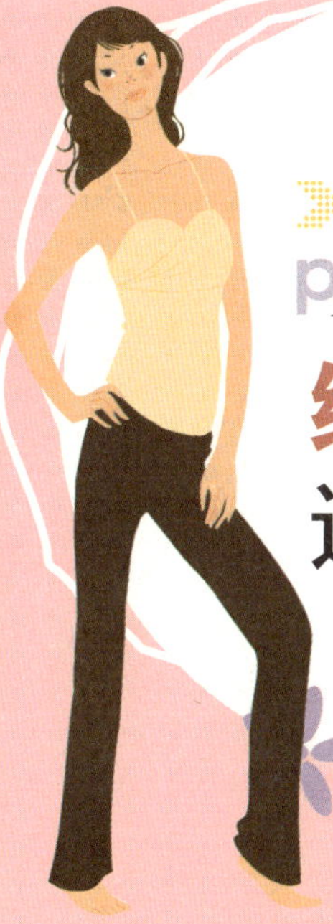

part 06

经络按摩，还女人天然之美

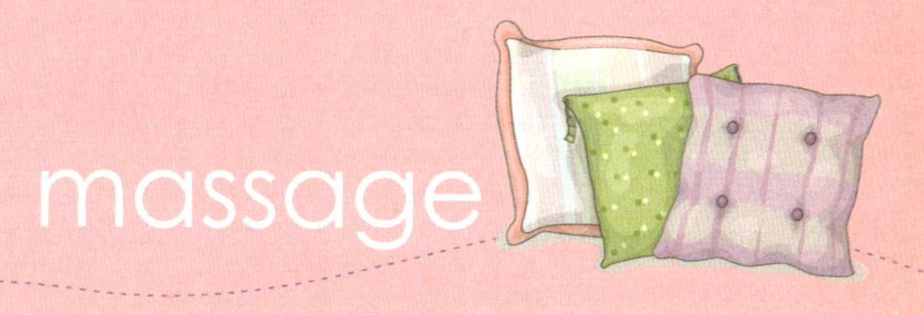

唤醒皮肤的再生力

每日活肤

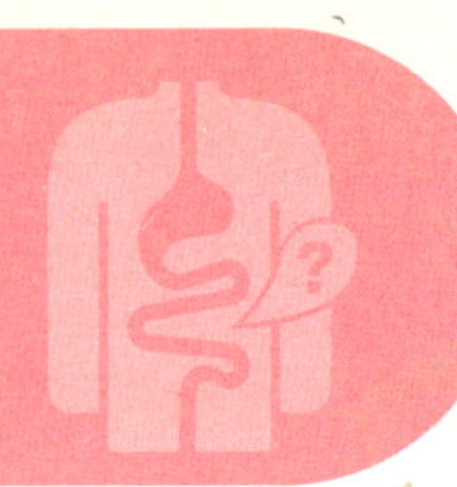

面部是许多经脉经气汇聚的地方，与脏腑也有密切联系。按摩面部，可促进局部和周身血液循环，供给皮肤养料和氧气，平衡体内水分，排除废物，增强皮肤再生能力，使面部红润、光泽、有弹性，同时使皮下组织得到充分运动。每日利用洁面时做例行按摩，既有助于深度清洁，也可使面部肌肤保持健康活力。睡前再做一次，效果更好。

按摩方法

1 准备工作

用温热水洗净脸和双手，放松面部肌肉，按摩部位涂适量按摩膏或润肤霜。

2 分抹前额及推按额部

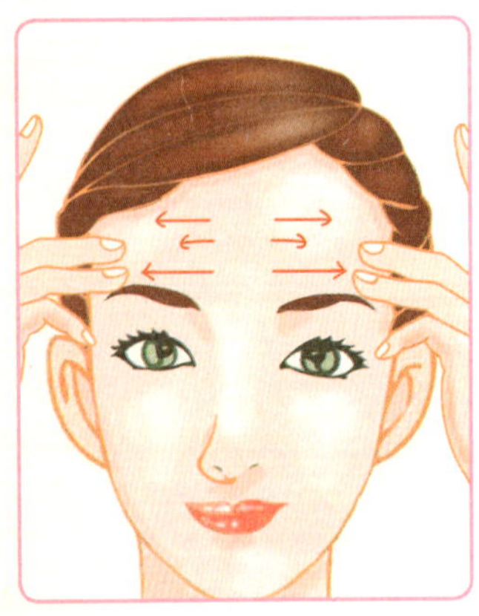

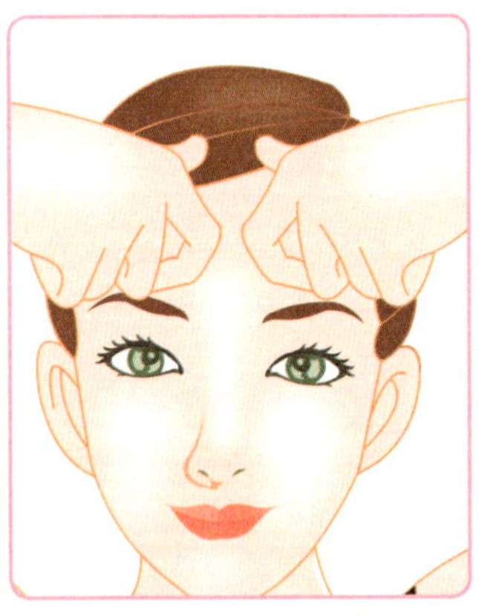

2-1 分抹前额：以两手中指、无名指指腹着力，从两眉间印堂穴开始，沿眉弓上缘分抹至太阳穴。起手时用力稍重，后逐渐减轻，并揉按。分额上线、额中线、额下线三条线施术。反复多次，持续2分钟。

2-2 推按额部：两手拇指按于前发际，用食指的第二节内侧面，自两眉头至眉梢向上推按额部10次。然后两拇指按于太阳穴处，用食指的第二节内侧面，自前正中线向两侧推按额部共推按10次。

3 分推眼眶

两手拇指按于太阳穴上，用食指第二节的内侧面分推上下眼眶，即从眉头到眉梢（3-1）、内眼角到外眼角（3-2）。先上后下，重复10次。可防治眼袋。

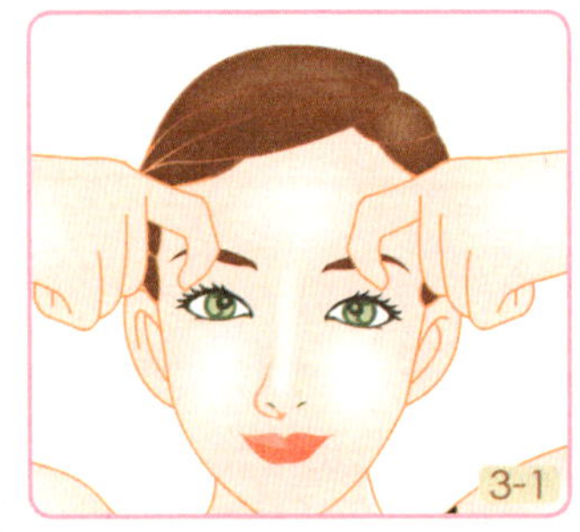

3-1

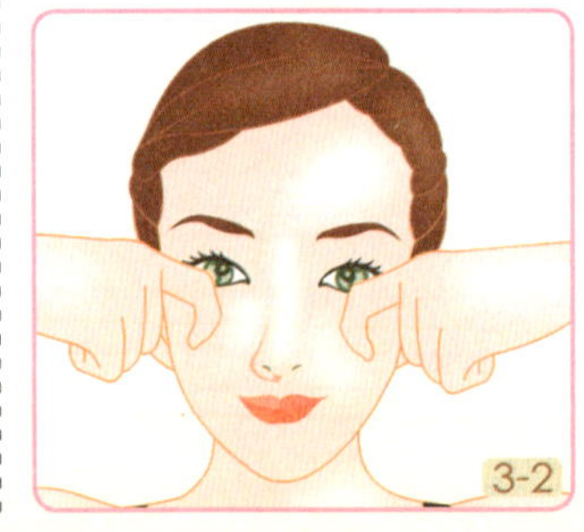

3-2

4 摸眼球法

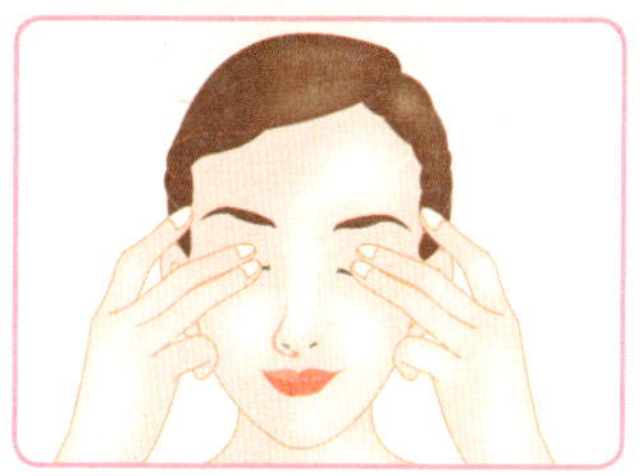

以两手中指、无名指指腹着力，从内眼角睛明穴开始，分别经外眼角至太阳穴。反复多次，持续2分钟。

5 按压口唇及嘴角

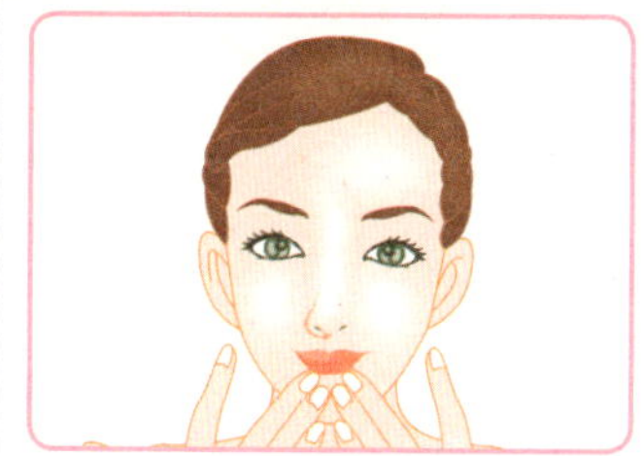

5-1 按压口唇：围着嘴部周围轻轻按压而上，轻而徐缓，可以起到避免嘴角下垂的作用。按压2分钟。

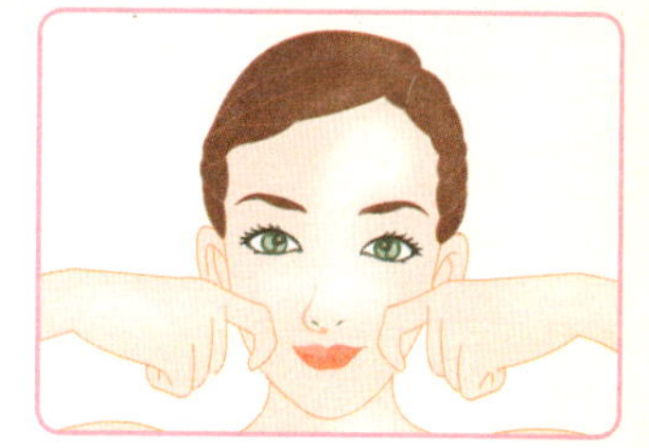

5-2 推按嘴角：用两食指第二节的内侧面，沿嘴角旁推按至颊部，重复20次。可防止嘴角下垂。

6 按摩鼻梁及鼻翼两侧

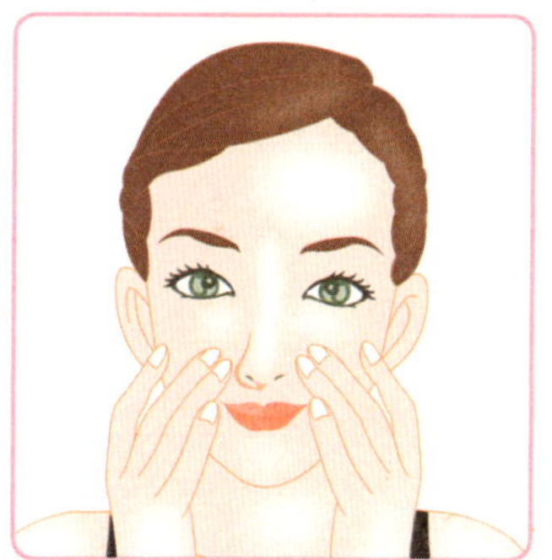

6-1 按摩鼻梁：以中指和无名指指腹着力，上下点摩。然后从鼻翼两侧外展点按摩反复多次，持续2分钟。

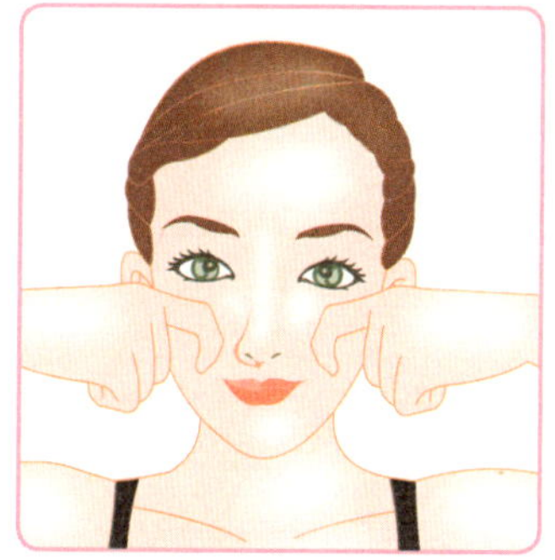

6-2 推按鼻翼两侧：两手拇指按于鬓角处，用食指第二节的内侧面，自鼻翼两侧外展推按颊部，共推按20次。可使面颊红润光滑。

7 轻拍面颊

鼓起颊部，轻轻拍打两侧颊部20次。可使面颊肌肉结实，不易松弛。

按上述顺序，早晚各1次，至少晚上睡前1次。持之以恒，必能收效。

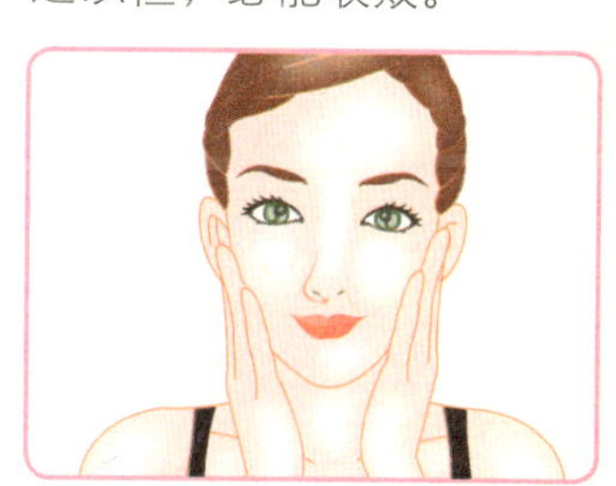

生活小贴士

1. 保证睡眠。每日23：00～次日凌晨2：00，是皮肤最佳的休养恢复时间。必须在23：00前入睡，才能保证肌肤健康、气色红润。故23：00～凌晨2：00的睡眠又称美容觉。
2. 每日洁面次数。以2次为宜。早晚的洁面是必不可少的，晚上的清洁必须到位，早上如果油脂不多，用清水即可。工作环境污染较大，或是面部皮肤分泌油脂较多者，可以中午清洁一次。如出油严重，可利用吸油面纸帮助去油。
3. 洁面的最佳温度。34℃左右，即用手试，有温热感，但不觉烫。这种温水，既能洁肤，又有利于皮肤的休息和解除疲劳，对皮肤无伤害。

chapter

按出好气色

美化面色

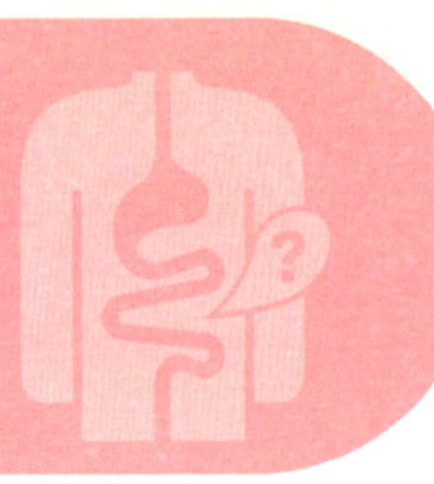

健康的面色应是明润、含蓄的，即面部皮肤光滑润泽有神气，而又红黄隐隐不外泄。面部色质的变化也是中医诊断损容性疾病的方法之一。内脏有病也会在面部得到表现。审察面色的沉浮、润泽与枯晦、或散或聚、位置的上下，就可知道病邪的深浅、疾病的预后、病程的久短、脏腑疾病的部位。因此，面部皮肤对我们来说至关重要，它不一定白皙但一定要有光泽。

按摩可以帮助我们做到这一点。按摩能够促进血液循环，使皮肤的毛细血管扩张，增进新陈代谢，还能调整中枢神经系统，解除肌肉痉挛，消除疲劳。长期坚持按摩可使面色润泽，皮肤光滑有弹性。

美化面色的生活细节

注意补充水分，多饮水，多吃富含维生素A、维生素C、维生素E的食物，如鸡蛋、牛奶、瘦肉、青椒、番茄、草莓、猕猴桃、坚果、菌藻类等。注意防晒，忌烟酒。

润肤面膜DIY

面膜	做法	功效
蔬果面膜	将黄瓜和苹果碾磨成泥，掺上面粉敷于面部，可收缩毛孔，适宜粗糙的油性皮肤。	黄瓜中含有大量的水分，苹果中含有丰富的维生素，有助于滋润细腻皮肤。
牛奶面膜	将大约30毫升鲜奶倒入容器中，浸泡面膜纸。把浸透牛奶的面膜纸敷在脸上。在沙发上躺15～20分钟。然后揭下面膜纸，清水洗净。	有美白功效。注意一定要用鲜奶，不能用奶粉。
豆腐面膜	将豆腐捣碎，用纱布滤干水分。加入15克面粉和5克蜂蜜后搅拌均匀，涂于脸上，保留20分钟后洗干净。	可使皮肤白而透明。
苦瓜面膜	将苦瓜冷藏15分钟，然后切成薄片，贴于脸上。15分钟后清洗干净。	可美白、保湿。

按摩手法

Step 1: 先使劲搓手心，搓热后再放在脸上由下往上、由里往外，搓动20～30次。

Step 2: 两手掌张开，4指并拢，竖着放在前额部，指腹着力，从中间向两边抹动，至两鬓，连续1分钟（2-1）。从眼鼻向两边抹1分钟（2-2）。掌心对准下巴，从中间向两耳根部抹动1分钟（2-3）。

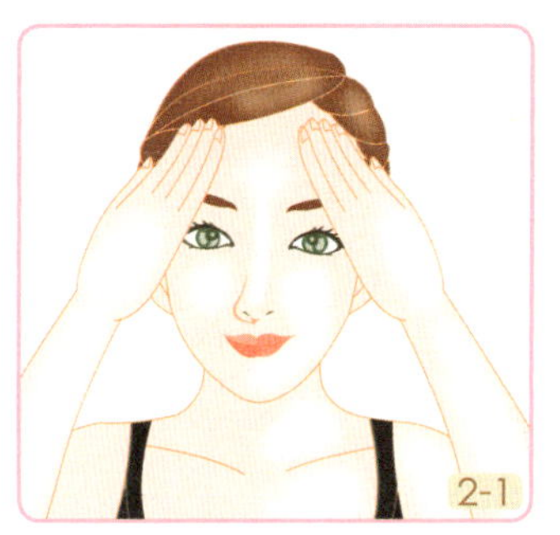

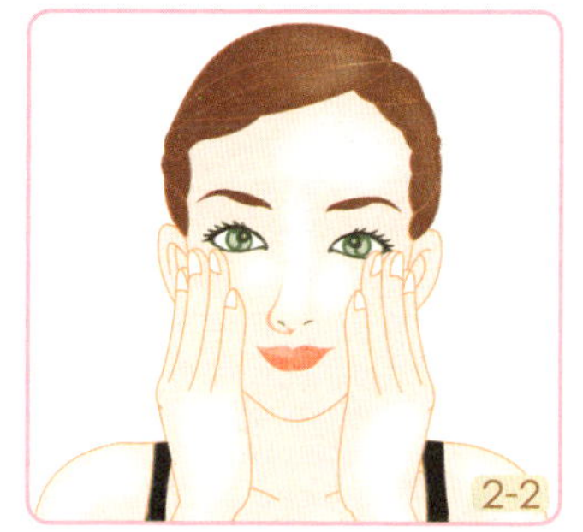

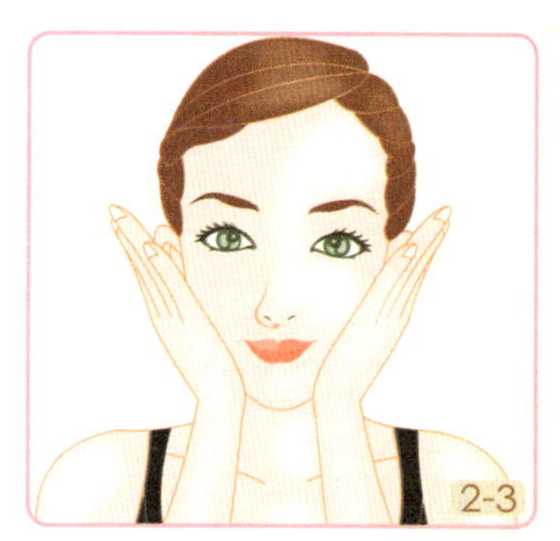

Step 3: 用两手中指按住睛明穴，按揉1分钟。然后按揉四白穴1分钟。

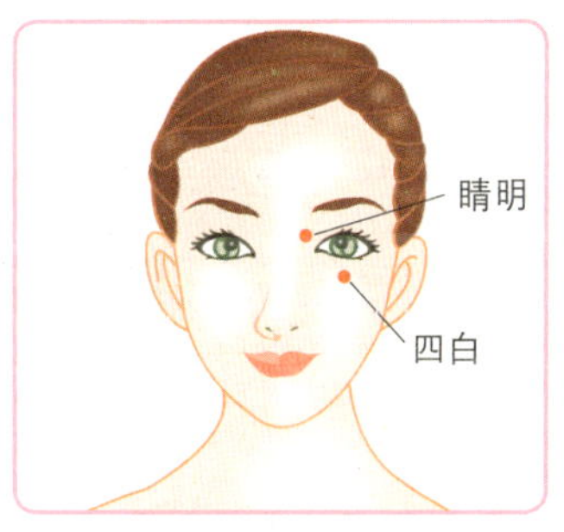

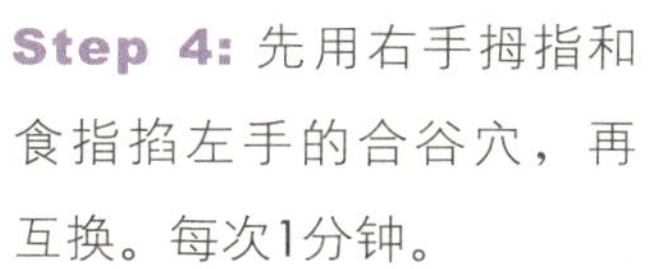

Step 4: 先用右手拇指和食指掐左手的合谷穴，再互换。每次1分钟。

合谷

Step 5: 两手掌贴在背部肾俞穴处，用力来回搓动1分钟。

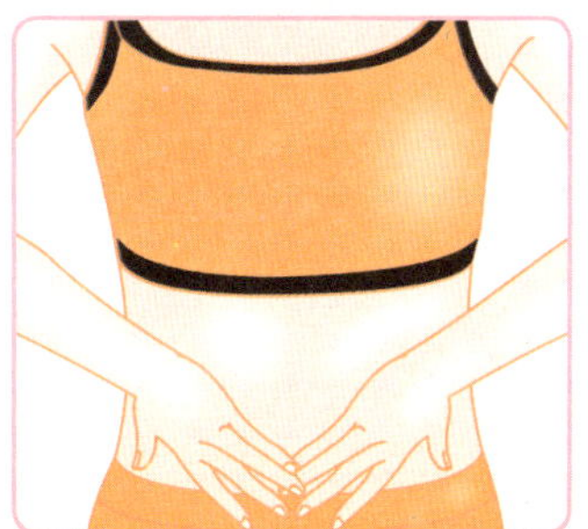

Step 6: 双手手指屈曲，当成梳子，从前发际开始向后梳理1分钟。

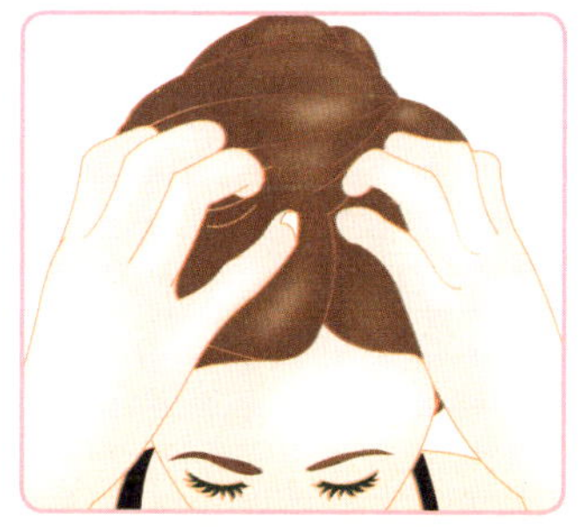

生活小贴士

养容养颜之
——冬瓜猪瘦肉汤

原料：
瘦猪肉250克、冬瓜1500克、薏米60克、陈皮1片。

做法：
冬瓜洗净切块，薏米、陈皮洗净，瘦肉洗净切块，全部放入瓦煲内，加清水适量，大火煮沸后，小火煲1～2小时。

功效：
祛湿除皱，养血益颜，清热解毒。便溏者宜将薏米炒熟后用。脾胃虚寒者不宜食用。

再现青春娇嫩肌肤

祛除皱纹

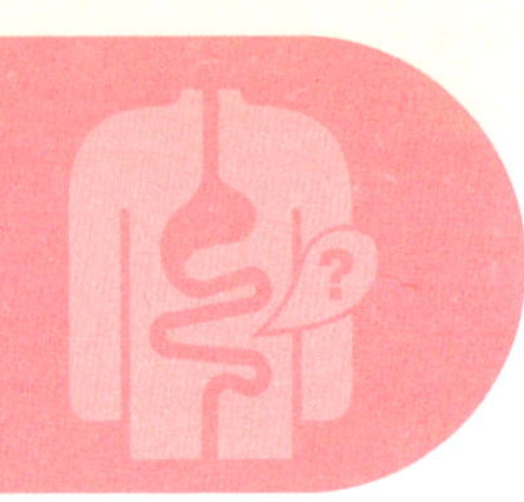

随着年龄的增长，皮肤弹力纤维减弱甚至断裂，皮下组织中脂肪减少，从而导致皮肤干燥无弹性形成皱纹。皱纹也有真性假性之分。通过正确的护理和保养可以延缓皱纹的产生和加深。面部按摩是改善皮肤健康状况的有效手段。按摩皮肤可以调理脏腑、疏通经络、补益气血、营养肌肤，从而达到祛除面部皱纹的目的。

基本按摩法

1 准备工作

把润肤膏或乳剂均匀地抹在脸和脖子上。用手轻揉1分钟，直至产生微热感。

2 推抹法

用中指和无名指指腹，自印堂穴向头维、神庭、太阳穴方向分推或抹，各50～100次。动作要轻快、着实、有节奏。

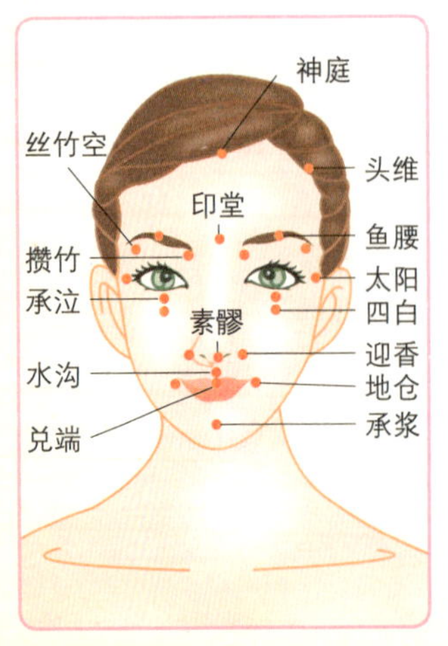

3 揉法

用手掌大鱼际或拇指指腹，沿督脉自印堂、素髎、水沟、兑端至耳前做左右或弧形曲线揉法，反复揉1～3分钟。动作宜轻柔缓和，轻而不浮。

4 点按法

用拇指或食指指腹自神庭、印堂、攒竹、鱼腰、丝竹空、太阳、承泣、四白、迎香、水沟、地仓、承浆、颊车穴至听宫、听会。点按时以有酸麻胀感为宜。越过穴位时手指要轻轻滑过，手不要离开皮肤，做到轻重结合。反复3～5次。

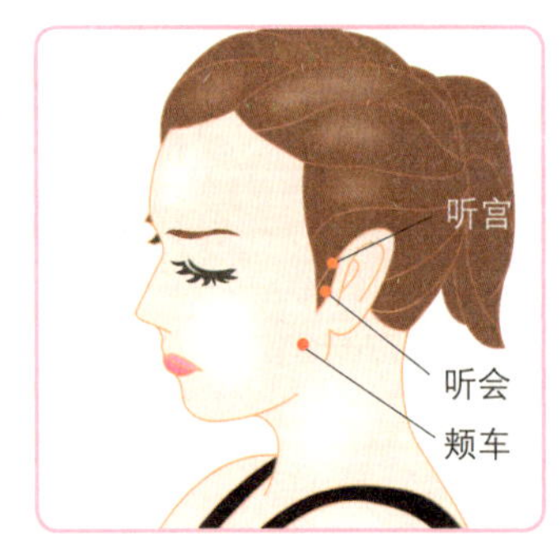

5 击打法

用五指指端在前额及颜面部有节奏地敲打50～100次，手法宜轻快柔和。

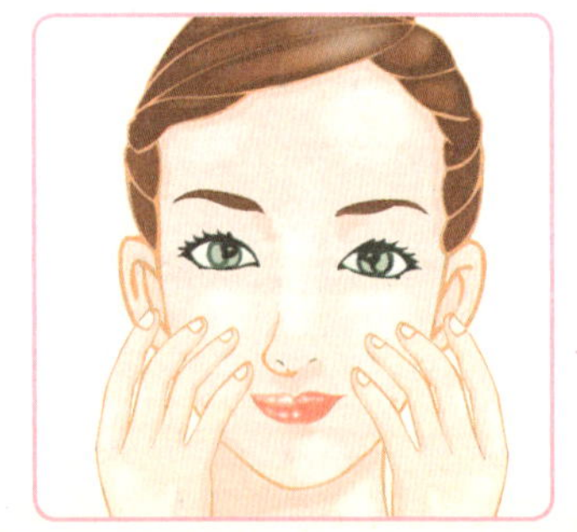

辨证除皱按摩法

消除鼻部皱纹按摩法

Step 1: 两手分别在迎香穴点按9次后，向上至鼻通穴、睛明穴，然后下滑至迎香穴，在鼻翼至鼻根部来回轻抹1分钟。最后停在迎香穴上重按轻起9遍。用两手中指指腹交替从上往下抹鼻梁2分钟。然后从下往上抹1分钟。

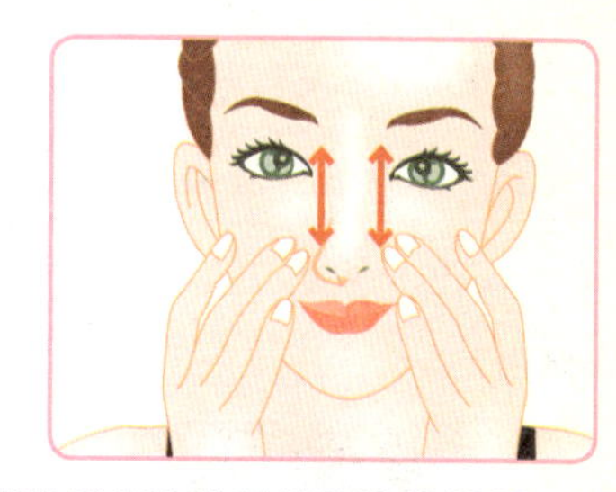

消除额上皱纹按摩法

额肌起于头顶部帽状腱膜，肌纤维向前下方呈放射状分布，止于眉部皮肤，收缩时可提眉使额部产生横纹，因此按摩应由眉至发际纵向按摩。

Step 1: 将一手的中指和无名指放印堂穴上，重按轻起按压6遍，再沿印堂至神庭穴连线按压9遍。力度因人而异。

Step 2: 将双手食指、中指、无名指分别放在两眉的眉头攒竹穴、鱼腰穴、丝竹空穴，沿垂直线按至发际6遍。

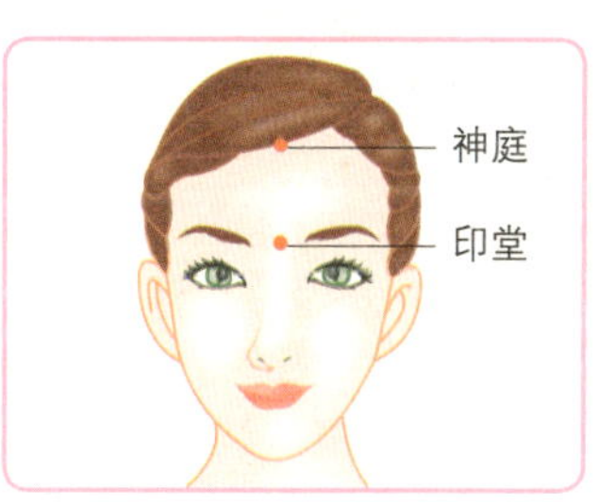

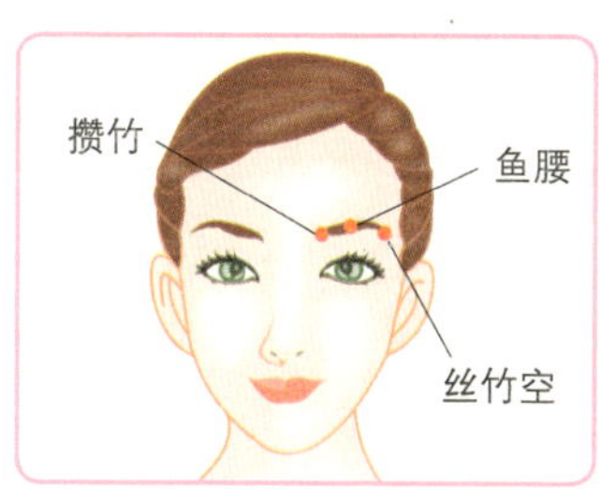

Step 3: 用双手食指、中指、无名指分别放在丝竹空穴、太阳穴、瞳子髎穴，沿垂直线按至发际6遍。

Step 4: 用中指和无名指指腹于额部从下向上打圈经攒竹、鱼腰、丝竹穴、瞳子髎、太阳共9遍。

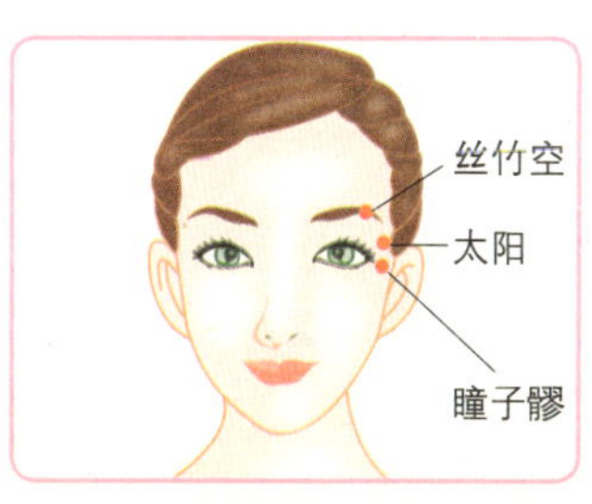

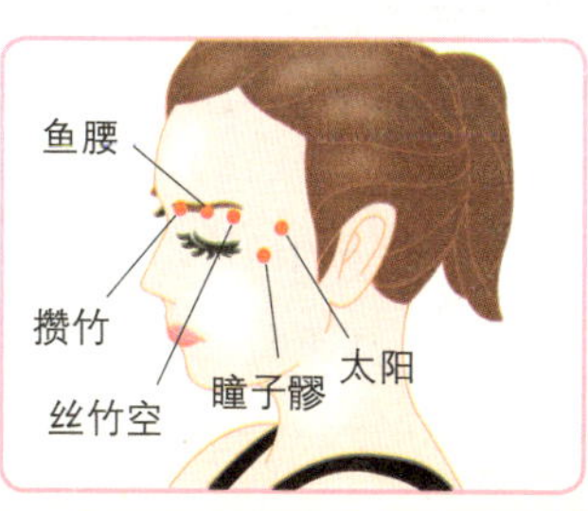

消除唇部皱纹按摩法

Step 1: 用中指和无名指按承浆穴15遍，再用中指和无名指按地仓穴15遍。

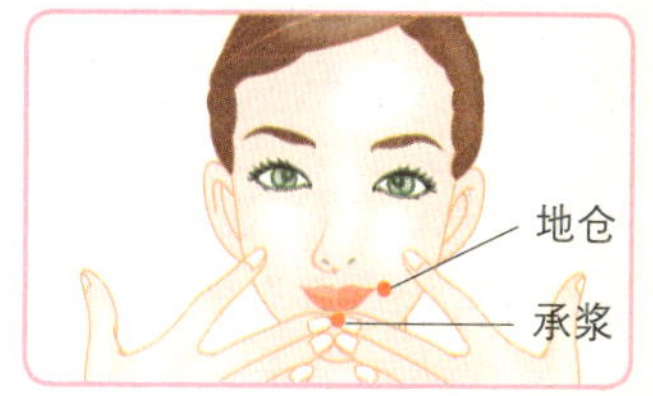

Step 2: 用两手中指和无名指并拢绕口轮匝肌，由内向外环状按摩15遍。

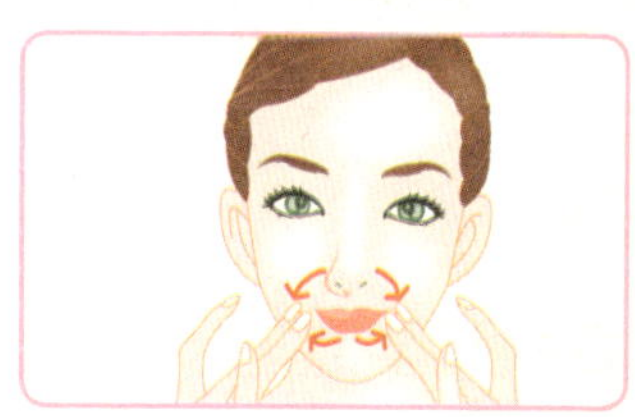

Step 3: 两手四指放在脸部，用手施压2分钟。这个动作可以活动嘴部肌肉，使肌肉具有弹性、皱纹消失。

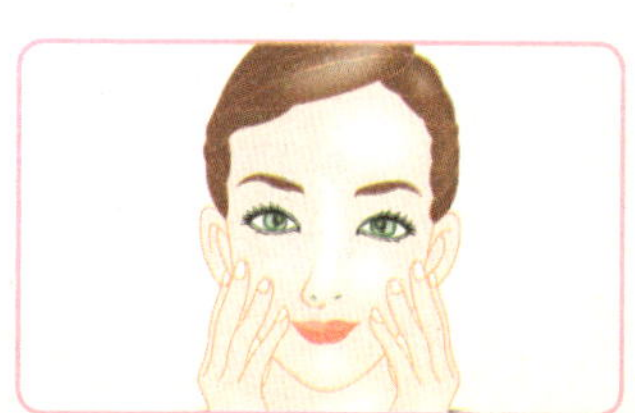

延缓眼睛皱纹按摩法

Step 1: 双手中指和无名指并拢叠压，以打圈的方式在眼眶周围非常轻地按摩，总是从内向外，持续2分钟。

Step 2: 轻抹双眼睑1分钟。

Step 3: 结合穴位按压效果更好。按压顺序为攒竹穴、鱼腰穴、阳白穴、丝竹空穴、瞳子髎穴、承泣穴、球后穴、四白穴、睛明穴。均每5秒做强按压1次，每穴持续1分钟。

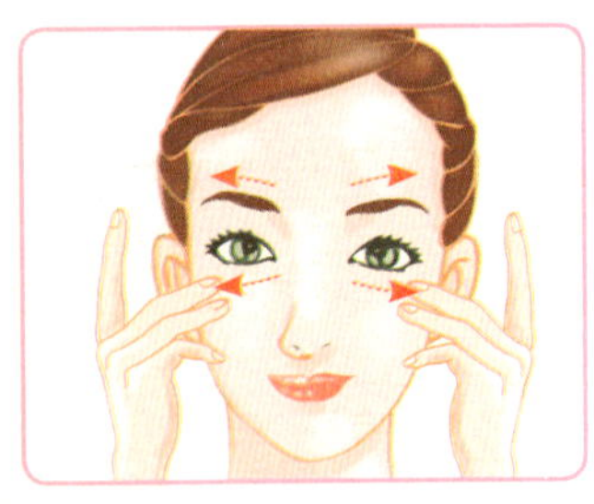

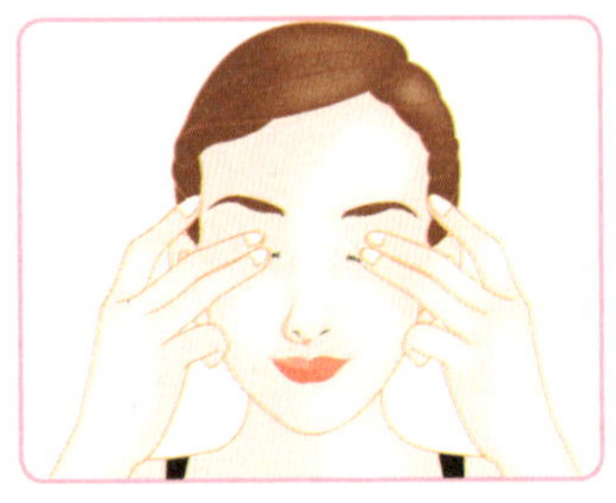

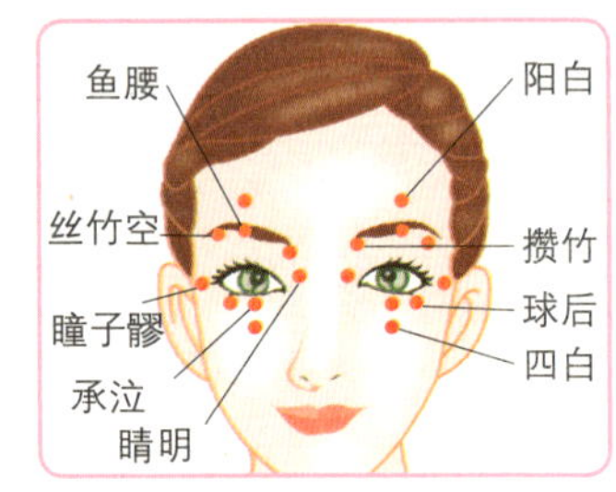

体穴按摩消除面部皱纹

Step 1: 手掌自上而下按揉承泣、四白、颧髎穴（1-1），再以拇指点揉足三里（1-2），拇指分别点按三阴交、血海穴（1-3）。

Step 2: 将手掌平放腹部表面，做顺时针环形摩腹动作，并点按中脘穴。

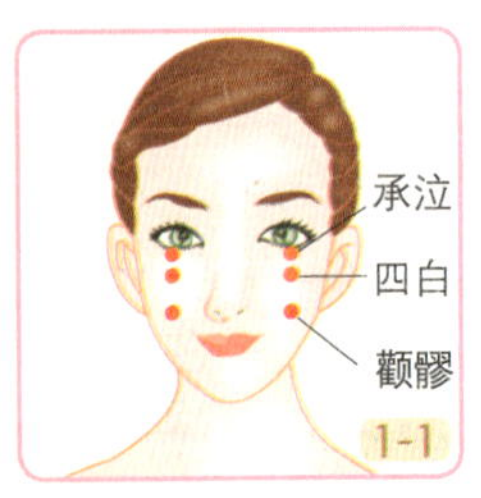

1-1

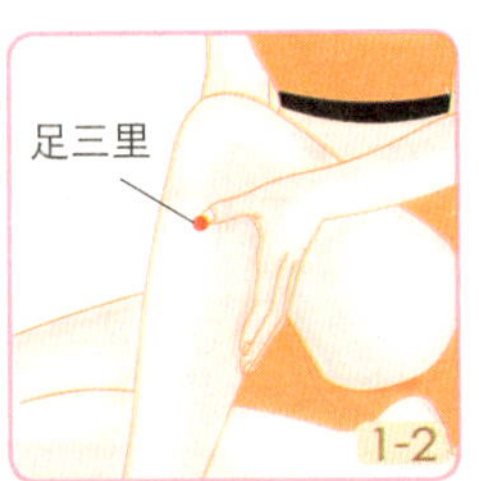

1-2

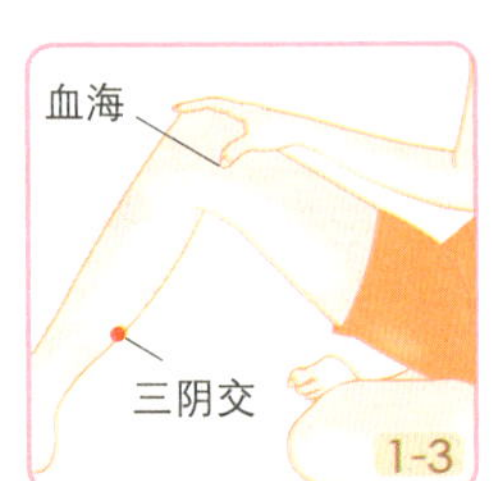

1-3

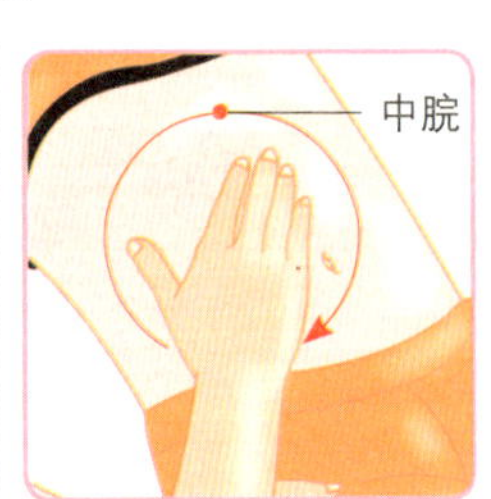

生活小贴士

1 蛋清面膜。将鸡蛋清调散至起泡沫后，加入数滴柠檬汁和3勺面粉调和后敷面。可防止生小细纹，又能收缩毛孔。适于油性皮肤。若是干性皮肤，可改用鸡蛋黄调散，加5～6滴橄榄油，加入3小勺面粉调和敷面。

2 丝瓜面膜。丝瓜榨汁，将丝瓜汁混合蜜糖，涂在脸上，干后用清水洗净。减轻皱纹，使皮肤光润有弹性。

3 橙子去皱霜。一个鸡蛋清加一个橙子的橙汁，再加一小勺鲜蜂蜜和小半勺醋，搅拌均匀后用温水加热至25℃，均匀地涂在脸上。皱纹处可多涂。30分钟后温水洗净。抗氧化，除皱、润肤、美白。

清晰面部轮廓

消水肿

面部是最容易出现水肿的地方，睡前饮太多水、营养不够都会引起浮肿，月经来潮也有影响。月经来潮前的2天，体内雌性激素异常地高，淋巴系统出现功能性障碍，水分和毒素排泄困难，导致血管扩张，使水分自血管渗出并滞留于组织内。如果平日疏于饮食，贪食高盐、辛辣食物等，浮肿随时都将困扰你。还要注意的是，面部浮肿往往跟某些疾病有关，如心、肾功能的异常，按摩时应注意，以免延误病情。

去浮肿的生活细节

消除面部水肿应从根本上解决。如果是由于疾病引起的，应积极治疗原发病；如果是由于饮食不当引起的，应注意合理膳食，多吃那些可以消肿利湿的蔬果，如冬瓜等，少吃含盐高、辛辣的食物，临睡前切忌饮水。适当的运动有助于水分迅速排出体外，对于浮肿的脸也非常有效。

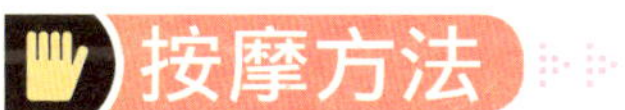

按摩方法

1 掐揉人中

用指端掐按人中，一掐一松，21次；然后顺时针按揉1分钟，逆时针按揉1分钟。

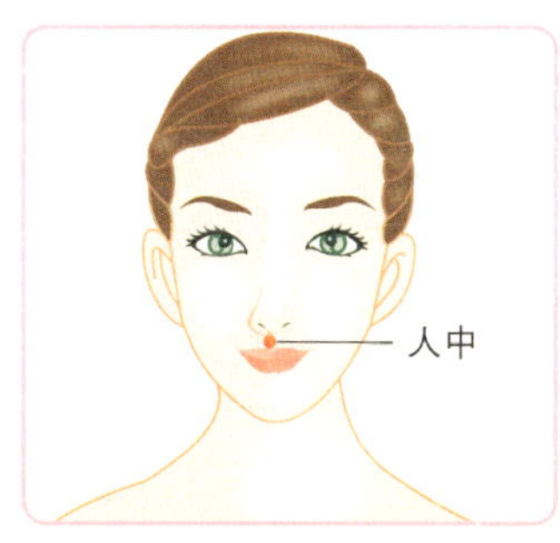

2 掐揉耳门

用指端着力按掐两侧耳门，一掐一松，14次；然后顺时针按揉1分钟，逆时针按揉1分钟。

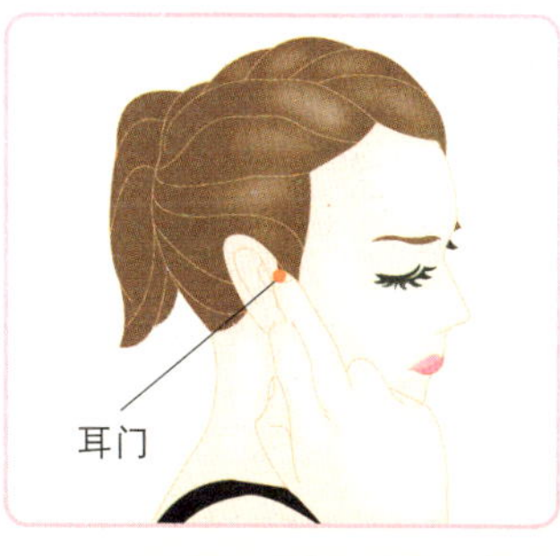

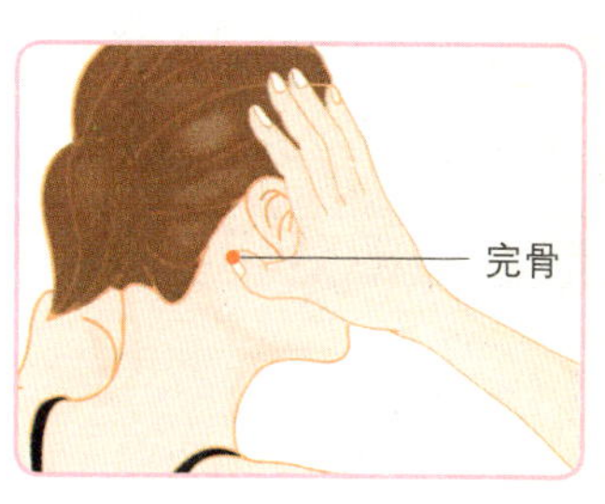

3 掐揉完骨

两手拇指用力按掐两侧完骨穴，一掐一松，14次；然后顺时针按揉1分钟，逆时针按揉1分钟。

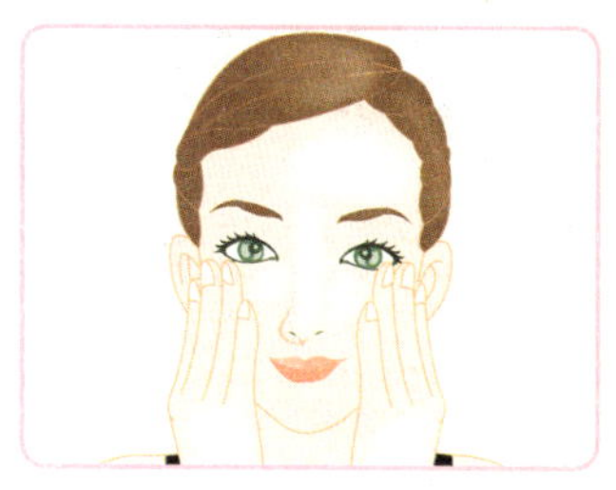

4 摩面

四指并拢摩动面部，先前额，再眼鼻，然后口唇、下巴，从中间向两边摩动，连续3分钟。

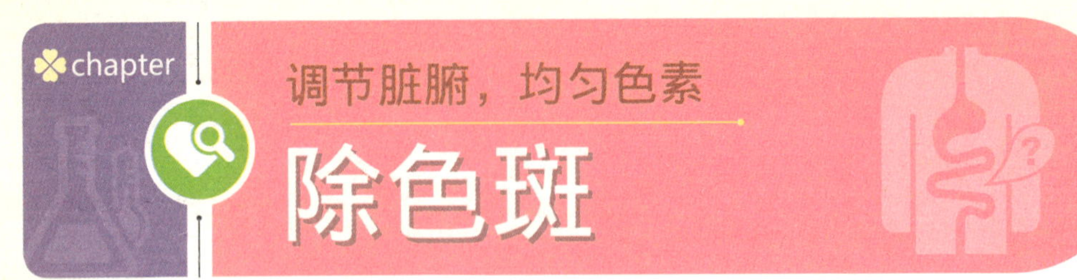

除色斑

面部斑块是当今美容治疗的一大难题，其原因在于它病程长，且病因复杂，发病机制仍不清楚，因此给治疗带来很多不便。通常认为它可能与内分泌失调、药物、化妆品以及长时间紫外线照射有关。

中医认为面部斑块多源于脏器的损伤，其中与肝、脾、肾有密切关系。情志内伤、肝郁气滞，饮食劳倦、伤及脾胃，经血不调、肾精受损等均可致病。由此可见，色斑的出现与脏腑功能的正常与否有极其密切的关系。按摩可整体调节脏腑功能，并能使皮肤基底层内黑色素的分布趋于均匀，从而达到除去色斑的目的。

基本按摩法

Step 1: 中指和无名指指腹从睛明穴开始，顺鼻梁直下推抹至迎香穴，反复10～15次。再从鼻尖直上，抹至印堂穴，反复10～15次。

Step 2: 中指和食指指腹由印堂穴沿眉骨分推至太阳穴，再由太阳穴沿耳前推至耳门和听宫穴。按后轻轻抬起，手不离位，用拇指与食指的指腹对合，轻捏耳垂下拉，再上提耳尖2～3次。

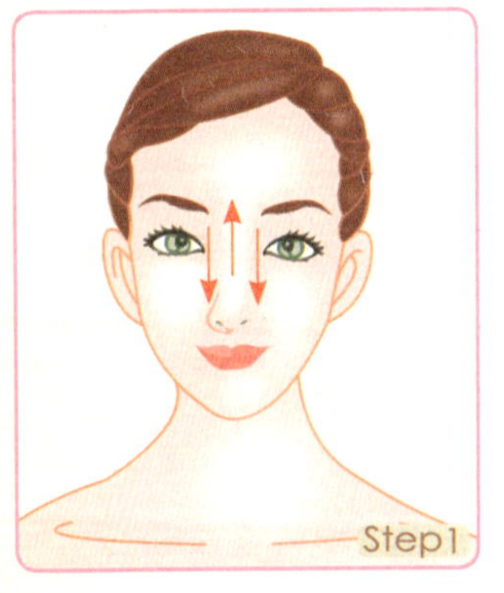

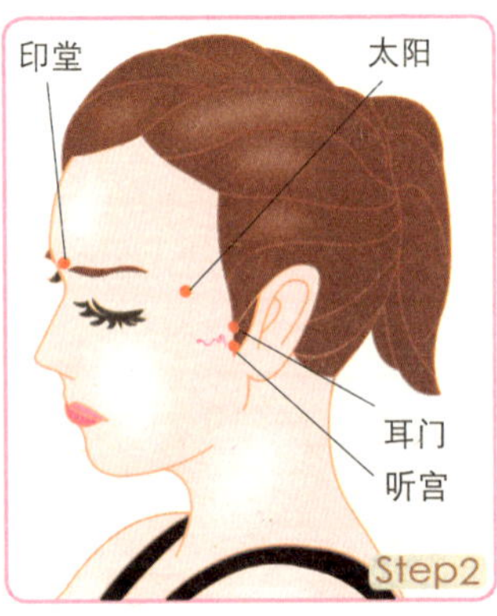

Step 3: 中指和无名指指腹从印堂穴分推眉骨至太阳穴按一下，手不离位，推至耳门按一下，再推至听宫按一下，接着向下推，一直沿下颏推至人迎穴，不按压。

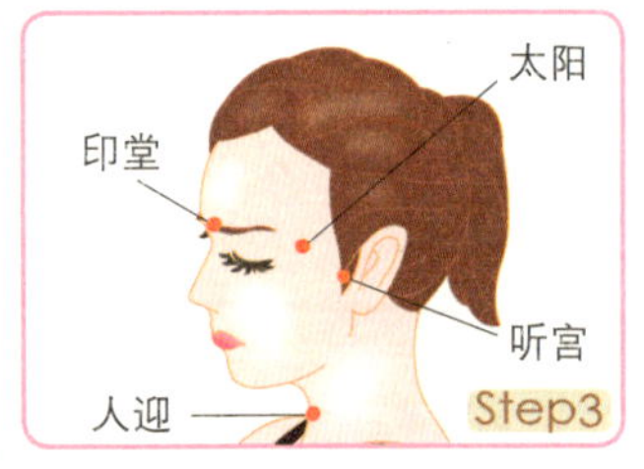

Step 4: 中指和无名指指腹从印堂穴分推至太阳穴，按一下，由太阳穴向后推至率谷穴，换大拇指，用指腹推向风池穴，按住风池穴，中指按在太阳穴上。分别按揉10～15圈，然后用轻力向后拉提2～3次。

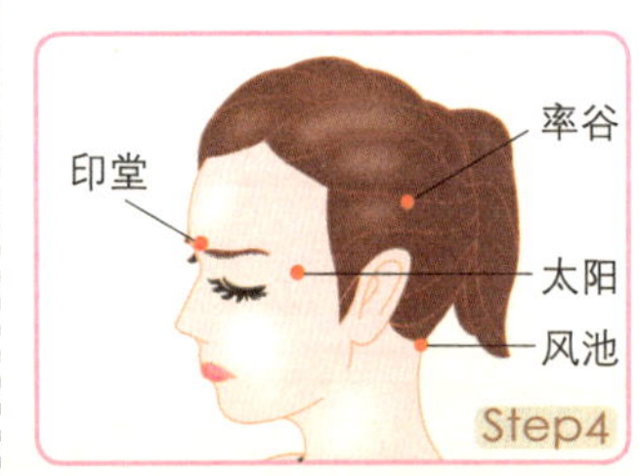

Step 5: 用大拇指、食指切掐眼眶，分上下切掐，先上后下，切掐3～5次。

Step 6: 一指点在四白穴上，一指点在阳白穴上。点好后按下，用两手轻揉穴位，先顺时针揉50圈，后逆时针揉50圈。然后用小指点于颧髎穴，点、按、揉三法并用，由慢到快。

Step 7: 切掐额部5道线：用两手拇指、食指、中指、无名指切掐额部5道线3～5次，印堂—神庭（第一道线）．鱼腰—头维（第二、三道线）、瞳子髎—率谷（第四、五道线），手法要轻柔。

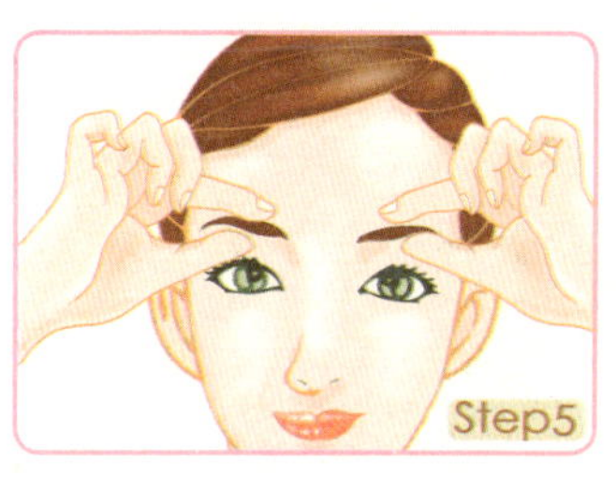
Step5

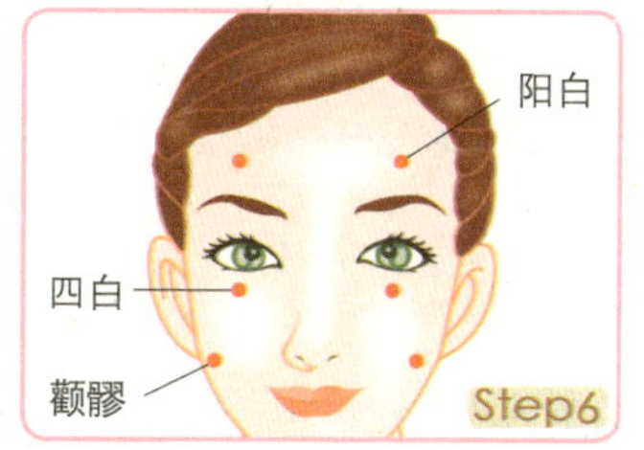

Step6

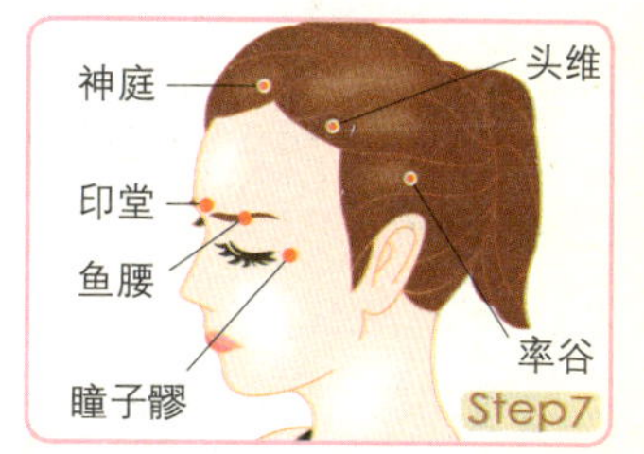

Step7

辨证除斑按摩法

脾虚血瘀型胃斑

以切法为主，用拇指指端在操作区做不移位的反复切按，如刀切菜，酌情用力。有离心切和向心切两种，以离心为主，即切压的方向远离心脏的方向属重手法。脸部切压节奏较快，眼部较慢，往返按摩5次以上。点穴时多用节奏慢、层次浅的补法。

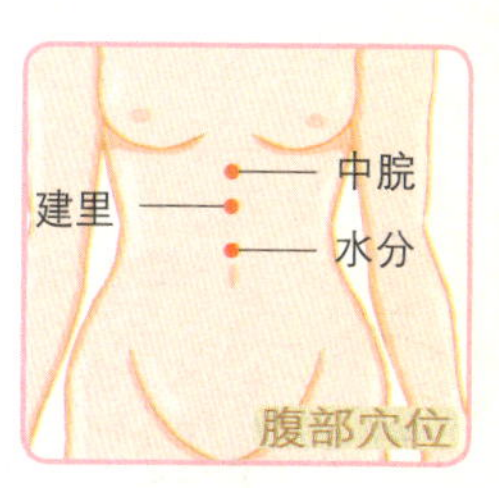

腹部穴位

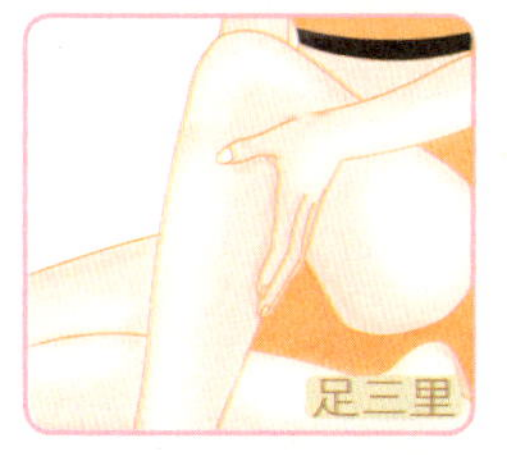
足三里

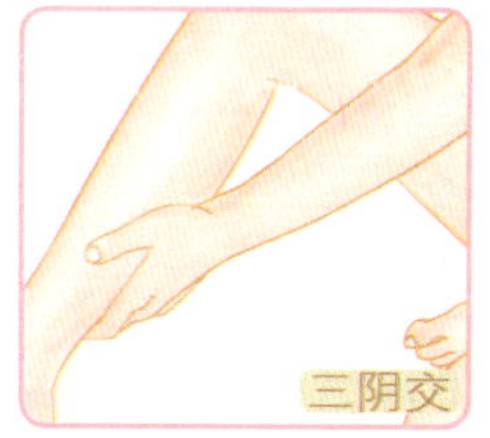
三阴交

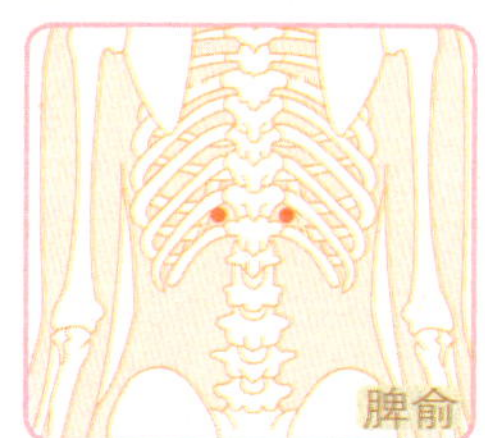
脾俞

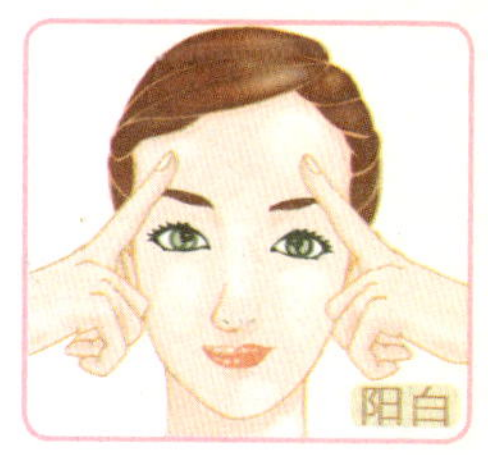
阳白

脾胃不和型胃斑

循背部足太阳膀胱经由上向下按揉5遍，以切法为主，离心切，循经点穴，用力宜轻浅，每次每穴可点按半分钟。加督脉由上向下推按5遍。

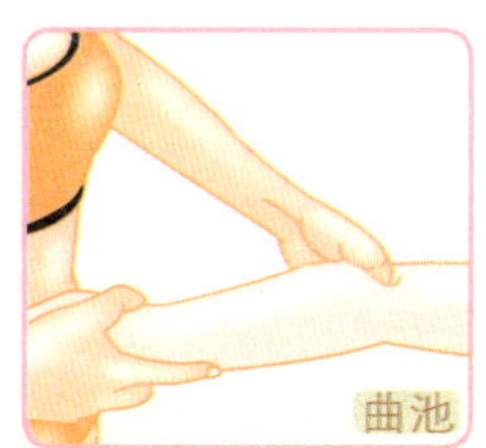
曲池

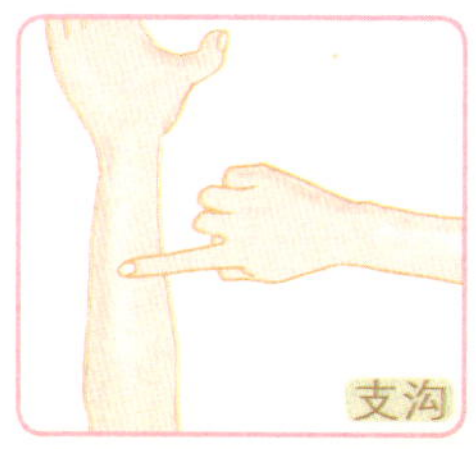
支沟

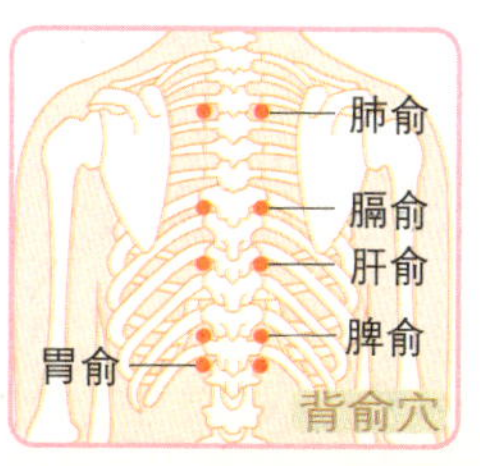

背俞穴

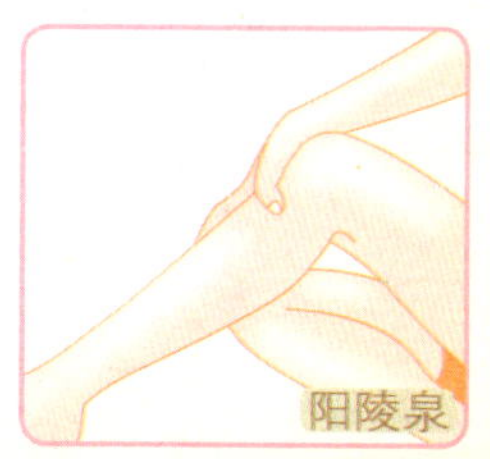
阳陵泉

中医辨证分型

分型	生理表现	斑块分布特点	治疗原则	辨证取穴
脾虚血瘀型胃斑	斑色黄褐，面萎黄无华，心慌气短，腹胀讷呆，月经量少而黑，乏力，失眠多梦，舌色淡，舌边有齿痕。	皮损多为灰黑色斑块，形状不一，出现突然，无前期症状，恢复快。斑大易断，边缘模糊不清，自边缘向中央逐渐加深。两边呈不对称发展，多分布于鼻翼、口周、前额。较其他斑块好治。	温阳化痰，补肾健脾退斑。	中脘、足三里、三阴交、脾俞、建里、水分、阳白。
肝脾不和型胃斑	面部不规则黄褐斑，伴胸脘痞闷，两胁胀痛，腹胀便溏，月经不调，脉弦滑，苔色白腻。	皮损多为栗皮色、地图状斑块，边缘不整，框廊较清，对称分布于两颧、目下、颜面、鼻周、口周。	舒肝和脾，养血退斑。	曲池、支沟、阳陵泉、足三里、三阴交、肝俞、脾俞、肺俞、胃俞。
肝郁血瘀型肝斑	面部黄褐斑，两胁胀满，心烦易怒，月经不调，经血中有黑褐色血块，经前斑色会加深，口苦，舌质有瘀斑或舌质紫暗。	皮损为浅褐色至深褐色斑块，深浅、大小不定。呈地图状或弥漫性颗粒状分布。边缘清楚，层次较深，面积小且形状不规则。出现迅速，对称或不对称发展于眼周、颜面，甚至发际。	舒肝解郁，活血化瘀，健脾退斑。	血海、三阴交、足三里、太冲、阴陵泉、行间、肝俞、脾俞、翳风、风池、阳白、支沟。
肾阳虚损型肾斑（含蝴蝶斑）	面部黄褐斑，伴面部黧黑，手足发凉，畏寒，腰酸腿软，浮肿，舌质淡，伴耳鸣眩晕，五心烦热，男子遗精，女子不孕，舌红少苔，脉细数。	大小不定，边缘清晰，大小、位置、颜色均对称出现。斑块呈椭圆形，色青灰色或黑褐色，个体之间不相连，看上去模糊，层次深。主要发生在基底层，难愈。主要出现在眼部。	温阳补肾，益虚退斑。	太溪、三阴交、肾俞、阴陵泉、关元、气海、命门、至阴。
原因不明的斑	面部黄褐斑，成因不明。可能由于长期的过敏史或长期使用劣质化妆品，也可能由于某种特定工作环境，长期接触某种化学物品所引起。	多为单侧，形态不规则，颜色不均匀，发展区域不确定。	本型治疗效果较差，可坚持应用基本按摩手法。一定要避免用化学退斑疗法。	

肝郁血瘀型肝斑

沿着足厥阴肝经的下肢线路，由上而下地用手掌柔和地按摩5次。做额部5道线时用切法，局部用点、按、揉三法。体穴按摩时，用重手法，即强刺激的泻法。

用双掌对搓双胁肋部20次。点按前面表格中辨证取穴位，重点按揉血海。每次每穴可点按30秒钟。

面部按摩参见基本按摩手法。

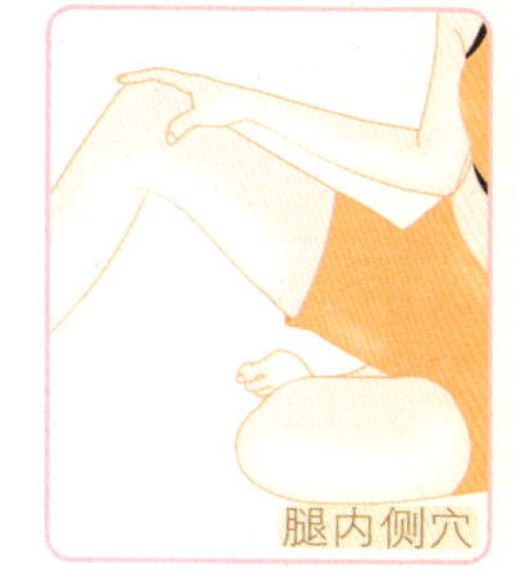
腿内侧穴

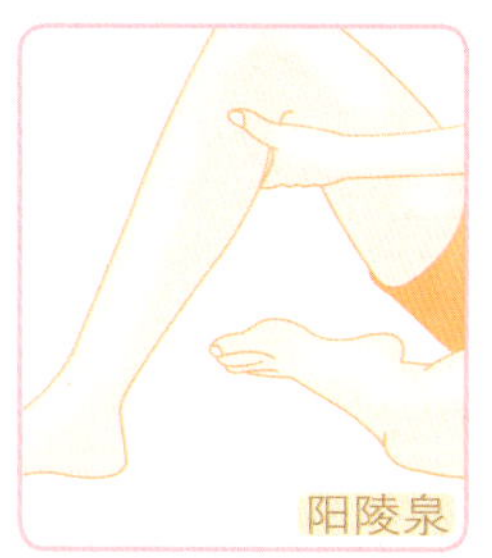
阳陵泉

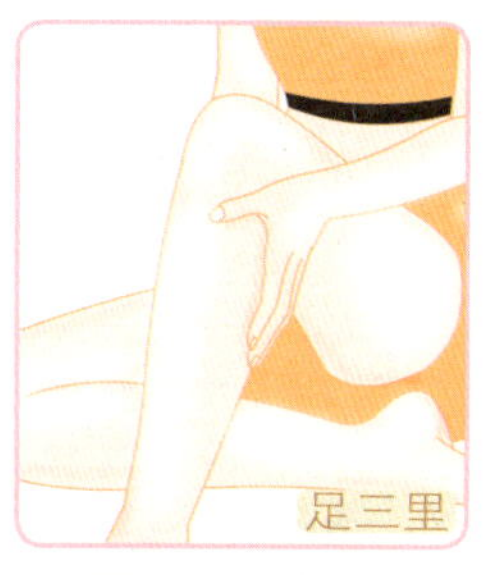
足三里

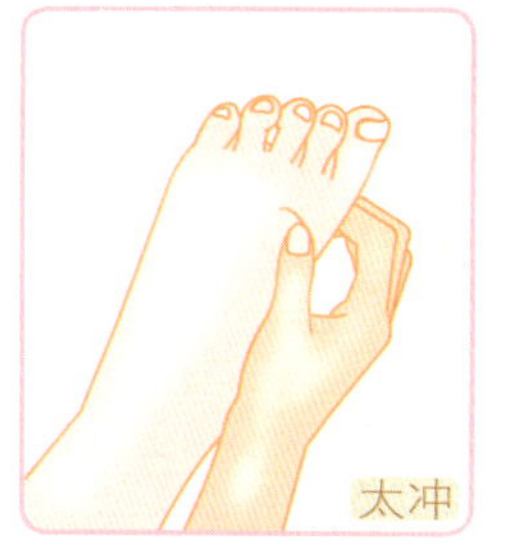
太冲

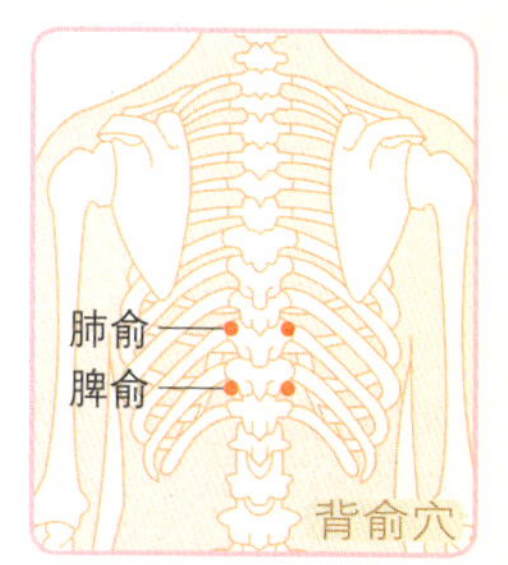

背俞穴

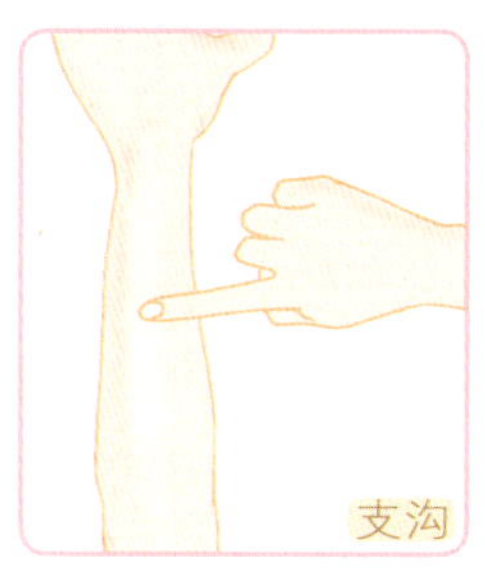
支沟

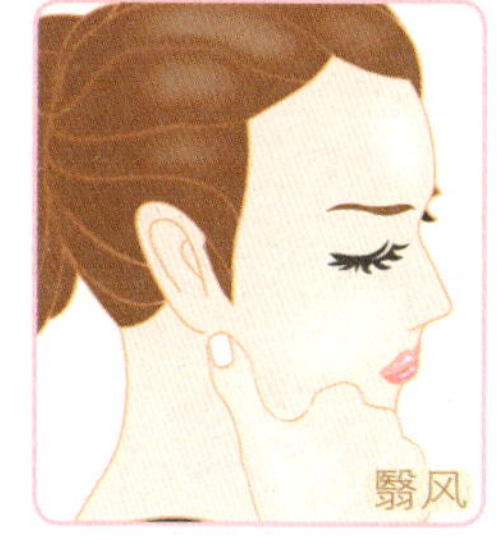
翳风

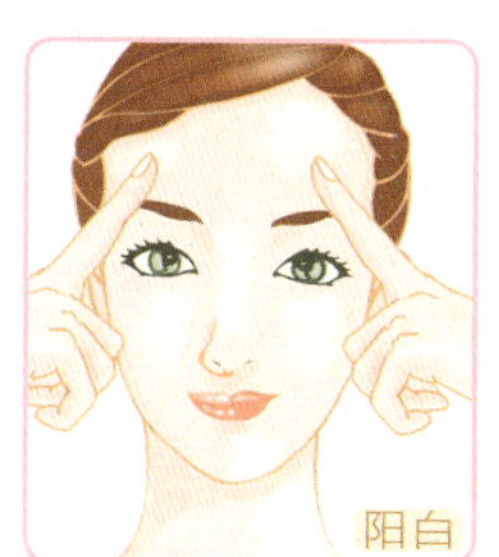
阳白

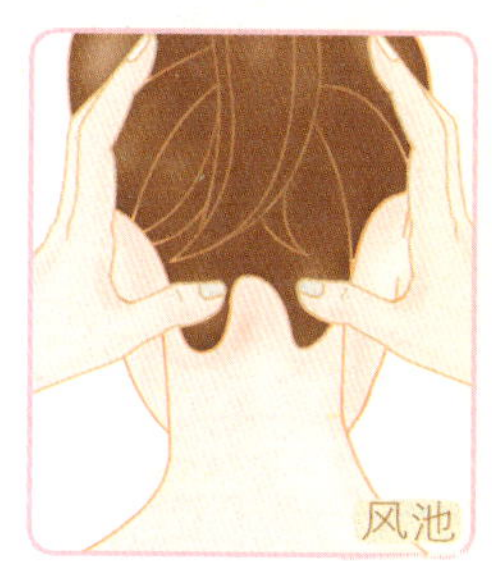
风池

肾阳虚损型肾斑

沿足少阴肾经，用手掌或毛刷由上而下轻微快速地摩擦5遍。从脊背中线由上而下推擦5遍。穴位按摩以切法为主，并在循经穴位处稍用力按揉，动作宜轻浅。如是怀孕后出现的，一般只做面部按摩。按揉上述穴位，每次每穴30秒钟。

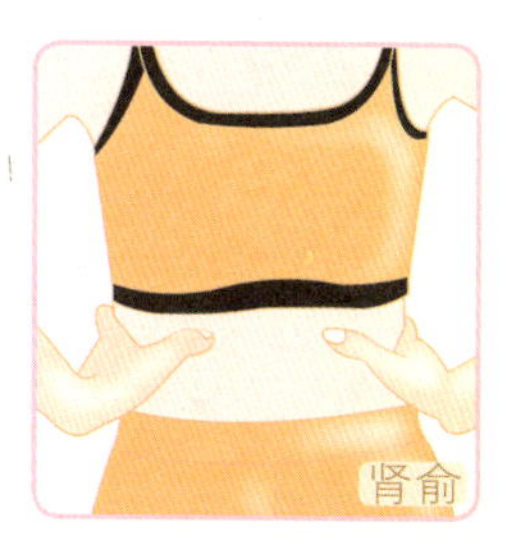
肾俞

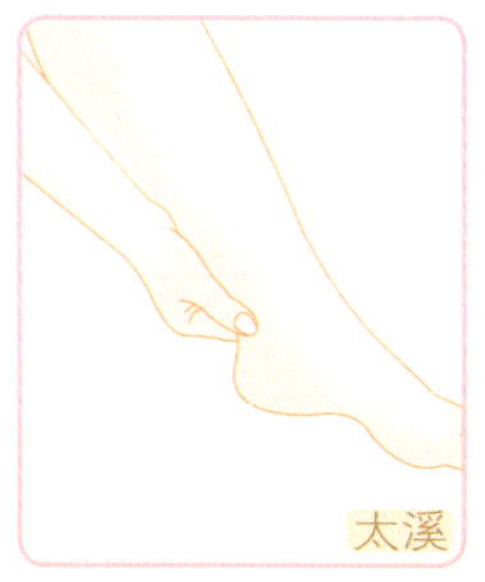
太溪

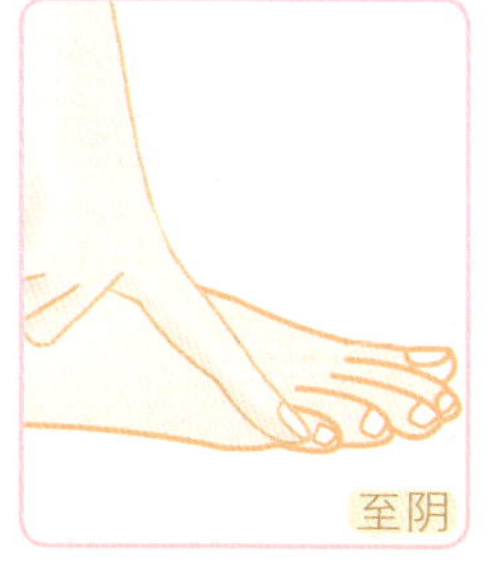
至阴

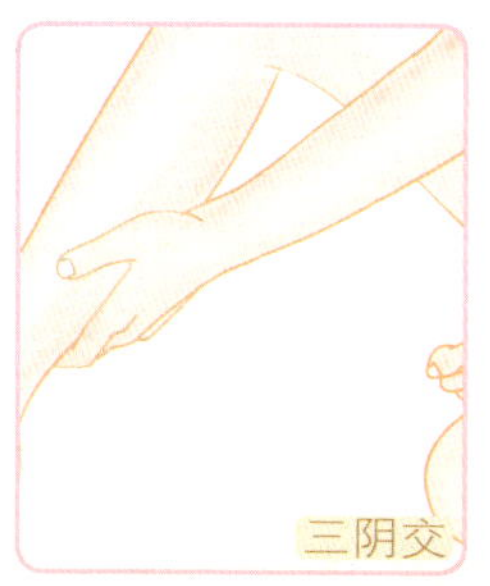
三阴交

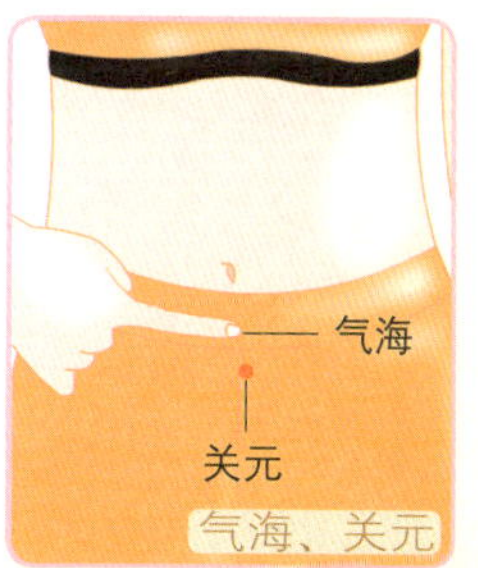

气海、关元

促循环，防衰老

去眼袋

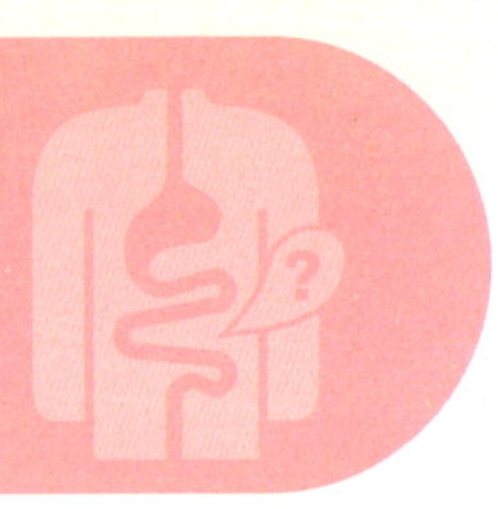

眼袋就是下眼睑水肿。由于眼睑皮肤很薄，皮下组织薄而疏松，很容易发生水肿现象，另外遗传也是一个重要的因素。眼袋随着年龄的增长愈加明显。

此外，肾脏有病、怀孕期间、睡眠不足或疲劳都会造成眼部体液堆积而形成眼袋。这种现象容易使人显得苍老憔悴。

经常轻柔地按摩眼睑，通过肌肉的运动来促进血液循环，有助于消除眼袋或推迟眼袋出现的时间。

日常调养

眼袋形成的主要原因是生活习惯和遗传。另外，长期睡眠不足，经常戴隐形眼镜，或是卸妆不够轻柔都有可能引起眼袋。临睡前吃得过咸和大量饮水、枕头太低也会形成眼袋。应养成早晚用眼霜进行眼部按摩的习惯。按摩前洗净脸，并涂上适量的按摩霜。适当多吃胡萝卜、番茄、马铃薯、动物肝脏、豆类等富含维生素A和维生素B_2的食物。

按摩方法

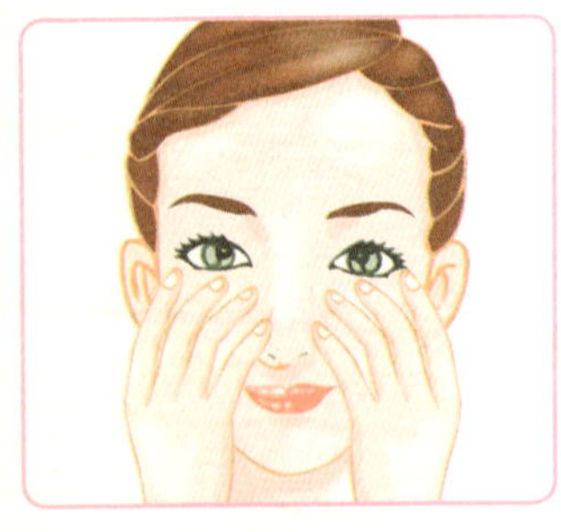

1 轻弹眼袋

用两手中指和无名指指腹交替轻弹眼袋部位1分钟。左右手的中指和无名指并拢，分别交替沿鱼尾纹方向和垂直鱼尾纹方向轻揉15次。

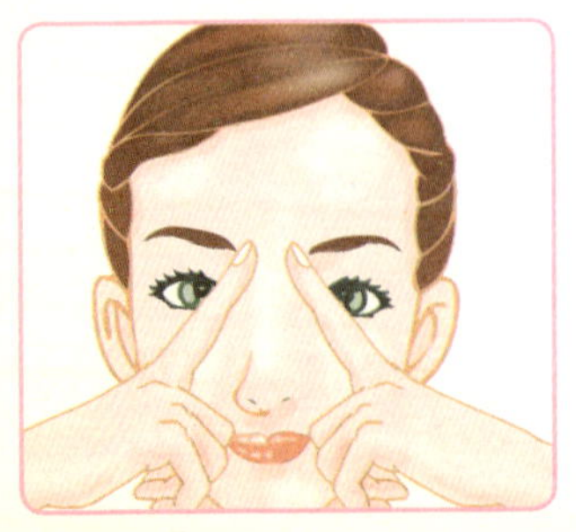

2 按揉攒竹

两手食指分别按放在眉头凹陷处的攒竹穴，以指端着力，一按一松，连续21次；然后两手食指指腹分别在攒竹穴揉动，顺时针方向按揉1分钟，逆时针方向按揉1分钟。

活血化瘀，赶走黑色素

去黑眼圈

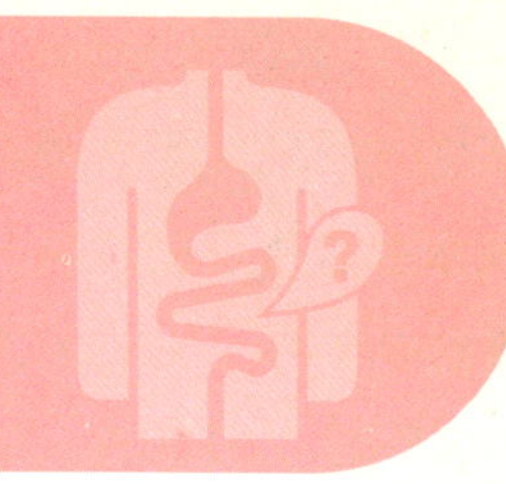

黑眼圈是因眼睛周围皮肤的毛细血管血液流动受阻，以及皮下有过多的黑色素沉淀而形成的。年纪越大的人，眼睛周围的皮下脂肪变得越薄，黑眼圈也就愈发明显。敏感、过度疲倦、长期受阳光照射、女性经期及怀孕也可令情况恶化。

按摩可以促进局部和周身血液循环及新陈代谢，供给皮肤养料和氧气，平衡体内水分，排除废物和二氧化碳，同时使皮下组织得到充分运动，有助于消除黑眼圈。

按摩方法

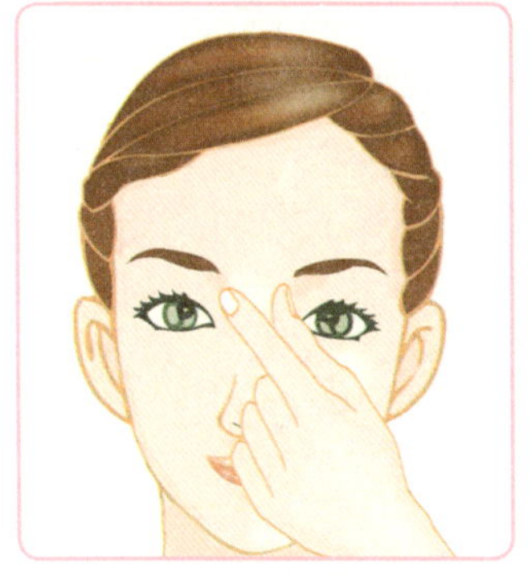

1 按揉睛明穴

拇指食指分别按在内眼角睛明穴处，指端点按活动，一捏一松，连按7次，然后用两手食指指腹揉动睛明穴，顺时针方向按揉1分钟，逆时针方向按揉1分钟。

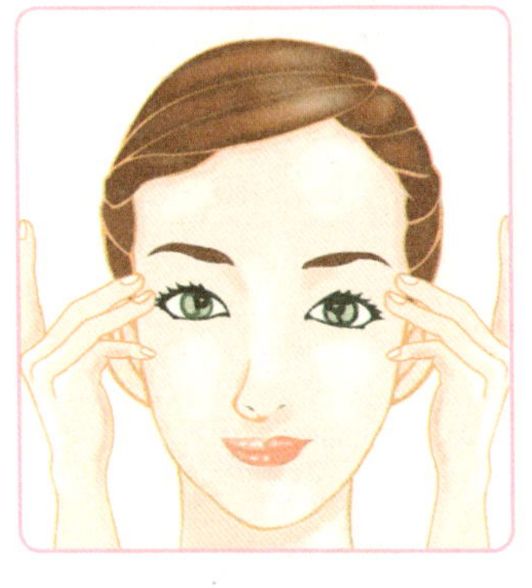

2 按揉太阳穴

两手中指、食指分别按在太阳穴处，指端点按活动，一按一松，连按7次，然后用两手食指指腹揉动睛明穴，顺时针方向按揉1分钟，逆时针方向按揉1分钟。

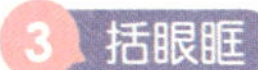

3 括眼眶

两手拇指按放在太阳穴处，屈曲食指，用食指侧峰括抹上眼眶，连续1分钟；接着抹下眼眶1分钟。

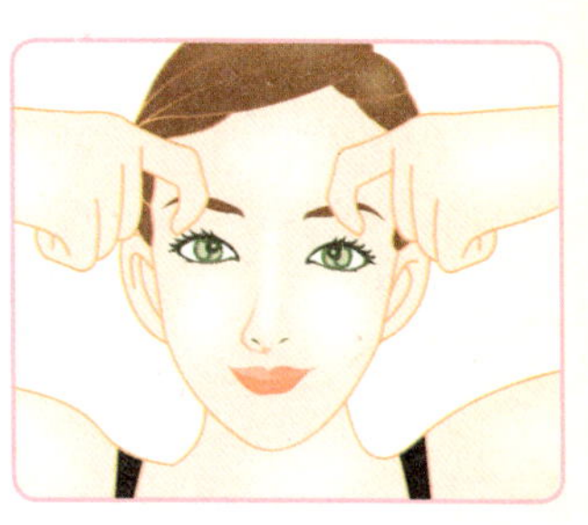

4 按揉眼眶

两手中指、无名指并拢，以指腹着力，沿眼眶四周做点按运动，一按一松，按遍眼眶部；接着用指腹按揉眼眶。顺时针方向按揉1分钟，逆时针方向按揉1分钟。

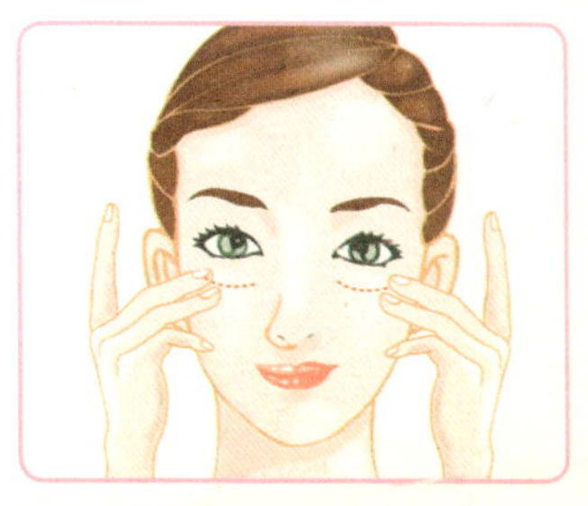

chapter

疏通经气，滋养头发
轻松美发

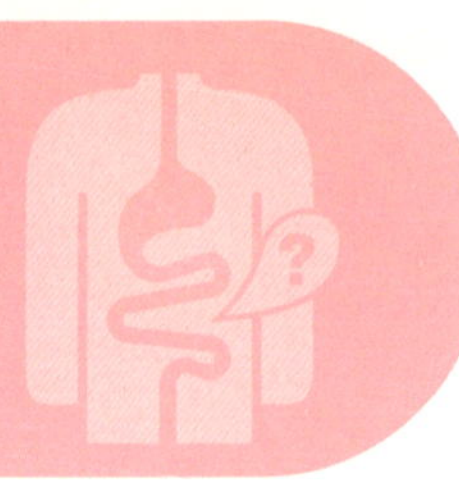

秀发如云最能体现女性特有的美，对男性而言，茂密的头发也是年轻的象征。头发的光泽、柔顺也是容貌美的重要组成部分。通过头部的按摩可以刺激头部皮肤，促进血液循环，加快新陈代谢，改善头发的营养。中医认为，头发的生长有赖于精血的濡养，发为血之余，心主血，肾藏精，头发的润泽与否与心肾功能有密切关系。头为诸阳之会，对头部的按摩可以疏通经气，调节脏腑功能，使头发得以滋养。

按摩要点

头皮机能下降，处于僵硬的状态，会造成头发变稀。用指尖活动整个头皮是按摩的根本。以松缓头皮的方式进行按摩，对发根、僵硬的头顶和头前部是颇有效果的。过于强烈的按摩会起到反作用，因此，要轻缓地进行。头皮与脸部的肌肤相连。事实上，甚至可以说面部肌肤的松弛是由头皮引起的，进行头皮按摩可防止额头出现皱纹，是保持面部美丽、年轻的关键。

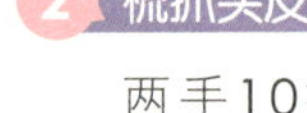

按摩方法

1 扣击发际

两手4指屈曲，指端着力，点按头部近发际处，从内到外，每点按数次向外移动一些，至两鬓发处为止。

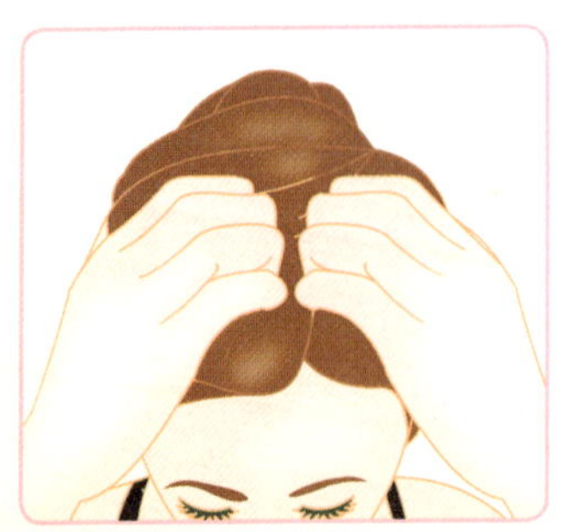

2 梳抓头皮

两手10指自然分开，指端屈曲作梳，向头顶方向推。两手滑向头后至颈后部，重复操作36次。

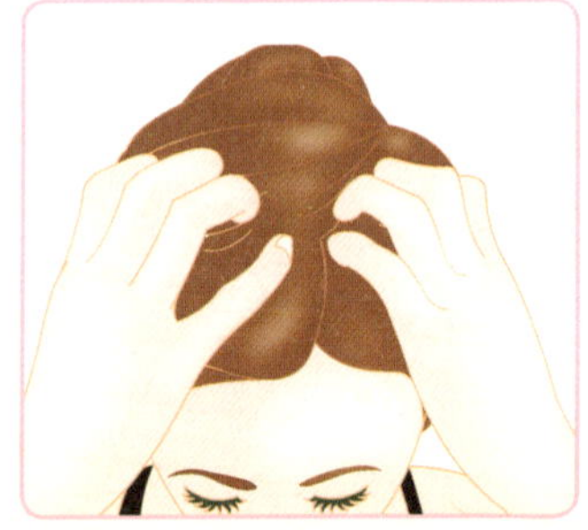

3 按压头皮

两手10指，接着5指的指尖用力向下按压头皮，关节屈曲按压，当按压处出现酸胀感后，再向后移一指，操作如前，直至头顶。

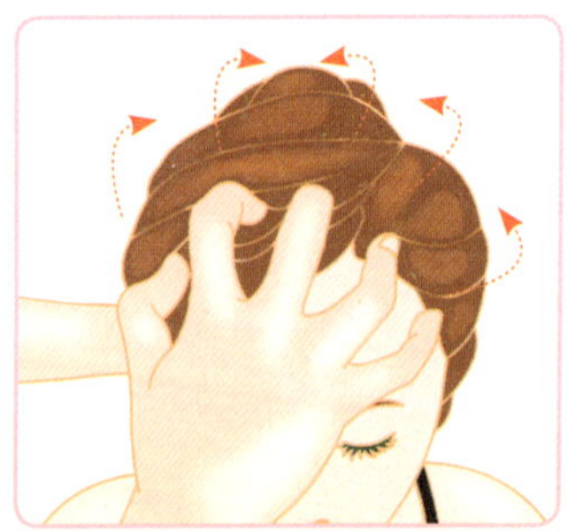

4 推头侧

两手5指分开，用指腹按在两侧额角处，沿两侧头部推至枕部，重复推36次。

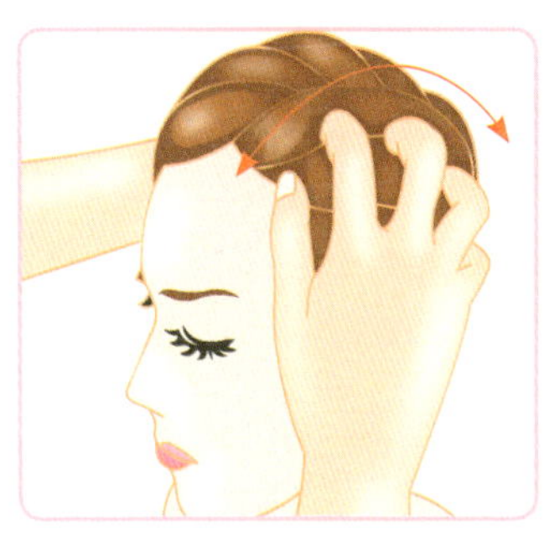

5 推颞部

将拇指按在两侧太阳穴，其余手指自然屈曲，用食指桡侧把手固定在前额处，用拇指推按颞侧头部，反复36次。

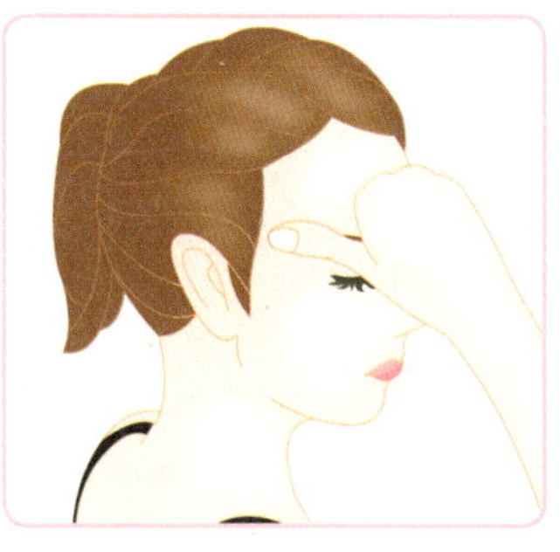

6 夹压头部两侧

用双手的掌心夹住头部，按压头部两侧。

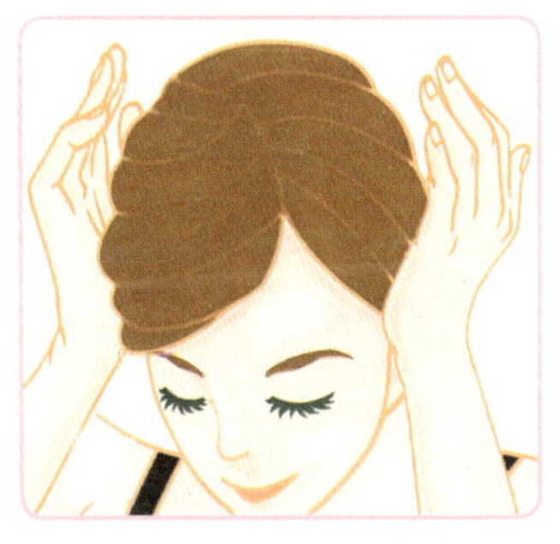

7 抓拿头皮

用5指抓捏头皮，一抓一松，刺激头皮。

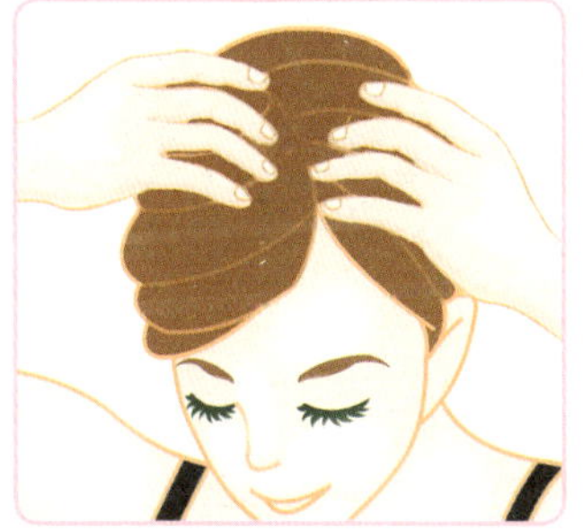

彻底洁发的要点

人体内皮脂分泌最多的是头顶部，皮脂被氧化后会产生异味。要通过正确的洗发方式来排除污垢与废弃物。

1. 洗发前用清水洗发。要彻底清洗头发、头皮。慢慢地摩挲头皮，这样可以除去70%的头皮污垢。

2. 泡沫是洗发的关键。洗发液在起泡后会充分与头皮和头发亲和。利用泡沫的移动所产生的摩擦来防止伤损发质。

3. 利用分区洗发的方式防止洗发不彻底。将头发分为三个区域：额头、头后部、头左右两侧。每一个区域都要用指肚从头后部向头顶进行清洗。头皮的毛孔较深，要像想挤压出皮脂一样，边揉捏边细致地移动手指。每一个区域要花20秒以上的时间进行仔细的清洗。

4. 有效利用淋浴的水压。只利用淋浴来冲洗是不能将毛孔深处的污垢冲洗下去的，因此要从头后部开始，向头顶以画圆圈的方式摩挲头皮，同时进行冲洗。拉近喷头，利用水压来缩短洗发时间。如果还残留香味，说明冲洗不彻底。

5. 彻底冲洗护发素。护发素等用品不要接触到头皮，而应涂抹在易伤损的发梢上。冲洗时应彻底，如果有所残留，头发与头皮会很容易吸附灰尘和污垢。

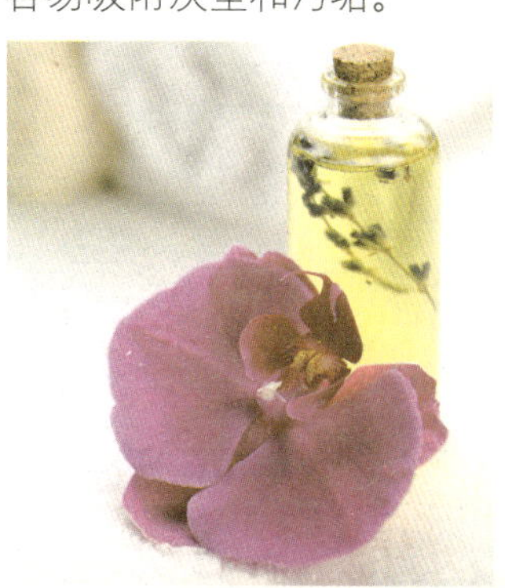

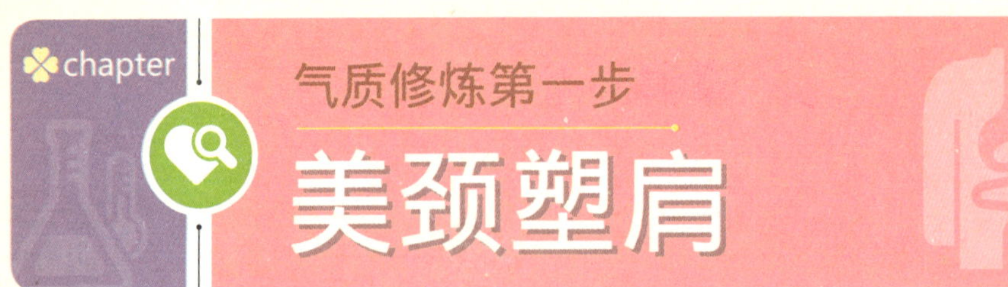

气质修炼第一步

美颈塑肩

美颈按摩法

颈前部塑形按摩

Step 1: 4指并拢，用指面柔和而均匀地拍打两侧颈部前面的皮肤，各20~30次。

Step 2: 4指并拢，用指面分别从颌下正中推抹至胸骨上窝，重复20次。

Step 3: 头略后仰，一手拇指和食指指端用力，分别轻揉两侧人迎穴15秒种。

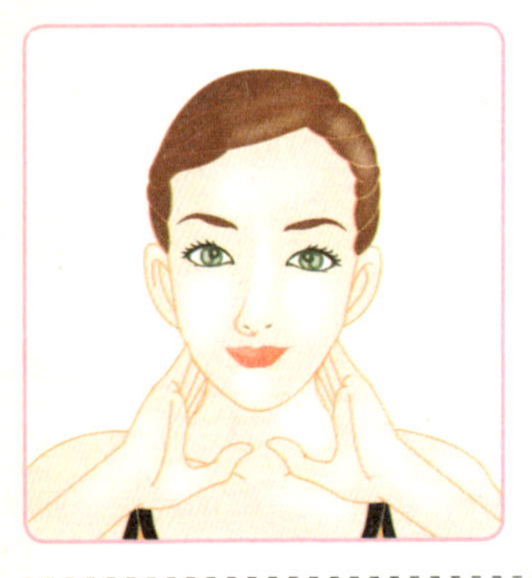

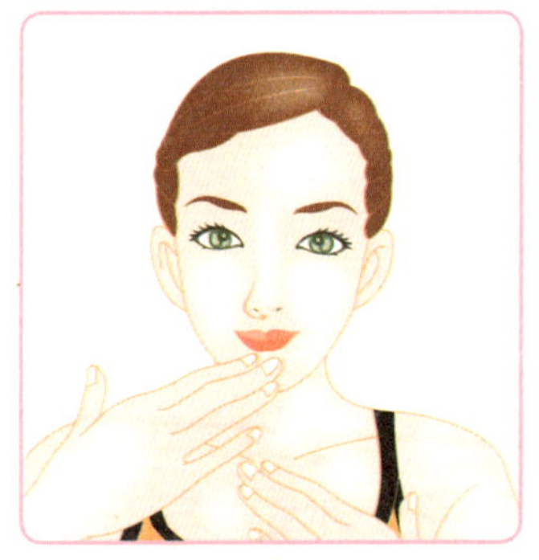

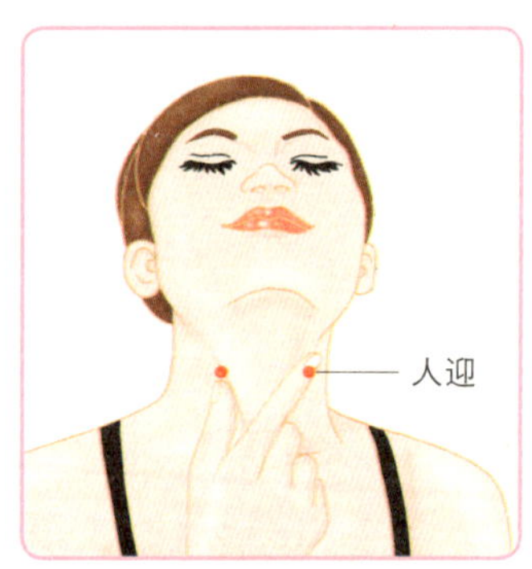

颈后部塑形按摩

Step 1: 头部略低，双手4指并拢，用指面从左右两侧枕骨处推抹至大椎穴，重复20~30次。

Step 2: 头部略低，用并拢的4指指面与拇指指面相对用力，拿捏颈后部1分钟左右。

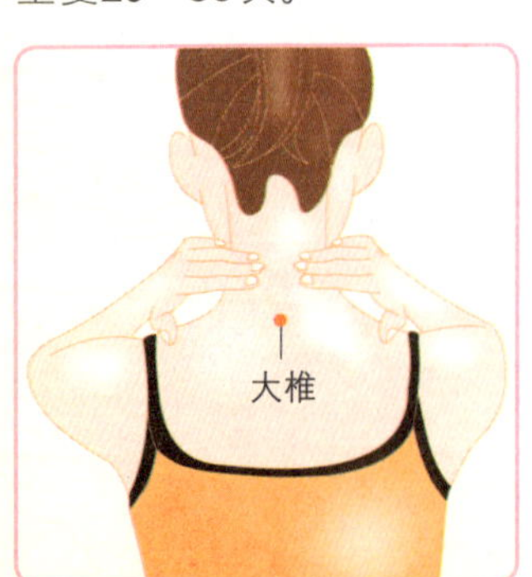

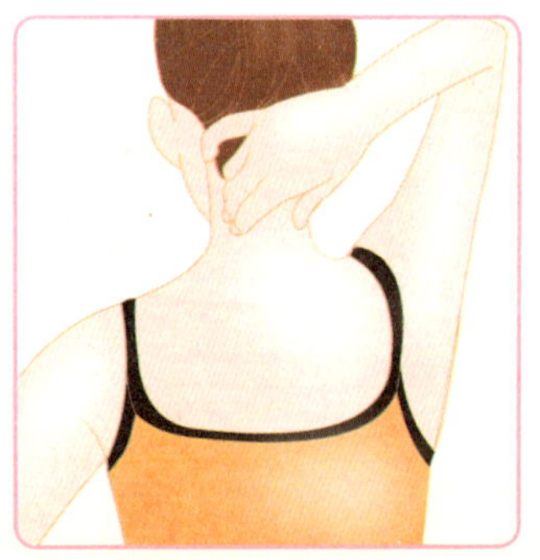

按摩小贴士

塑形标准。优美的颈部应结实挺拔、润滑丰满，皮肤细腻且富有弹性，转动灵活为佳，粗细长短适中。

漂亮的肩部应有结实细致的皮肤，肌肉有弹性，形状圆润。

Step 3: 双手拇指指端用力，分别按揉翳风（3-1）、风池（3-2）、天柱（3-2）、大椎各1分钟左右。

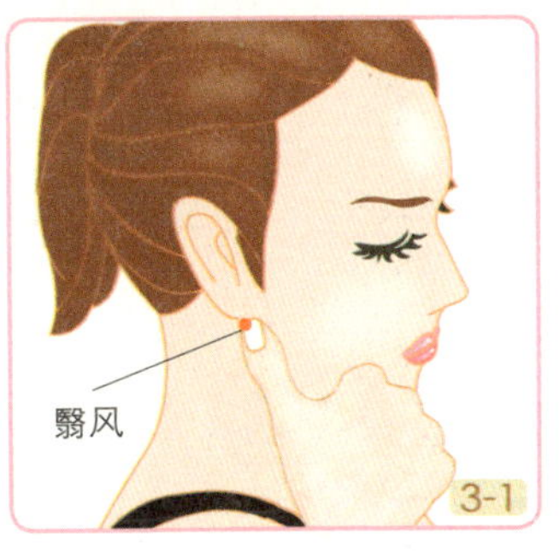

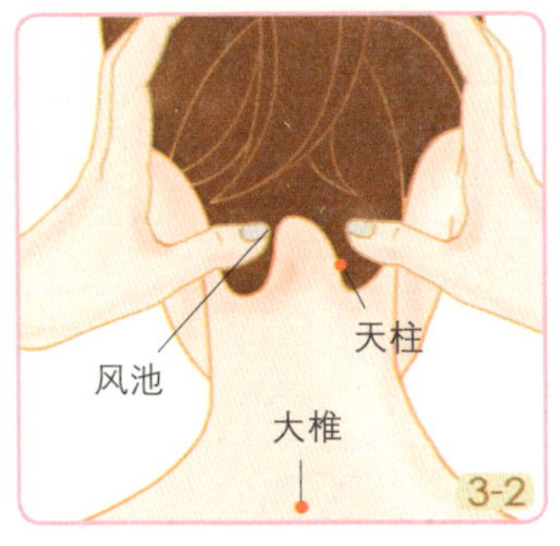

按摩小贴士

每天晚间的洁肤护肤步骤后，给颈部涂上保湿乳液，由下至上在颈部打圈按摩20～30下，直至乳液完全被吸收。颈部的皮肤是横向的，按摩时千万不能打横。

美肩按摩法

Step 1: 用一手在对侧肩部做螺旋状揉搓约1分钟，再换另一肩同样揉按。

Step 2: 在肩峰处，用手指从肩的外端移至内侧，随移随按揉，直至接近大椎处。

Step 3: 用5指指端在肩头做有规律的提拿。

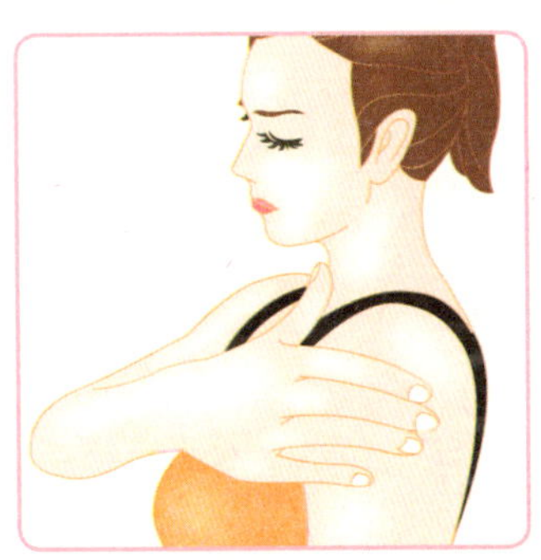

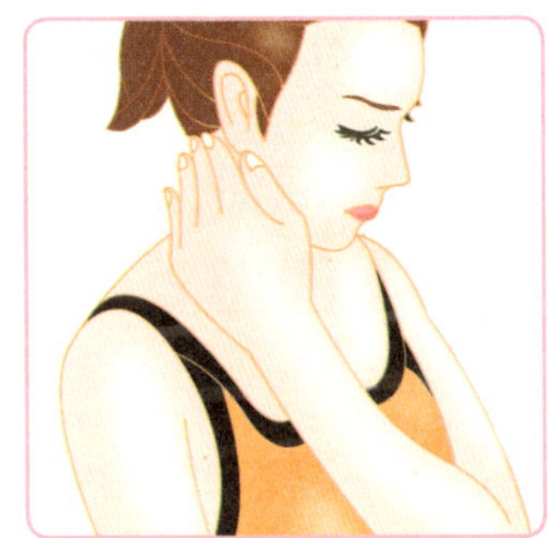

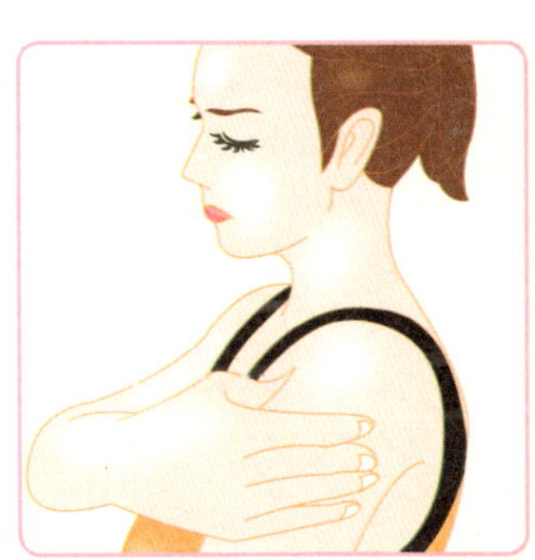

生活小贴士

颈部防皱法：

1. 平转头颈。保持站立或坐直的姿势。将头颈向左侧平转，尽量碰触到左肩，然后还原；再向右侧平转，重复一样的动作，如此反复5次。
2. 低头抬头。站立或坐直姿势均可。努力将头往下压低，然后再尽量向上抬起。一低一抬为1次，重复5次。
3. 颌颈对抗。将两只手握成拳头状，两胳膊时同时侧分。两拳重叠，用力顶住下颌，头部努力向下压，两拳努力向上抵抗。保持数秒后还原，重复5次。

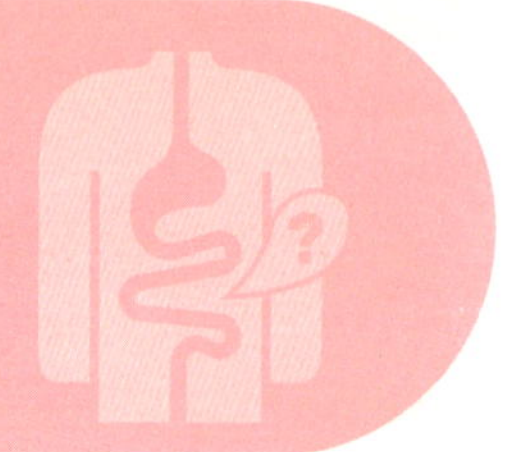

chapter

激发荷尔蒙，挺拔胸形

丰乳塑胸

乳房塑形按摩法

1 旋转按揉乳房

将搓热后的双掌按压在双侧乳房上，以适当力度，相对方向旋转按摩乳房50～100次，然后再反方向旋转按摩50～100次。

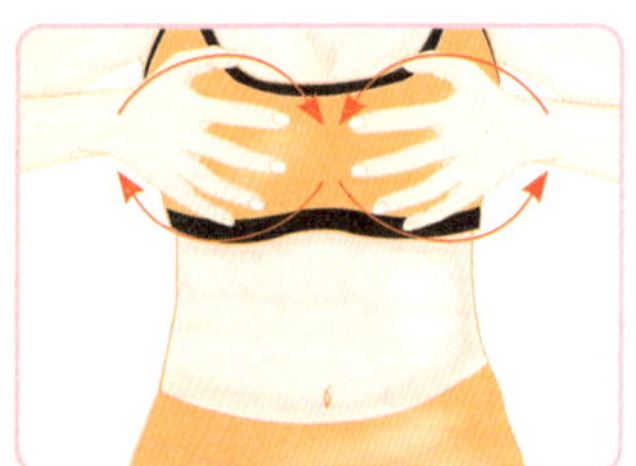

2 双向乳房按摩

用左手掌面托起同侧乳房的底部，右手放置在上部，双手反方向地按揉，由乳房根部向乳头合力按摩。然后再改用右手按揉右侧乳房，方法相同，各按揉36次。

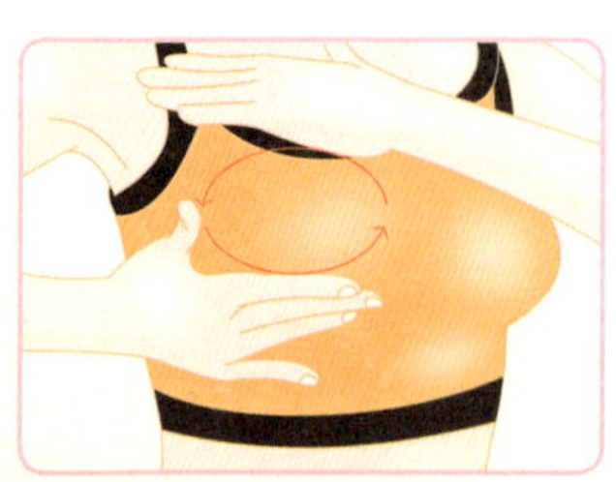

3 推运乳房

仰卧，用自己双手掌面的大鱼际，在同侧的乳房上缘、锁骨下缘处，从上至下垂直推运至乳房下缘（3-1），再用小鱼际从下至上推运至乳房上缘（3-2）。

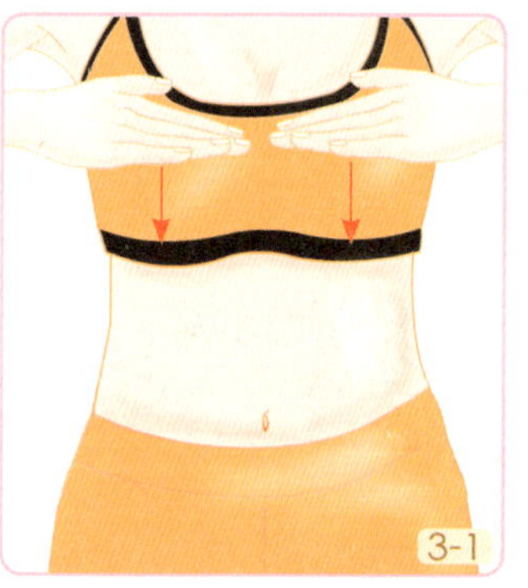
3-1

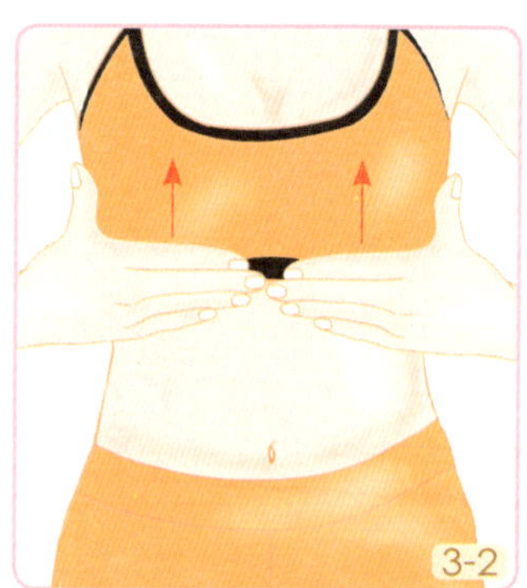
3-2

然后用手掌面从胸前乳房内侧向外侧推揉至腋下（3-3），再将两侧乳房向内缓慢推揉（3-4）。重复推运5分钟左右，推运次数多后可适当延长时间。注意用力要均匀柔和，缓慢有节奏，切忌暴力和没有规律的快速推运。

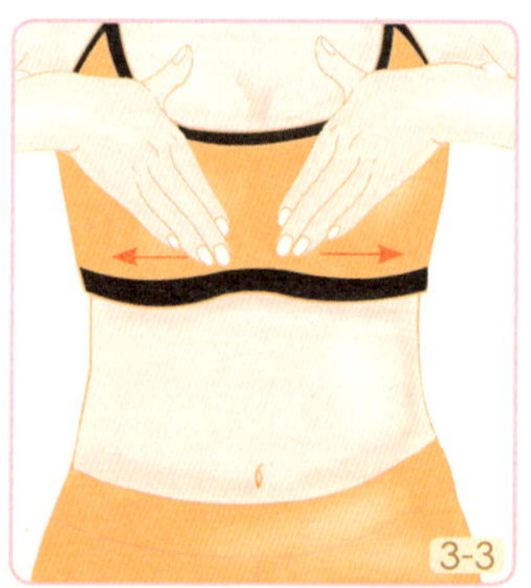
3-3

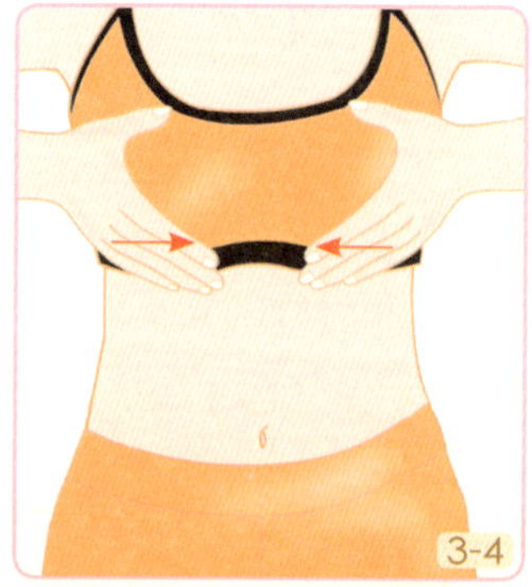
3-4

4 按揉穴位

用中指指端着力，按揉膻中、乳根、天池、膺窗穴20～30次。

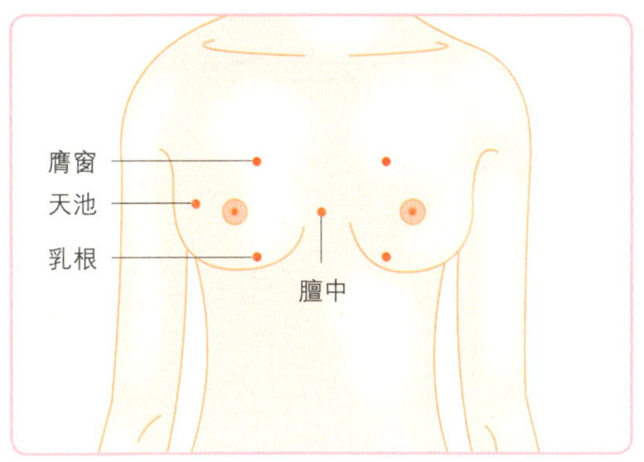

5 提拉乳头法

用左手的拇、食、中指牵拉右侧乳头，向外提拉10～20次，然后再换另一侧手，用同样手法牵拉对侧乳头同样次数。切忌用力过猛。

生活小贴士

塑形标准：

健康迷人的乳房，以半球型或圆锥型为佳，形状充实饱满，微微向上翘，有弹性，皮肤平整光泽；乳晕大小不超过1元硬币，与乳房皮肤有明显的分界线；乳头圆润突出，大小为乳晕直径的1/3。

头顶到胸部顶点的长度刚好是头长的两倍。下颚尖端到乳头的长度不应比头长。

迷人胸围＝身高×0.53。

保养提示：

淋浴时把花洒放到乳房下，让水柱从下方冲击乳房，可刺激其周围的穴位，促进其发育。注意：水不要太热。平时保持抬头挺胸姿态，积极参加体育锻炼，尤其是胸部肌肉的锻炼。坚持戴承托力较强的胸罩，但睡觉时须摘下。

胸部塑形操

合掌推压。直立，双掌胸前合十，吸气，同时手掌相互用力推压，体会胸部两侧肌肉的紧张感受，坚持6秒后放松，同时呼气。连做18次。

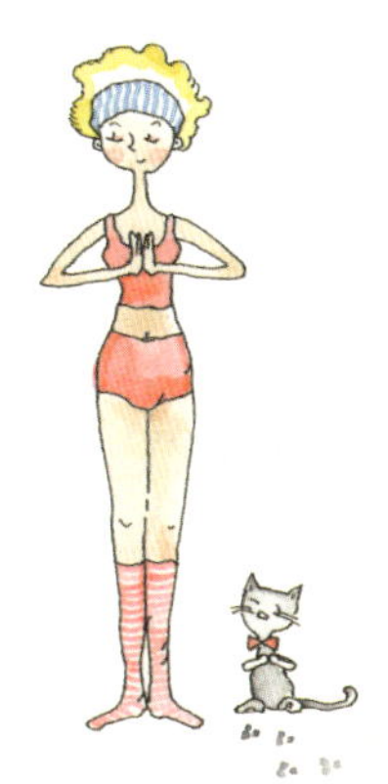

握腕牵引。两手互握手腕（也可两手4指相勾），吸气，同时双手相互用力牵引，向外用力，体会胸前两侧肌肉拉紧的紧张感。坚持6秒钟后放松，同时呼气。连做18次。

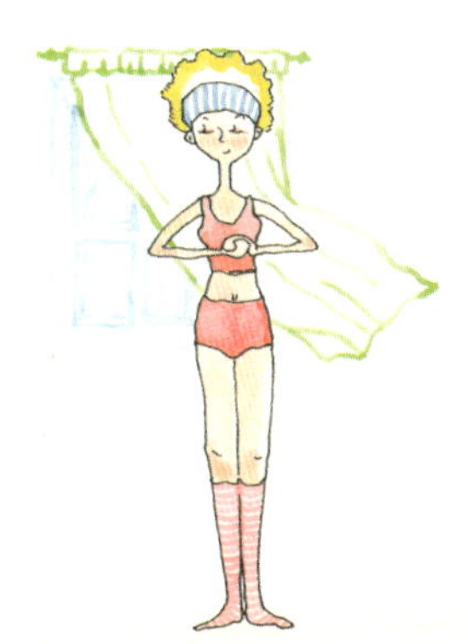

chapter

燃烧脂肪，展现S曲线

平腹减脂

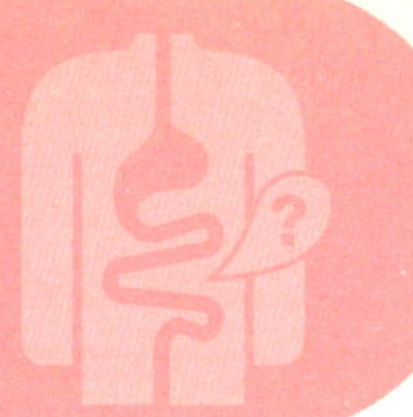

美腹按摩法

1 摩腹

手掌在腹部做顺时针按揉，约3～5分钟，直至腹部温热稍红，在接近胃部时用力稍小些。

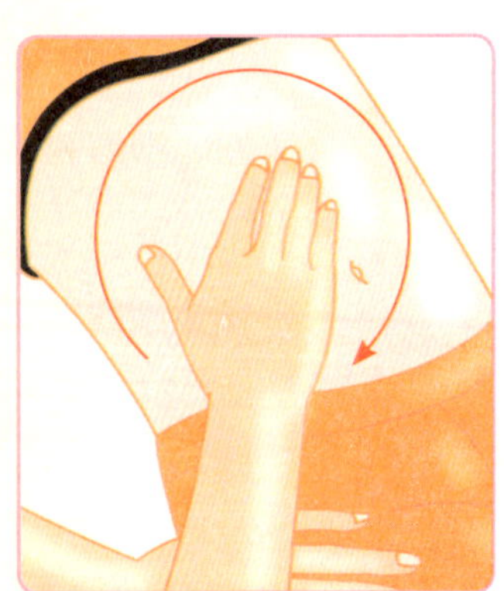

2 提捏腹部

以双手大拇指指面和其余4指相对，用力提捏腹部肌肉，呼提吸放，重复数次，至有肠鸣音出现。

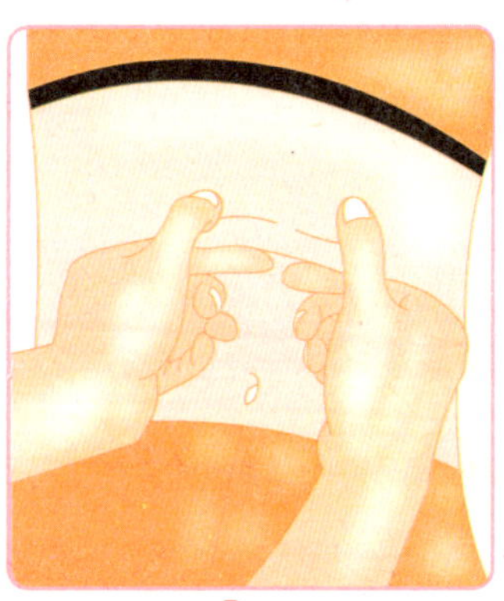

3 按揉穴位

用食指指端用力，按揉建里、中脘、天枢（3-1）、神阙、气海、关元（3-2）穴各约30秒钟。

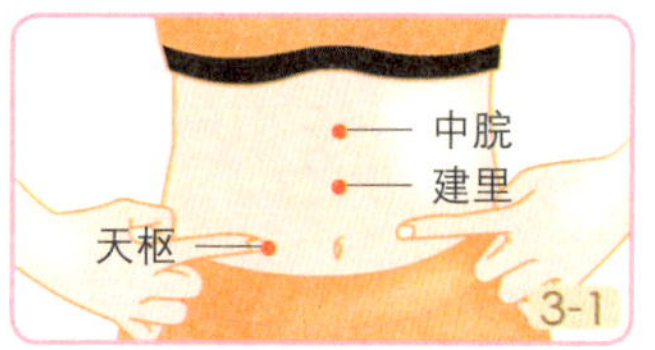

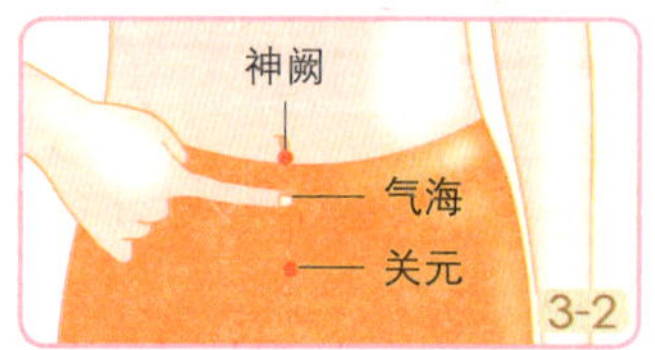

腹部经穴消脂按摩法

Step 1: 仰卧，在消脂部位涂上药物介质以增加手法疗效，用手掌和掌根在腹部按揉2～3分钟。

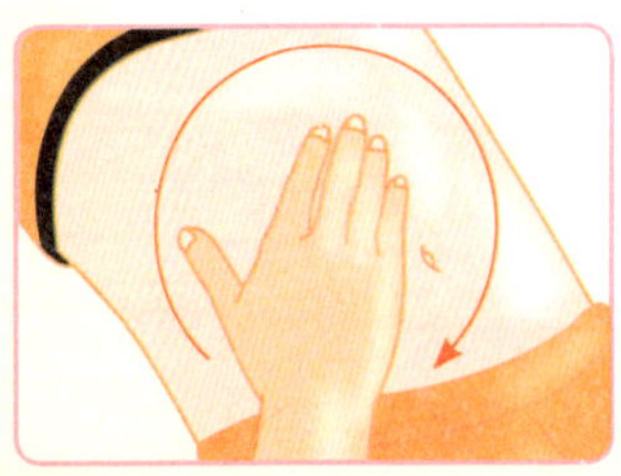

Step 2: 用双手掌和掌根顺时针依升结肠、横结肠、降结肠、乙状结肠部位做按揉法约3～4分钟。

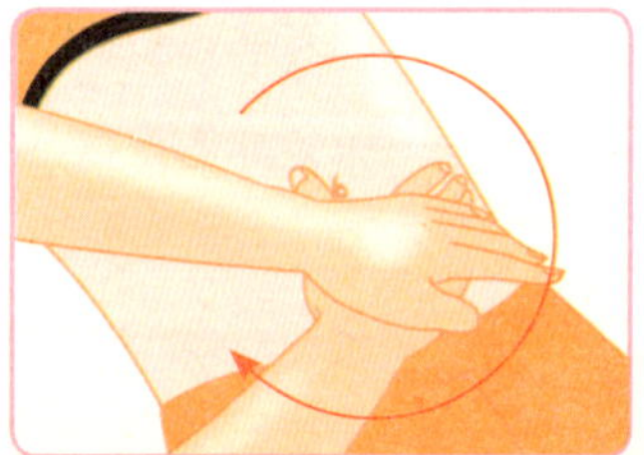

Step 3: 在中脘、气海、水分、关元、子宫、天枢穴，反复点、按、拨，以泻法为主，从而达到减肥的目的。

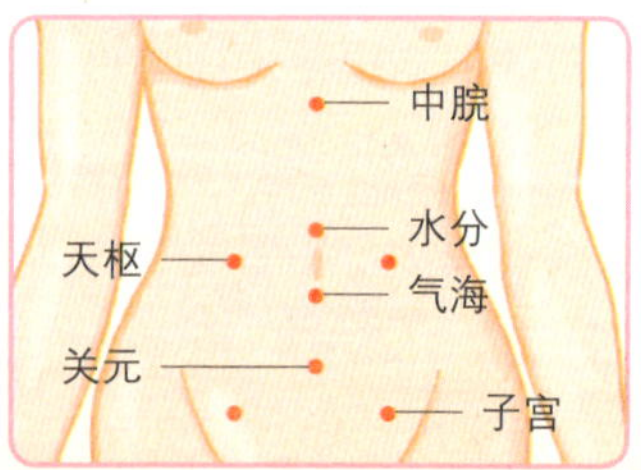

紧致肌肤，塑造理想腰线

腰部塑形

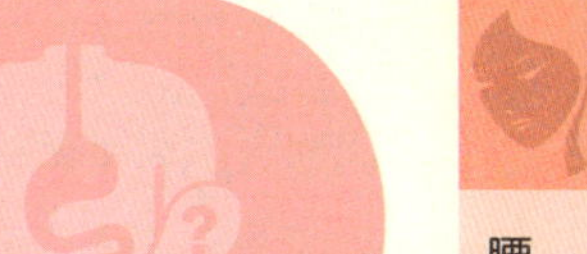

美腰按摩法

1 捏腰肌

俯卧，双手拇指指面与并拢的4指指面相对用力，自上而下拿捏腰部两侧，各10～20次。

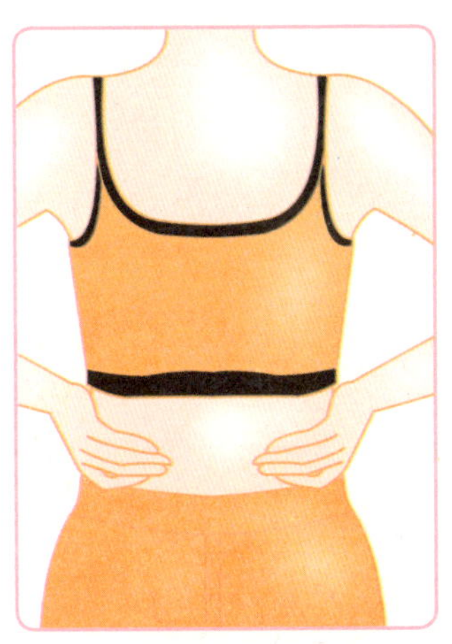

2 点按穴位

以拇指指端着力，按揉三焦俞（2-1）、肾俞（2-2）、气海俞（2-2）、大肠俞（2-3）各30秒钟。点按委中穴（2-4）。

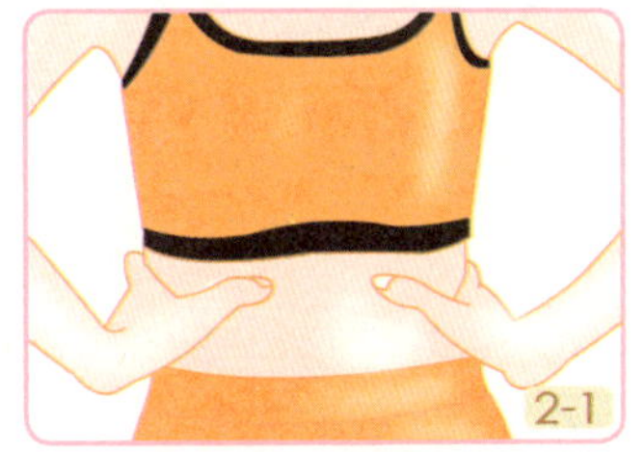

2-1

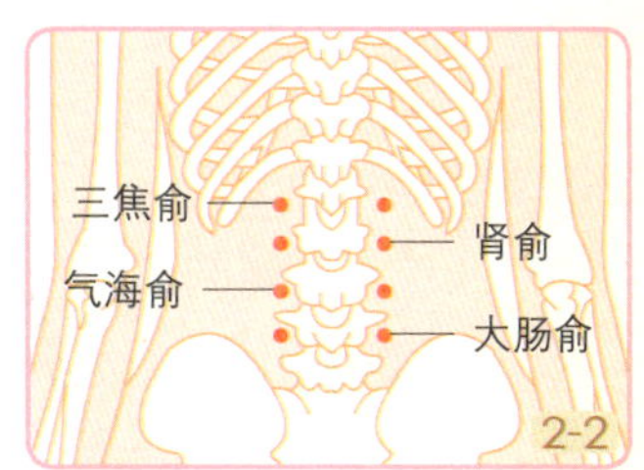

2-2

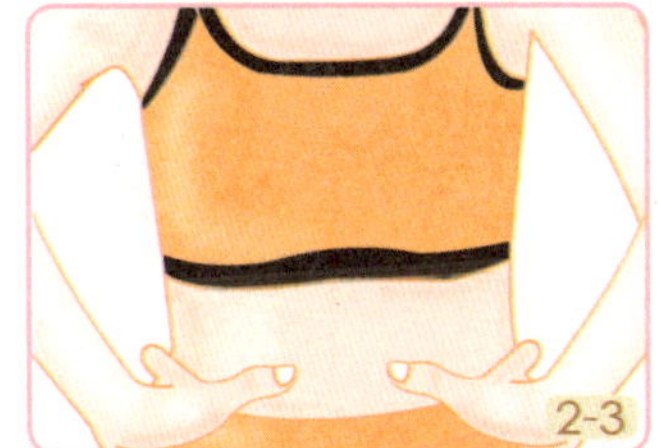

2-3

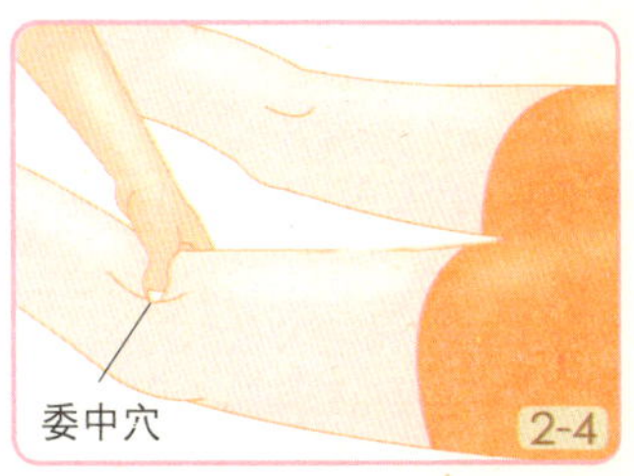

2-4

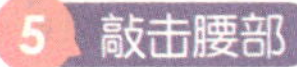

3 擦腰部

用手掌横擦腰部，以发热为度。

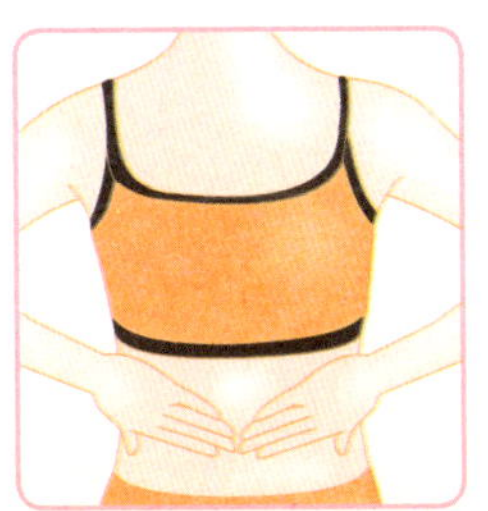

4 活动腰部

腰部做旋转运动2分钟，后仰、前弯、侧曲1分钟。

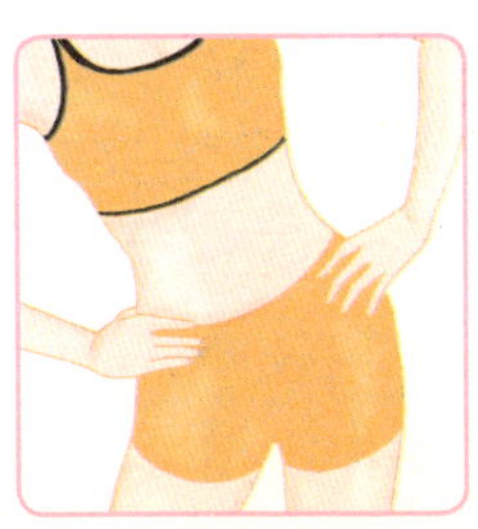

5 敲击腰部

自我按摩时可用空拳捶击腰骶部约2分钟。

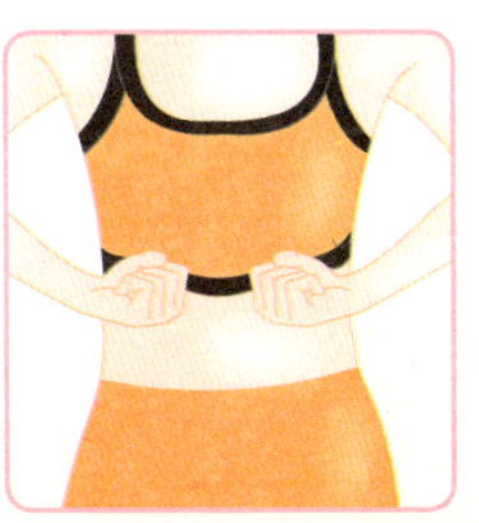

6 擦腰骶部

用双掌内侧擦摩腰骶部至发热。

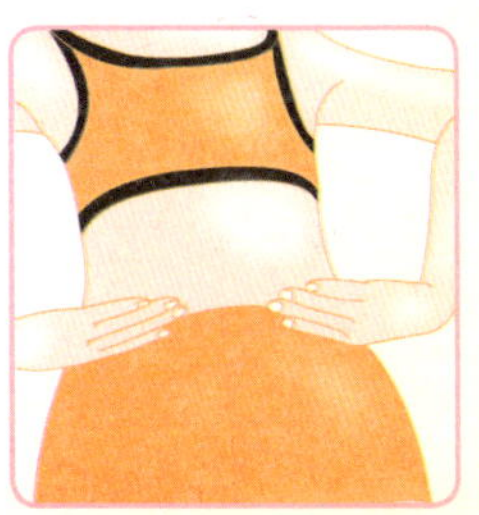

chapter

提升臀线，匀称臀形

翘臀消脂

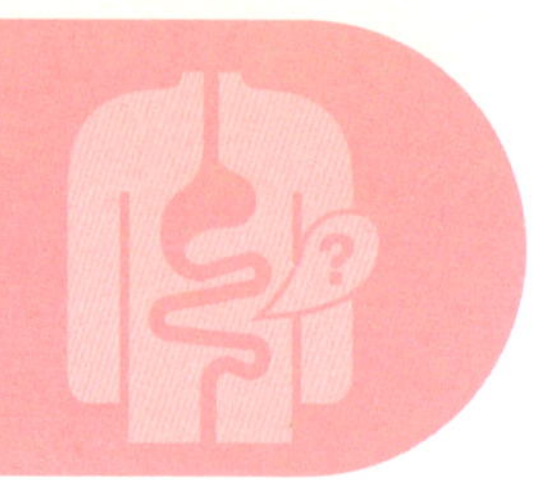

美臀按摩法

Step 1: 俯卧，按摩者以掌根按揉臀部约3分钟。

Step 2: 双手大拇指指面和其余4指相对，用力提捏臀部肌肉，呼提吸放，有节律，重复数次。

Step 3: 用双手拇指指端或一侧的肘尖着力，按揉两侧环跳穴。

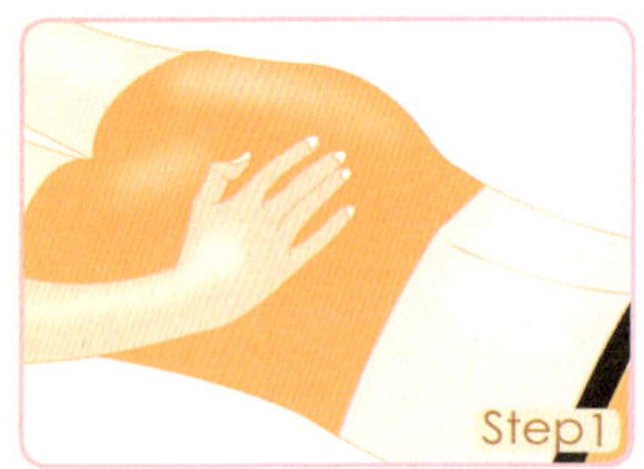

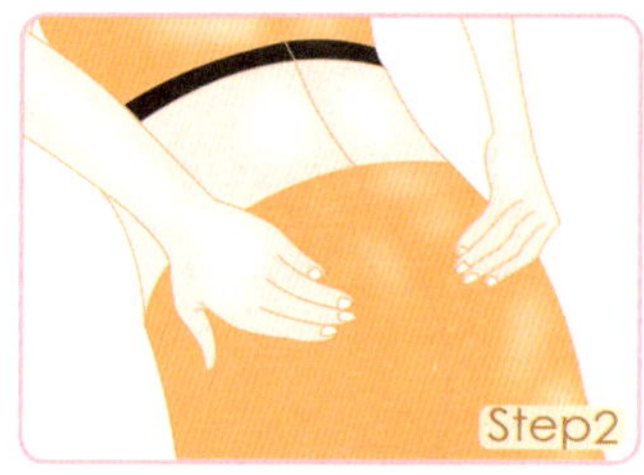

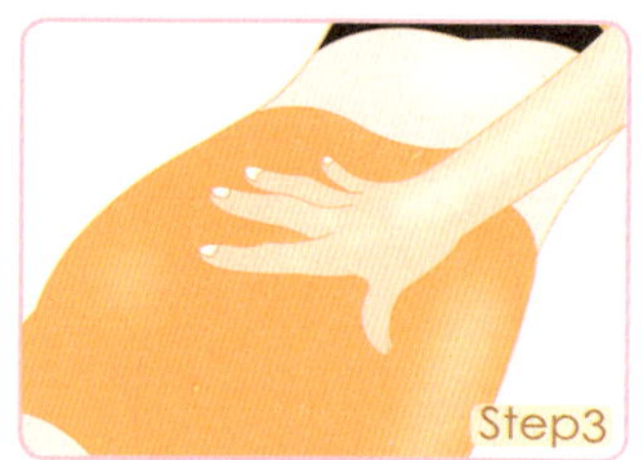

Step 4: 双手5指并拢，用虚掌自上而下拍打臀部3～5遍。

Step 5: 仰卧，双腿平放，双手握拳，抵住臀部，约2～3分钟。

Step 6: 俯卧，双手掌拍臀部，直至有麻热感；或用双手手掌从大腿根处向臀部上方做螺旋状揉擦，反复15次，还可以从臀部和腿的交接处，用手将臀部向上托擦至腰部。

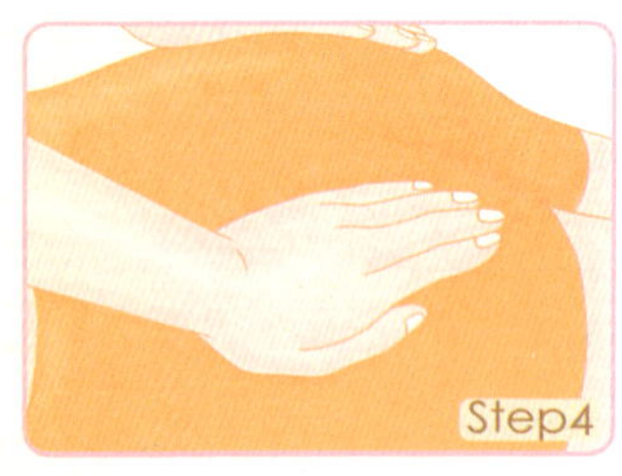

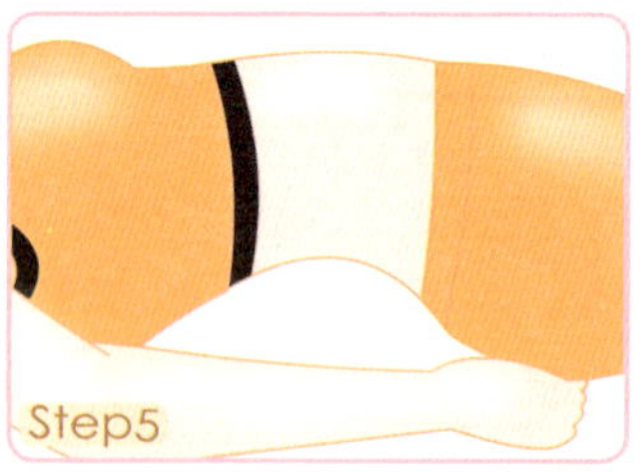

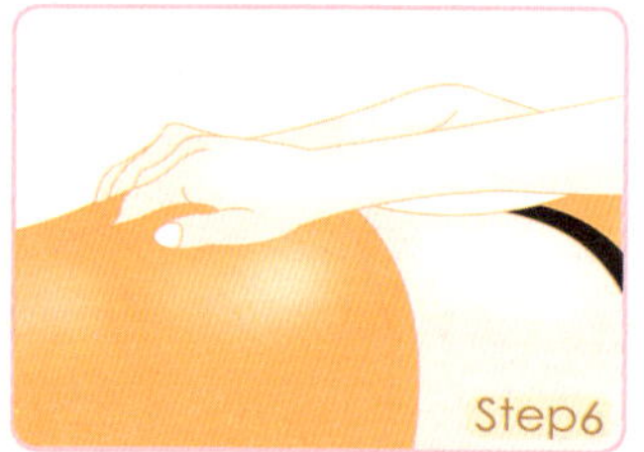

● 美臀消脂按摩法

在髂棘3点（髂棘下1寸及左右各1寸），大转子3点（大转子及其前后各1寸），臀中央5点（上、下、左、右，相距各1寸），承扶3点（左、右，相距各1寸），用双手拇指按压各约10秒钟。

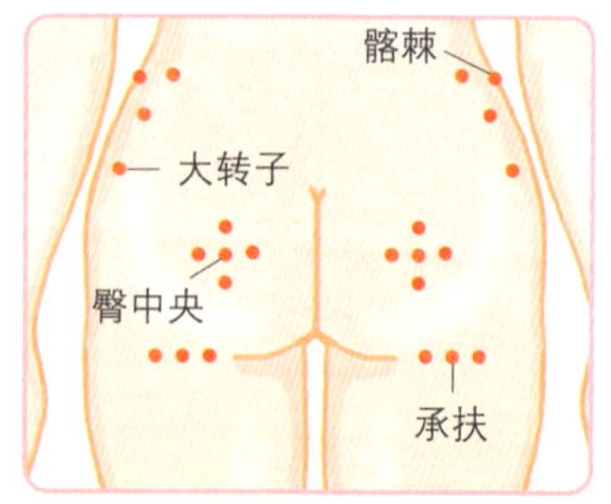

消脂紧肤，美化线条

瘦腿纤肌

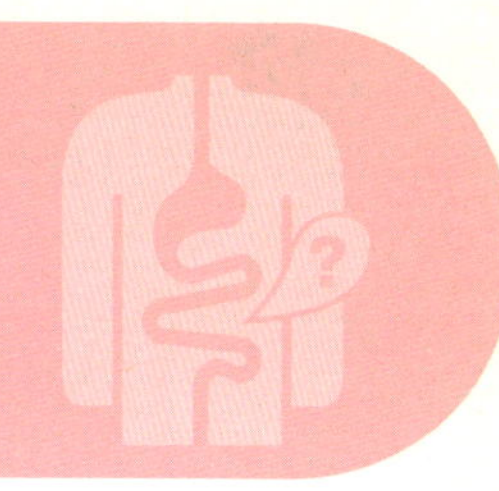

大腿消脂按摩法

Step 1: 拧捏大腿，双手像拧毛巾一样，揉捏大腿肌肉，由膝部开始到大腿根部为止，一点一点拧捏，有助于加速大腿脂肪的消解。重复5次。

Step 2: 双手手掌掌根由膝部开始向大腿根部移动，用力按压大腿正面。重复5次。

Step 3: 双手交替用掌心从膝部摩挲至大腿根部。做10次。

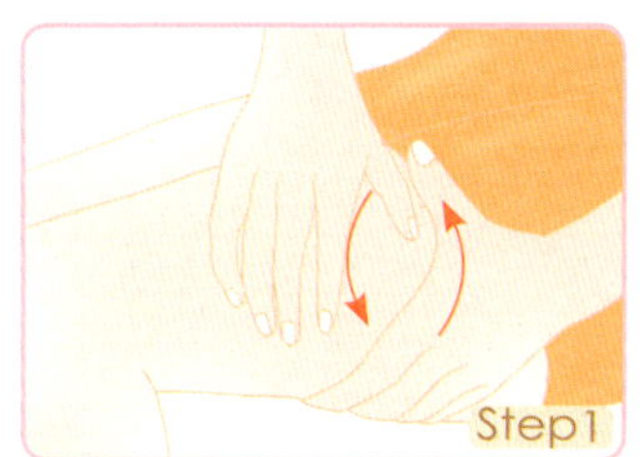

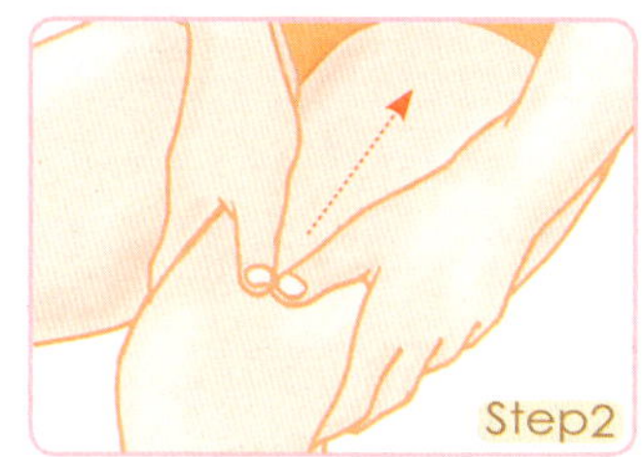

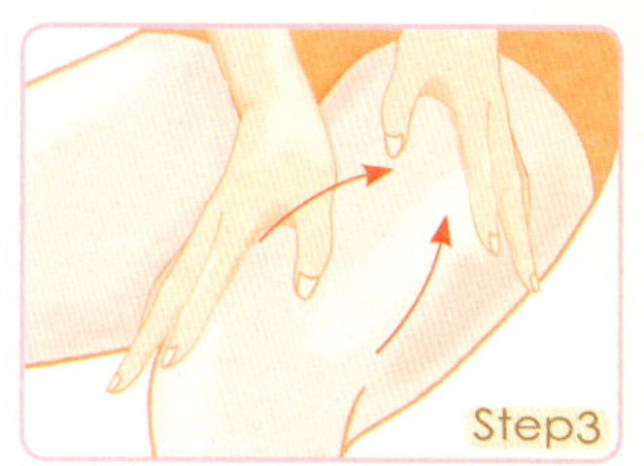

小腿美化按摩法

Step 1: 将双腿浸泡于温水中，使肌肉松弛后按摩效果最佳。

Step 2: 将浴皂擦在手掌或毛巾上，由膝盖向足跟方向做有节律的螺旋状按摩，先由上而下，再由下而上，反复数次。

Step 3: 用清水将皂液冲洗干净，用干毛巾将腿上水拭干后均匀地涂抹上润肤油，再由膝盖向下至足跟，做环状按摩5～10次。

Step 4: 双手以拧毛巾的方式，揉捏小腿肌肉，从脚踝开始至膝部下方为止，一点一点进行拧扭，做3～5次。

Step 5: 用双手夹住小腿，由脚踝开始向膝部，像画圆圈一样向上摩挲3～5次。

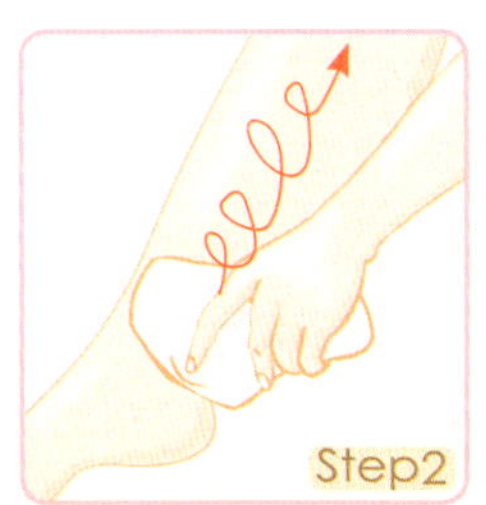

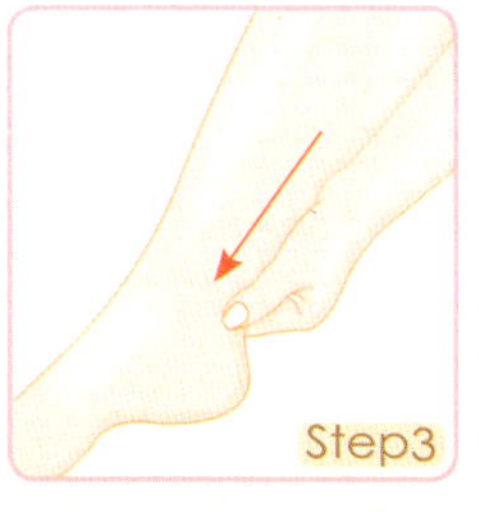

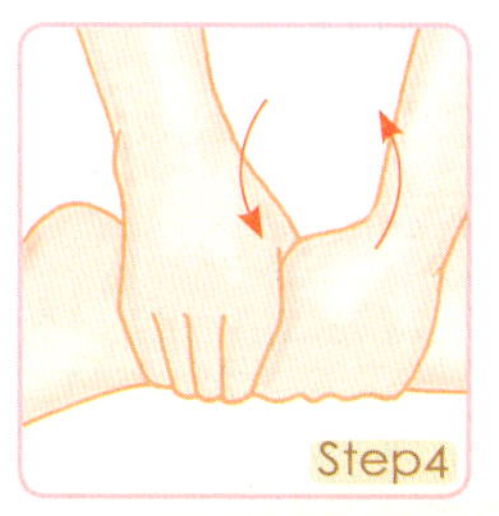

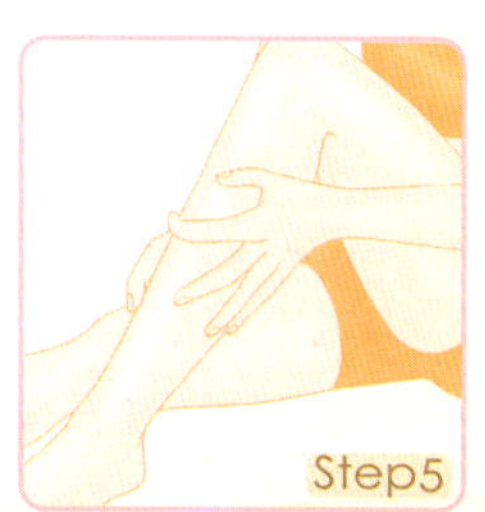

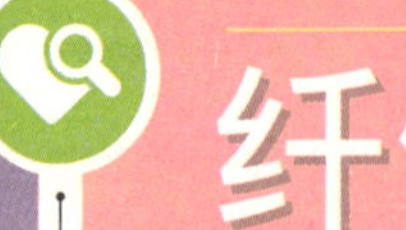

chapter

塑造优美臂部线条

纤臂

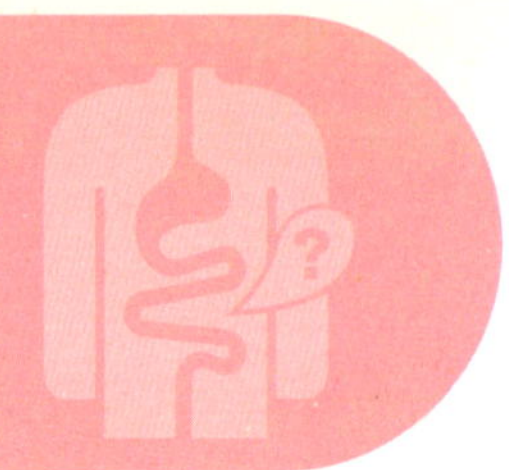

塑形标准

臂部肌肉应结实而富有弹性，圆润而无赘肉，纤细而不瘦削。

最佳比例：上臂围＝大腿围1/2，臂宽：面宽＝1：2，两臂平伸的宽度：身高＝1：1。

按摩方法

Step 1: 手掌或小鱼际轻拍手臂内外两侧，由内向外，由上而下，反复数次，直至皮肤红润，有胀热感。

Step 2: 用拇、食指将较厚的臂部皮肤提捻起，并稍加震动，反复数次。

Step 3: 将5指平伸，举上臂，另一手拇指及掌部由上而下，从手腕部到上臂最上端不停地移动按摩，反复数次。

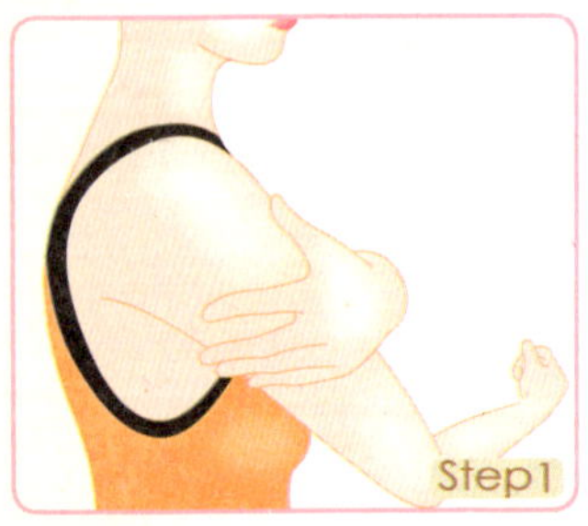

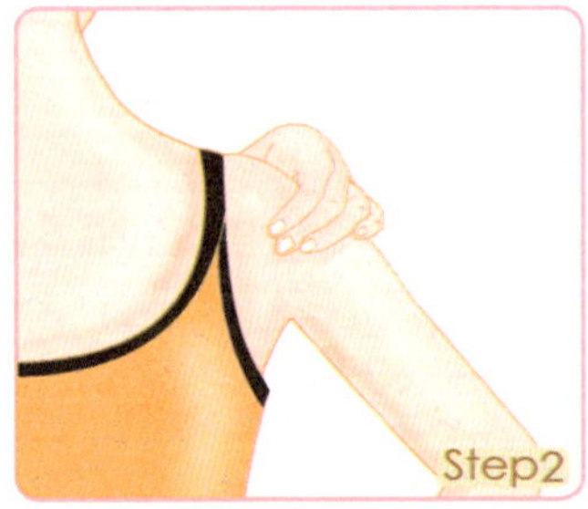

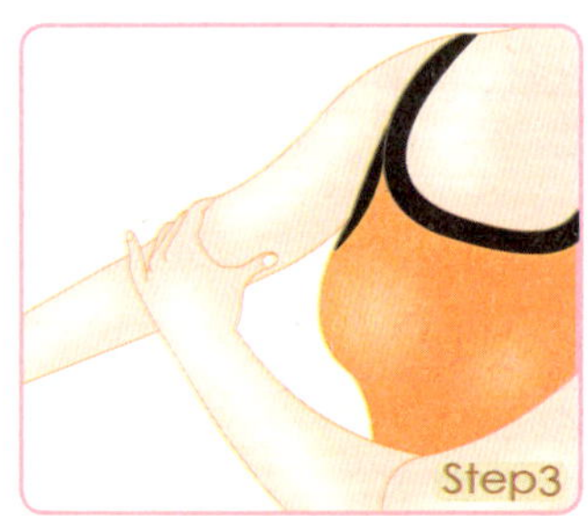

生活小贴士

臂部防皱修长操：

1. 扣手后伸。站立，双腿与肩同宽，双手在身后十指交叉互扣，上身挺直，吸气时以髋关节为轴点，弯下上身与双腿成90度，双手在身后随着上举，并尽量向上伸展。保持5秒。呼气回复到开始时的动作。重复6～10次。
2. 扣手前伸。站立，双腿并拢，双手在身前十指交叉互扣，上身挺直，吸气时以髋关节为轴点，弯下上身与双腿成90度，双手同时抬至头前，尽量向前伸。保持5秒。呼气回复到开始的动作。重复6～10次。

正直骨骼，收紧肌肤

消腿脚水肿

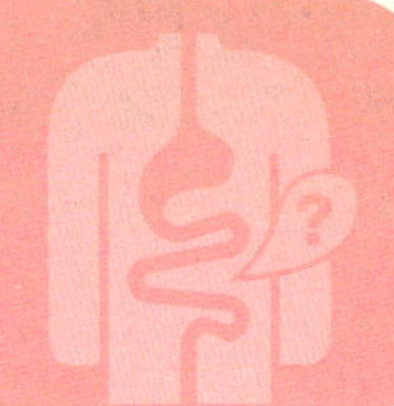

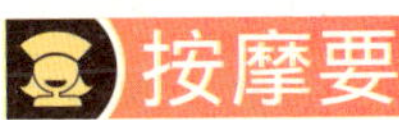

按摩要点

按摩的准则是“由下至上”，按照从脚尖到小腿，进而通过膝部经由大腿到大腿根的顺序进行按摩。除了用手抚摸腿的表面，还要组合使用推拉摩挲等按摩手法柔软赘肉，这样能进一步提高按摩效果。

按摩方法

1 按压趾间

用拇指强力按压趾间。做1次。

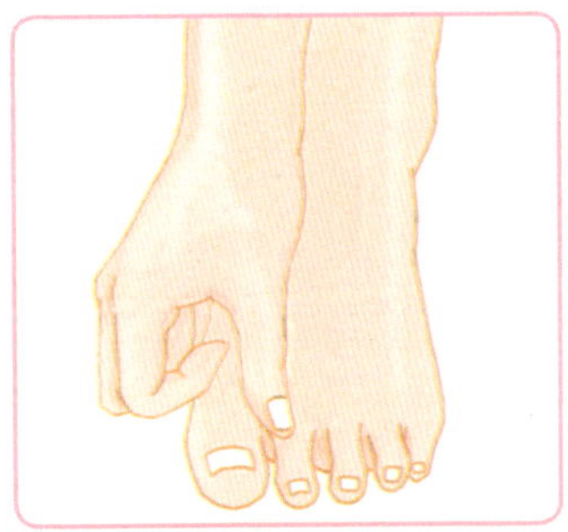

2 挤压腿部

由脚踝开始向大腿根部，以双手夹住的方式按压。

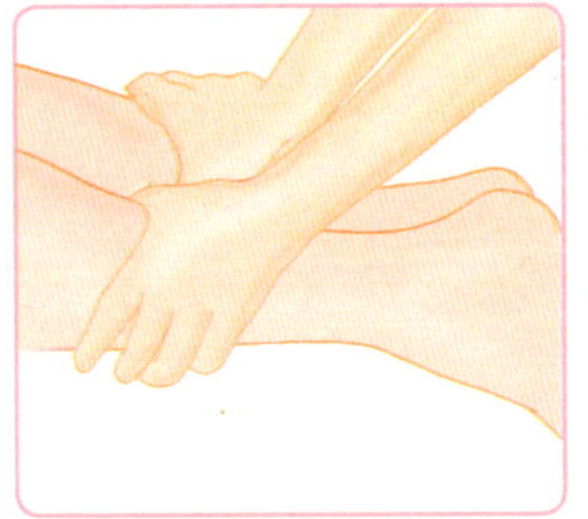

3 交替摩挲小腿

双手交替向上摩挲从脚踝到膝部的部位。做1次。

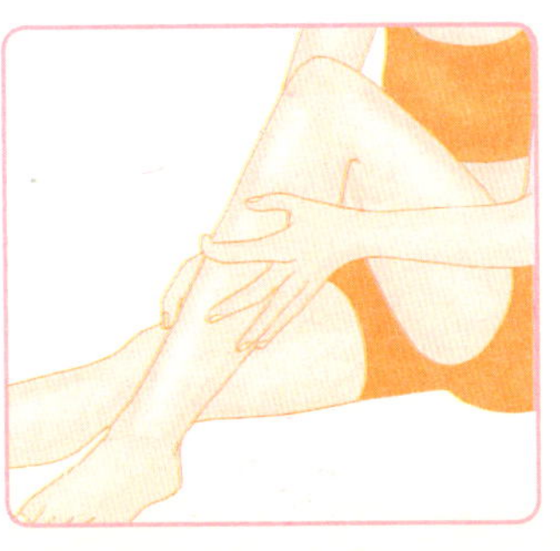

4 按三阴交

由三阴交穴位开始向膝部推拉。

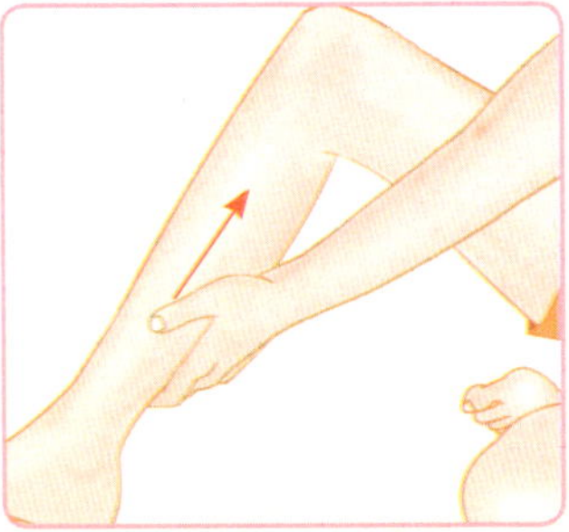

5 按足三里

从脚踝开始向足三里穴按压。

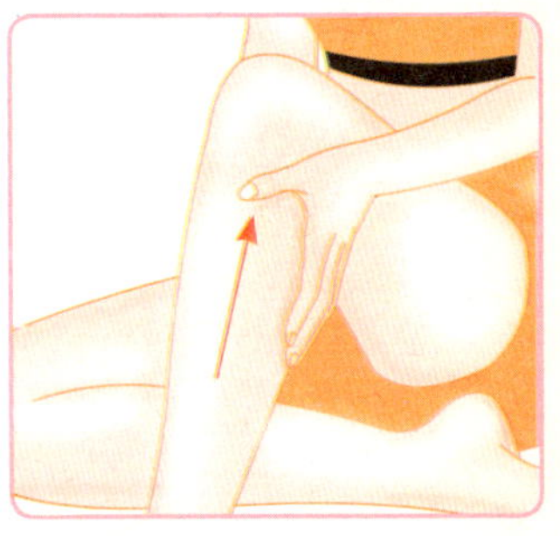

6 圆摩小腿

从脚踝至膝部下方，以画圆圈的方式按摩。

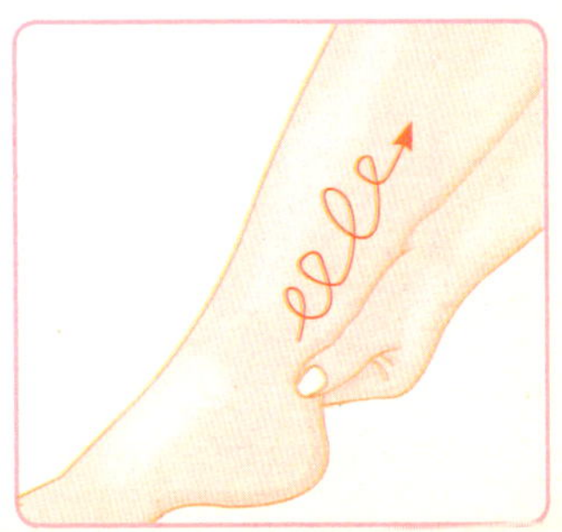

7 按压膝后淋巴

屈膝，双手的中指及无名指按压膝部的内侧。

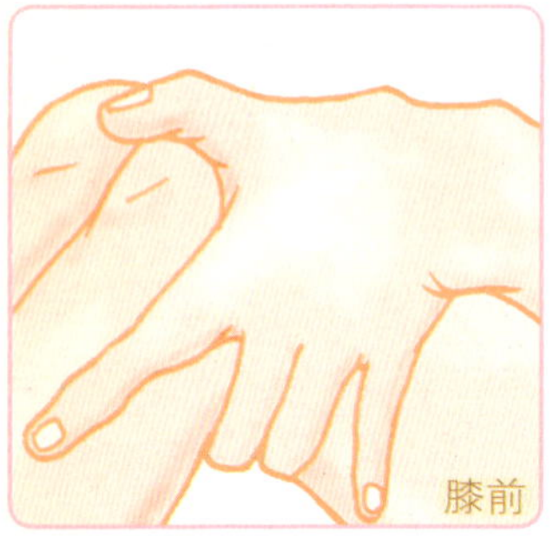

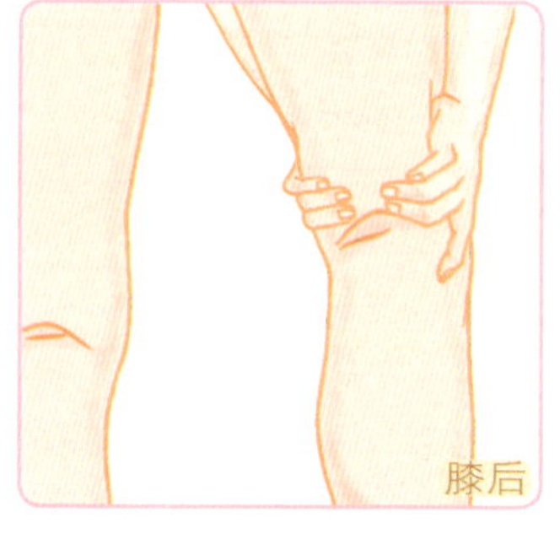

8 拧捏大腿

由膝部开始向大腿根部，用双手像拧毛巾一样进行揉捏。

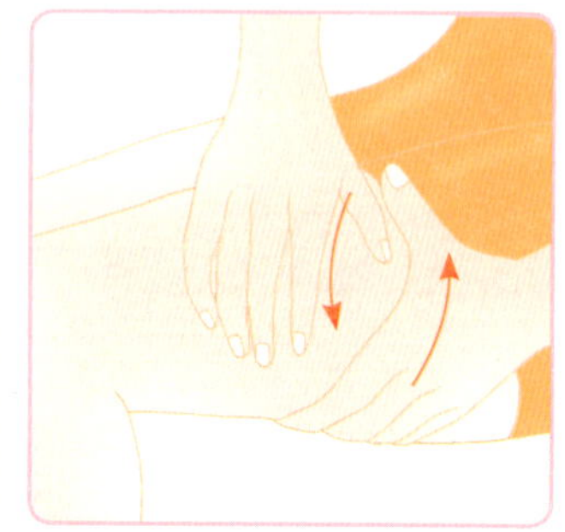

9 圆摩大腿

用双手的掌心从膝部至大腿根部以画圆圈的方式进行摩挲。做1次。

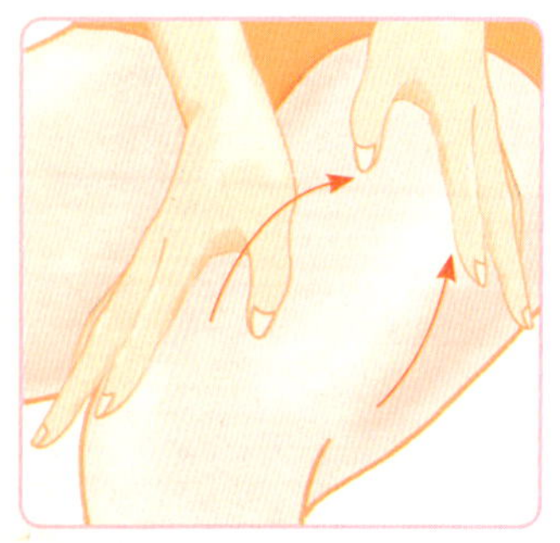

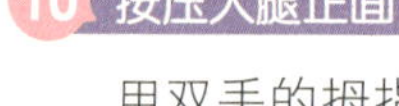

10 按压大腿正面

用双手的拇指从膝部开始至大腿根部，按压大腿的正面。做1次。

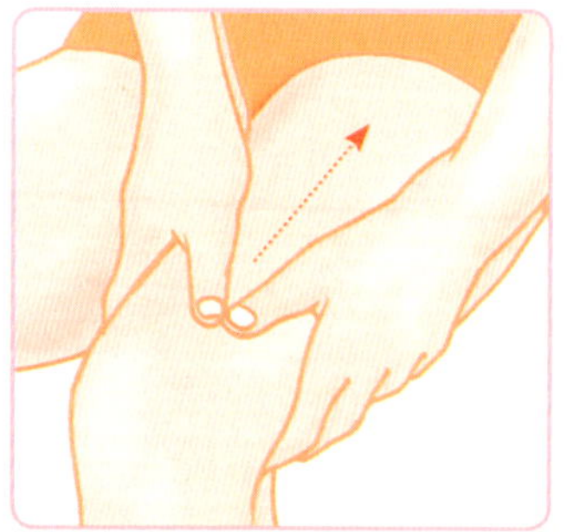

11 摩挲大腿根部淋巴

仰卧，用4根手指轻轻摩挲大腿根部。

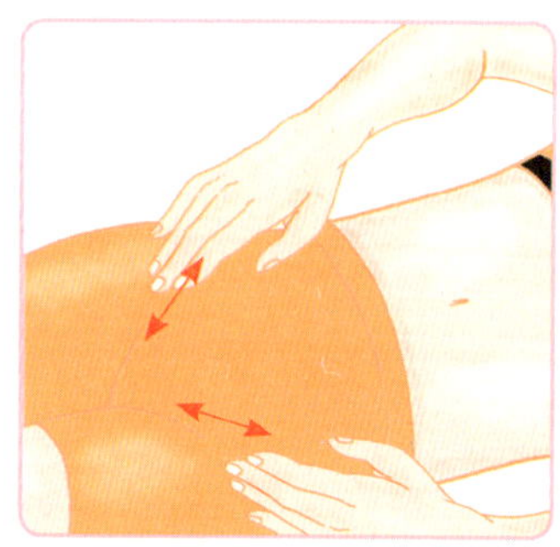

生活小贴士

造成水肿的原因很多，比如睡眠不足，盐分、水分的过量摄取等等。另外，女性与男性相比，由于其肌肉少，将静脉的血液回流至心脏的动力不足，因此容易出现水肿。如果忽视腿脚部的水肿，会变得容易疲劳，造成进一步水肿的恶性循环。因此，如果不注意纾解腿部的疲劳，体内水分就会积攒，影响血液循环，降低人体的新陈代谢，从而造成脂肪堆积。

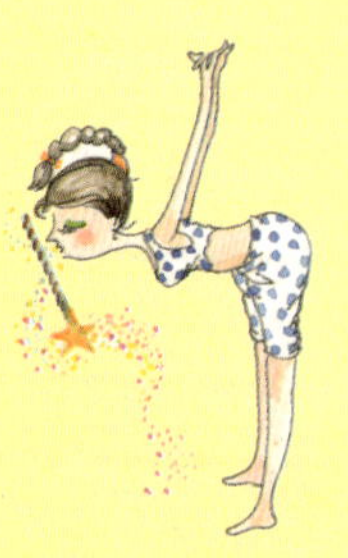

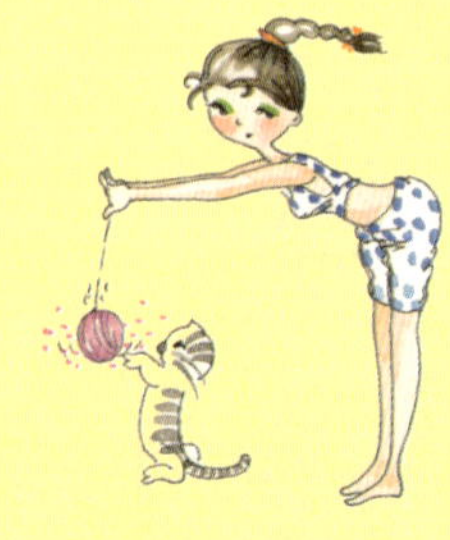

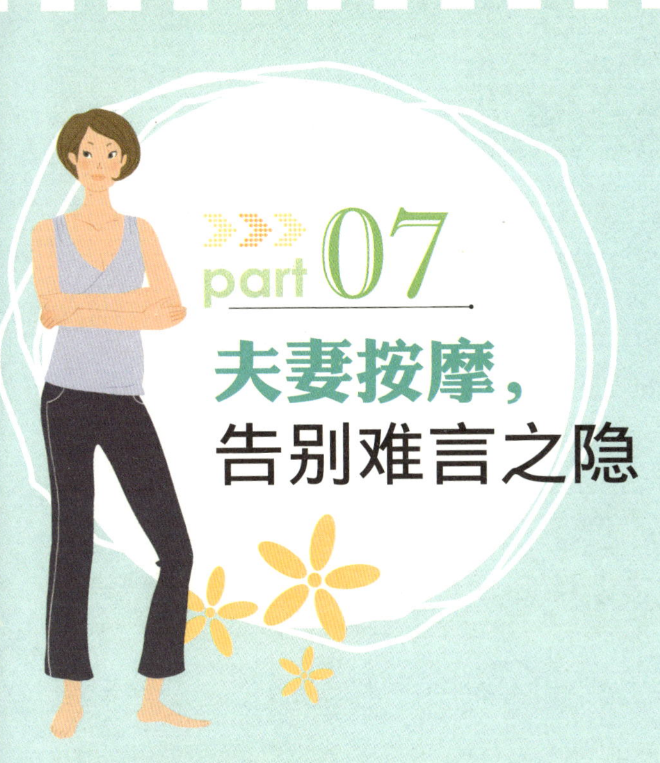

part 07

夫妻按摩，告别难言之隐

massage

chapter

顺畅气血，辨证施治

月经不调

月经不调是指月经周期、经量、经质、颜色等非正常的病理性改变，并伴有其他的症状。周期的改变包括月经先期、月经后期、月经先后不定期；经量的改变包括月经过多或过少等。现代医学认为，月经是子宫内膜的周期性出血，和卵巢激素有关。营养失调、精神过度紧张、寒冷都可致卵巢激素分泌异常，从而导致月经不调。

中医辨证分型

气虚血瘀型 可见量多色淡、腹胀便溏、头晕心慌。

痰湿凝滞型 可见胸脘痞闷、量少质稀。血热妄行，可见月经先期、量多色红、心烦口干。

肝肾不足型 可见经期混乱、腰膝酸软、头晕耳鸣。

精神抑郁型 可见经期不定、胸闷胁胀、嗳气、食少腹胀。

按摩要点

月经不调的按摩以腰腹部为主，患者局部有酸胀的感觉；在中医辨证分型的基础上重视其他手法的运用。

按摩方法

1 摩小腹

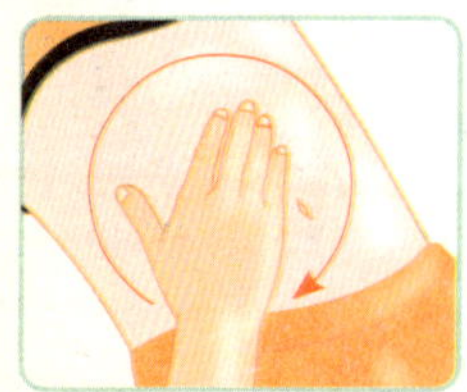

手掌紧贴腹部，顺时针方向摩腹5分钟。

2 揉小腹

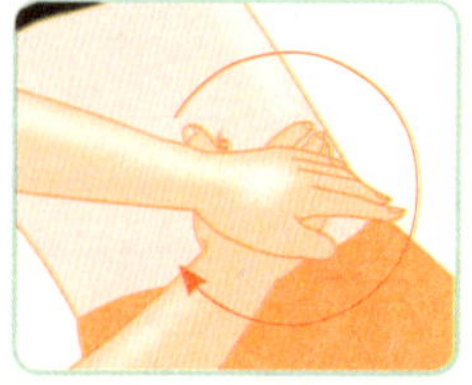

以小腹为主顺时针缓慢揉腹4分钟，力度适中。

3 点穴位

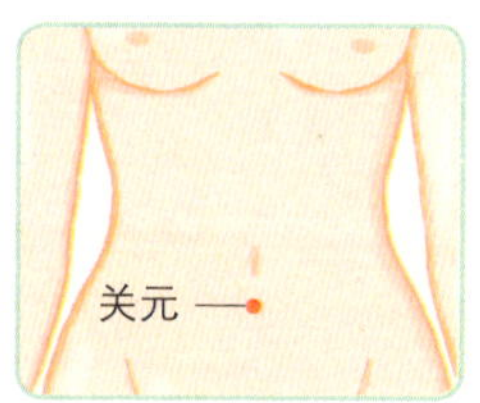

3-1 点揉关元1分钟。

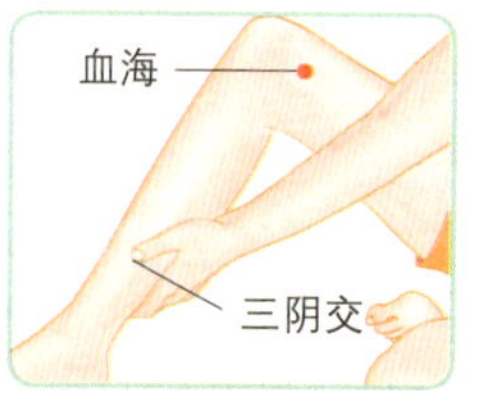

3-2 点揉血海、三阴交1分钟。

4 点穴位

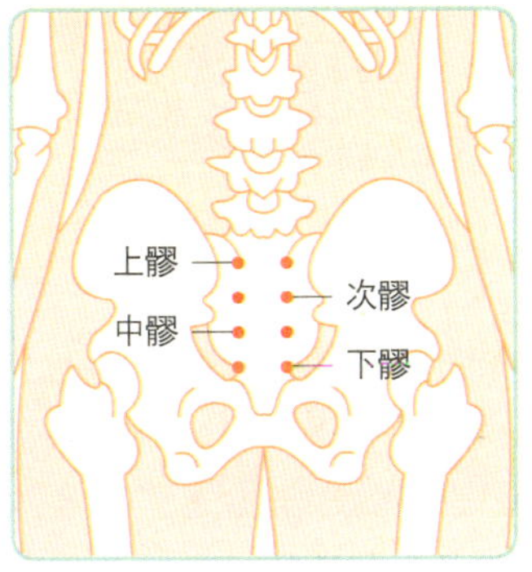

4-1 点八髎2分钟。

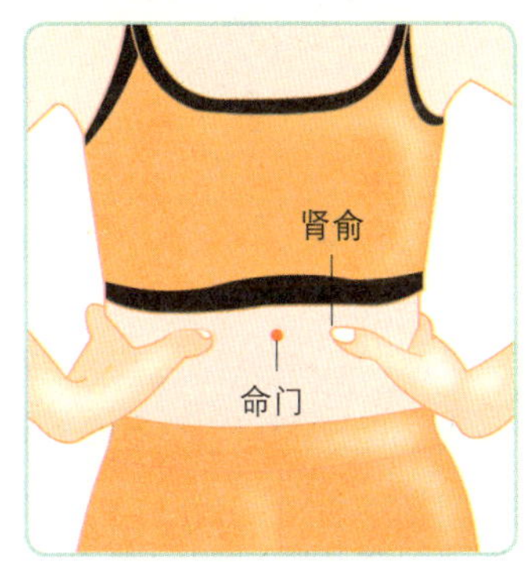

4-2 点肾俞、命门各2分钟。

5 横擦腰骶

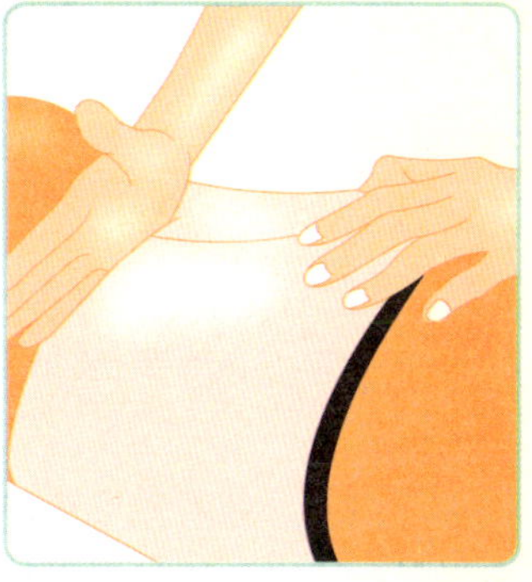

以肾俞、八髎为主，横擦腰骶部，以透热为度。

辨/证/加/减

A 气虚血瘀型

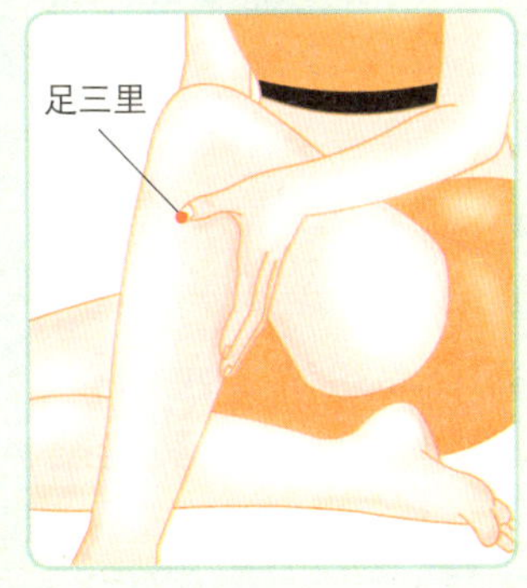

A-1 按足三里1分钟。

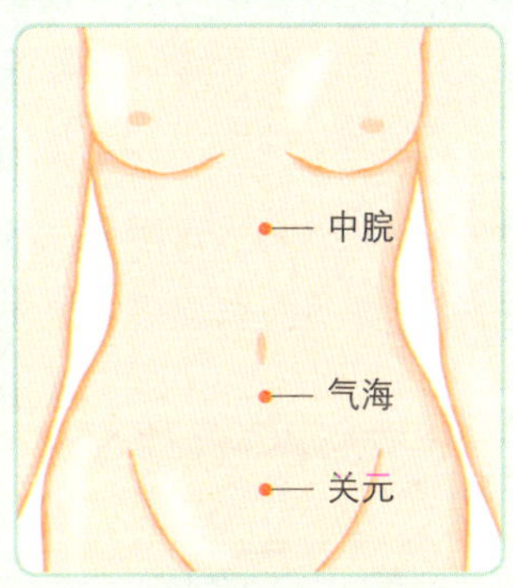

A-2 按摩图中各穴1分钟。

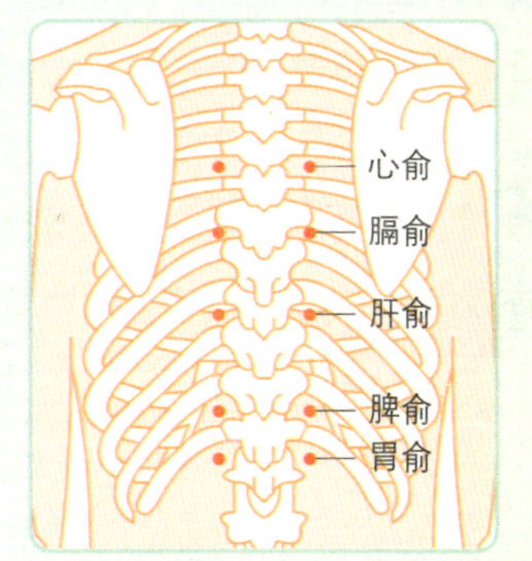

A-3 按摩图中各穴1分钟。

B 痰湿凝滞型

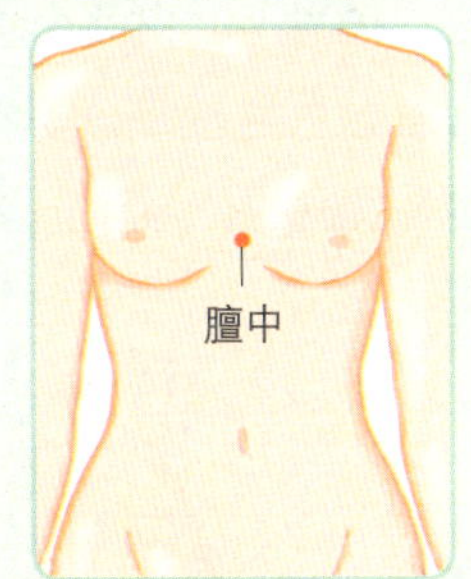

B-1 点揉、分推膻中各2分钟。

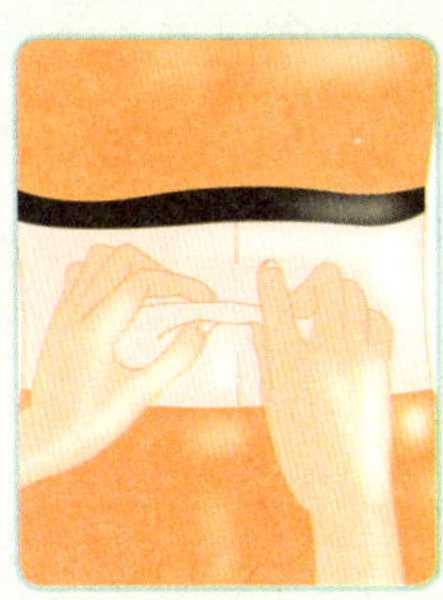

B-2 捏脊5遍。

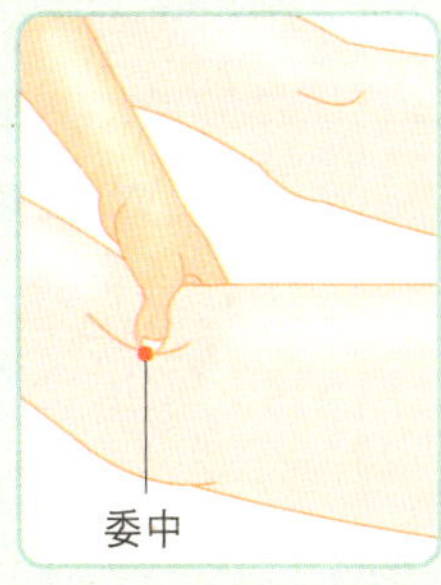

B-3 按委中2分钟。

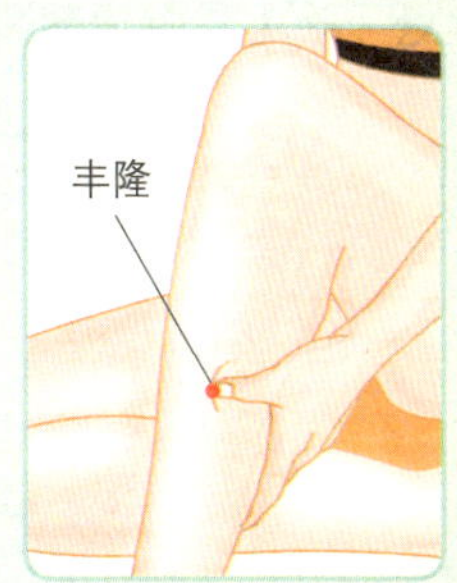

B-4 按丰隆2分钟。

C 血热妄行型

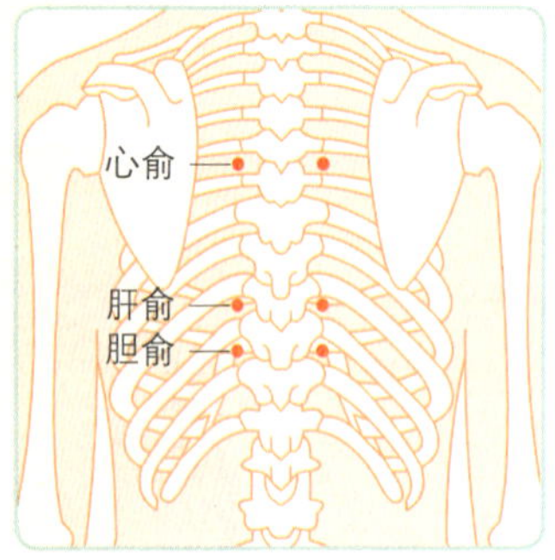

C-1 点揉图中穴位各2分钟。

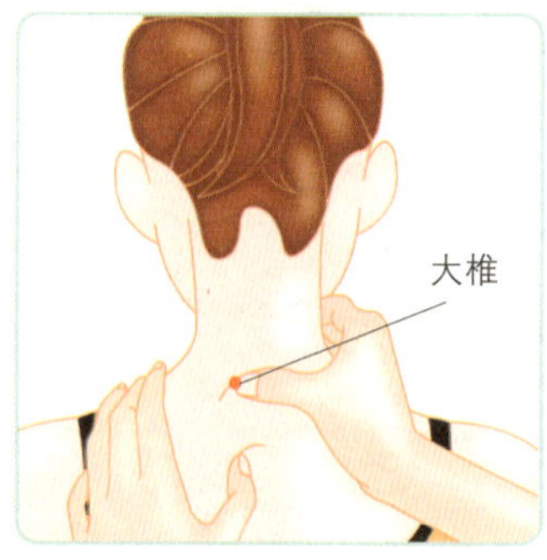

C-2 拇指揉大椎2分钟。

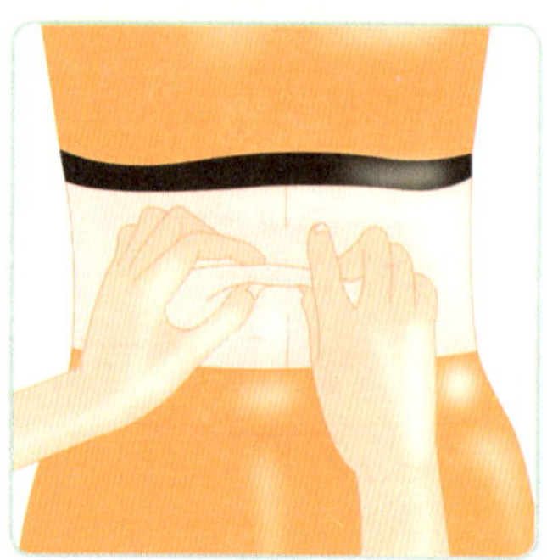

C-3 捏脊5遍。

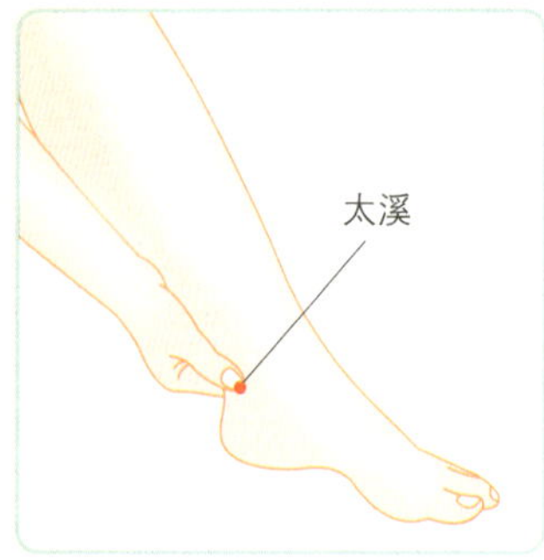

C-4 按揉太溪1分钟。

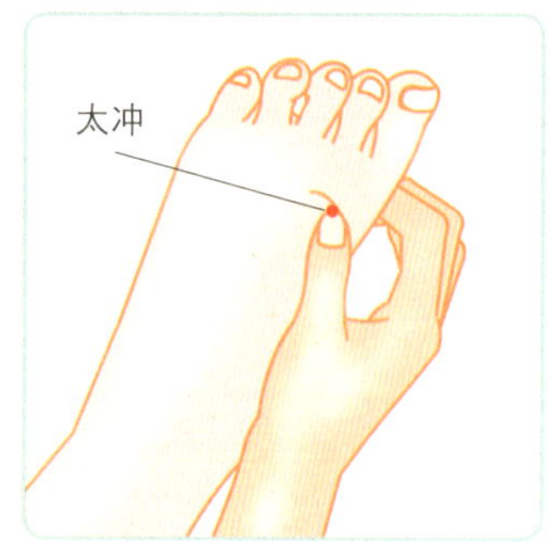

C-5 按揉太冲1分钟。

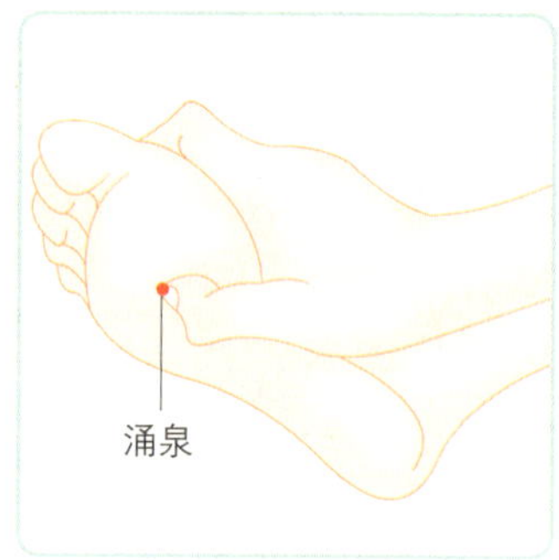

C-6 按揉涌泉1分钟。

D 肝肾不足型

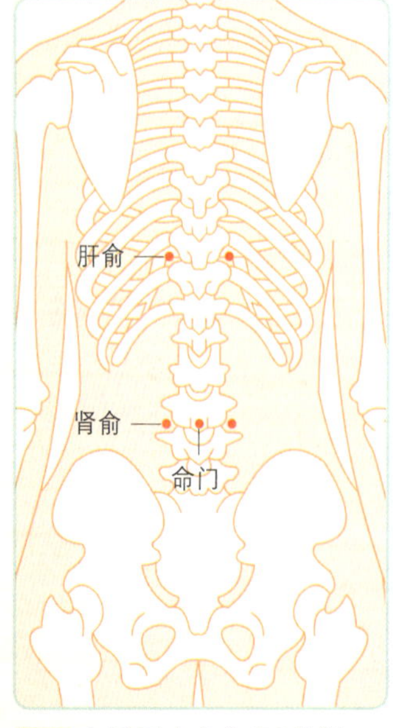

D-1 点揉图中穴位各2分钟。

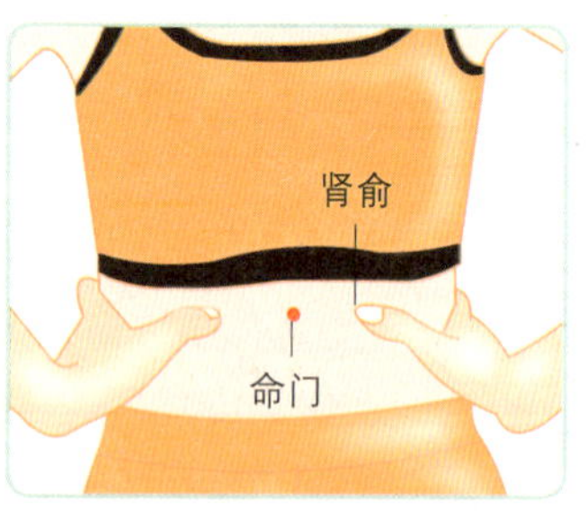

D-2 指揉肾俞、命门各1分钟。

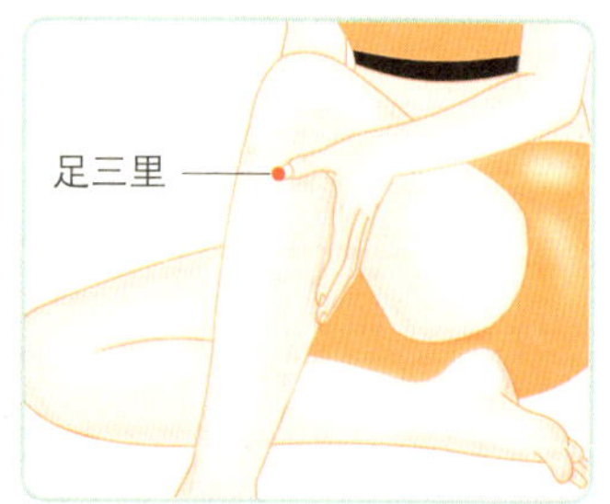

D-3 点揉足三里1分钟。

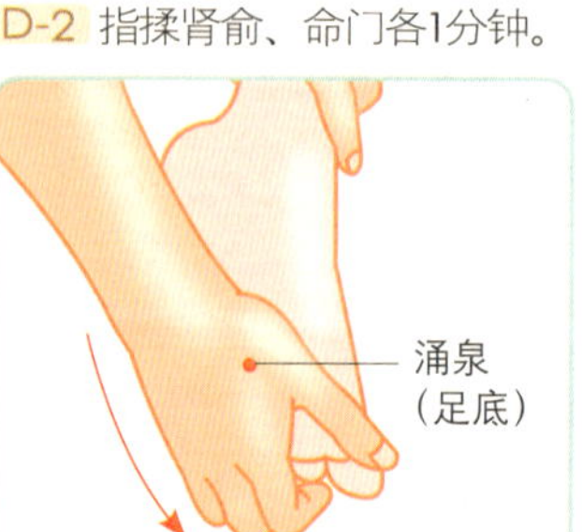

D-4 侧掌擦涌泉穴2分钟。

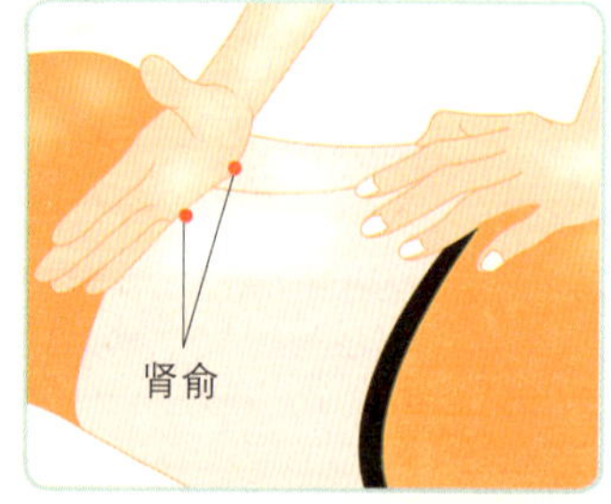

D-5 侧掌擦肾俞穴2分钟。

E 精神抑郁型

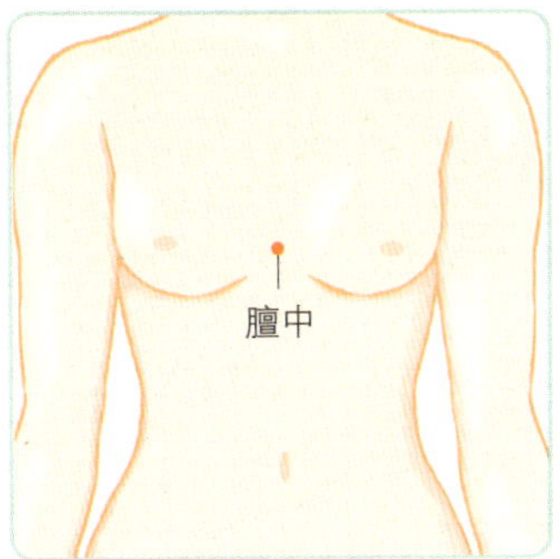

E-1 点揉膻中穴1分钟。

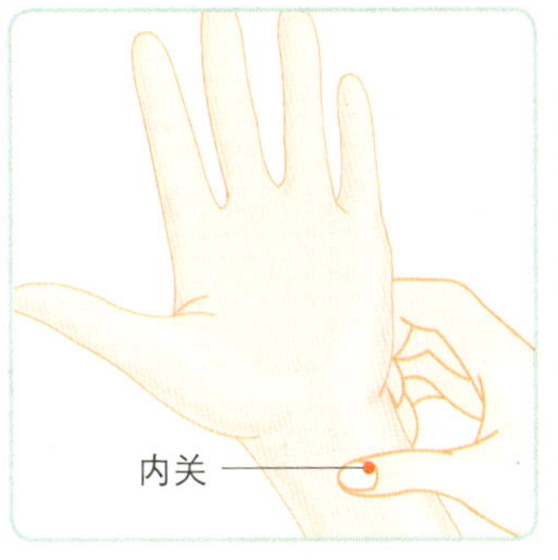

E-2 按揉内关1分钟。

按摩小贴士

1. 器质性病变时应结合其他治疗。

2. 操作时动作要和缓，切忌粗暴，按摩应在经期前后进行。

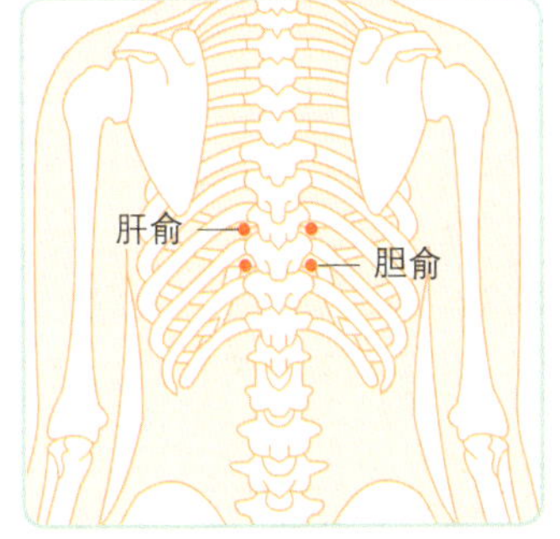

E-3 点揉肝俞、胆俞各1分钟。

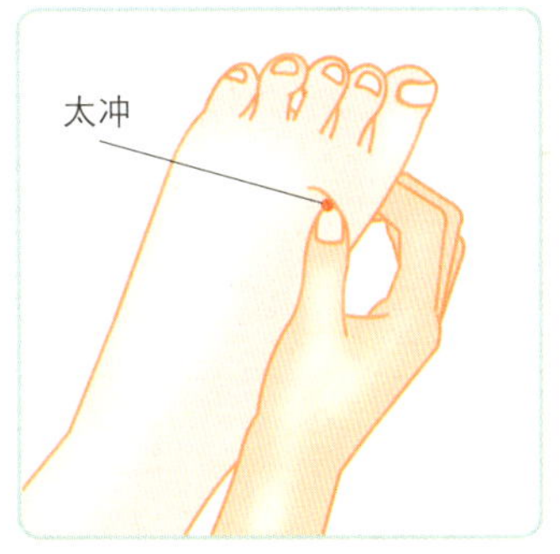

E-4 按揉太冲1分钟。

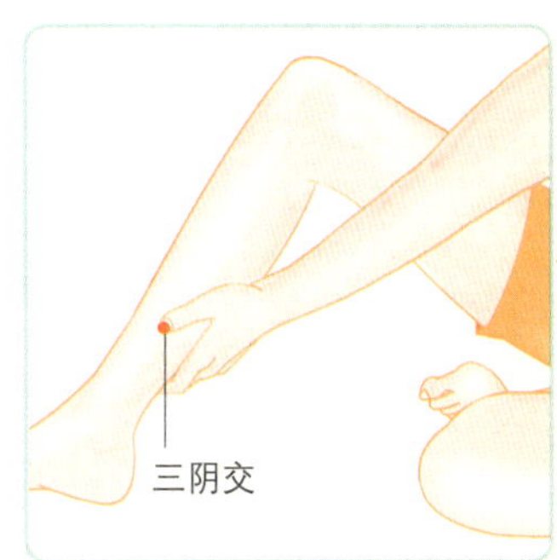

E-5 点揉三阴交1分钟。

生活小贴士

1. 注意饮食的节制，不应暴饮暴食、嗜食偏性、生冷寒凉，以免损伤脾胃、聚湿生痰，从而造成月经病。

2. 劳逸适度，调畅情志，以免扰及冲任而发病。

3. 半卧位休息，多饮水，吃易消化的食物。高热使用物理降温（用水或酒精擦胸背部、脚心）。

4. 避免不必要的妇科检查，以免引起炎症扩散，对急性期要用足量的抗生素治疗。按摩疗法只作配合疗法。

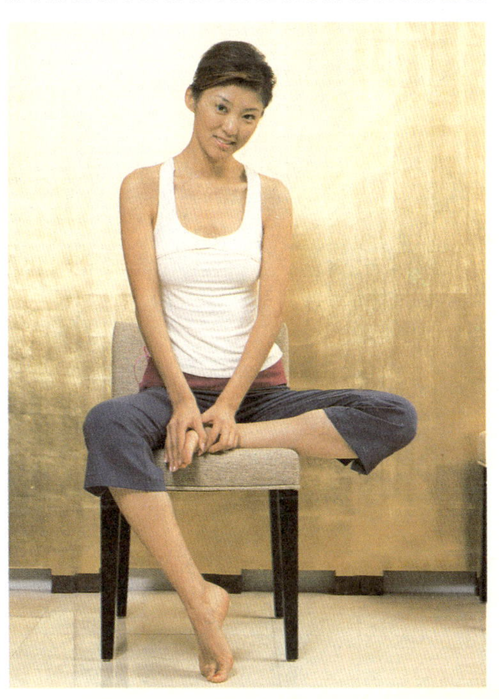

chapter

养肾固冲任

月经量过多

女性在行经期间，阴道大量出血或持续下血，淋漓不断，医学上称之为功能性子宫出血，又叫崩漏。来势急，出血量多的叫“崩”；出血量少或淋漓不净的叫“漏”。

该病理主要是气虚统摄无权，血热经血妄行和血瘀阻滞，新血不得归经。可伴有口干善饮、头晕面赤、烦躁不寐、小腹疼痛、身体乏力、四肢发冷、气短懒言、手足心热、耳鸣、睡眠出汗、腰膝酸软等。

按摩方法

1 摩腹

用一手掌在小腹部做顺时针摩法3～5分钟。

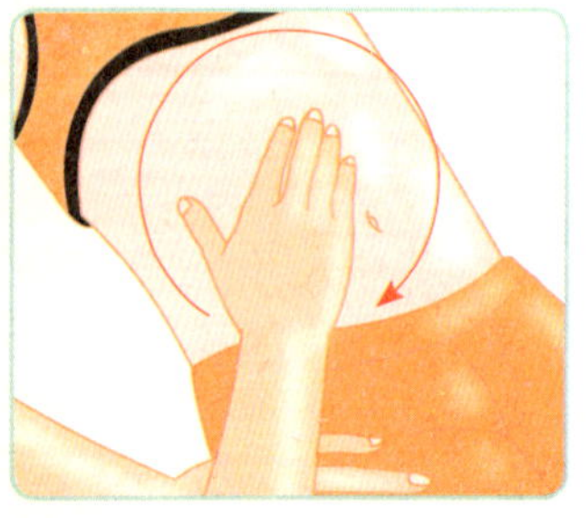

2 按揉关元穴

用食指指腹按揉关元穴2分钟，以有酸胀感为度。

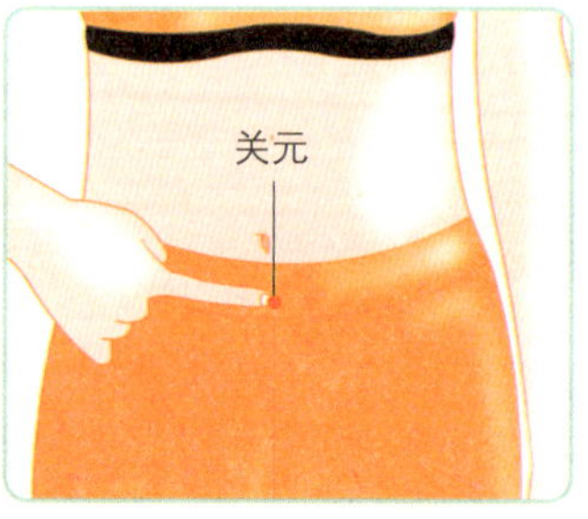

3 按揉血海穴

用一手拇指指腹按揉血海穴2分钟，以有酸胀感为度。

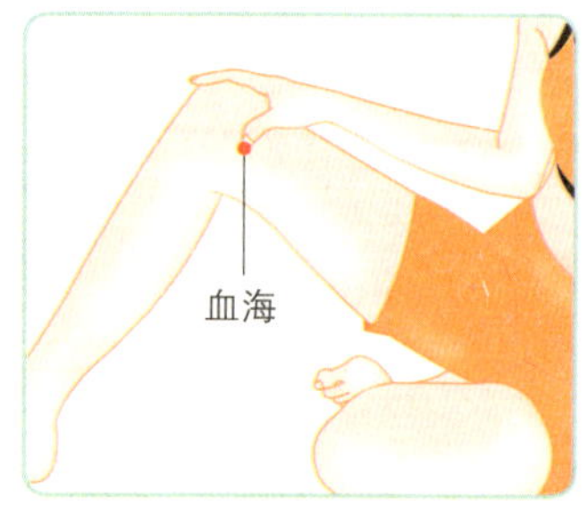

4 按揉三阴交穴

用一手拇指指腹按揉三阴交穴2分钟，以有酸胀感为度。

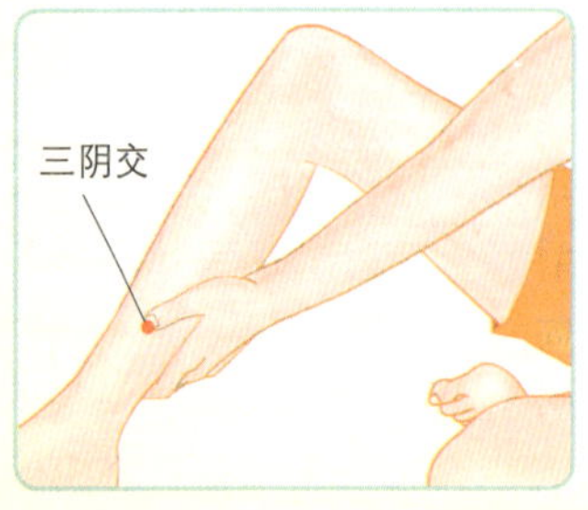

5 掐按隐白穴

用一手拇指指甲掐按隐白穴2分钟，以有胀痛感为度。

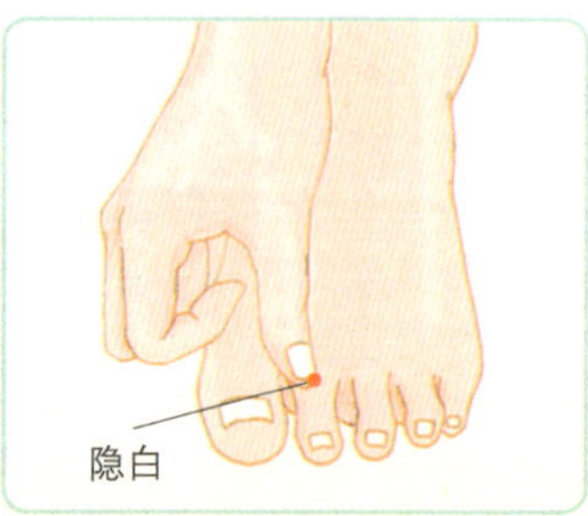

6 掐按断红穴

用一手拇指指甲掐按断红穴2分钟，以有胀痛感为度。

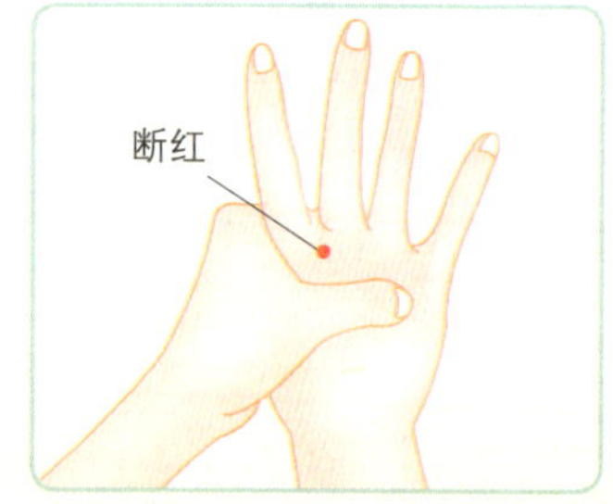

查找原因，不可小觑

痛经

痛经亦称行经腹痛，指妇女在行经期间或行经前后出现周期性小腹疼痛，痛引腰骶，甚至剧痛昏厥的一种病症，常伴有面色苍白、头面冷汗淋漓、手足厥冷、泛恶呕吐等全身症状，分为原发性痛经和继发性痛经。

中医辨证分型

中医认为此病多由劳伤气血或受风寒之邪气，侵袭子宫所致。

实证：痛时拒按，以经前、经期疼痛为主，多刺痛或胀痛，疼痛剧烈，经血色黯或有瘀块。

气滞血瘀型：可见小腹胀痛、血暗有块、胁肋胀痛。

寒湿凝滞型：可见小腹冷痛、经质较稀。

虚证：痛时喜按，以经后疼痛为主，小腹多绵绵作痛或隐痛，经血色淡或量少。

肝肾亏虚型：可见耳鸣眼干，腰膝酸软，易怒。

气血虚弱型：可见小腹绵绵作痛、神疲酸软、面色苍白。

按摩要点

凡行经前开始疼痛者，一般在行经前3～4天即开始治疗。经期痛或经净后仍疼痛不止者，一般从行经前6～7天开始治疗，3个月为一个疗程。痛经的按摩以腰腹部为主，使患者局部有酸胀的感觉；并可根据中医辨证分型加用其他手法，或随症加减。按摩时须排除器质性病变。

按摩方法

1 摩揉小腹

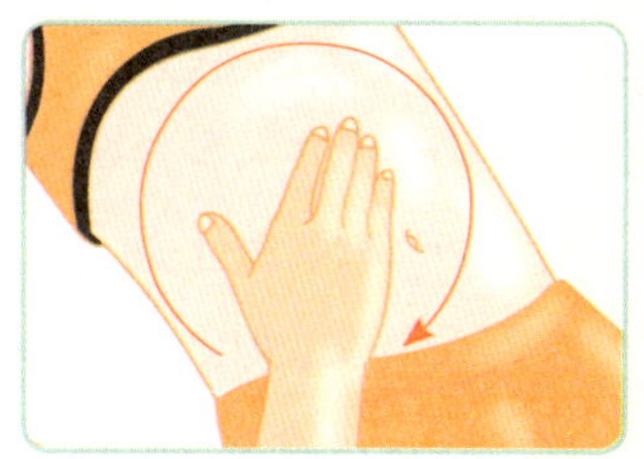

顺时针缓慢摩小腹3～4分钟，力度适中。

2 点揉腧穴

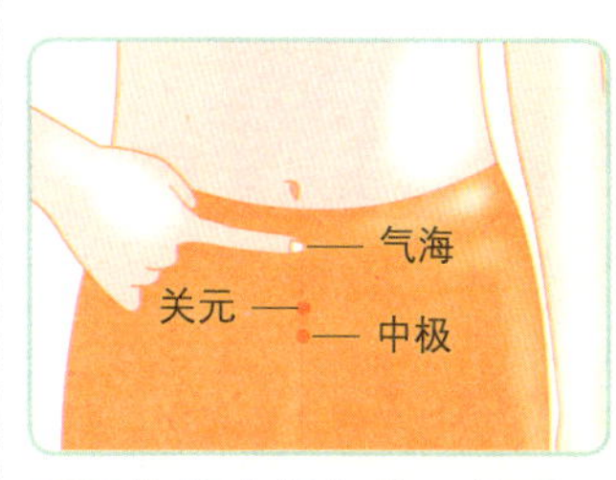

2-1 指腹点揉气海、关元、中极各半分钟。

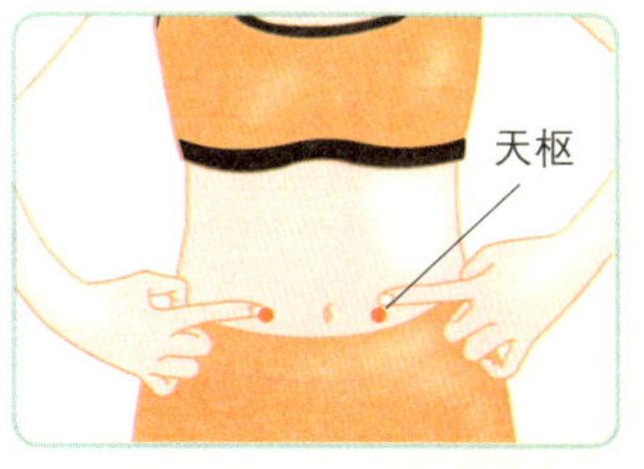

2-2 指腹点揉天枢半分钟。

3 横擦中极

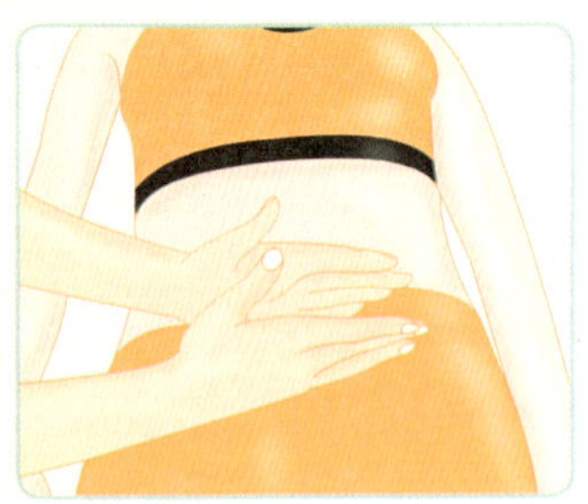

双掌掌侧横擦中极穴，以透热为度。

4 推拨冲任

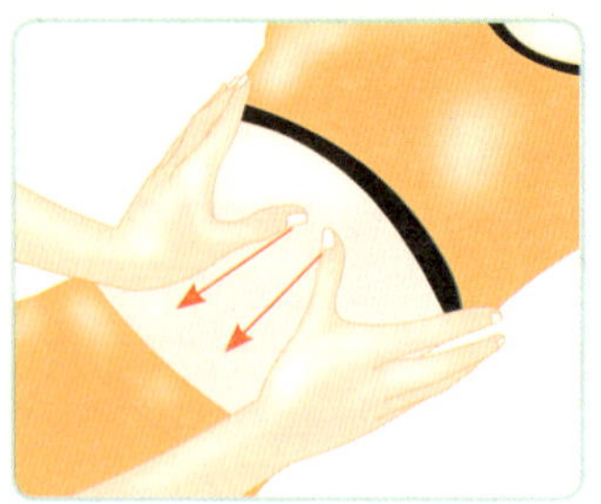

掌推中脘至中极，再用拇指拨揉阴交至中极和两侧冲脉3分钟。

5 横擦腰骶

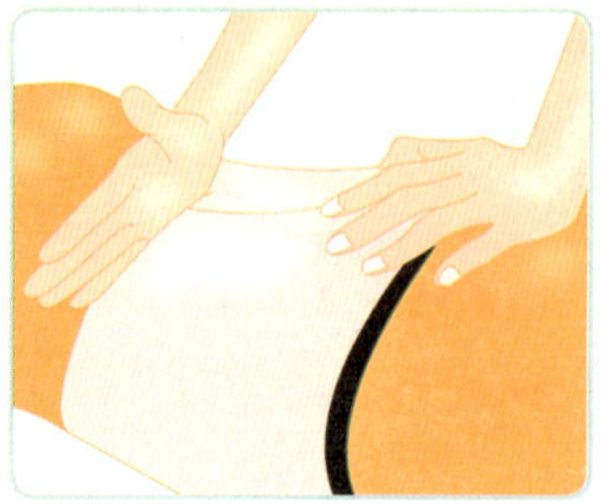

单掌掌根横擦腰骶部3分钟，以透热为度。

6 按揉下肢

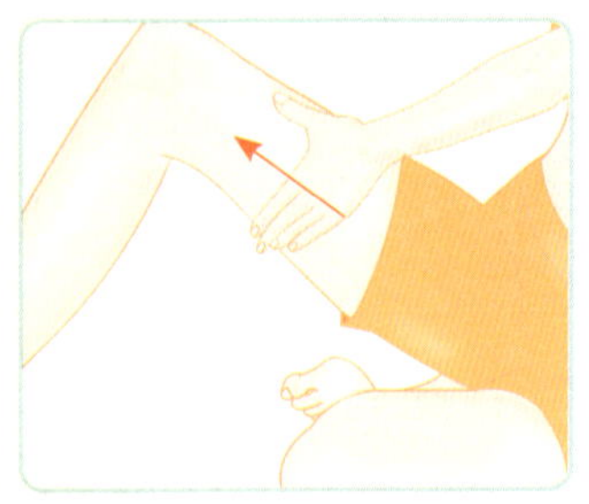

6-1 自上而下直推大腿内侧，再揉右侧大腿内侧，各2～3分钟。

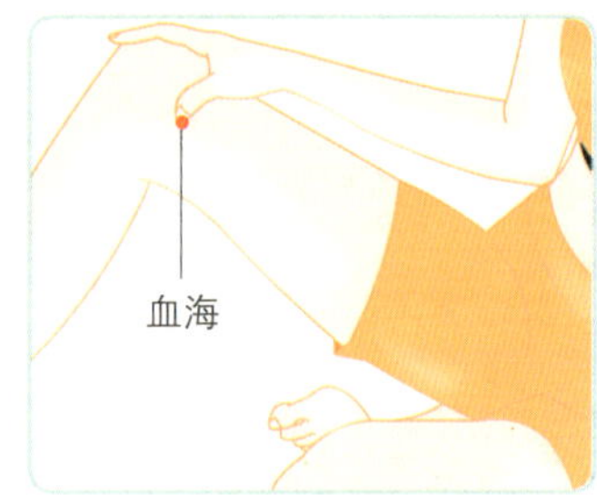

6-2 点揉血海半分钟。

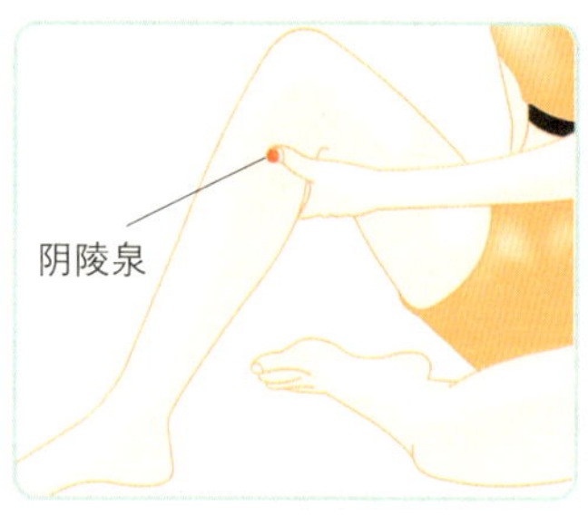

6-3 点揉阴陵泉半分钟。

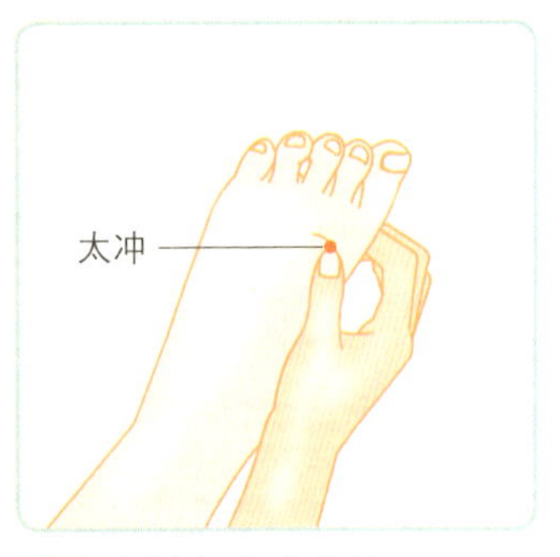

6-4 点揉太冲半分钟。

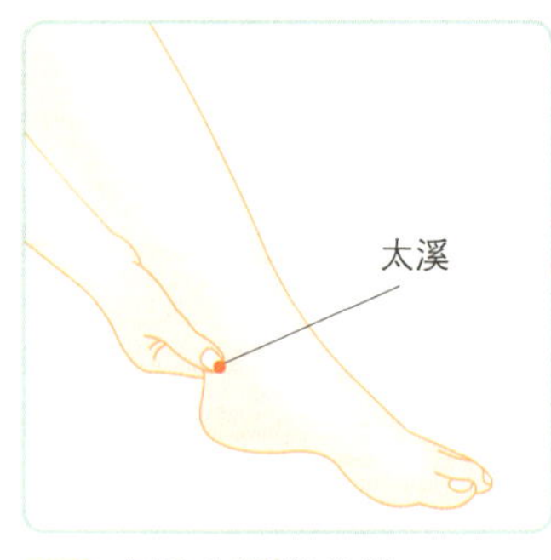

6-5 点揉太溪半分钟。

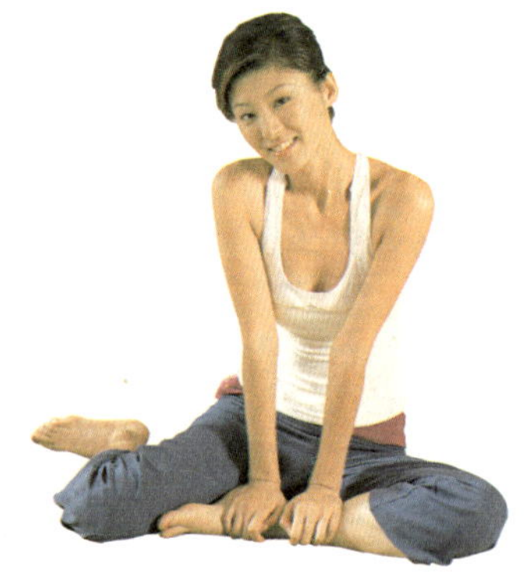

按摩小贴士

手法轻重应根据疼痛部位、性质及程度来决定。若严重拒按者，可先着重点按八髎、血海及其周围敏感点，待疼痛缓解，再做腹部手法。若身体素质较弱，则腹部手法可适当轻柔和缓，重点揉压敏感点。多数人在行经前5～6天，在第3～5腰椎旁夹脊穴、八髎及血海穴向上3～4横指内一线，显现出比平时较为敏感的现象，行经后逐渐减轻。

辨/证/加/减

A 气滞血瘀型

加按以下穴位，可理气机、调气血。

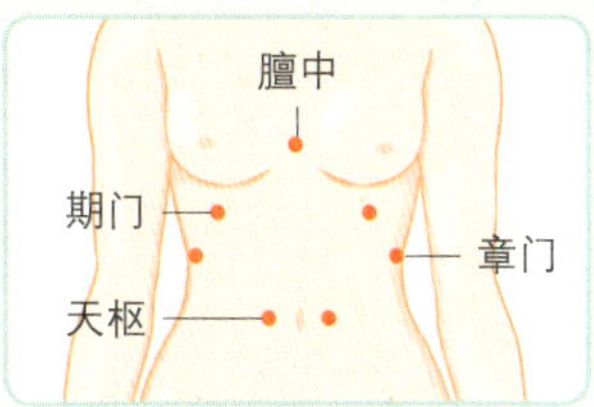

A-1 揉按图中穴位各2分钟。

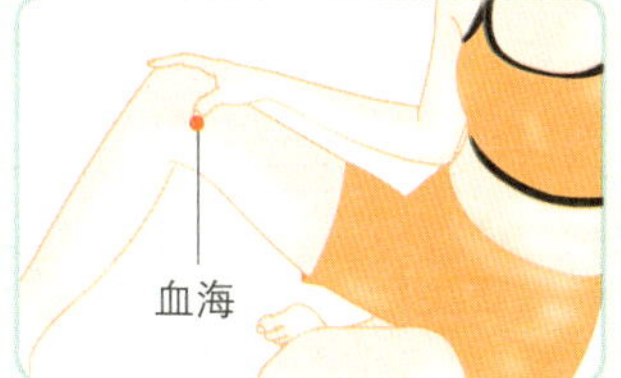

A-2 按揉血海。

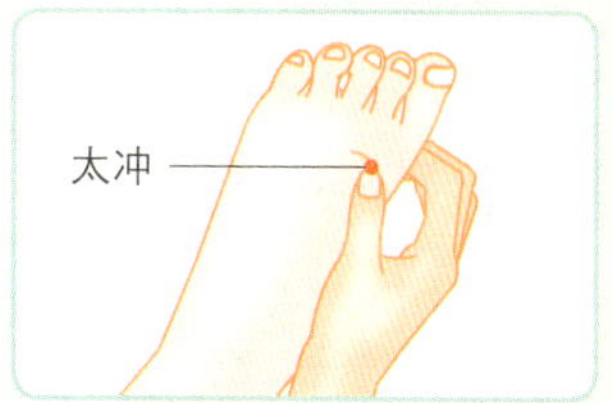

A-3 点按太冲。

B 寒湿凝滞型

加按以下穴位，可温经散寒、化瘀止痛。

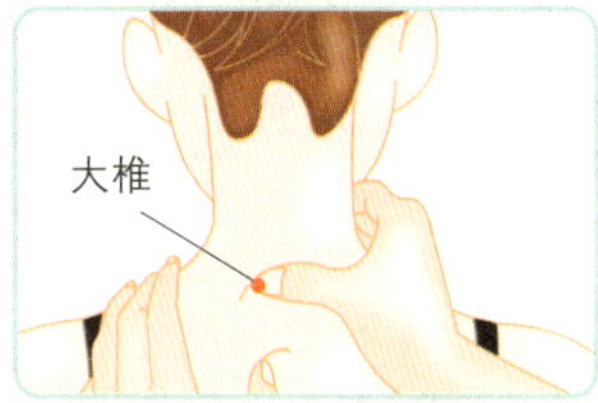

B-1 擦大椎，以透热为宜。

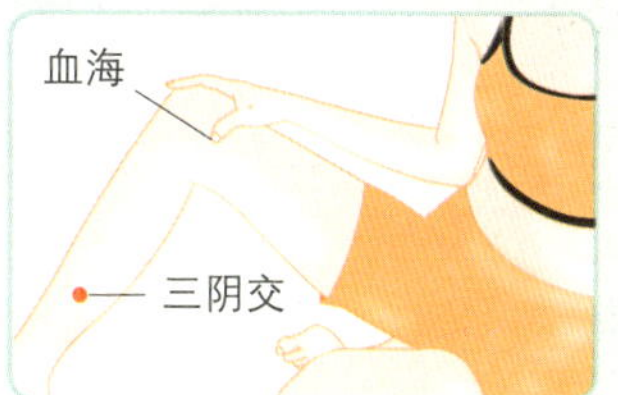

B-2 多按三阴交、血海。

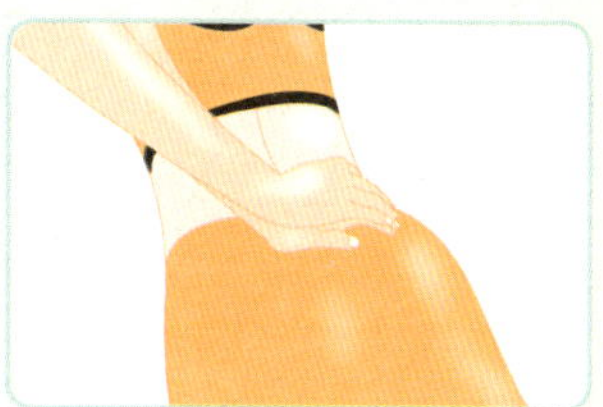
B-3 多推擦腰骶椎。

C 肝肾亏虚型

加按以下穴位，可补肾培元。

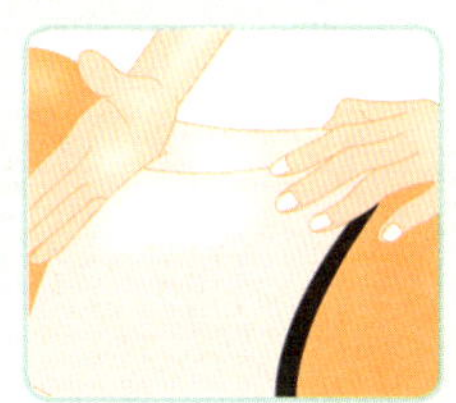
C-1 重擦腰骶部及八髎，以透热为宜。

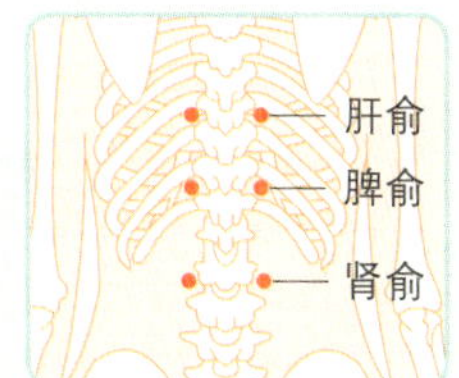

C-2 多点按肝俞、脾俞、肾俞。

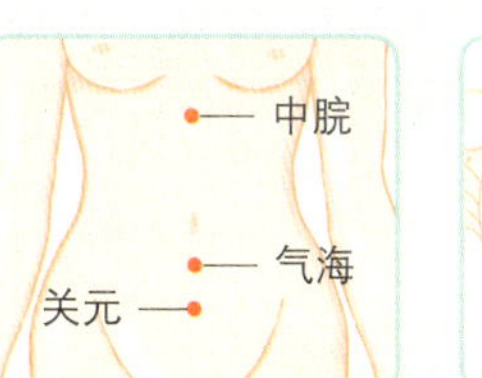

C-3 多点按中脘、气海、关元。

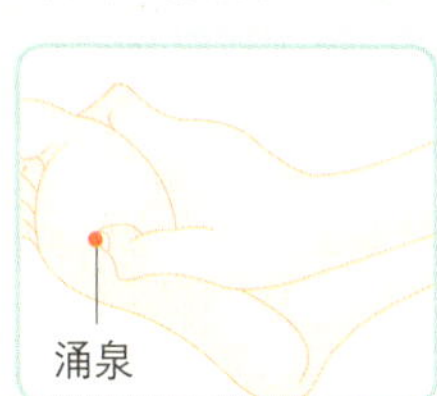

C-4 多点按涌泉。

D 气血虚弱型

加按以下穴位，可补养气血。

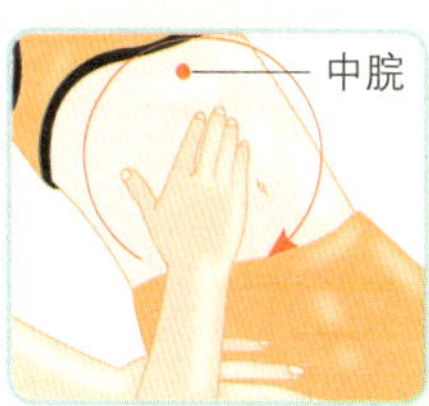

D-1 揉中脘，摩腹。

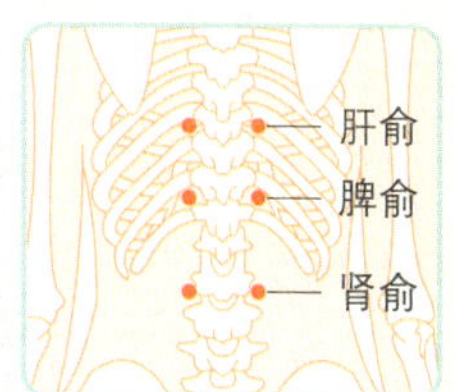

D-2 按揉脾俞、肾俞、肝俞。

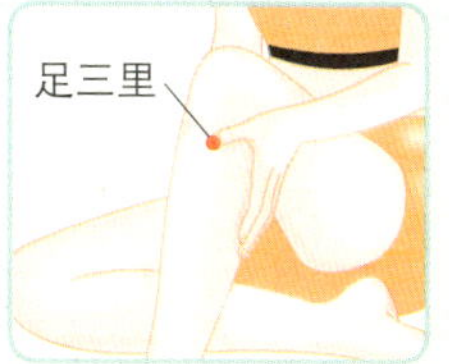

D-3 多按足三里。

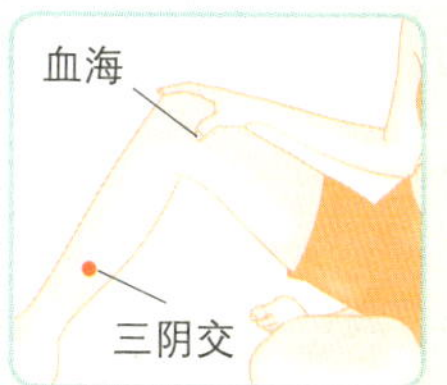

D-4 多按三阴交、血海。

辨/证/加/减

1 刺痛者

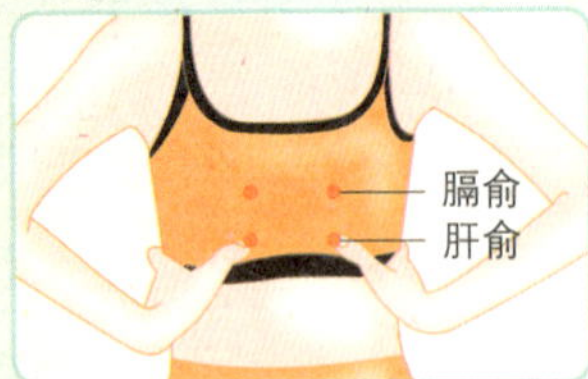

着重揉点肝俞、膈俞，以酸胀为度。

2 冷痛者

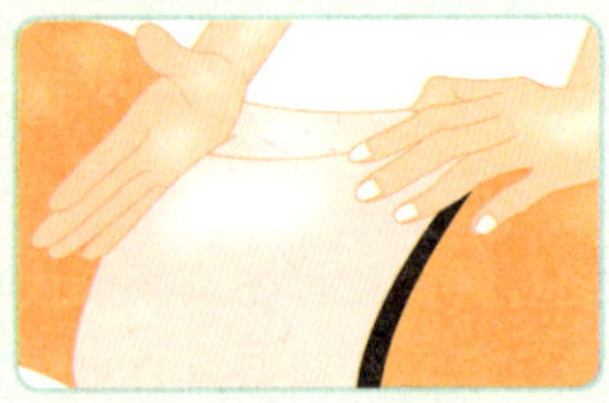

2-1 在腰骶部着重做单掌横擦法，以热为度。

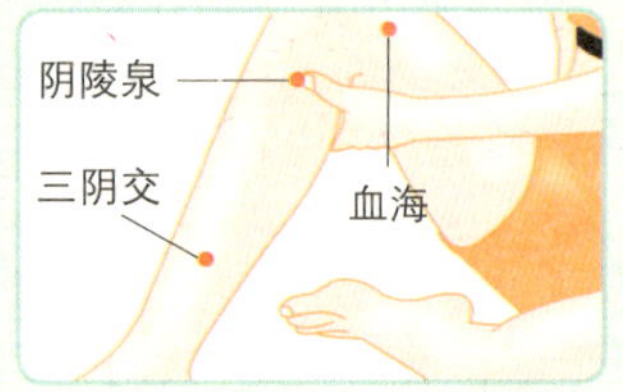

2-2 再加点揉血海、阴陵泉、三阴交，以酸胀为度。

3 体虚者

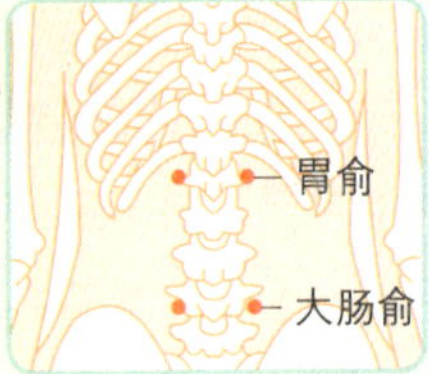

3-1 加点揉大肠俞、胃俞。

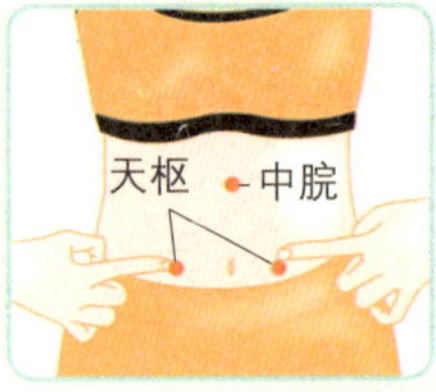

3-2 加点揉中脘、天枢。

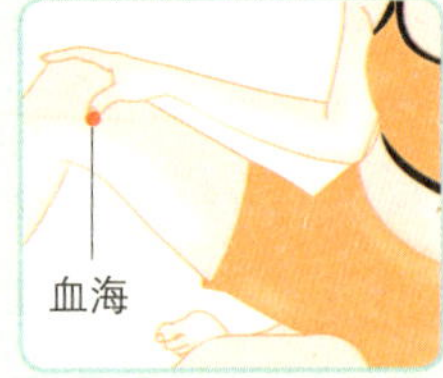

3-3 加点揉血海。

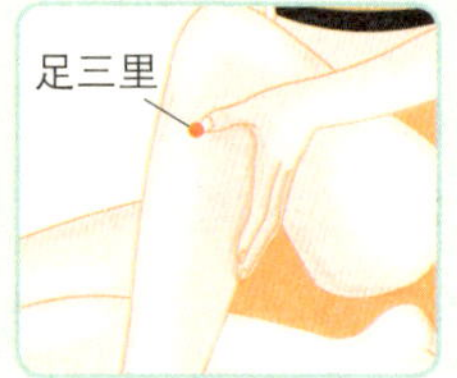

3-4 加点揉足三里。

4 剧痛者

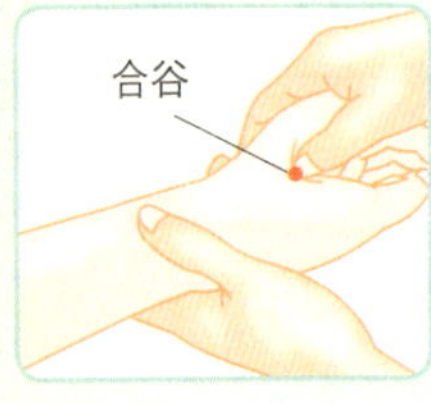

4-1 点压合谷1分钟。

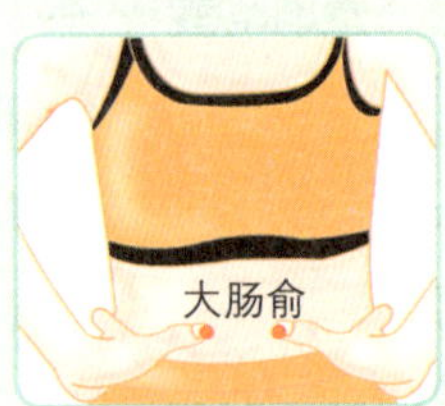

4-2 点压大肠俞1分钟。

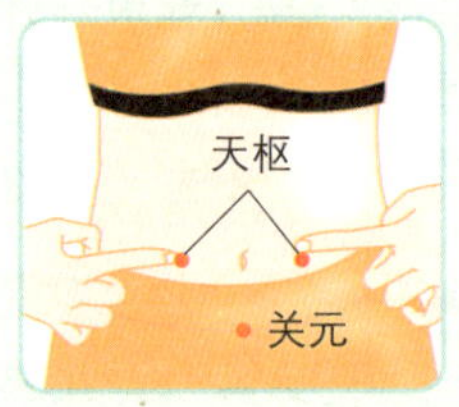

4-3 点压关元、揉压天枢各1分钟。

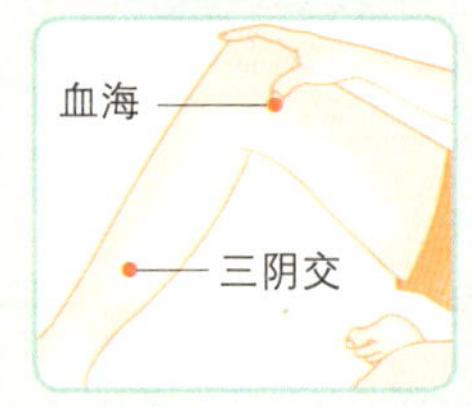

4-4 点压血海、三阴交1分钟。

生活小贴士

1 饮食调养。不宜食用寒凉、酸涩食物，可多食温热、行滞的食物，如牛羊肉、荔枝、生姜、橘子、萝卜、茴香、川椒、山楂等。

2 起居调养。适当活动，不要过度劳累，生活规律。勤洗外阴部，禁止经期性交、坐浴。避免精神紧张，放松心情。

精神舒畅，气血自通

闭经

女子过了18岁而尚未行经，或月经周期建立后又连续停经达3个月以上者称为闭经。前者称为原发性闭经，后者称为继发性闭经。

现代医学认为闭经是由于体内激素异常导致的。

中医辨证分型

闭经可分为虚、实两证，虚者为冲任不足、血海空虚、无血可下；实者为冲任淤阻、胞脉阻痹、经血不行。临床上常有以下4种类型：

类型	症状
肝肾不足型	可见耳鸣眼干、腰膝酸软、易怒。
气血虚弱型	可见神疲酸软、面色苍白。
气滞血瘀型	可见胁肋胀痛、唇舌青紫。
痰湿阻滞型	可见胸胁满闷、倦怠乏力、带多色白。

按摩方法

1 摩腹

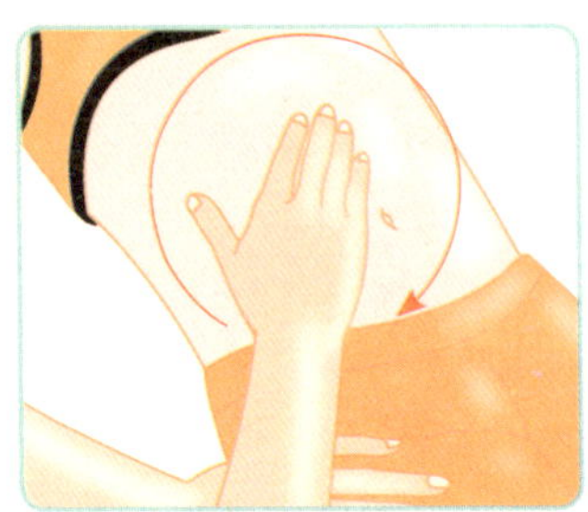

顺时针摩腹5分钟。

2 指揉腹部穴位

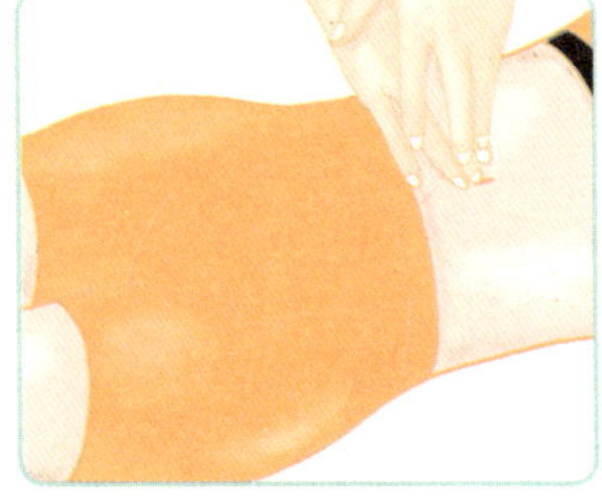

指揉关元、气海、任脉诸穴各1分钟。

3 点穴位

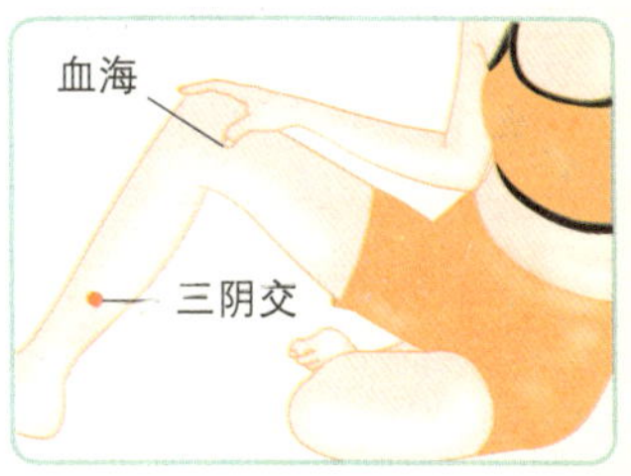

点揉血海、三阴交各1分钟。

4 点揉腰骶部穴位

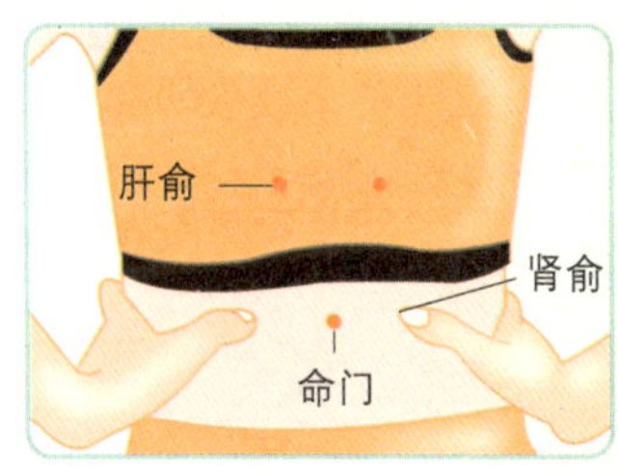

点揉肝俞、肾俞、命门、腰骶部八髎各2分钟。

5 横擦腰骶

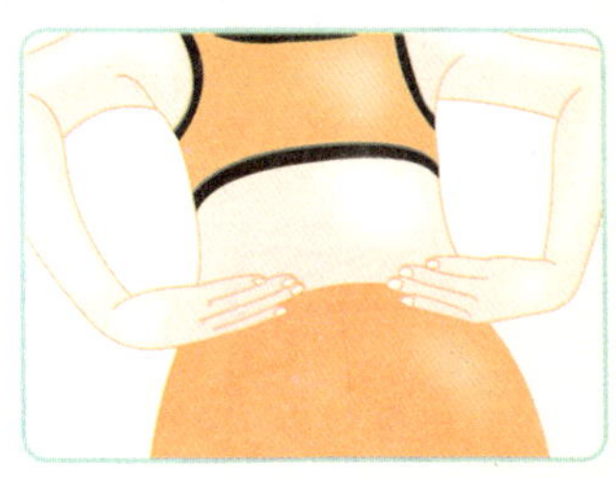

掌侧擦腰骶部，尤以肾俞、八髎为主，以透热为度。

辨/证/加/减

A 气血虚弱型

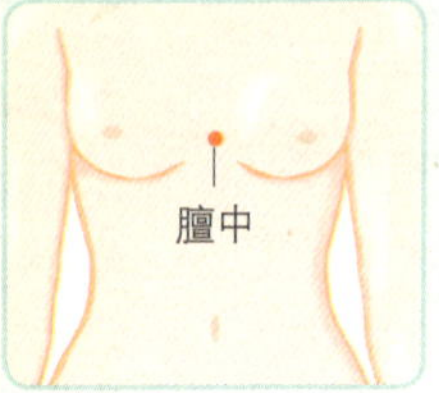

A-1 点揉膻中2分钟。

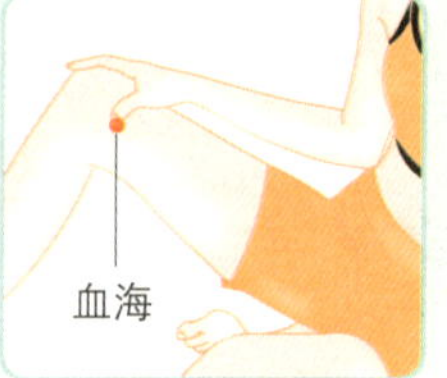

A-2 点揉血海2分钟。

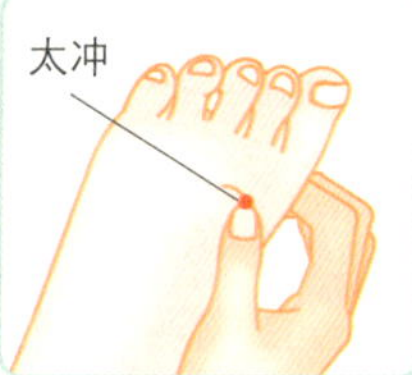

A-3 点揉太冲2分钟。

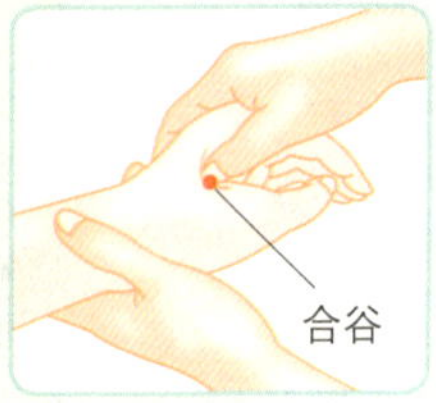

A-4 掐合谷穴1分钟。

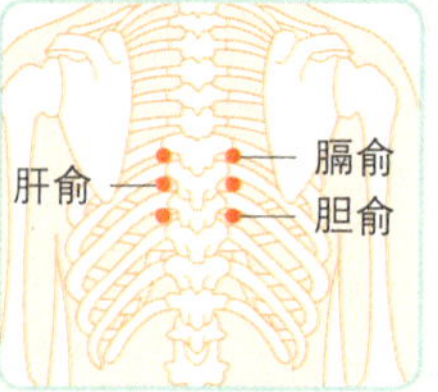

A-5 点揉肝俞、膈俞、胆俞各1分钟。

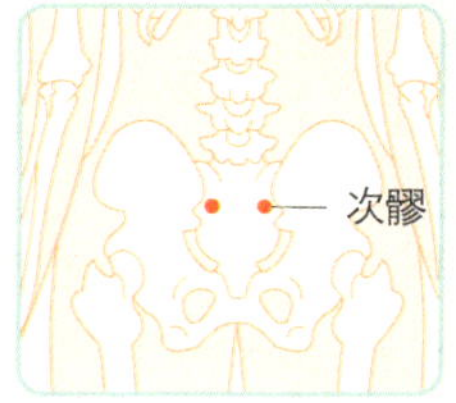

A-6 点揉次髎。

B 肝肾不足型

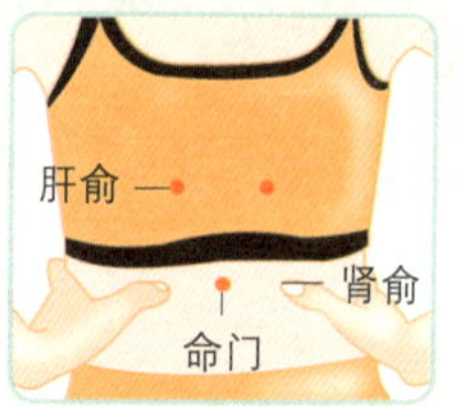

B-1 点揉肝俞、肾俞、命门各1分钟。

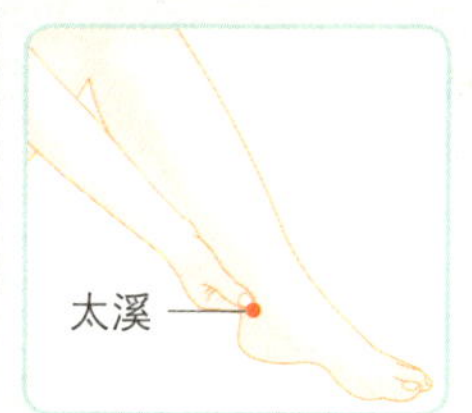

B-2 点揉太溪穴1分钟。

C 气滞血瘀型

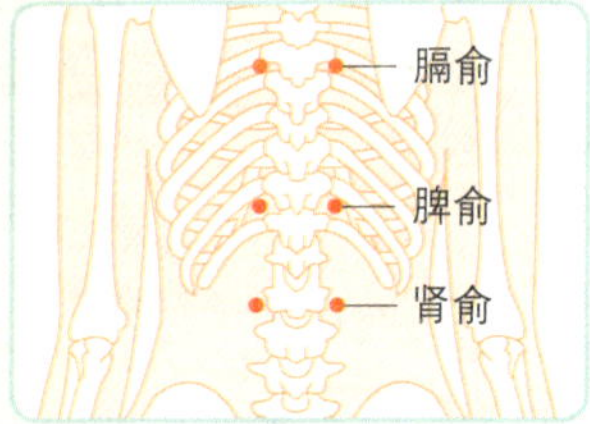

C-1 点揉膈俞、脾俞、肾俞各1分钟。

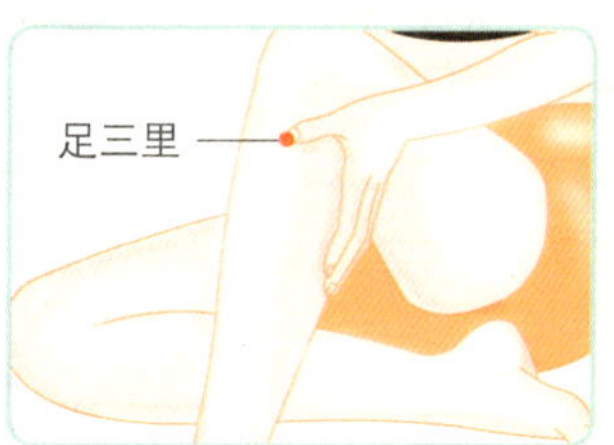

C-2 点揉足三里1分钟。

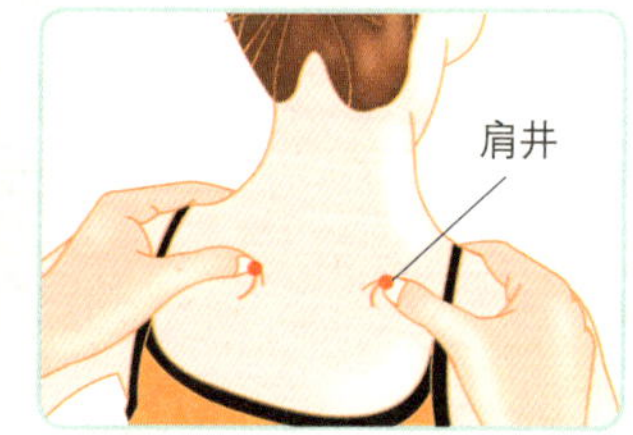

C-3 捏拿肩井穴5遍。

D 痰湿阻滞型

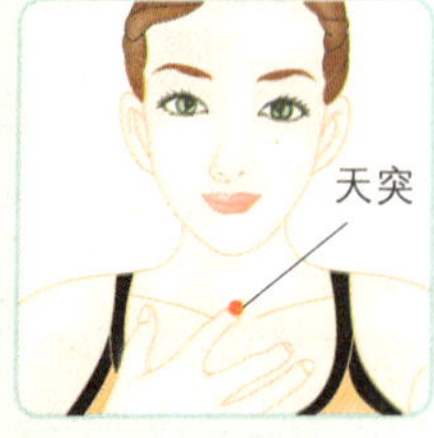

D-1 点揉天突1分钟。

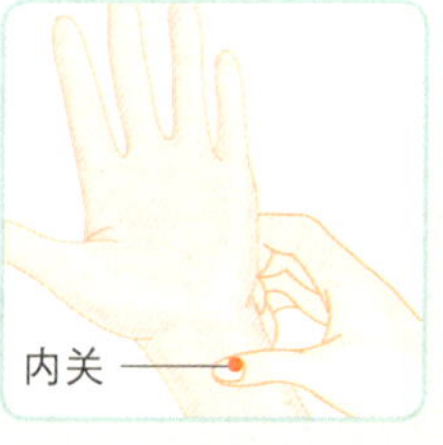

D-2 点揉内关1分钟。

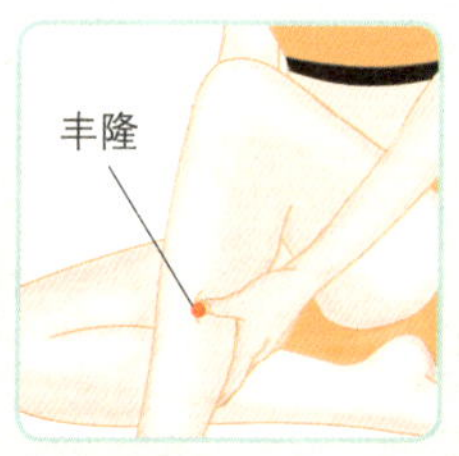

D-3 点揉丰隆1分钟。

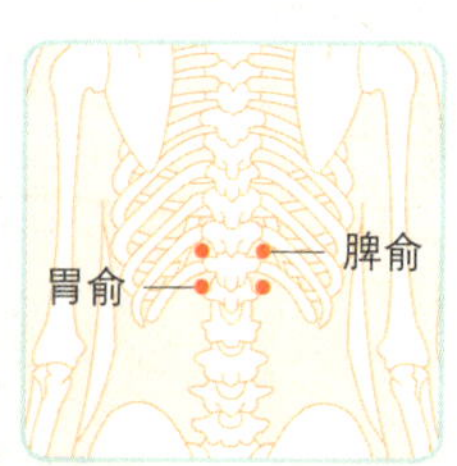

D-4 点揉脾俞、胃俞各1分钟。

调整体质，加强温补

虚冷症

女性易发生虚冷症，以腰部或手足的感觉尤为强烈，有时伴随头痛或焦虑、头部充血、眩晕、腰痛、下腹部胀痛等。如果年轻女性有严重虚冷症，易导致不孕。

按摩方法

1 横擦八髎

可使腰部放松，促进血液循环，改善虚冷。

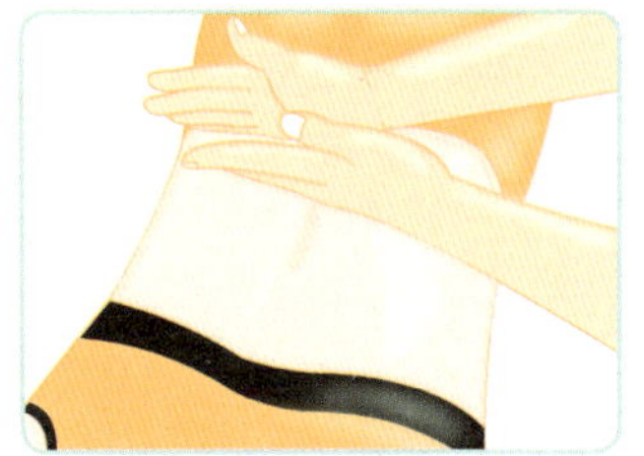

双手手掌或掌侧擦摩臀上部的八髎，以有温热感为佳。

2 按压三阴交

可抑制虚冷，缓和下腹部胀痛或紧绷的不适感。

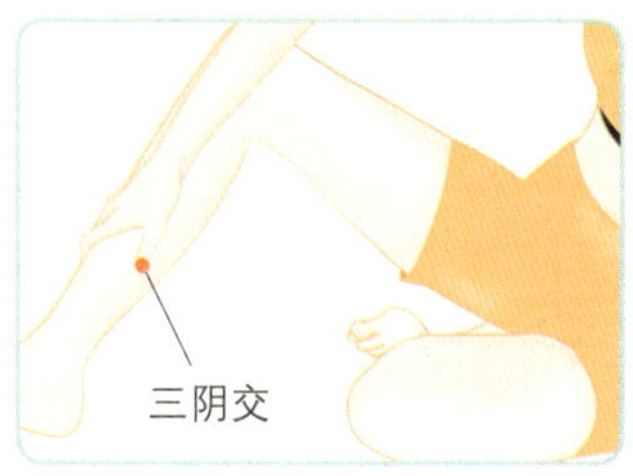

用力按压两侧三阴交，以有酸胀感为佳。

3 指压冲门、气冲

可促进足部血液循环，缓和冷虚。

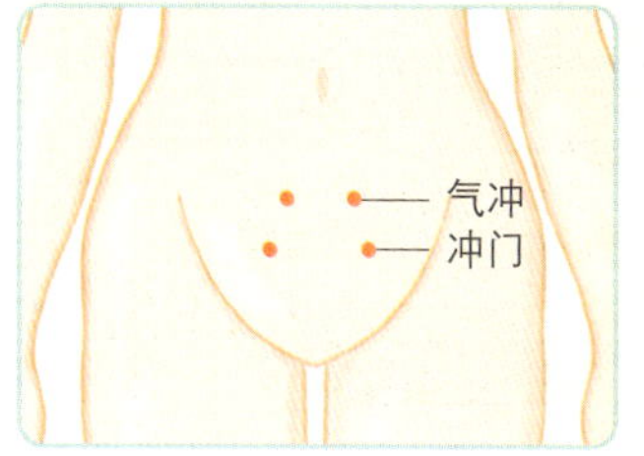

按压冲门、气冲，持续几秒钟后，再迅速放开，以有酸胀感为佳。

4 按压血海

按压此穴可促进血液循环，对缓解妇科疾病诸症状有效。

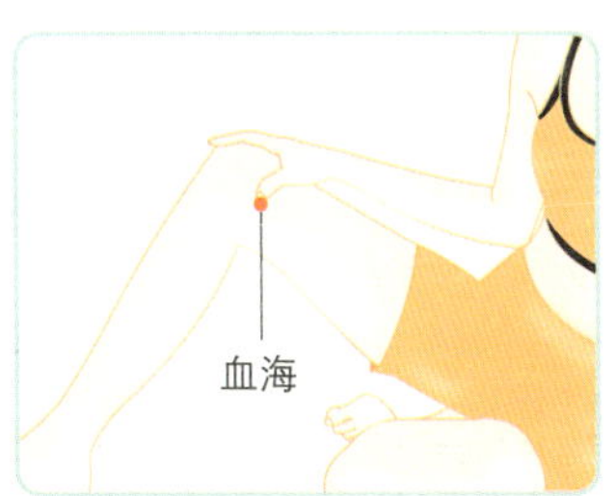

用指腹强力按压血海。

5 点按胞肓

对缓和腰部困乏或虚冷有效果。按摩前先充分温敷更理想，可改善不易怀孕的体质。

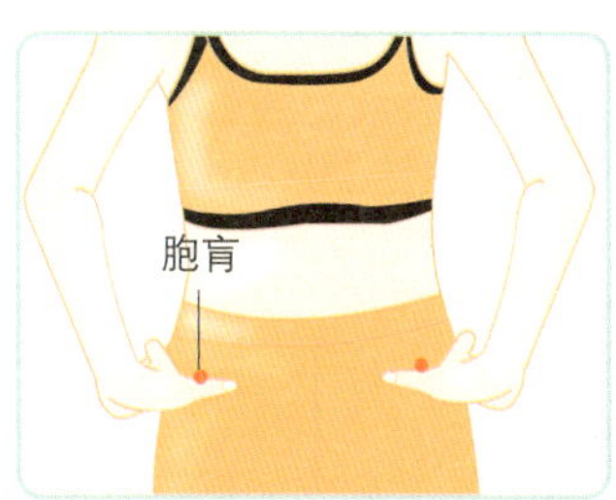

指腹用力点按左右胞肓。

6 指压复溜

可促进足部的血液循环，对消除虚冷有效果，对足部其他穴位也同样指压，效果更好。

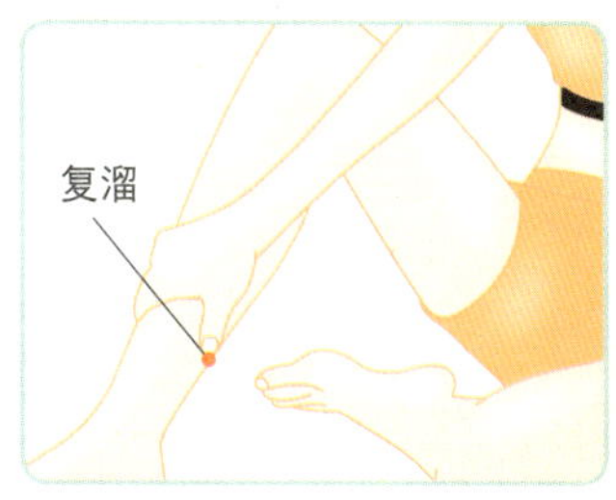

用力指压复溜。

chapter

及早治疗，切莫忽视

乳房胀痛

乳房胀痛这一症状可出现于月经不调的女性，也可出现于患有急性乳腺炎的患者。

月经不调之乳房胀痛，指月经周期、经量、经色、经质出现异常。常伴有乳房胀痛、小腹胀满、腰酸、心烦、失眠、头晕等症状，多因雌激素分泌失调、自主神经功能紊乱、精神刺激、寒冷疲劳等引起。

急性乳腺炎是哺乳期女性的常见病，尤以初产妇最为多见。是细菌侵入乳腺和乳腺管引起感染所致，多在产后2～3周内发病。初期发热寒战，患侧乳房肿胀触痛，皮色红赤，排乳不畅；数日后乳房肿块明显，按之有波动感，发热持续不退；数日后破溃脓出，逐渐恢复正常。

按摩方法

月经不调之乳房胀痛

1 按摩乳房

用双手拇指和食指对掐乳房周围，以乳头为中心点，依序由上而下挟捏，一个点捏7～8次。

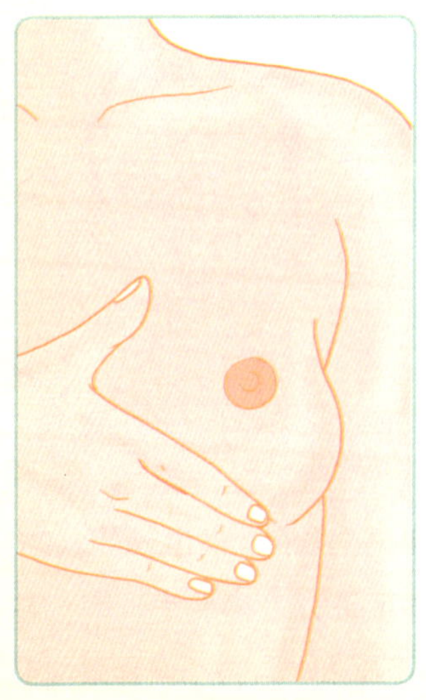

2 按揉体穴

用一手拇指指腹按揉以下穴位各2分钟，以有酸胀感为度。

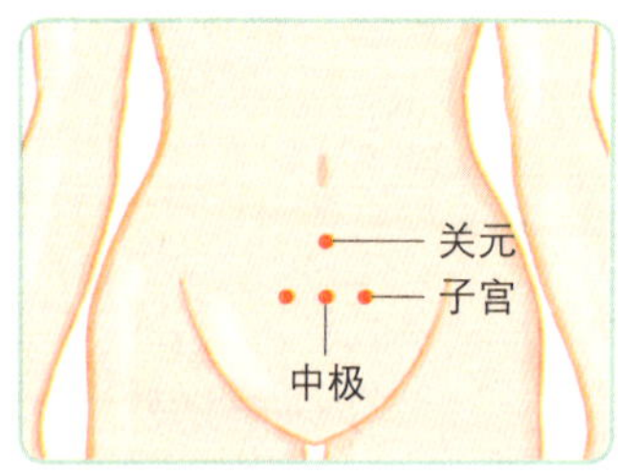

2-1 点按中极、关元、子宫穴。

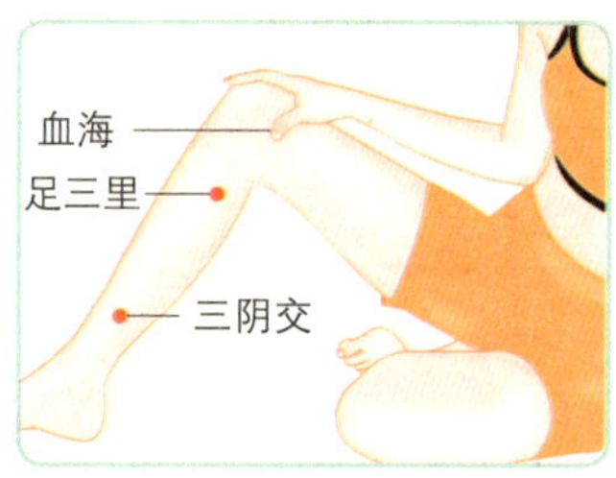

2-2 点按三阴交、足三里、血海穴。

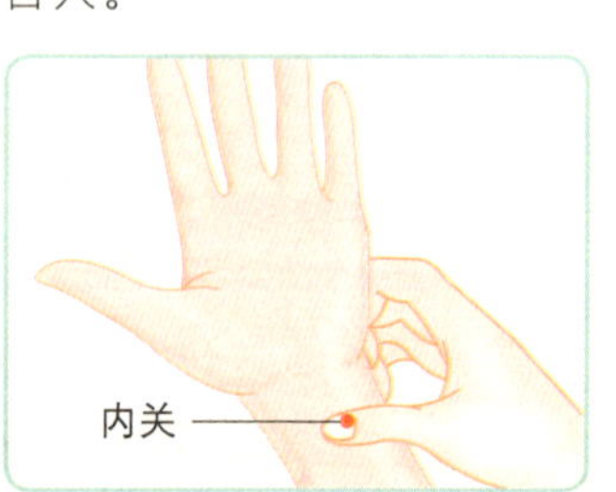

2-3 点按内关穴。

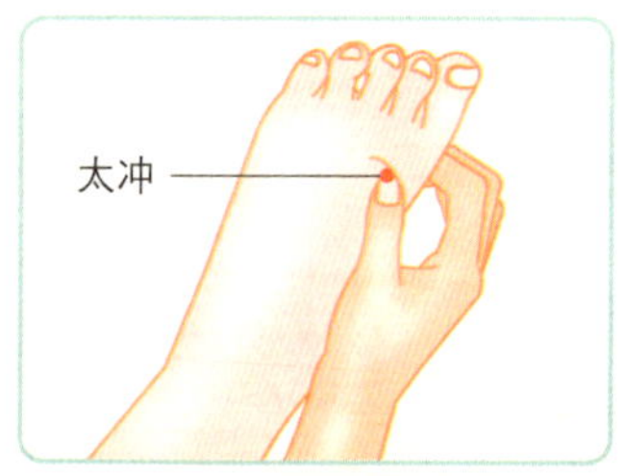

2-4 点按太冲穴。

3 摩腹

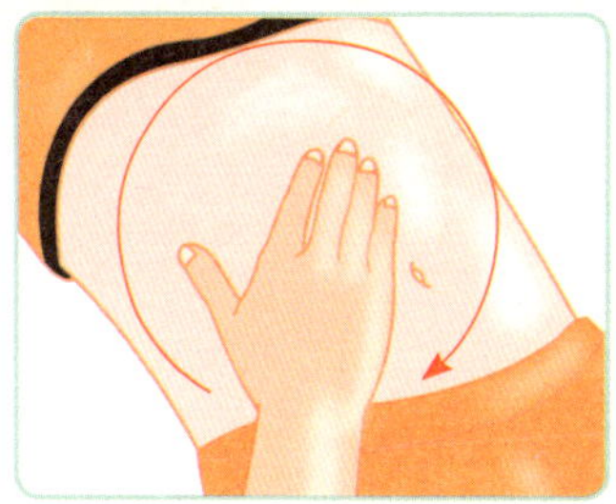

一手手掌着力，在脐周顺时针大幅度旋摩5分钟。

4 按揉背俞穴

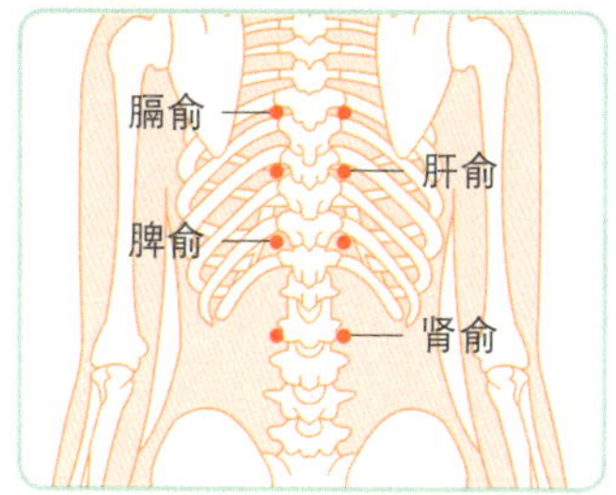

4-1 用两手拇指指腹依次按揉脊柱两侧的肾俞、脾俞、肝俞、膈俞穴，各1分钟。

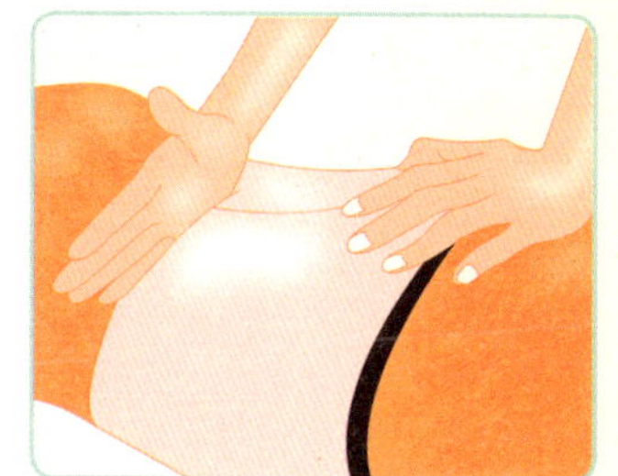

4-2 将一手手掌置于腰骶部，反复横向摩擦，以皮肤微红、有热感为宜。

急性乳腺炎之乳房胀痛

1 揉挤乳房

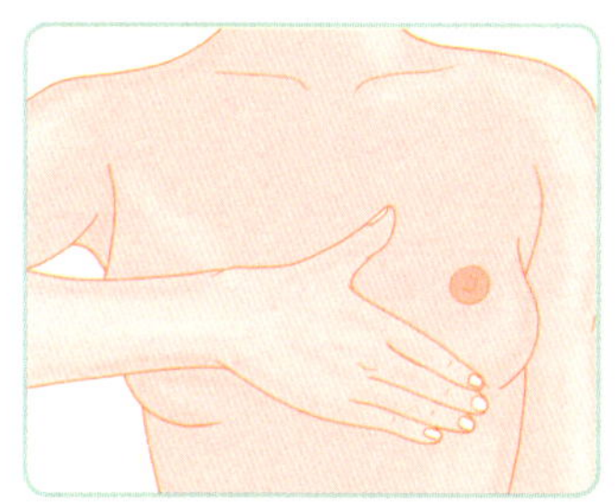

两手虎口置于患乳的乳根部，缓缓反复揉挤乳头，排出聚积的乳汁。

2 拍击上肢

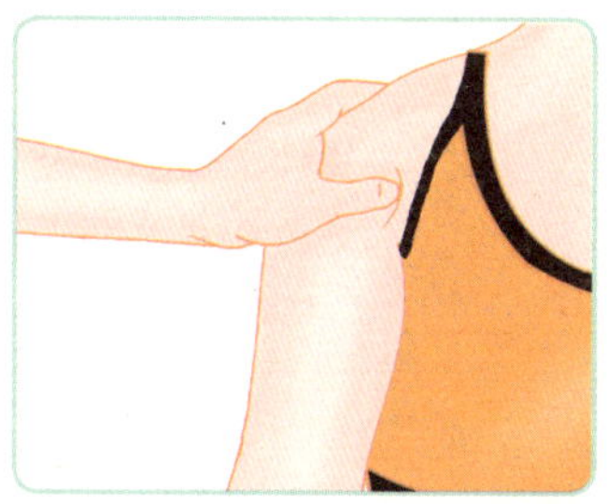

正坐，前臂自然平放，使胸部、前臂肌肉放松。用一手掌自患侧肩部逐渐拍至肘部，再由下向上拍，反复操作5分钟，使患侧上臂皮肤轻度潮红。

3 捏揉肩部

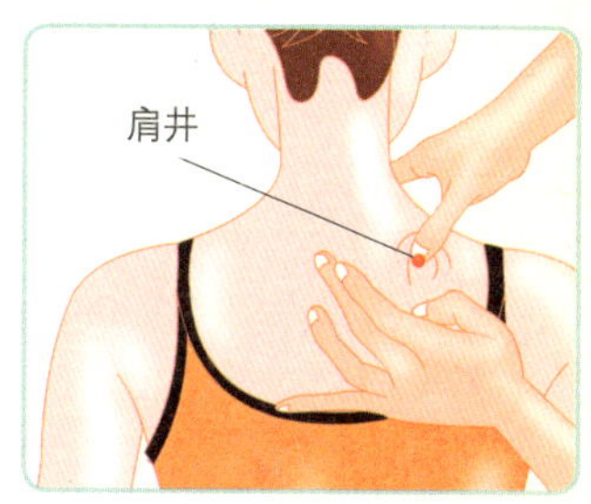

将双手四指置于患侧锁骨上窝的凹陷中，拇指置于肩井穴上，以适当的力量捏揉1分钟，使对方感觉有向患侧上肢放射传导的麻胀感。

生活小贴士

1. 乳房有奶憋胀时，要用吸奶器吸掉。
2. 乳肿期间，忌食鱼腥等催乳食物及辛辣的刺激性食物。
3. 多吃蔬菜，保持大便通畅。
4. 哺乳前后保持乳房清洁。
5. 积极防治乳头破裂。

4 推摩乳房

一手轻托乳房，另一手自胸脯往乳晕推摩至乳头，并配合吸奶器吸奶。连做3次。

chapter 积极治疗，预防是关键

盆腔炎

盆腔炎是生殖器官（子宫体、输卵管、卵巢）、子宫周围结缔组织及盆腔腹膜发生炎症的统称。炎症可局限于一个部位，也可几个部位同时发炎。按其发展过程及临床表现分为急性和慢性两种，属中医“热入血室”、“带下”等范畴。

急性期表现为发热、恶寒、下腹疼痛、白带增多；慢性期表现为反复发作，月经不规律，白带量多，下腹疼痛。中医认为经行、产后，胞脉空虚或平素体质虚弱，邪毒乘虚内侵为主要病因。慢性盆腔炎常因急性炎症治疗不彻底，或因病原体对药物不敏感、患者防御功能较差而病情迁延所致。

中医辨证分型

下焦湿热型：急性或慢性盆腔炎急性发作，发热恶寒或低热起伏、下腹胀痛、腰骶酸痛、带下量多、色黄秽臭，伴心烦、口渴、尿黄便结。

气滞血瘀型：坠胀隐痛、腰骶酸楚、带下量多、色白。大便秘结、舌淡红或有瘀点、苔白或腻、脉弦细或迟濡。

按摩要点

可根据病症的辨证分型选取组穴。急性下焦湿热者以下肢远端取穴为主，不宜过多在腹部做手法。而慢性气滞血瘀者可在下腹部找取压痛部位，做点按法，力量宜轻，以患者能够耐受为度。但腹部治疗时间要长，至少在20分钟以上。

生活小贴士

1. 半卧位休息，多饮水，吃易消化的食物。高热使用物理降温（用水或酒精擦胸背部、脚心）。
2. 避免不必要的妇科检查，以免引起炎症扩散，对急性期患者要用足量的抗生素治疗。按摩疗法只作配合治疗。

辨证按摩治疗

A 下焦湿热型

按揉以下任脉、带脉、足太阴脾经穴进行治疗。

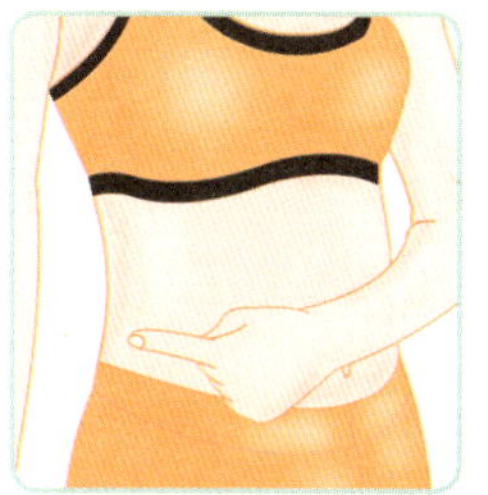
A-1 带脉

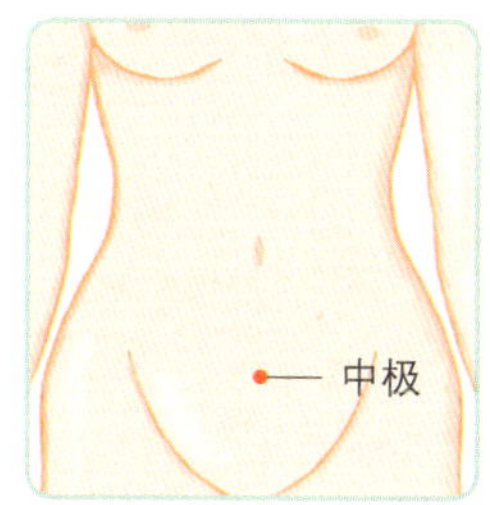

A-2 中极

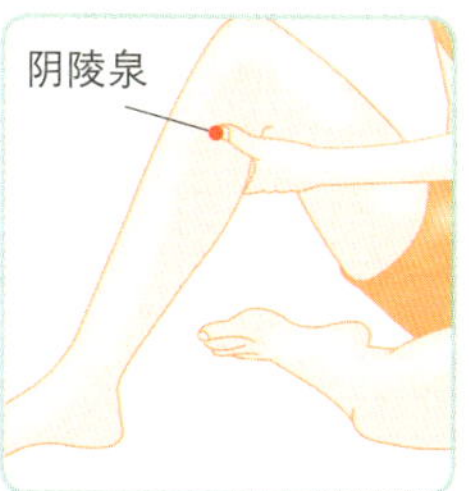

A-3 阴陵泉

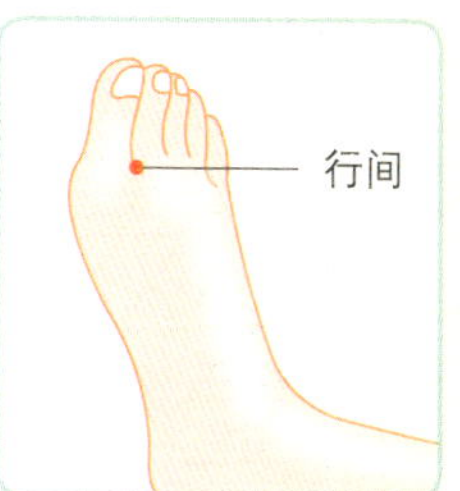

A-4 行间

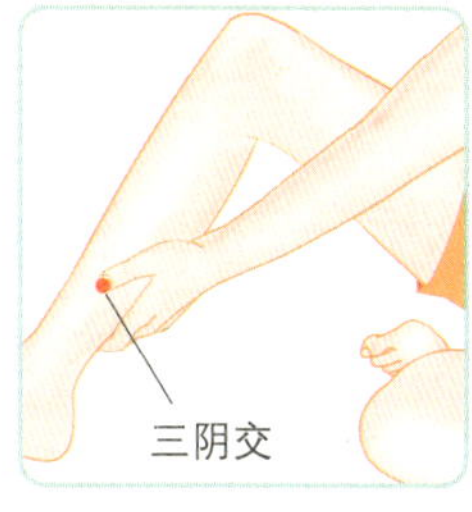

A-5 三阴交

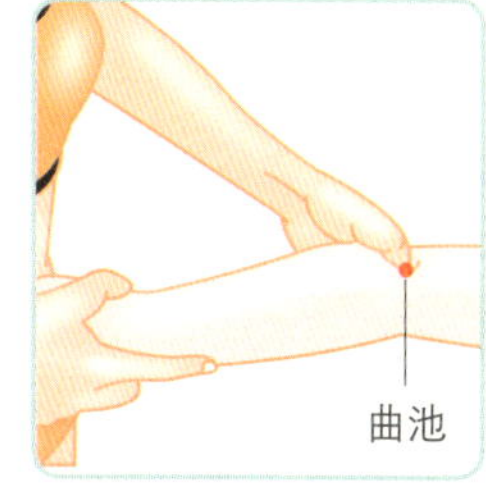

A-6 发热加压曲池。

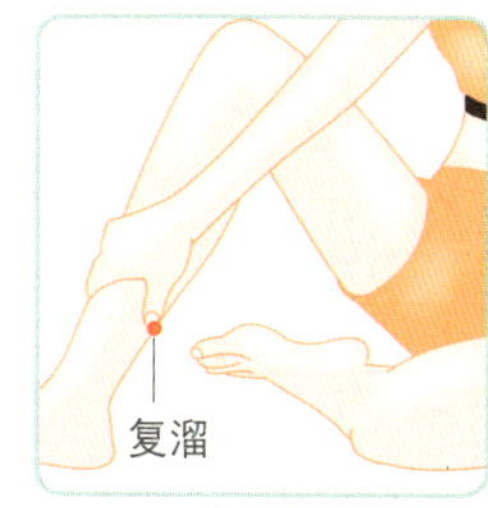

A-7 发热加压复溜。

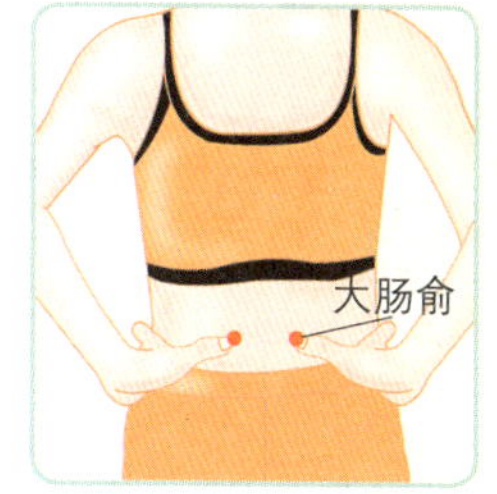

A-8 发热加压大肠俞。

B 气滞血瘀型

选取以下任脉、带脉、足厥阴肝经穴进行治疗。

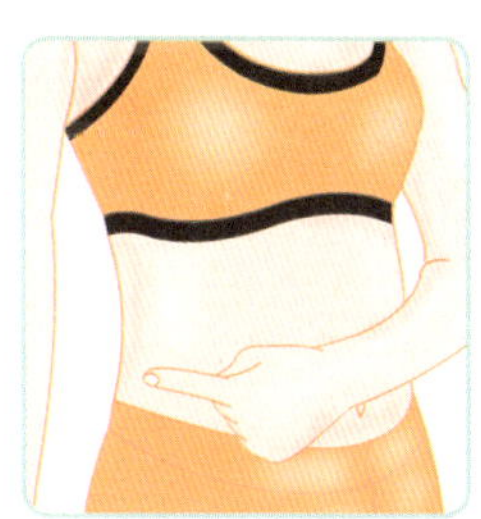
B-1 带脉

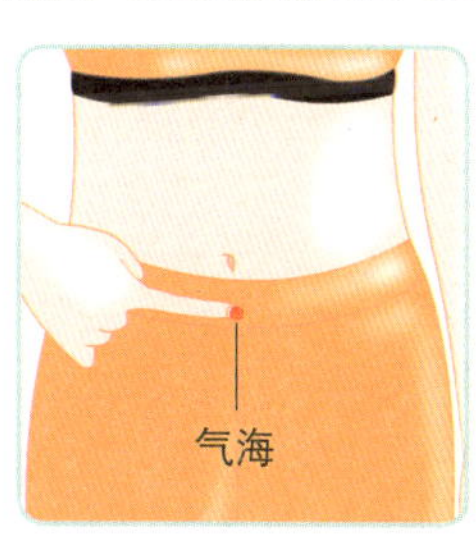

B-2 气海

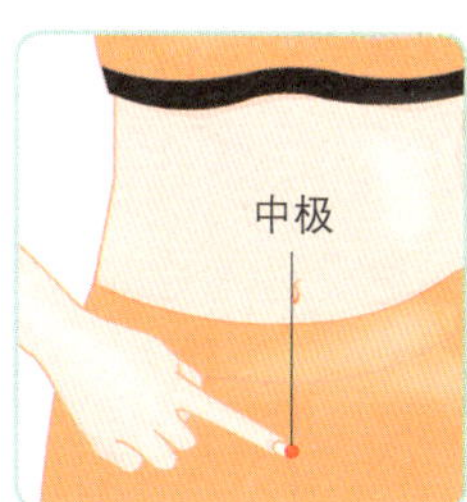

B-3 中极

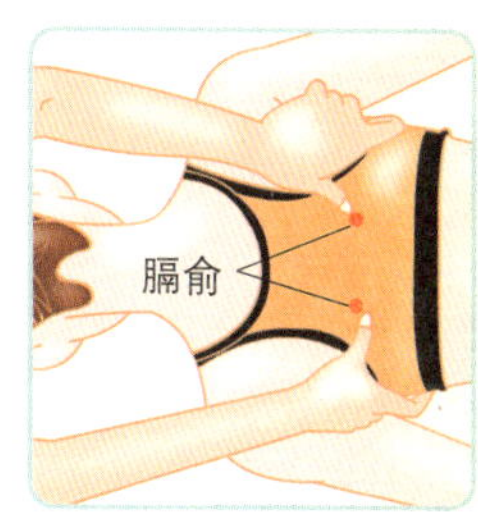

B-4 膈俞

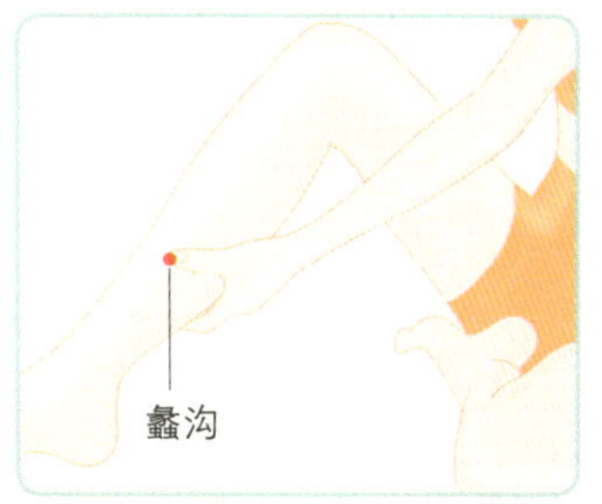

B-5 蠡沟

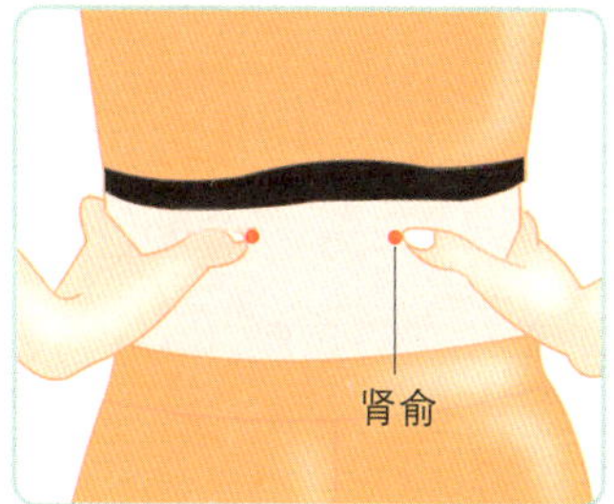

B-6 肾俞

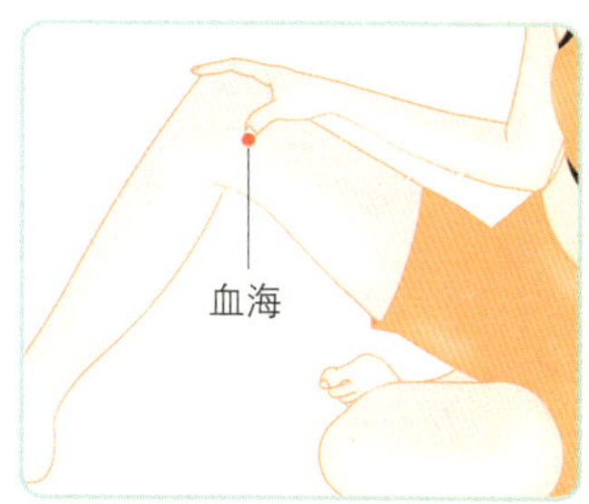

B-7 血海

亢实肾气，理血调经

不孕症

育龄妇女，结婚2年以上，丈夫生殖功能正常，夫妇有正常性生活且未采取避孕措施而不受孕，称“原发性不孕”，属中医“无子”范畴。如曾生育或流产，无避孕而又有2年以上不再受孕者，称“继发性不孕”，中医称“断绪”。

卵巢功能低下或卵巢内分泌障碍，或黄体功能不全，以及下丘脑、垂体、卵巢之间内分泌平衡失调引起月经异常是女性不孕症的常见原因。中医学认为不孕症与肾的关系密切，肾虚不能温煦胞宫，或肾虚精血不足、肝郁气血不调，皆致胞脉失养而致不孕。经穴按摩，可以调节女性全身功能，调整“元气”。

中医辨证分型

肾阳亏虚型：婚后不孕，经期错后或闭经，经量少、色淡，腰脊酸软，形寒肢冷，小腹冷坠，头晕耳鸣，舌淡苔白，脉沉迟。

肝郁血虚型：不孕，经行先后不定期，经血紫红有块、量少，面色萎黄，胸胁乳房胀痛，情志不畅，舌淡苔薄白，脉细弦。

瘀滞胞宫型：经期错后，经行涩滞不畅，小腹隐痛，经血夹有紫块。舌质暗或有紫斑，苔薄黄，脉滑或涩。

辨证按摩治疗

1 肾阳亏虚型

指按、揉压以下任脉、督脉、足少阴肾经穴按摩。

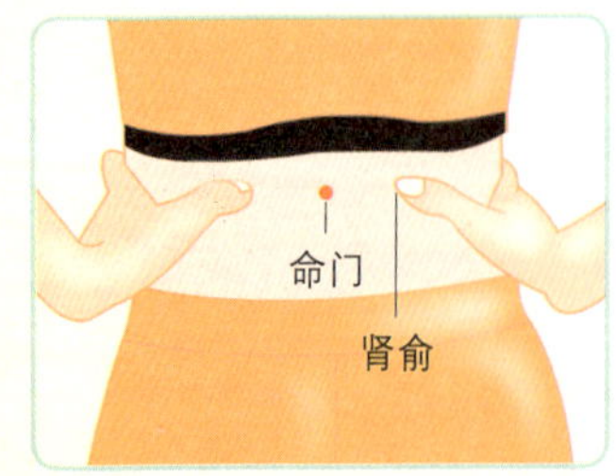

1-1 肾俞、命门

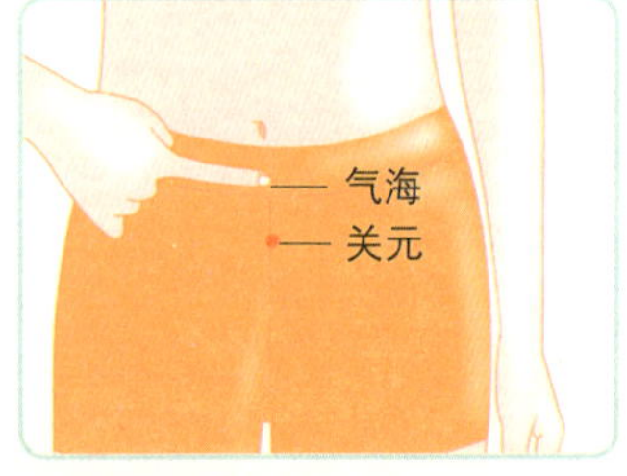

1-2 气海、关元

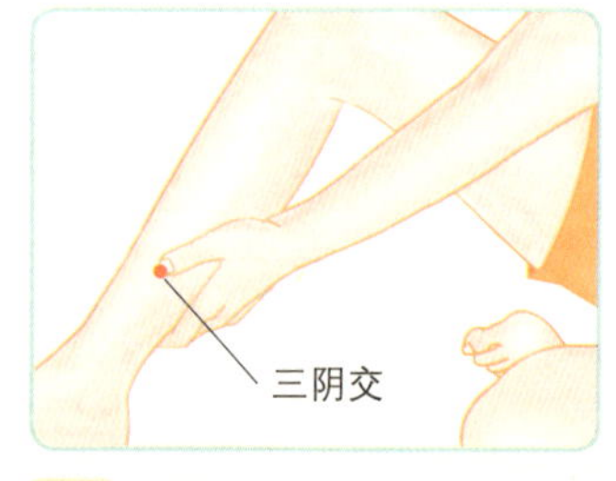

1-3 三阴交

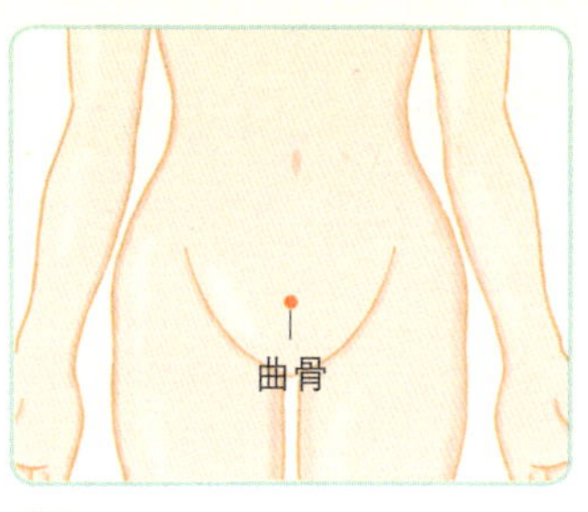

1-4 曲骨

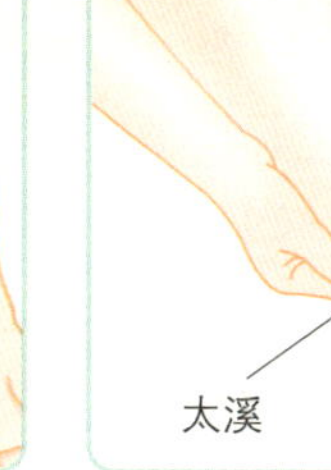

1-5 太溪

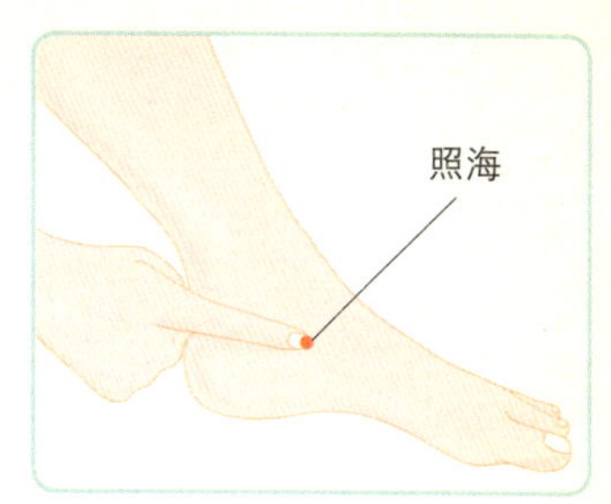

1-6 照海

2 瘀滞胞宫型

指按、揉压以下任脉、足太阴脾经、足阳明胃经穴进行治疗。

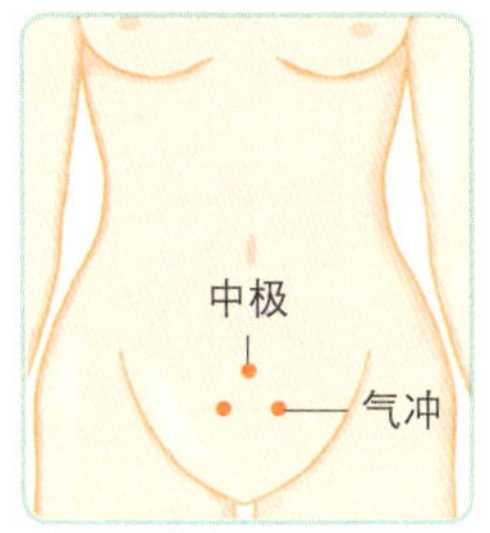

2-1 中极、气冲

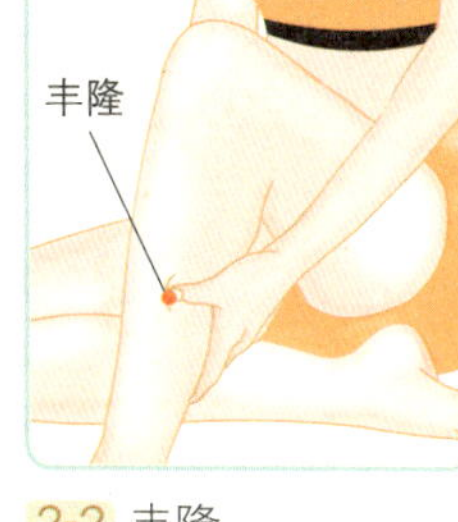

2-2 丰隆

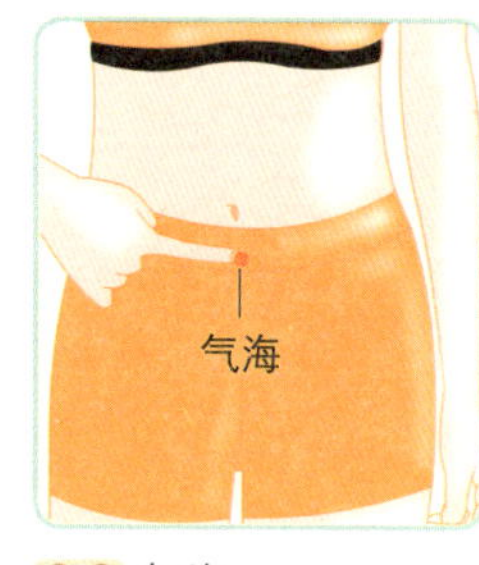

2-3 气海

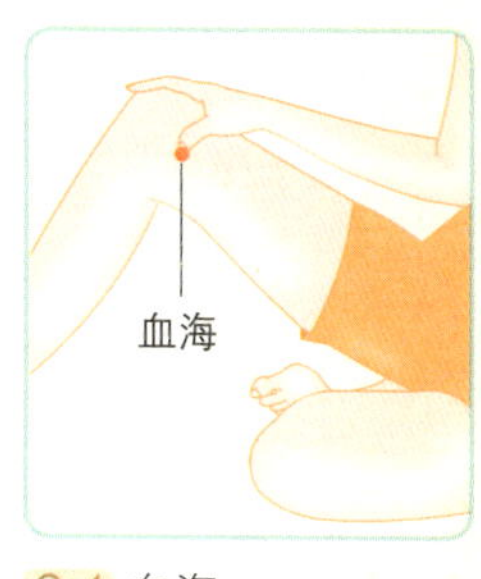

2-4 血海

3 肝郁血虚型

指按、揉压以下足厥阴肝经、足太阴脾经、足阳明胃经穴进行治疗。

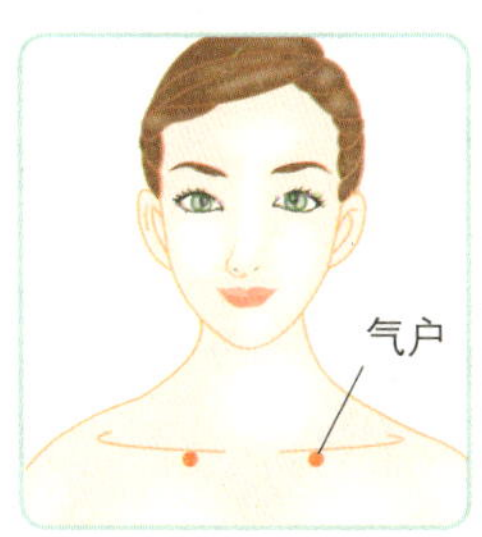

3-1 气户

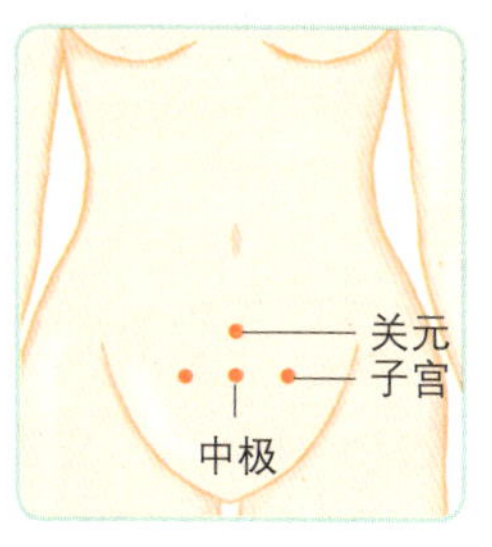

3-2 关元、子宫、中极

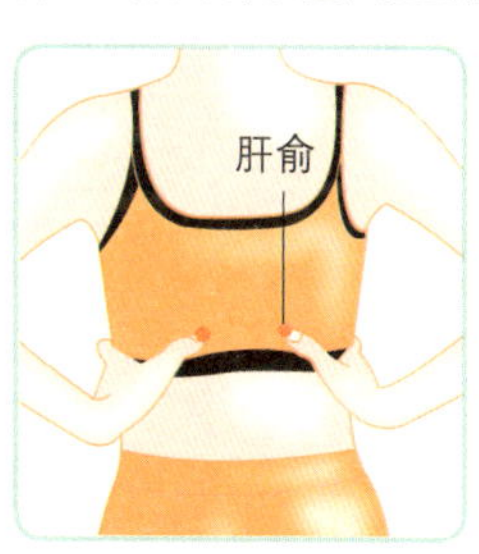

3-3 肝俞

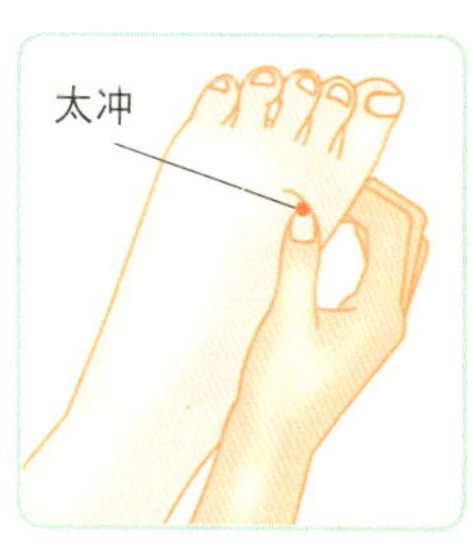

3-4 太冲

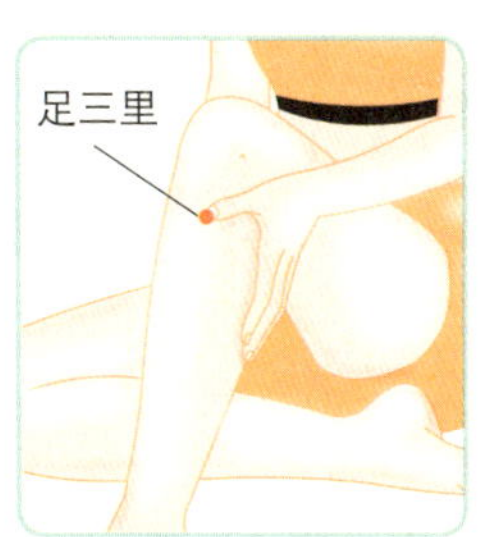

3-5 足三里

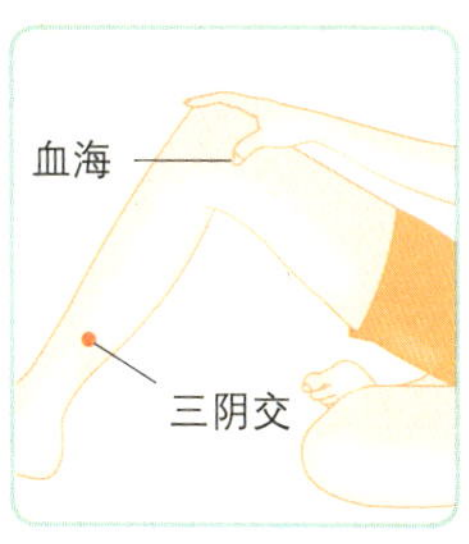

3-6 三阴交，血虚身热加血海。

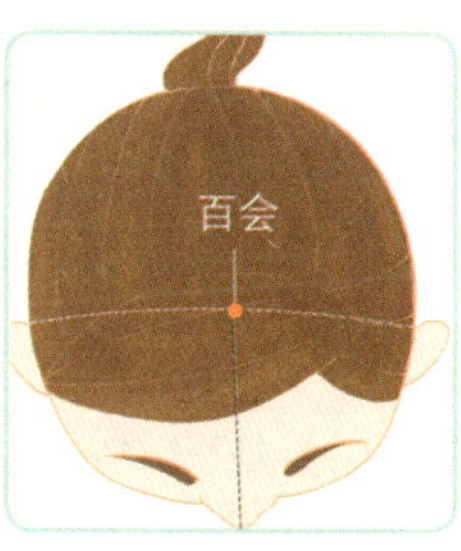

3-7 头晕心悸加百会。

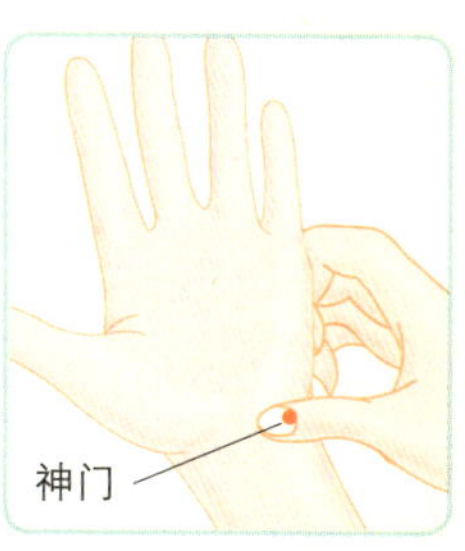

3-8 头晕心悸加神门。

疏泄肝气，通畅气血

乳痈

乳痈是乳腺急性化脓性疾病，以乳房红肿疼痛为主症。现代医学认为其病因是乳汁郁积和细菌入侵。初起乳房结块、肿胀疼痛、排乳不畅，同时全身不适、寒热往来。如果乳部肿胀加剧、鲜红疼痛，常为化脓之征象。如硬块中央渐软者，则是脓已成熟。如果排脓通畅，一般溃后肿消痛减，则将渐愈。此病往往发生在产后尚未满月的哺乳期妇女身上，尤以初产妇为多见。

中医辨证分型

中医临床上常将乳痈分为胃热和气郁两型。胃热型，可见口渴口臭、嗳腐吞酸；气郁型，可见胸胁不舒、嗳气腹胀。

按摩要点

乳痈的按摩以乳房局部的推、揉、拿、抖、托为基本手法，配合热敷。用力大小要根据患者体质强弱而定，操作以乳汁从乳头自行排出、乳房渐软为度。手法应均匀和缓，忌用暴力。

按摩方法

1 托乳推拿

一手托患乳，一手从乳房根部向乳头反复推、揉、拿15分钟，触及乳房内有结块处重点操作。

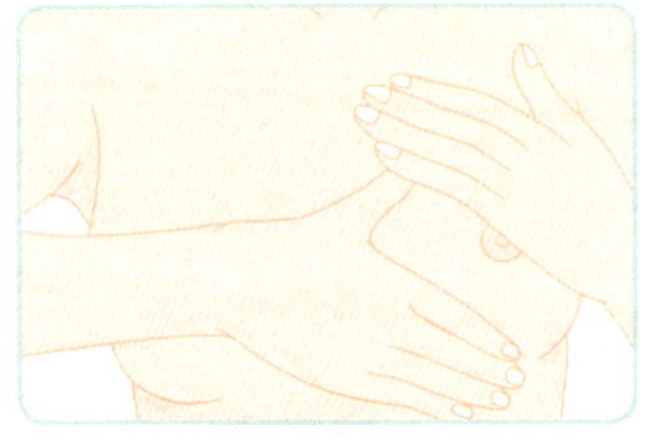

托乳推拿

2 托抖法

一手轻托患乳，完全放松，有节律地上下抖动2～3分钟。操作时往往有乳汁排出，乳部有舒适感。

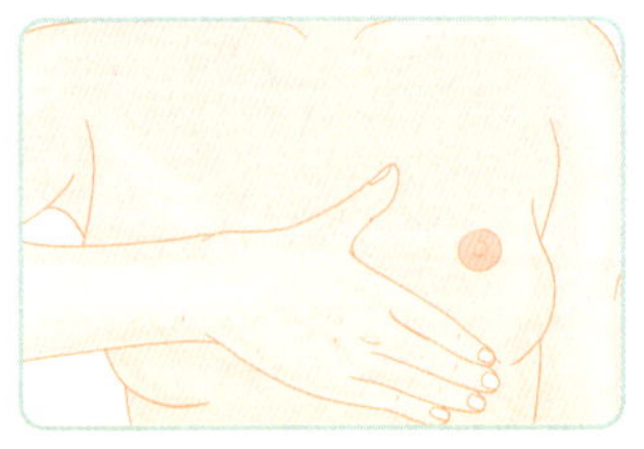

托抖法

3 热敷法

将用沸水浸泡拧干后的消毒毛巾敷于患乳结块处，每日2～3次，每次10～15分钟。

辨/证/加/减

A 胃热型

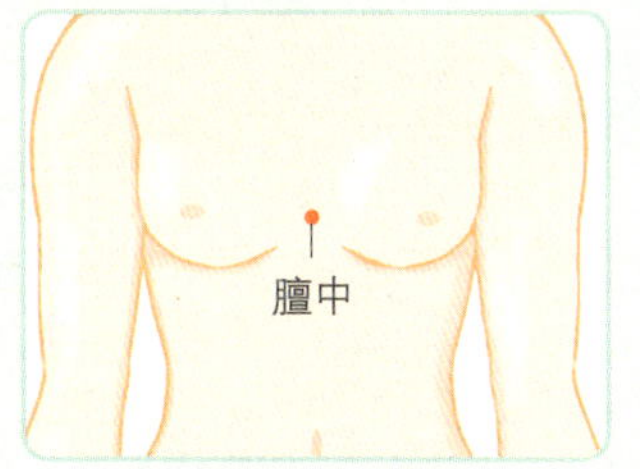

A-1 乳房胀时加按膻中。

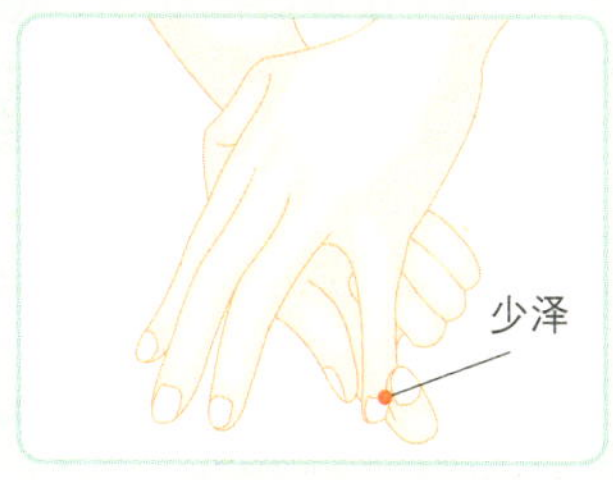

A-2 乳房胀时加按少泽。

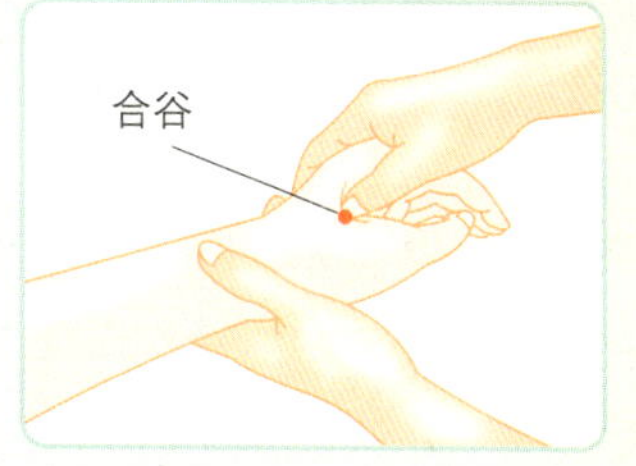

A-3 头痛发热加按合谷。

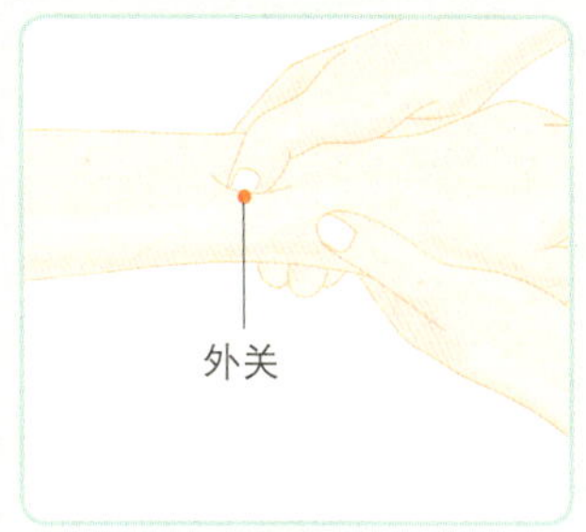

A-4 头痛发热加按外关。

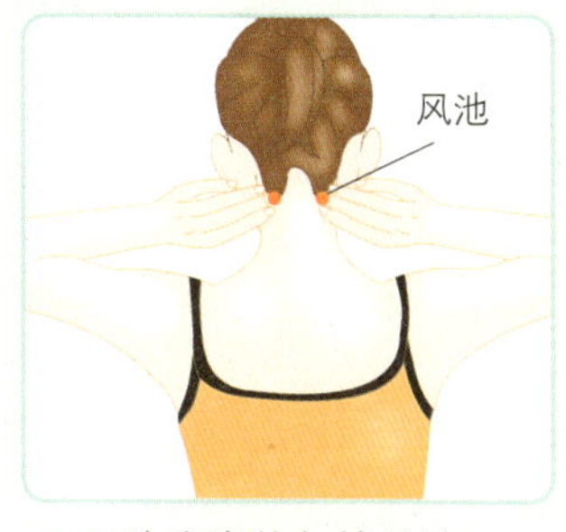

A-5 头痛发热加按风池。

按摩小贴士

应加强孕妇的哺乳期指导以预防本病。按摩手法宜柔和轻快。切忌粗暴揉搓局部，同时配合乳房局部热敷。

B 气郁型

选取以下任脉、带脉、足厥阴肝经穴进行治疗。

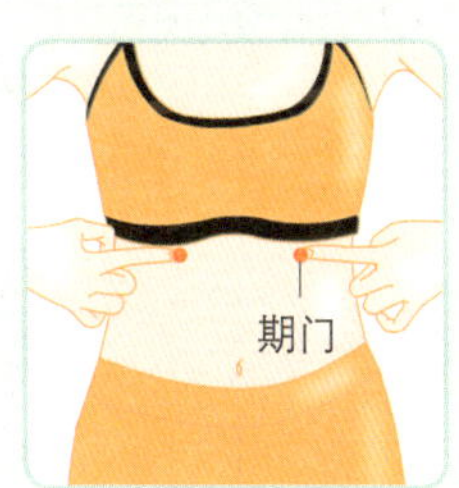

B-1 点揉期门。

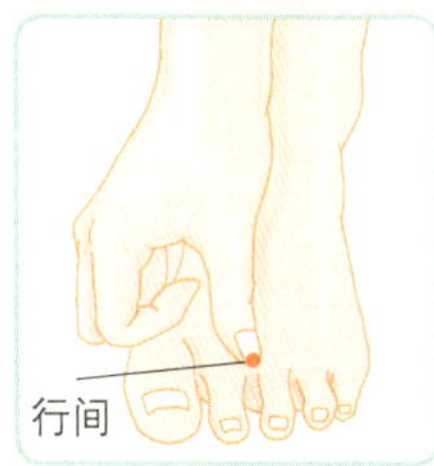

B-2 点揉行间。

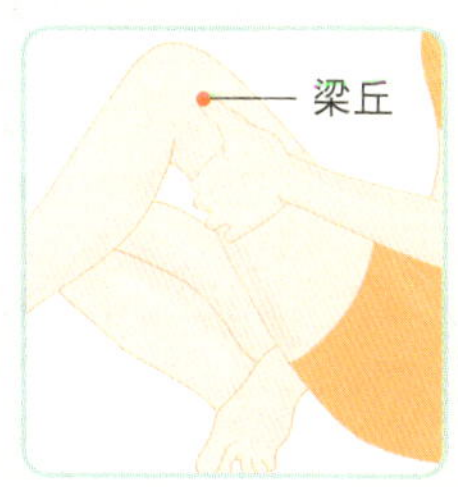

B-3 点揉梁丘。

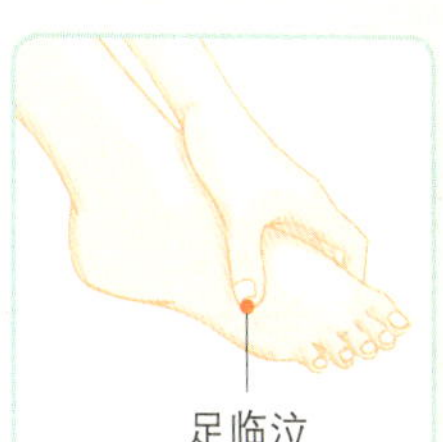

B-4 点揉足临泣。

生活小贴士

痊愈后，应保持乳头清洁，按时哺乳，不能过食辛辣之物，不让婴儿含乳而睡，防止乳头破损。产妇应保持乳房清洁，注意局部保暖。若乳汁过多，应用吸乳器或挤压按摩，使乳汁排出。热敷后，乳部要注意保暖，避免受风。

chapter

养护卵巢，放松心情

更年期综合征

随着年龄的增长，女性的卵巢功能会逐渐老化，激素的平衡也会发生异常。在40～50岁的闭经前后，雌性激素分泌降低，再加上自主神经变化或心理性的原因，会出现一系列的身体及心理不适，如绝经、月经紊乱、情绪压抑不稳定、潮热汗出、头痛、头重、肩酸痛、腰痛、心悸、呼吸困难、疲劳、冷虚、头部充血、失眠等，常被称为更年期综合征。

更年期综合征的症状因人而异，与女性个人的精神、健康状态有密切关系。为了预防或减轻更年期综合征，安定的环境、平静的精神状态、平衡的营养摄取和适度运动是绝对必要的。

中医诊疗

中医认为本病属任脉、冲脉虚衰，是妇女自然衰老的生理现象，称为“绝经前后诸症”。在更年期，肾气渐衰，精血不足，有些妇女由于个体差异及生活环境等影响，不能适应这个阶段的生理过渡，因偏于肾阴虚或肾阳虚，或肾阴阳两虚而出现不同的症候，并累及心、肝、脾，从而产生肝肾阴虚或脾肾阳虚的症状。

中医辨证分型

肝肾阴虚型：经期提前、量多色红或淋漓不绝，面色潮红，烦躁易怒，焦虑紧张，心悸失眠，多梦，腰膝酸软，口干便结，舌红苔薄，脉弦细而数。

脾肾阳虚型：月经后移或闭阻、行则量多、色淡质稀，面色晦暗，畏寒肢冷，面肢水肿，食少腹胀，腰酸尿频，舌淡苔白腻，脉沉弱。

按摩要点

更年期综合征因体内气血亏虚、流行受阻所引起，因此，应以调整身体状况而促进血液循环为治疗重点。主要根据中医辨证分型进行按摩治疗。中医认为脾生血、肝藏血，按摩脾经的血海、背部的肝俞及脾俞对改善更年期综合征有很好的效果。三阴交等足部各穴位，对虚冷或妇科疾病症状有疗效。胞肓等腰部各穴位对骨盆内脏器的功能调整与腰痛有效。如果腹胀时，指压大巨等腹部穴位；头痛时，指压头部百会；头部充血时，可指压颈后天柱、风池。

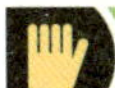

辨证按摩治疗

1 肝肾阴虚型

按摩以下足厥阴肝经、足少阴肾经穴。

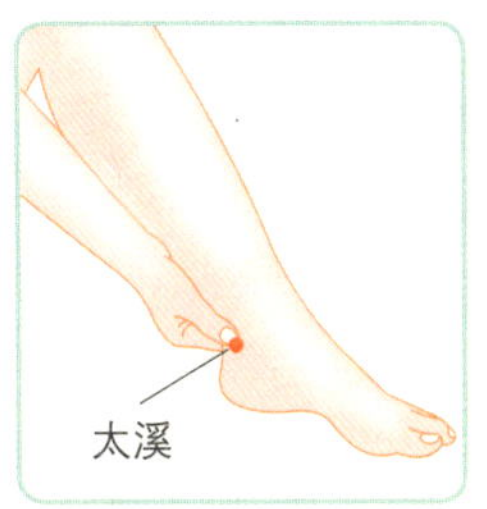

1-1 太溪

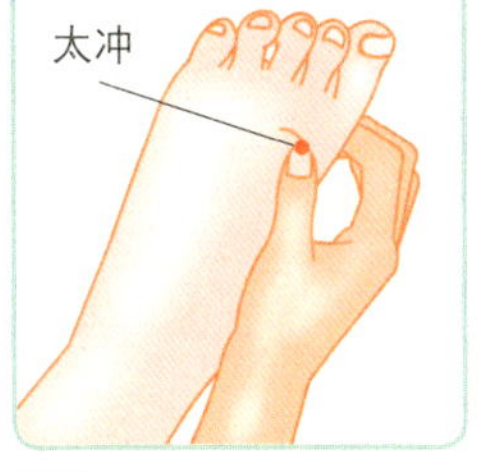

1-2 太冲

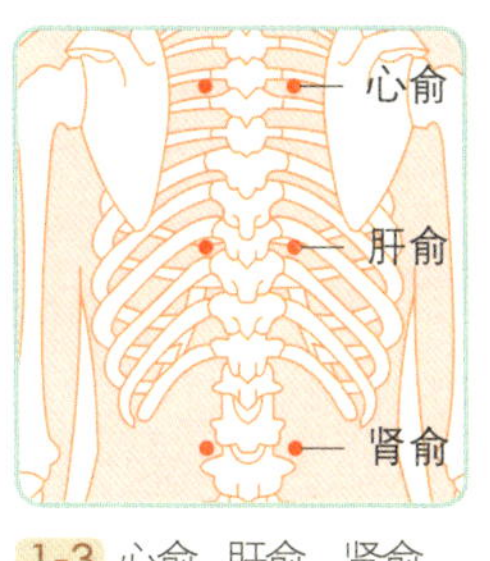

1-3 心俞、肝俞、肾俞

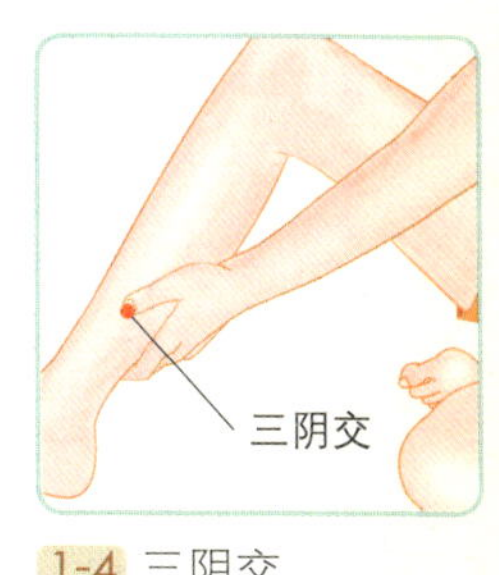

1-4 三阴交

2 脾肾阳虚型

按摩以下背俞穴、足三阴经穴（足厥阴肝经、足太阴脾经、足少阴肾经）。

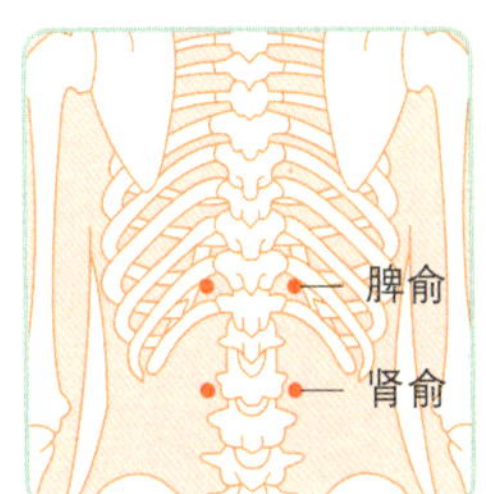

2-1 肾俞、脾俞

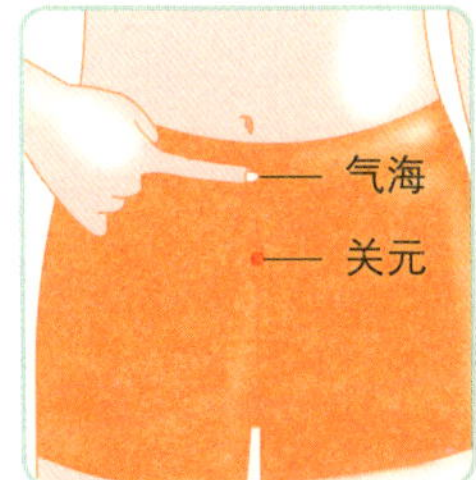

2-2 关元、气海

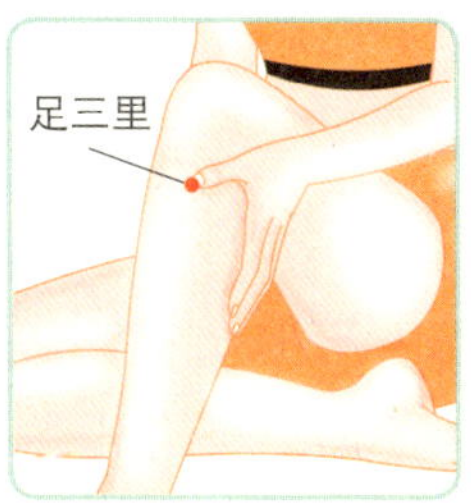

2-3 足三里

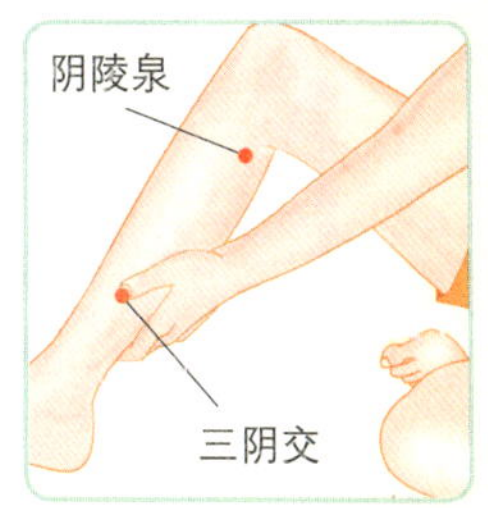

2-4 三阴交、阴陵泉

生活小贴士

1. 避免过度劳累，保证睡眠充足。
2. 积极参加群体及户外活动，避免对自己不适症状的过分关注。
3. 注意控制饮食，避免体重过度增加。但要增加含蛋白质和维生素高的饮食，少食盐和刺激性食物。
4. 注意阴部清洁，预防感染。定期进行妇科检查，注意月经变化。
5. 由于体内雌激素减少，会加速皮肤老化，可使用一些护肤品，减缓衰老。

饮食调养，重者就医

孕期呕吐不止

很多女性在怀孕6～12周内会出现食欲不振、择食、恶心呕吐、疲乏无力、头晕等症状，清晨空腹时较重。轻者2～3个月后诸症自然消失，重者呕吐不限于清晨，频繁且严重，不能进食、进水，不食亦吐，甚至呕吐胃液、胆汁或呕血，以致发生营养不良或严重酸中毒。

如果仅仅出现轻度恶心、择食，想吃酸性食物，或早晨偶尔呕吐痰涎，属于妊娠早期常有的正常反应，经过一段时间，多可自行消失，不作病论。

按摩方法

1 体穴按摩

用一手拇指指腹分别按揉上脘、中脘、梁门、内关、足三里、三阴交穴，各2分钟，以有酸胀感为度。

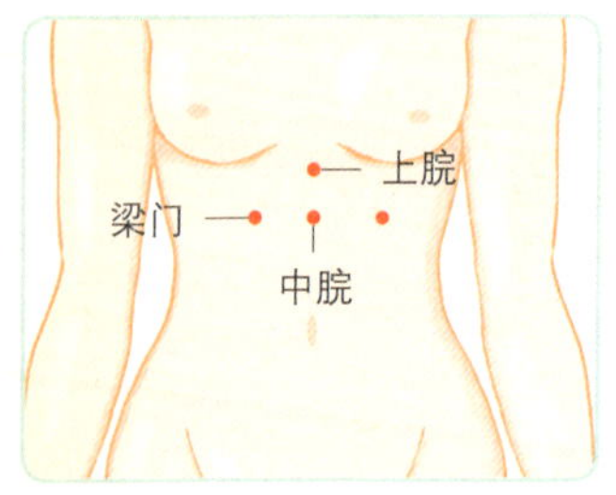

1-1 按揉上脘、中脘、梁门穴。

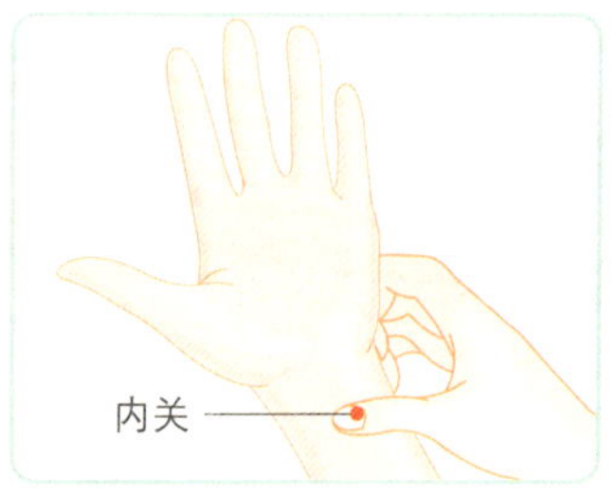

1-2 按揉内关穴。

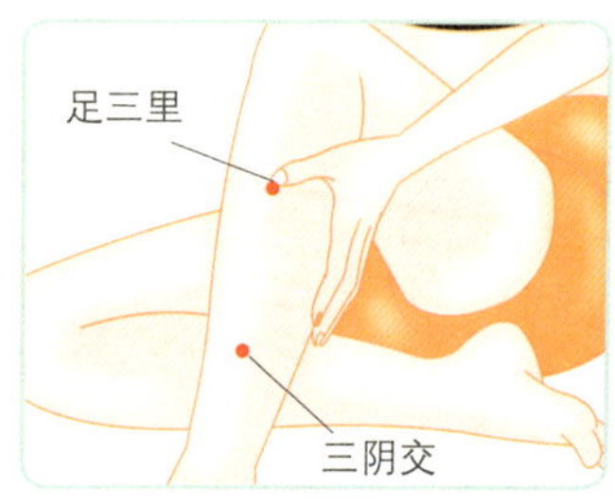

1-3 按揉足三里、三阴交穴。

2 按揉背俞穴

用双手拇指分别按揉脊柱两侧的膈俞、脾俞、胃俞穴各1分钟，以有酸胀感为度。

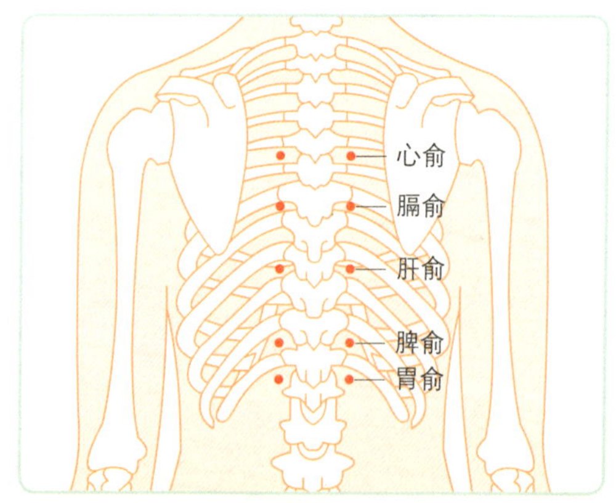

认清状况，重者就医

孕期四肢肿胀

很多女性在怀孕期间会出现肢体、面目肿胀的症状。在怀孕7、8月后，如果只是脚部浮肿，无其他不适者，为怀孕晚期常有的现象，一般不必治疗，产后自然消退。如果平素身体虚弱，或常常发生下肢浮肿，怀孕后水肿加重，并伴有胸闷气短、懒言乏力、头晕胀痛、腰酸无力等症状，就应积极地进行治疗。

按摩方法

1 按揉背俞穴

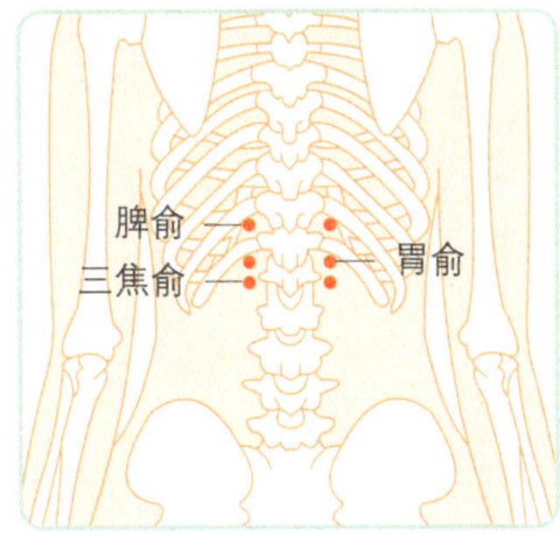

将双手拇指指腹分别置于脊柱两侧的脾俞、胃俞、三焦俞穴，用适当的力度按揉各1分钟，以局部有酸胀感为宜。注意按揉的力量不要过大。

2 揉捏前臂

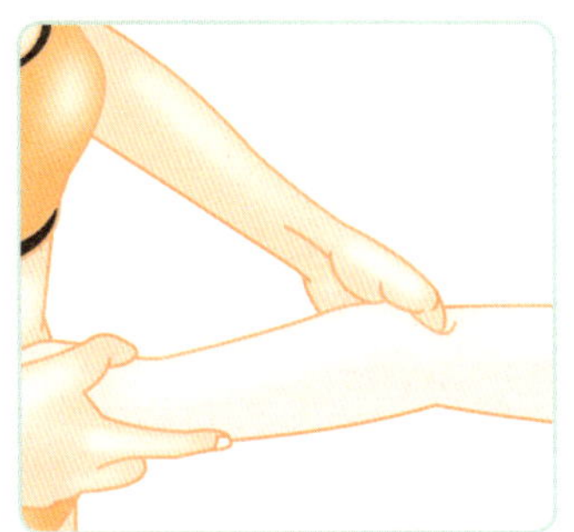

一手着力于左前臂内侧，由上而下用拇指揉捏，并点按曲池、内关穴，使局部有明显酸胀感。反复操作5～6分钟，然后以同样的方法揉捏右前臂。

3 揉捏大腿

将双手四指并拢，虎口张开，四指端置于大腿外侧，两手四指同时用力揉捏大腿外侧肌肉，边揉边下移，通过足三里、阳陵泉、丰隆穴时，适当用力点按，以微感发胀为宜。反复操作5～6分钟。

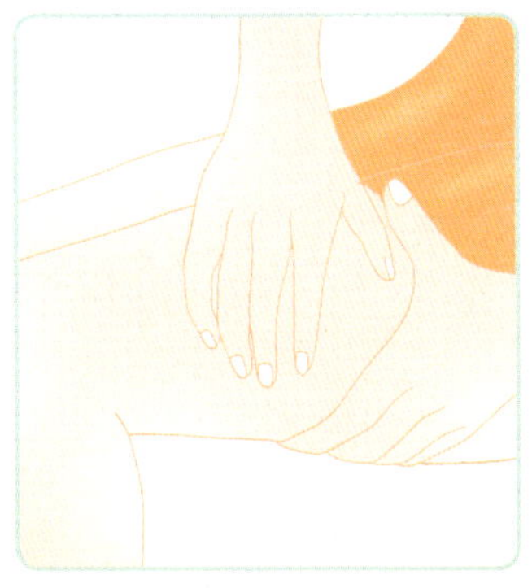

4 按揉下肢穴

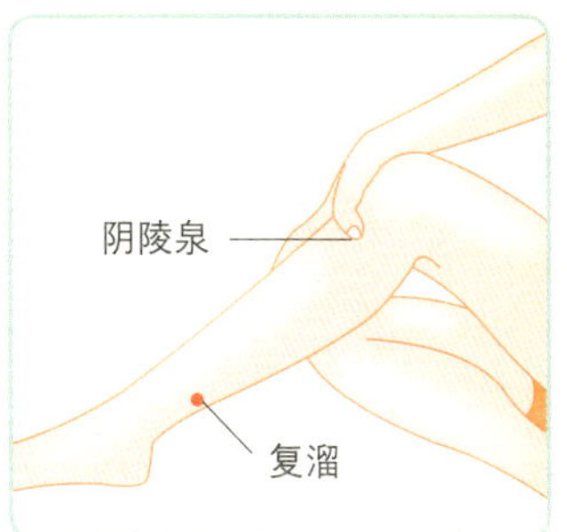

将双手拇指指腹分别置于下肢内侧的阴陵泉、复溜穴，用中等力度按揉1分钟，以局部有酸胀或热胀感为宜。

生活小贴士

1. 调节情绪，保持心情舒畅。
2. 加强营养，适当进水，减少进盐量。
3. 劳逸结合，不可过劳或完全卧床。
4. 睡眠时抬高下肢以利血液回流。

解除抑郁，重在食疗

产后便秘

产后便秘，指产后饮食如常，数日不排大便，或大便干燥秘结，以致排便时疼痛难以解出，常伴有面色萎黄、乏力、头晕耳鸣等。主要是由于产妇卧床较多、缺少运动、腹肌及盆底肌肉松弛、肠蠕动减弱所致。

按摩方法

1 摩腹

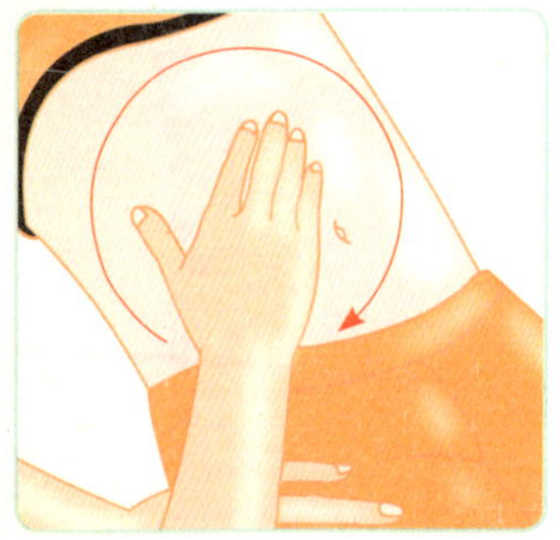

用一手掌顺时针方向摩腹10分钟，至有温热感。

2 体穴按摩

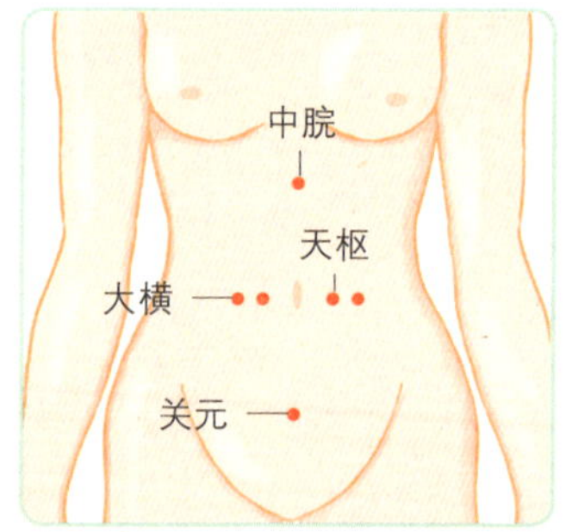

用一手拇指指腹分别按揉中脘、天枢、大横、关元穴，各2分钟。

3 摩背部

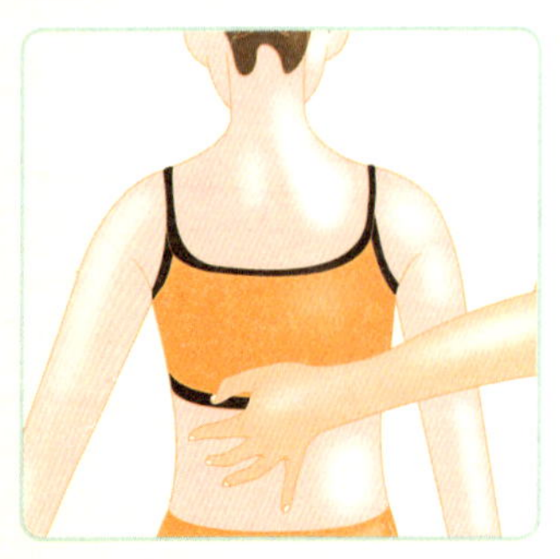

用两手掌由上至下推运脊柱两侧，至有温热感。

4 按揉背俞穴

肝俞
大肠俞
上髎
次髎
中髎
下髎

用双手拇指指腹分别按揉脊柱两侧的肝俞、大肠俞、八髎穴，各2分钟。

生活小贴士

①调整自己的饮食习惯。产褥期作为一个特殊时期，体内孕激素下降急剧，再加上新生命的到来，都给新妈妈带来种种不适应。如果出现了便秘现象，应尽快改变饮食习惯，多吃含纤维素多的水果和蔬菜，如香蕉、韭菜、芹菜等，以起到润滑肠道、促进排便的作用。

②学会休息。充分的睡眠可以使奶水充沛、防止产后抑郁和便秘。作为新妈妈，尽量要将自己的生物钟调至和宝宝一致。良好的精神状态也可以防治便秘。

chapter

放松心情，树立信心

阳痿

阳痿是指性交时阴茎不能勃起，或举而不坚，影响正常的性生活。现代医学认为，阳痿有器质性与功能性之分：器质性阳痿是由于本身的畸形或其他器质性病变引起的；功能性阳痿也叫精神性阳痿，是指经过仔细的检查，没有发现可以引起阳痿的疾病，完全由精神因素引起。按摩治疗适宜于功能性阳痿。

中医辨证分型

中医学认为，阳痿与肝、肾有密切的关系，主要是肝郁气滞、肾阳不足而致阳痿不举。

- **肝郁气滞型**：可见精神紧张、情志不畅。
- **肾阳不足型**：可见精神不振、腰膝酸软、畏寒怕冷。

按摩要点

按摩以腰腹部为主，使患者局部有酸胀、透热的感觉。在中医辨证分型的基础上，重视其他手法的运用。

- **腹部操作**：指揉法→揉震神阙→掌摩下腹
- **腰骶部操作**：点揉背俞穴→掌擦腰骶
- **下肢部操作**：提捏肌肉

按摩方法

1 揉擦腹部穴位

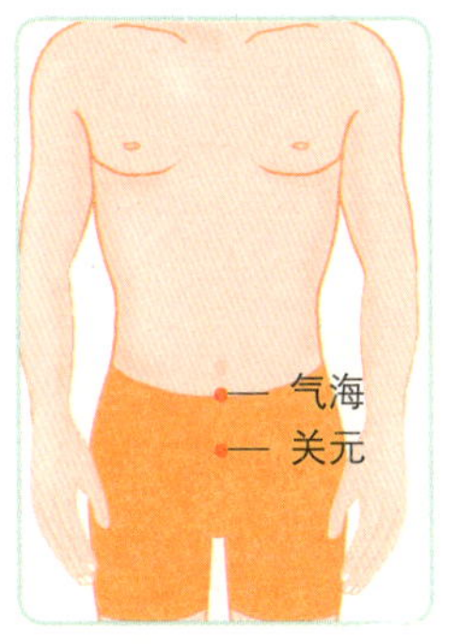

1-1 揉擦气海、关元各2分钟。

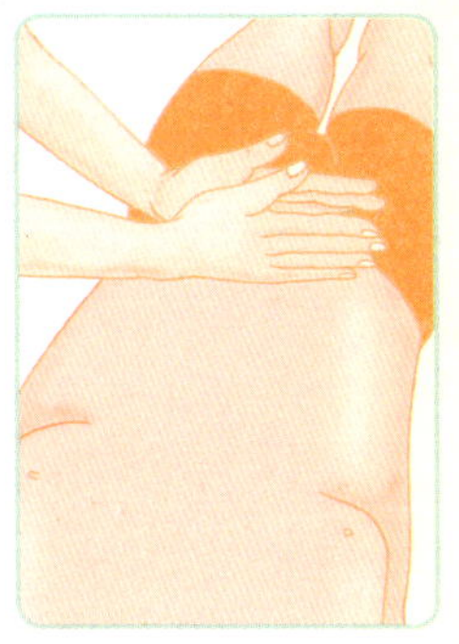

1-2 揉擦中极2分钟。

2 揉震神阙

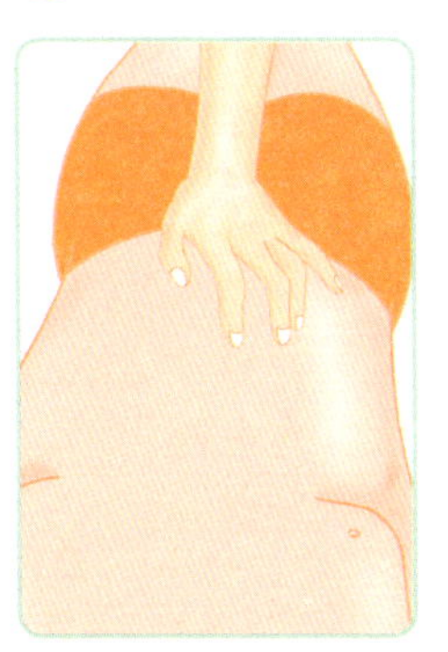

2-1 掌根揉神阙穴3分钟。

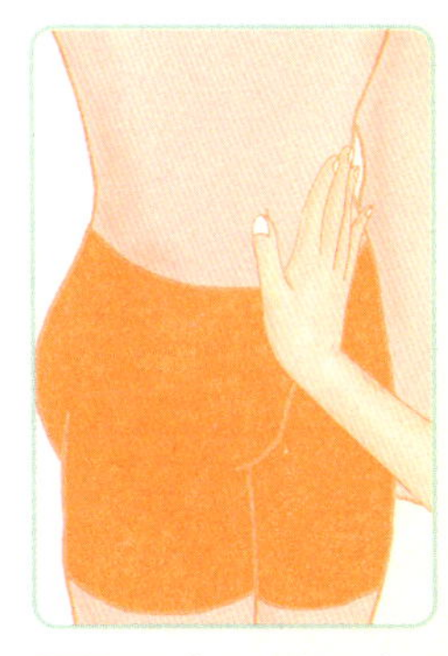

2-2 用掌震神阙穴1分钟。

3 掌摩下腹

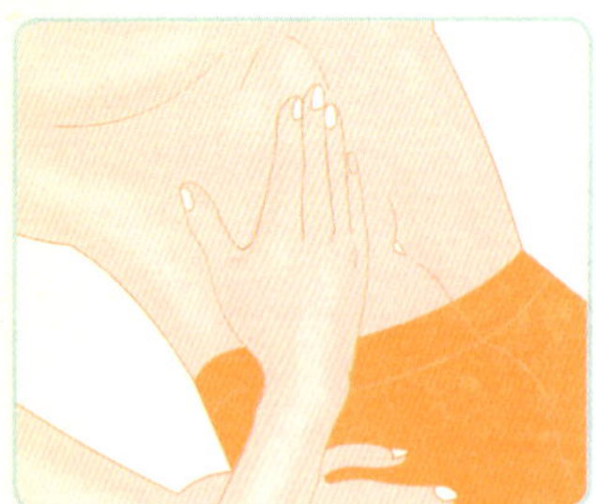

掌摩下腹部，以温热为度。

4 提捏下肢

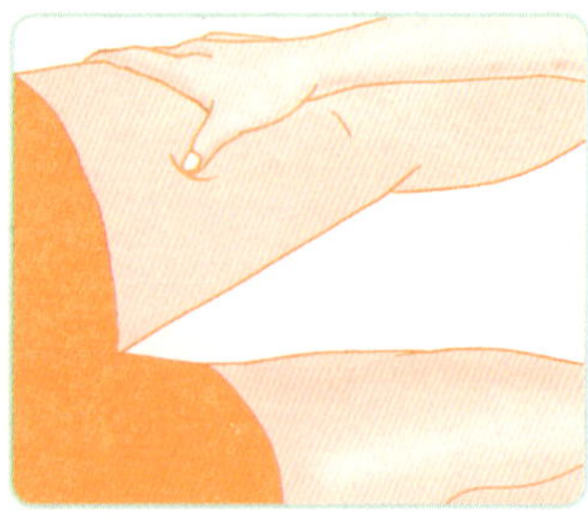

双手提捏大腿内侧肌内2分钟。

5 点揉背俞穴

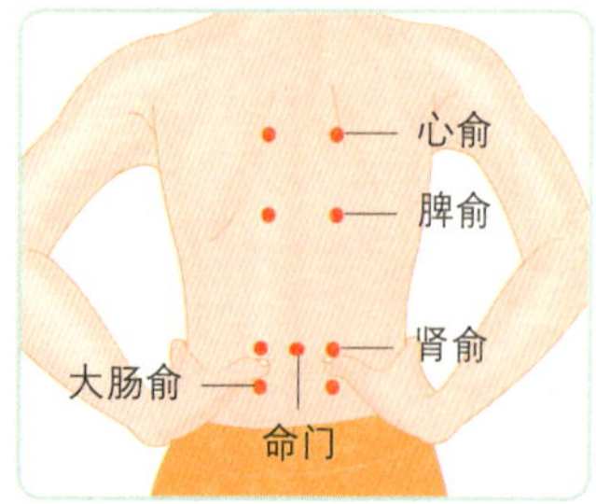

点揉图中各穴1分钟。

6 掌擦腰骶

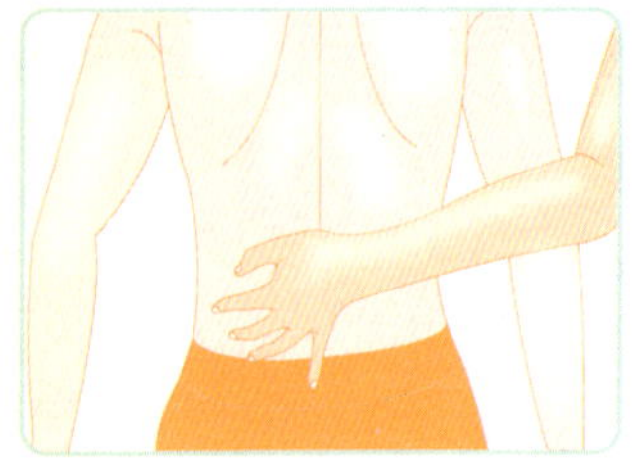

6-1 用掌根直擦背部膀胱经，以透热感为度。

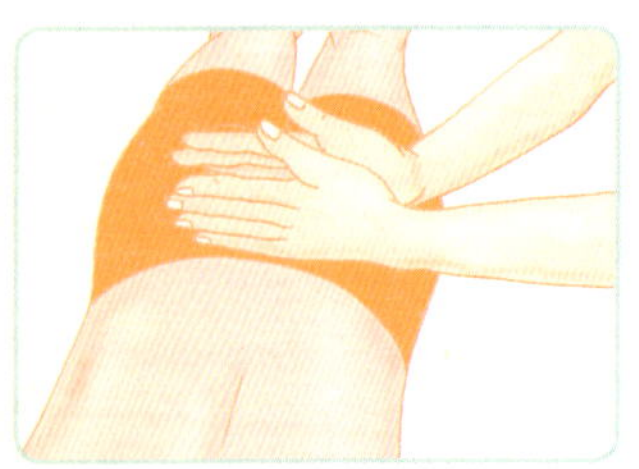

6-2 横擦肾俞、命门、腰骶的八髎，以透热感为度。

辨/证/加/减

A 肝郁气滞型

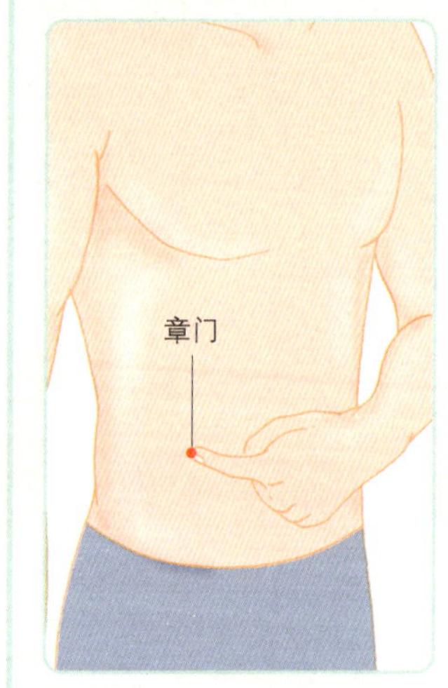

A-1 加按章门2分钟。

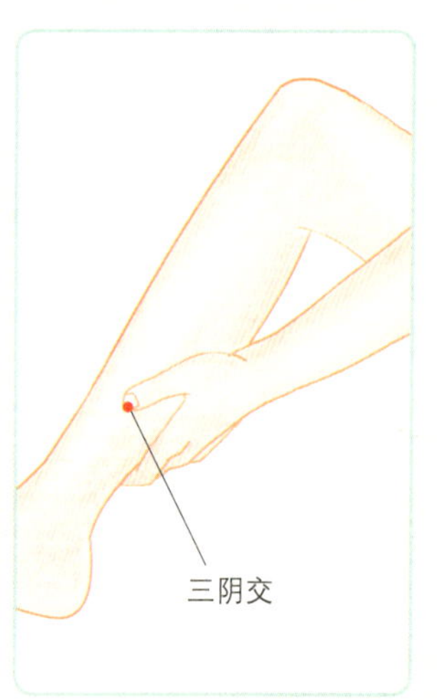

A-2 加按三阴交2分钟。

B 肾阳不足型

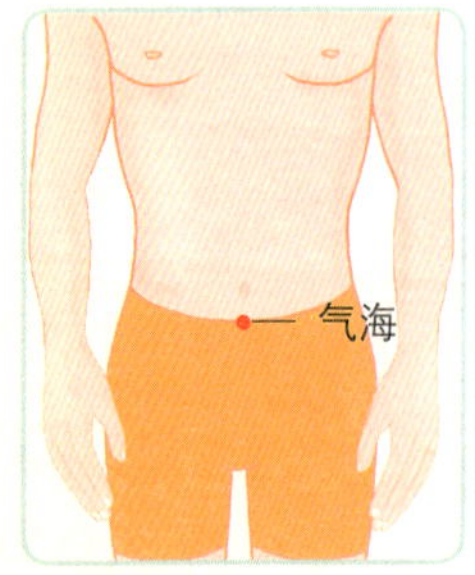

B-1 加揉气海。

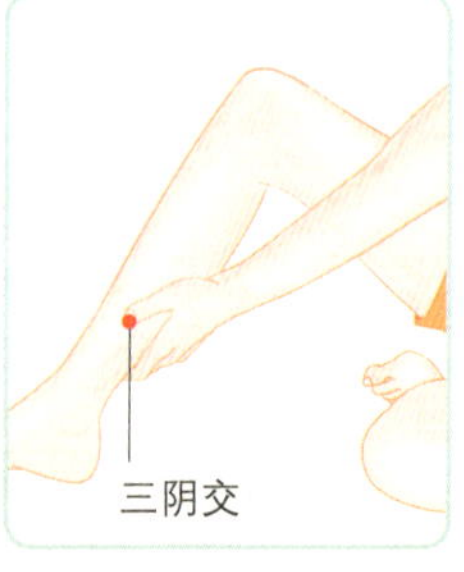

B-2 加揉三阴交。

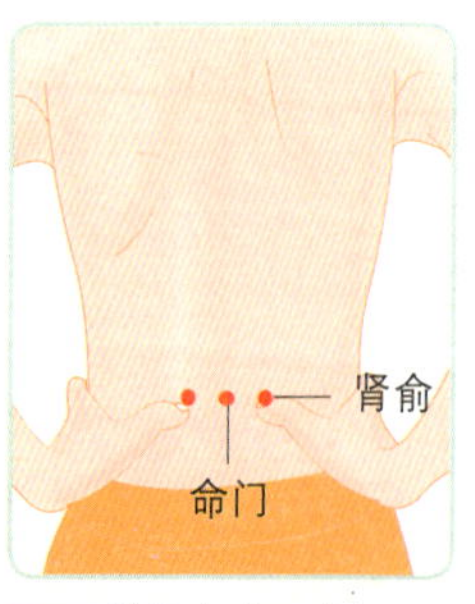

B-3 横擦肾俞、命门。

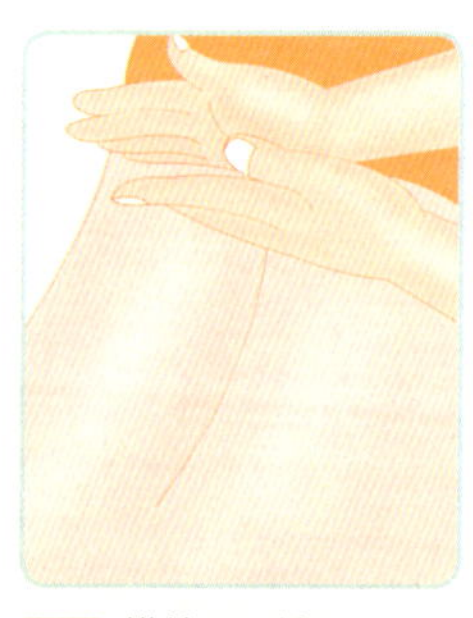

B-4 横擦腰骶部。

chapter

消除紧张是治疗关键

早泄

早泄是指阴茎尚未插入阴道或在插入阴道后1分钟内即射精，属临床上常见的难治的疾病之一，分为器质性和功能性两种。其中后者更为常见。病因多为紧张焦虑、惊吓以及各种泌尿系统感染。中医对于早泄早有记载，分为相火偏盛和肾气亏虚两型。

按摩要点

早泄的按摩以腰腹部为主，使患者局部有酸胀、透热的感觉；在中医辨证分型的基础上重视其他手法的运用。

腹部操作 摩小腹→推任脉→点穴位

腰骶部操作 点揉背俞穴→推揉腰背

四肢部操作 点揉穴位

按摩方法

1 点揉背俞穴

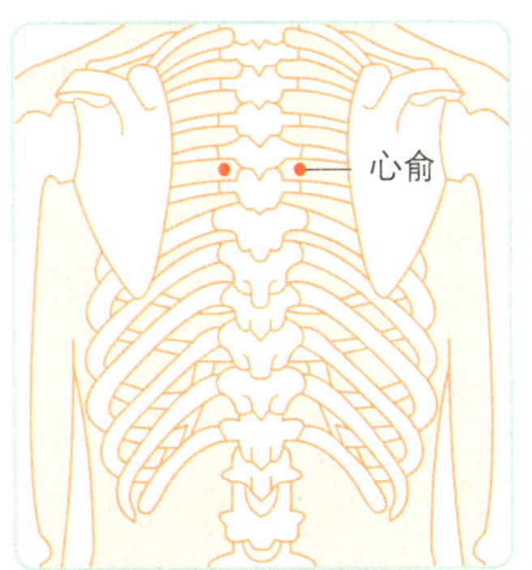

点揉心俞1分钟。

2 横擦八髎

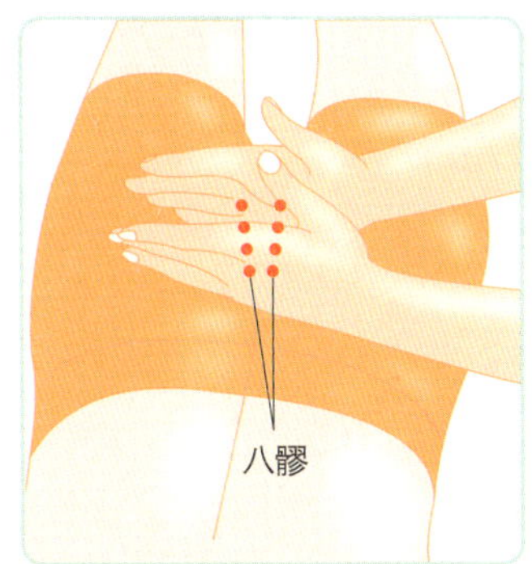

横擦八髎1分钟。

3 推揉腰背

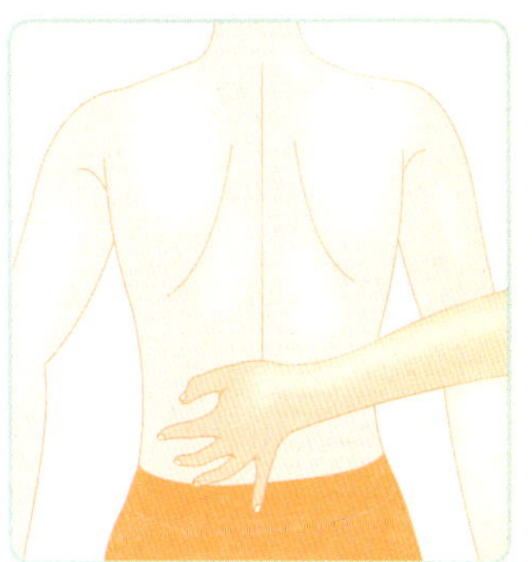

从第7胸椎平面起，沿脊柱直推至腰骶，反复10遍，然后叠掌揉腰骶部3分钟。

4 摩小腹

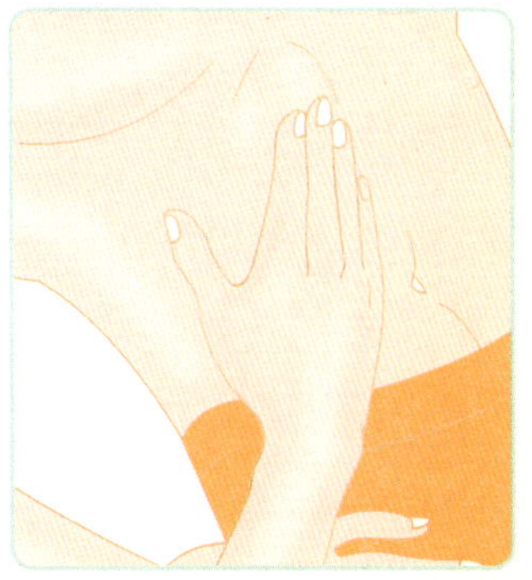

顺时针方向摩腹5分钟。

5 点揉腹部穴位

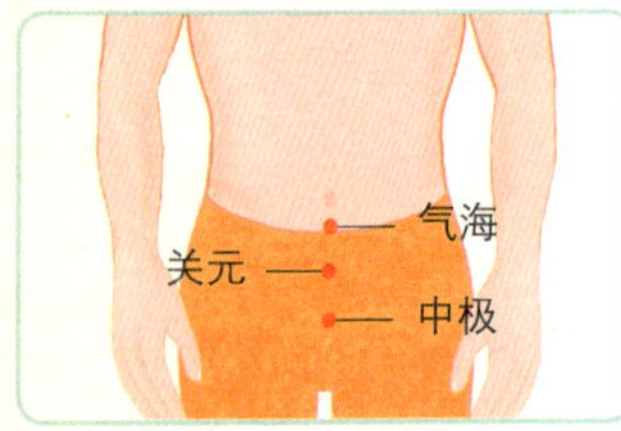

5-1 用拇指点揉关元、中极、气海各1分钟。

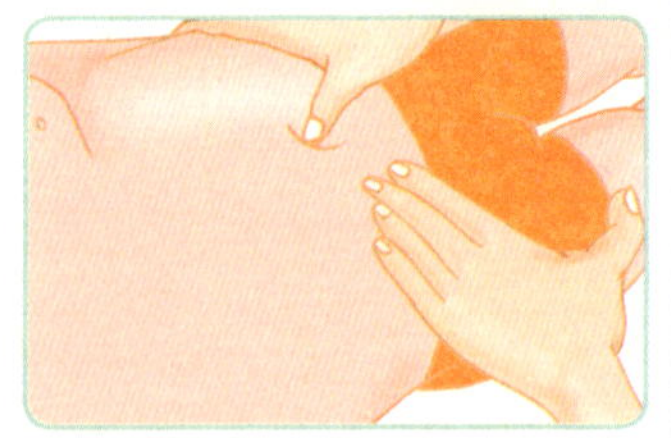

5-2 用拇指点揉任脉诸穴各1分钟。

6 推任脉

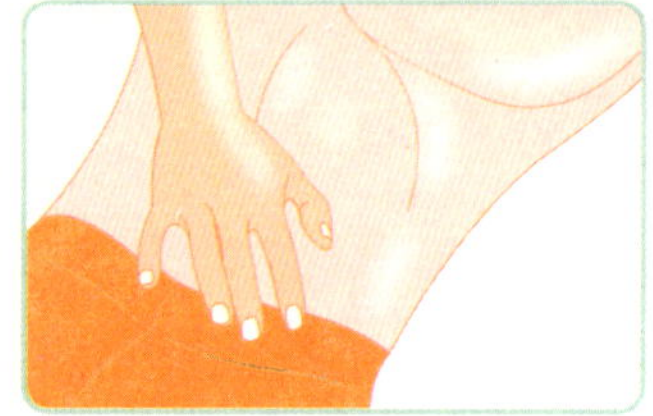

用掌根从中脘推至中极5～6遍，力度先轻后重。

7 点四肢穴位

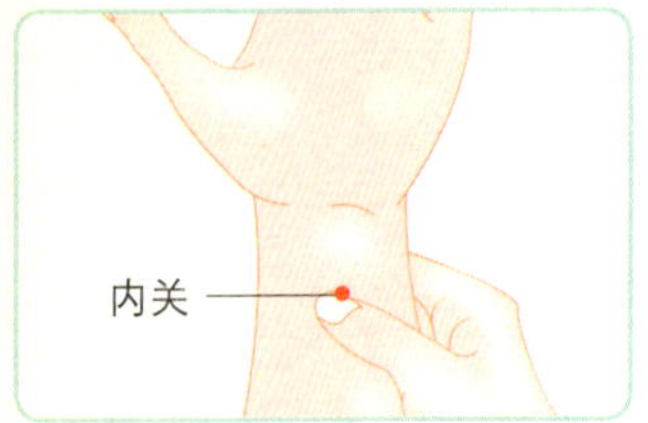

7-1 点揉内关5分钟。

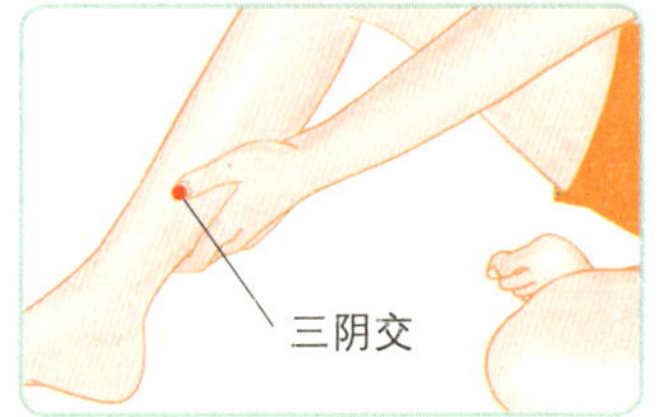

7-2 点揉三阴交5分钟。

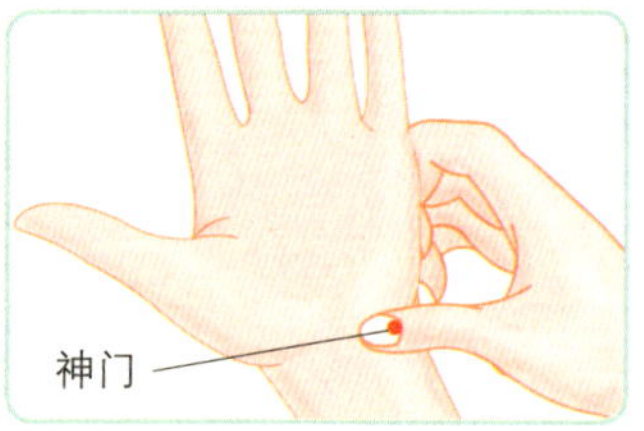

7-3 点按神门2分钟。

辨/证/加/减

A 相火偏盛型

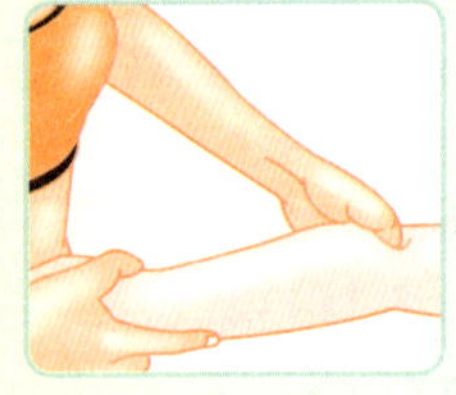

A-1 点揉内关、神门、曲池各2分钟。

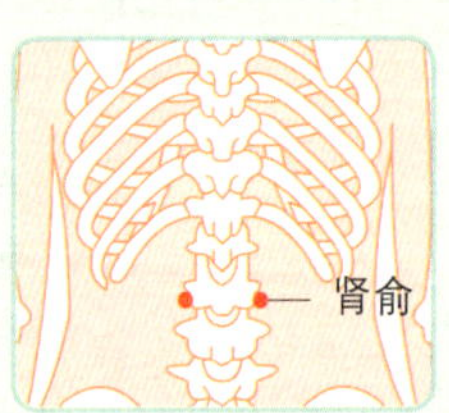

A-2 点揉肾俞2分钟。

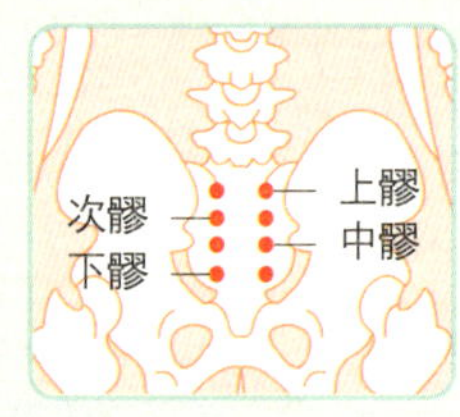

A-3 点揉八髎，每穴2分钟。

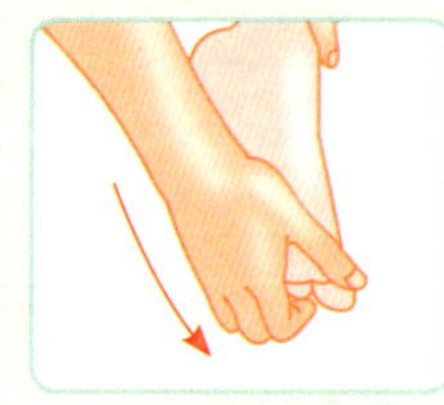

A-4 擦涌泉穴，以透热为度。

B 肾气亏虚型

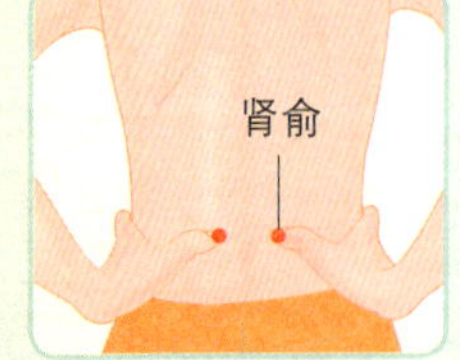

B-1 点揉肾俞2分钟。

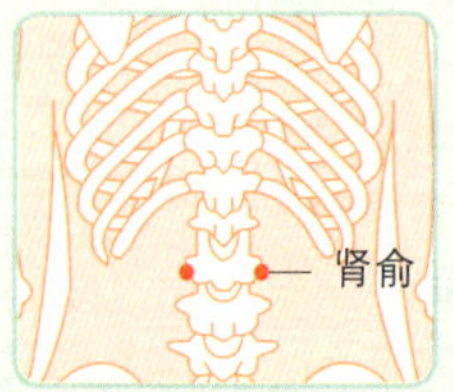

B-2 肾俞定位。

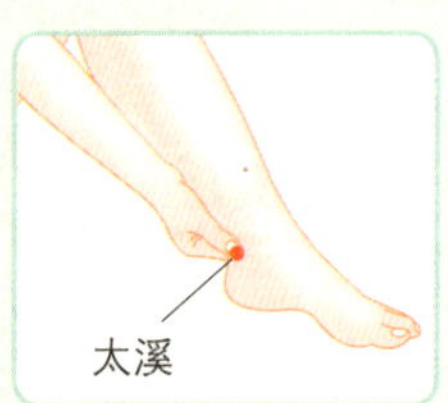

B-3 点揉太溪2分钟。

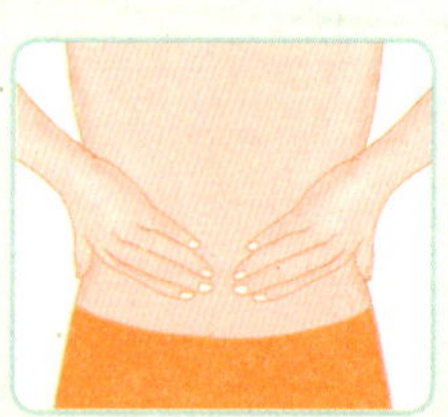

B-4 直推腰骶部。

放下思想包袱很重要

遗精

遗精，指非性交或无手淫状态下发生的射精。成年男子如果每月1～3次遗精，次日没有不适感或仅有轻度疲劳，属于正常生理现象。如果遗精次数增加，每周2次以上，甚至一夜遗精数次，并伴有某些性功能改变及神经精神症状者，属于病理性遗精。遗精又分为梦遗和滑精。

按摩方法

1 体穴按摩

用一手拇指指腹分别点按关元、中极、三阴交、足三里穴，各1分钟。

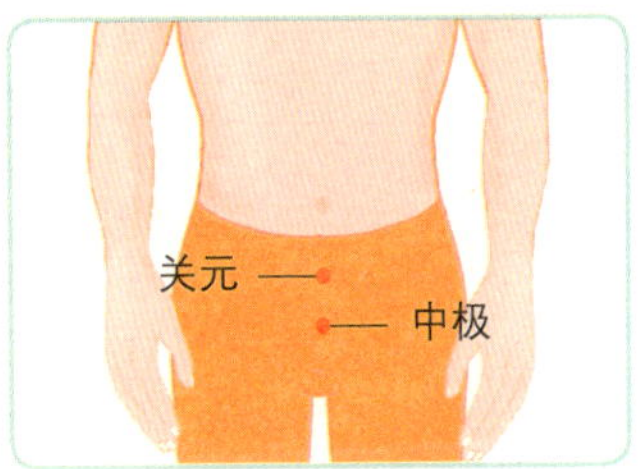

1-1 点按关元、中极穴。

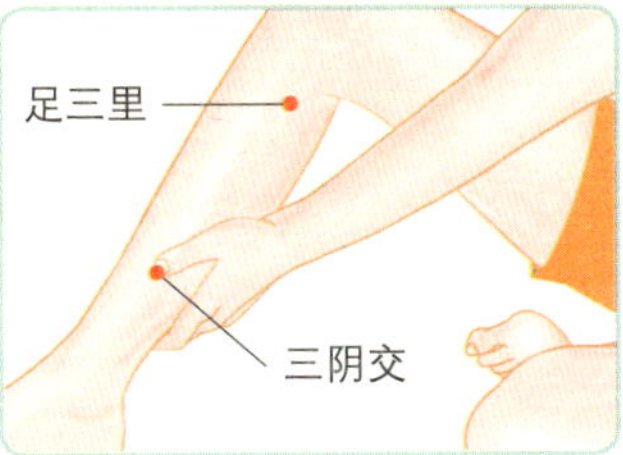

足三里
三阴交

1-2 点按三阴交、足三里穴。

2 拿捏腹部

用两手拇指和食指相对用力，自上而下，从左到右拿捏腹部，然后放松，操作2分钟。

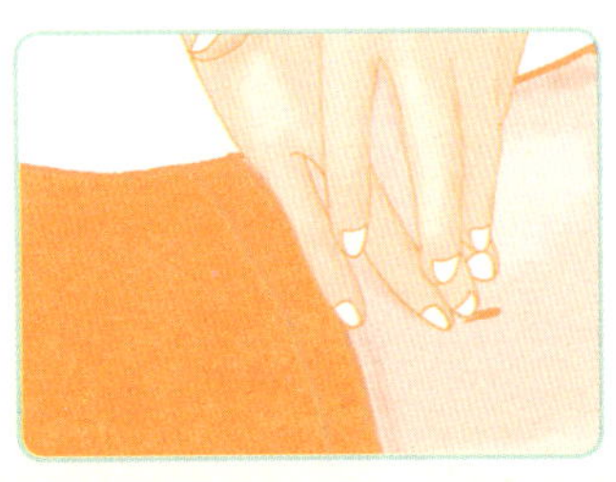

3 揉捏足趾关节

一手扶住足背部，另一手拇指、食指和中指合力，分别揉捏两侧足趾关节，从足大趾关节到足小趾关节，时间5分钟。

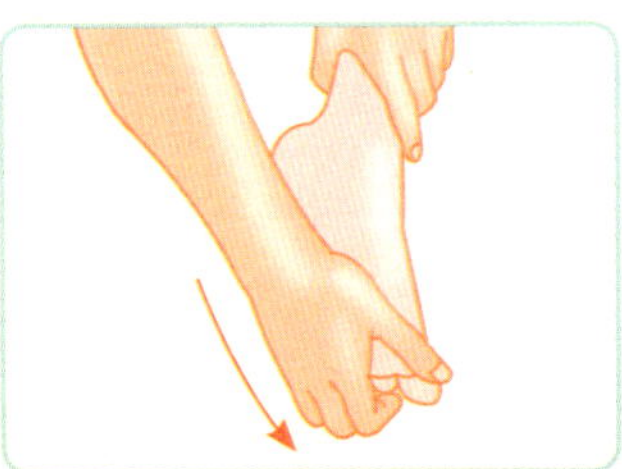

4 按肾俞

用双手拇指指腹按揉脊柱两侧的肾俞穴1分钟。

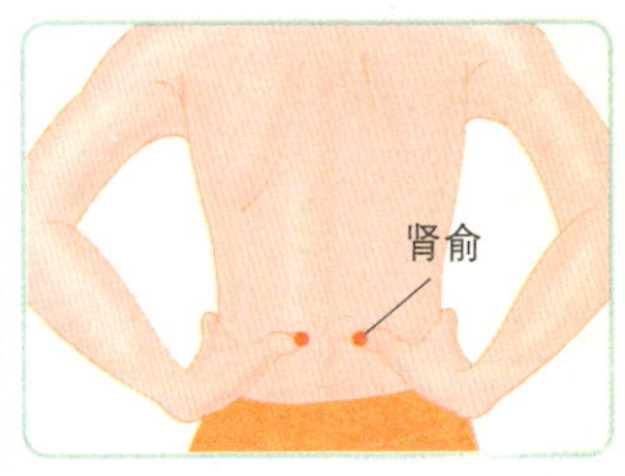

5 擦腰骶

用一手掌从腰部至骶部反复擦摩2分钟。

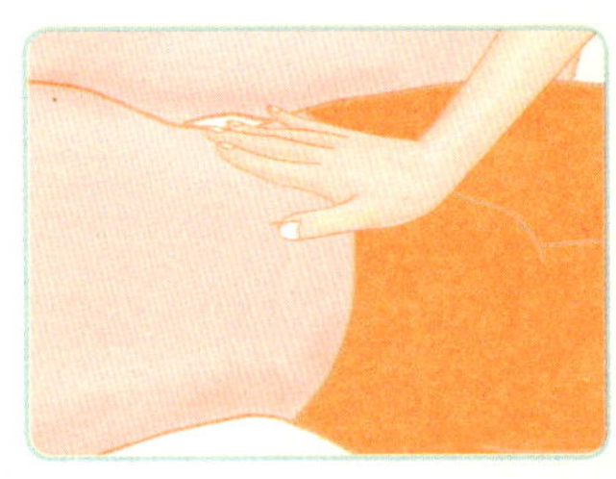

6 提会阴、缩肛门

站立，夹紧臀部及大腿，上提会阴部，收缩肛门，反复操作1分钟。

chapter

放下负担，享受性爱

不射精

不射精，指阴茎虽然能在性交中维持坚硬的勃起，但是达不到兴奋高潮，不能射精或不能在阴道内射精。发病的原因除了少数泌尿生殖系统先天性解剖异常、脊髓受损、腰交感神经节损伤等外，大多为精神因素。

按摩方法

1 按揉背俞穴

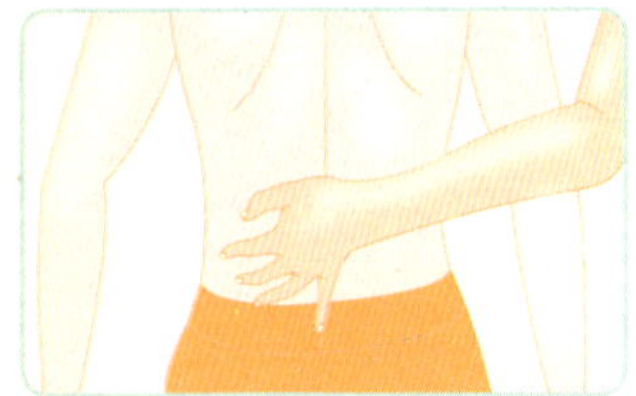

1-1 先用一手掌按揉腰骶部3分钟。

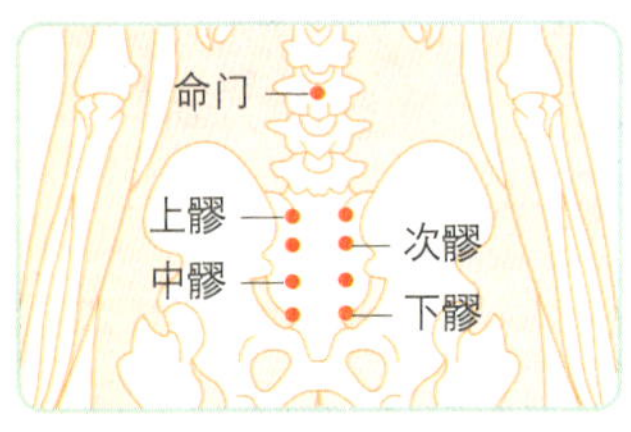

1-2 再用两手拇指指腹分别按揉命门、八髎穴，各1分钟。

2 刺激腹部

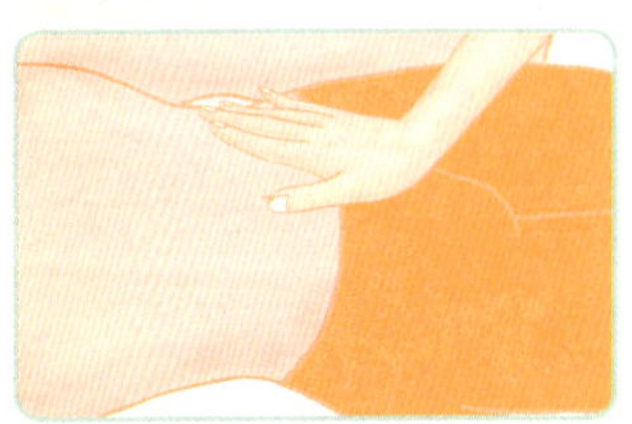

用手指轻轻刺激腹部，以肚脐为中心，向两侧做横向刺激10次。

3 按揉会阴穴

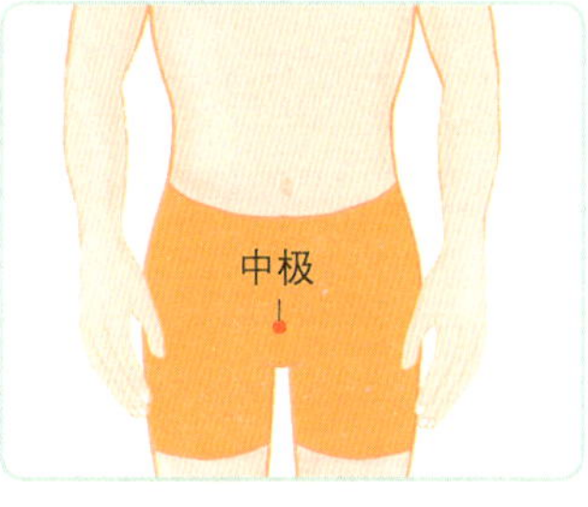

3-1 先用一手拇指指腹按压中极穴1分钟。

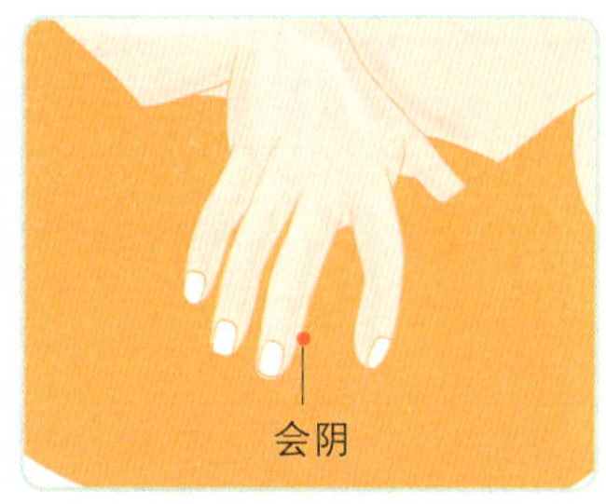

3-1 再用一手的食指、中指和无名指从阴囊下向会阴穴处按揉推摩1分钟。

4 揉捏足跟部

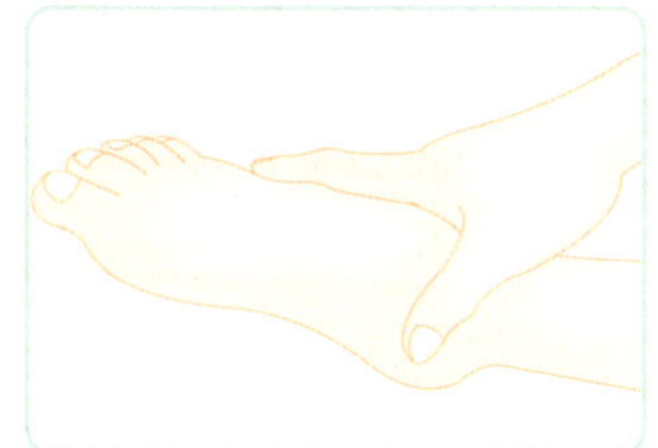

用两拇指指腹在足底的跟部按压移动，触及最敏感部位时，停下做反复刺激，最后用多指揉捏整个足跟部。

5 按揉足趾

将两手的食指、中指、无名指的指端分别插入对方两足的1、2趾缝，2、3趾缝，4、5趾缝，在趾凹陷处做掐法10次，再按揉1分钟。应用本法时，受摩者会有奇痒和微痛感。

养心调神，恢复欲望

性欲低下

性欲低下，主要指情欲淡漠，在过去同样刺激条件下，未作出相应性反应，无性交愿望，阴茎勃起程度也弱。

其发病原因包括：年龄因素、精神因素、疾病因素、药物因素（以抗高血压药最为明显）、不良嗜好（如长期吸烟喝酒、吸毒）等。

按摩方法

1 挤推睾丸

仰卧，先将手搓热，用一手食指和中指并拢托住一侧睾丸，然后将睾丸向腹股沟方向挤去；另一手中指放在另一侧小腹阴毛处，将睾丸向阴囊方向挤推。

两手用力要柔和，以腹股沟微胀感为佳，反复做20次。然后换手操作另一侧。

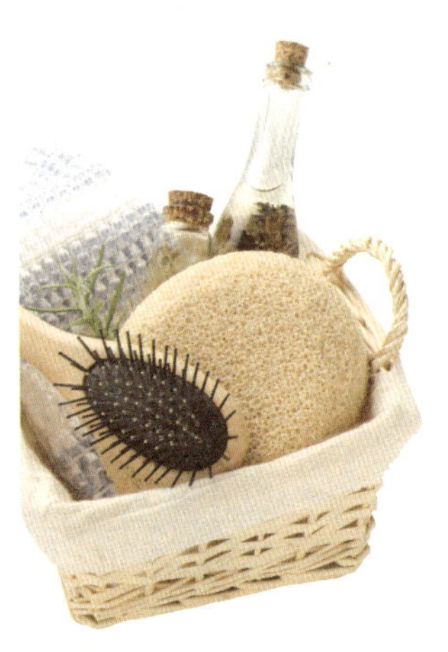

2 按压会阴穴

仰卧屈膝，用一手拇指指腹按压会阴穴，逐渐用力深压，边按边揉，连做1～3分钟。

3 揉拿大腿内侧

仰卧，将拇指与四指分开，揉拿一侧大腿内侧至膝，边揉边拿边向下移，进行一松一紧的拿捏，用力和缓，由轻到重，有连贯性，反复做10次。然后做另一侧。

生活小贴士

1. 树立信心，消除疑虑。
2. 妻子应鼓励关怀丈夫，密切配合医生，积极治疗。
3. 性生活频率应减少，时间可在清晨精力充沛时。
4. 进行合理适当的体育锻炼，防止过度疲劳。
5. 多食富含营养而易于消化吸收的食物（如红枣、芝麻、葡萄、山药、核桃、虾、海参、韭菜等），不可盲目忌口，避免生冷寒凉及刺激性食物。
6. 停止使用易致性欲减低的药物，如女性激素、镇静剂、血管扩张药等。

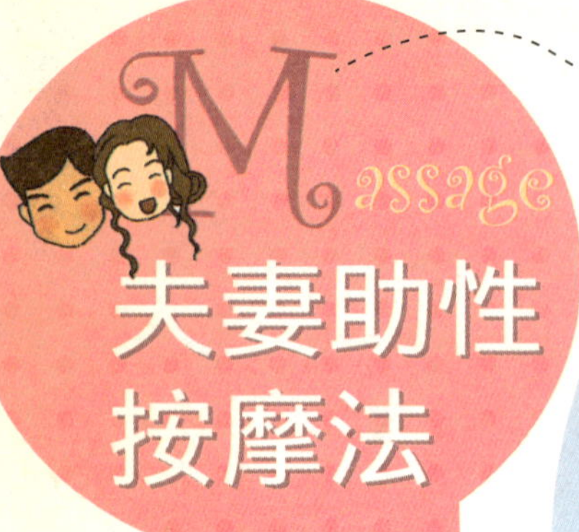

夫妻助性按摩法

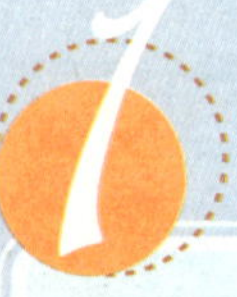

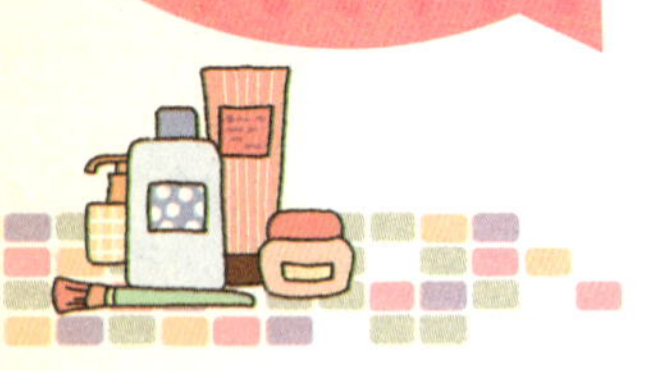

使性功能低下的原因有：阴茎不能勃起、性欲衰退、射精障碍、性感觉障碍和性感缺乏、性冷淡症与性交疼痛等。现代社会中，影响男性性生活的因素有增长的趋势，主要是精神心理因素：精神不安、情绪过激、身心疲惫、夫妻或家庭关系紧张等。另外，还有饮食因素（嗜食肥甘厚味、酗酒等）和疾病因素（甲状腺功能亢进、糖尿病、睾丸疾病等）。

以下按摩法要求夫妻之间先不要接触外生殖器，只是在按摩结束后才唤起对性的快感，这样对提高夫妻性生活质量有积极作用。

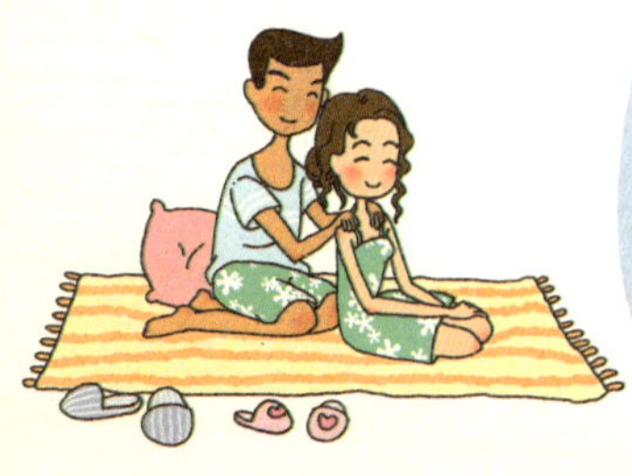

1 全身按摩

▶▶ 抚摸头颈部 01

仰卧，爱侣用双手掌轻抚头部，再用手指指腹推运前额和两侧颞部，接着用双手指梳头5～10次，再轻轻搓揉颈项部、双侧肩膀处反复多次，使对方有特殊的快感。

▶▶ 揉乳房 02

先用双手掌推运双侧乳房及四周，再用手指轻微揉捻乳头。

▶▶ 推拿四肢 03

用双手按摩推拿四肢，使疲劳解除，达到精力旺盛的目的。

▶▶ 抚摸腹部 04

用一手掌旋转按摩腹部，再向上抚摸双侧乳房及四周，使爱侣产生对性生活的向往。再沿乳房向下推运至腹部。

▶▶ 按揉腹股沟 05

用手指指腹按揉双侧腹股沟，从外到内，手法轻柔。

▶▶ 抚摸大腿内侧 06

按揉完腹股沟后，继续向下推运，抚摸大腿内侧，反复多次，使双方达到兴奋期，但此刻还要控制住兴奋。

▶▶ 抚摸外生殖器 07

最后抚摸外生殖器，使双方达到兴奋的高潮期，再进行生殖器与生殖器的接触。

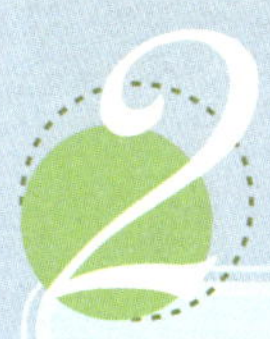

2 按摩特殊敏感点

▶▶ 按揉四白穴 01

用拇指指腹轻轻按揉两侧四白穴，再用双手小指插入耳孔内旋转摩擦，能引起爱侣对性生活的极大兴奋快感。

▶▶ 按揉中府、膻中穴 02

分别按摩、点掐这两穴及周围部位，就可使爱侣兴奋不已。

▶▶ 按压大巨穴 03

给予大巨穴适当的指压与强弱不同的刺激，爱侣就能达到兴奋的境界。

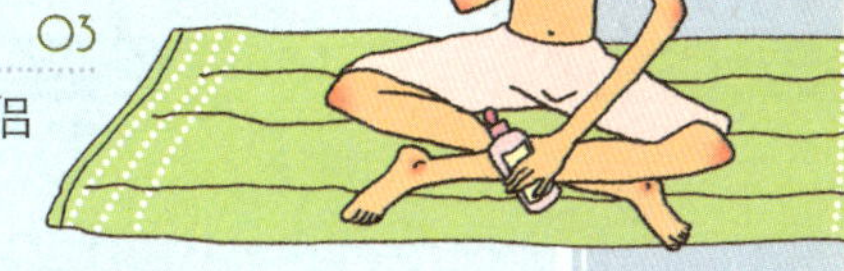

▶▶ 点压涌泉穴 04

用拇指指尖点压涌泉穴2分钟，再用食指、中指、无名指指腹并拢推按脚掌100次。爱侣会有一种电流似的快感，从脚底贯穿脑部。

▶▶ 按揉居髎穴 05

用食指、中指轻轻点压、按揉居髎穴。即使是反应迟钝的女性，也会很快进入兴奋快感中，它比乳房更为敏感，应最后按摩。

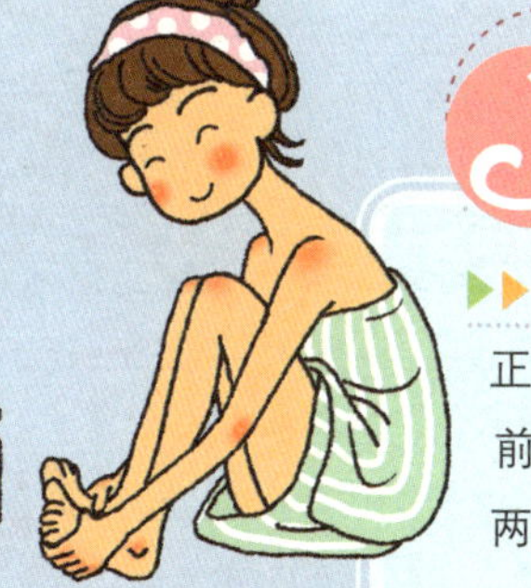

3 按摩腹部

▶▶ 抱腹部 01

正坐，爱侣以身抵住背后，双手从双侧肋部轻轻推拿至前胸乳房处，反复捏揉5～10次，然后双手下滑至腹部两侧按揉腹部，使神经高度兴奋，随之提高性的功能。

▶▶ 按摩下腹部 02

站立，爱侣从背后用双手掌按摩下腹部，推至耻骨联合，再用双手拇指指腹按压曲骨穴，时间1分钟，再向上推到胸部的双乳房处。反复做5～10次。爱侣能很快进入兴奋期。

欢爱有道，房事有节

纵欲过度，身体虚弱

因房事频繁、纵欲无度或频繁手淫、遗精等，而出现的腰膝酸软、精神萎靡、头晕眼花、身倦乏力、阳痿早泄、耳鸣、便溏、心悸等身体极度虚弱、脏腑功能减退或未老先衰的症状。

按摩方法

1 按揉背俞穴

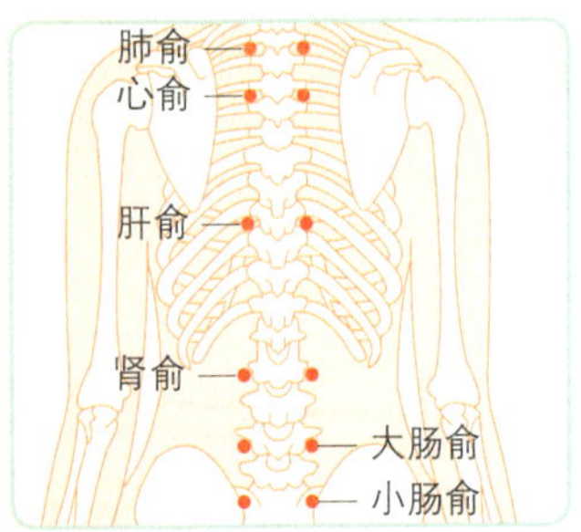

用两手拇指指腹分别按揉脊柱两侧的肺俞、心俞、肝俞、肾俞、大肠俞、小肠俞穴，各2分钟。

2 叩腰眼穴

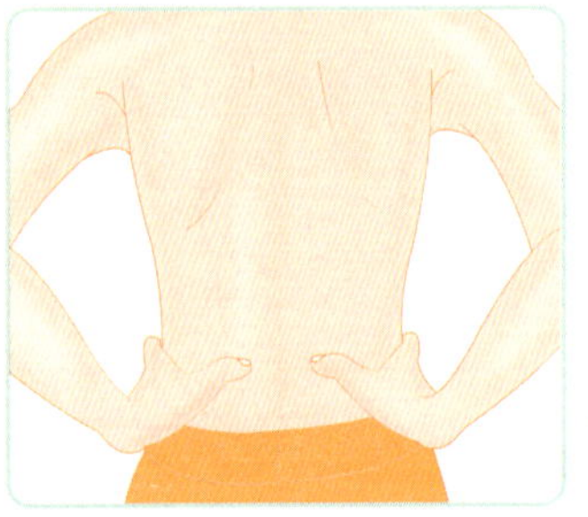

用手指轻叩脊柱两侧的腰眼穴30次。

3 摩腹

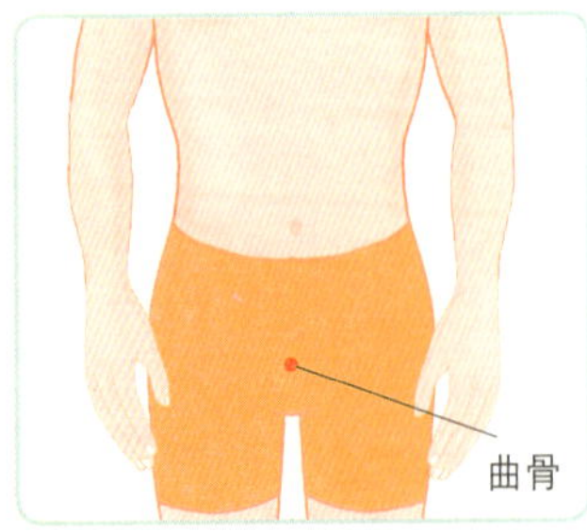

3-1 先用一手拇指指腹自颈部喉结起，沿前正中线轻轻向下按压，至剑突部则改为指揉法，揉至曲骨穴，做6～9次。

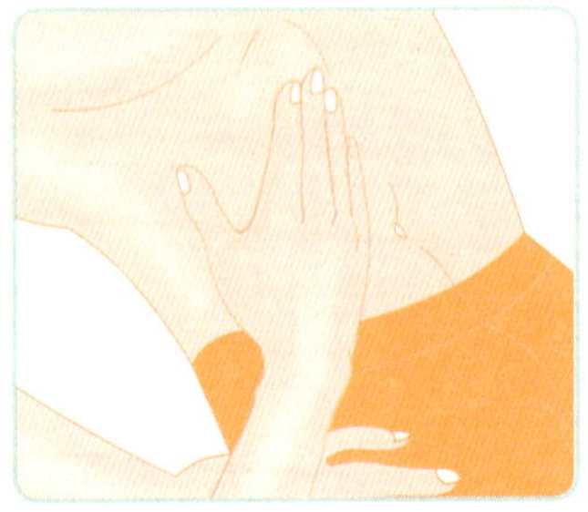

3-2 最后，用一只手掌摩腹5分钟。

4 推腹

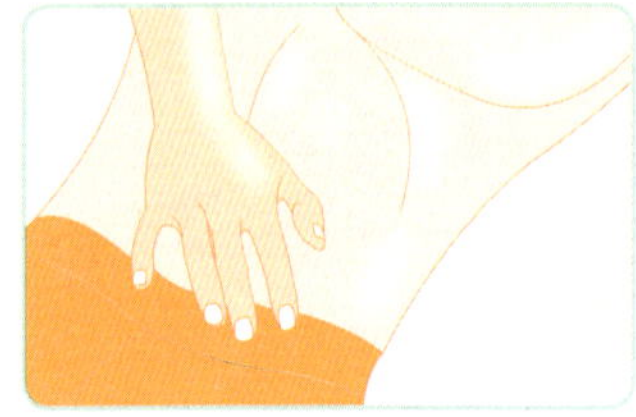

4-1 先用手掌自胸部沿两乳中线向下推至小腹，反复做20次。

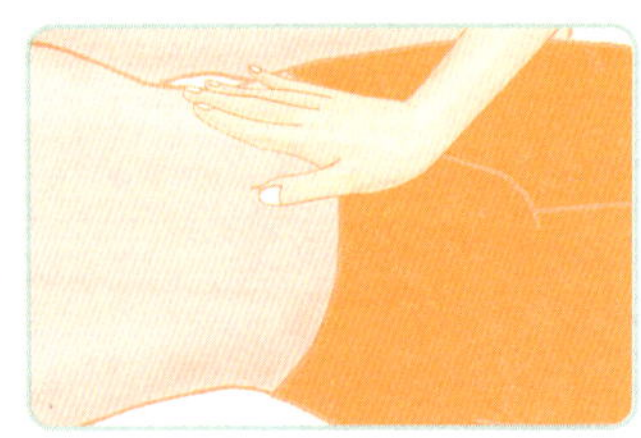

4-2 再用一手掌，沿前正中线从小腹推向胸部，反复做20次。

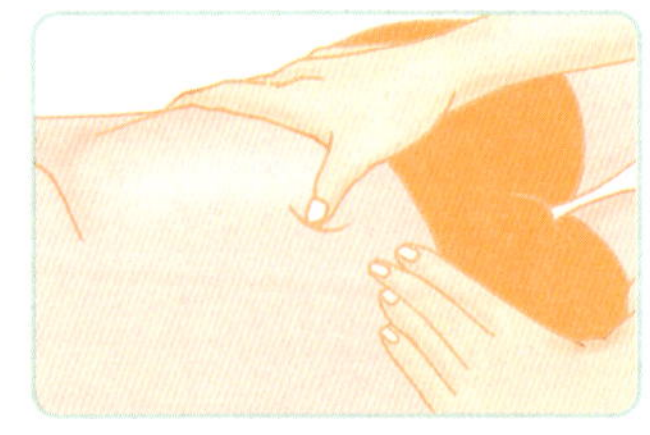

4-3 最后用两手从腹两侧向中间抓拿腹部9次。

常见多发，按摩加食疗

前列腺炎

前列腺炎是指男性由泌尿系统感染、或血行感染、或淋巴系统感染引起的前列腺炎症，表现为尿频、尿急、尿痛、排尿不尽、排尿困难等异常症状，及会阴、下腹、腰骶部、睾丸等部位不适或疼痛。

按摩要点

按摩对慢性前列腺炎是一种很好的治疗方法。根据局部按摩的作用，分别于腹部、阴部、腰骶部进行按、揉、擦。本病根于肾，故配合点揉关元、中极、肾俞等穴位，以局部有酸、胀、轻微疼痛的感觉为度，以达到疏通经脉、温肾壮阳、清热利湿、排除瘀滞的作用，从而激发和增强前列腺的功能。

结合足部按摩进行保健预防，能起到加强泌尿系统的排尿功能及防止炎症扩散的作用。

按摩方法

1 按摩腹部

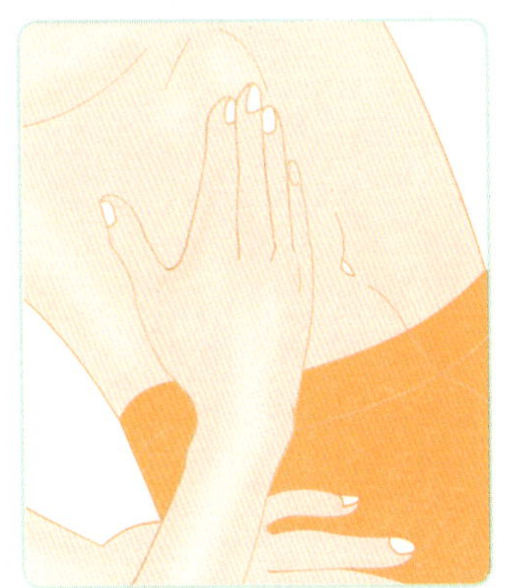

顺时针缓慢摩腹5分钟，再逆时针缓慢摩腹5分钟。

2 点按腹部穴位

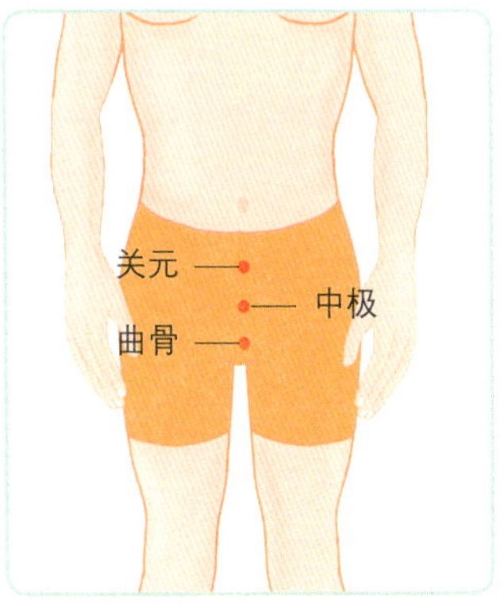

用一只手的食指、中指和无名指同时分别按压关元、中极、曲骨，按压力度先轻后重，使局部有酸、胀、轻微疼痛的感觉为佳。

3 掌压曲骨

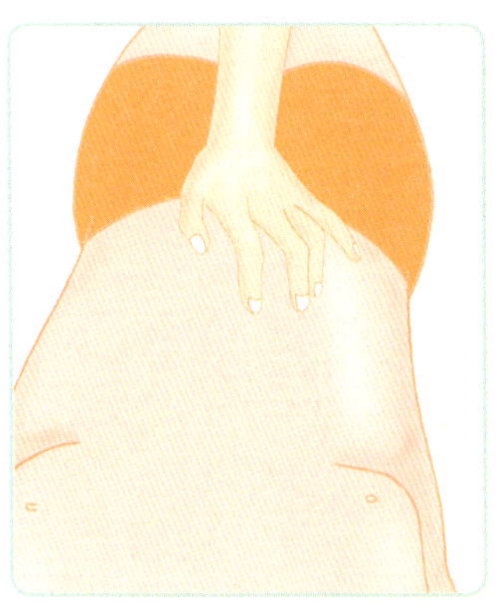

掌根紧贴曲骨穴，掌面紧贴小腹部，做缓慢深沉的按压，以感到小腹部有酸胀热感直达腰骶部为度，时间3～5分钟。

4 按揉阴部

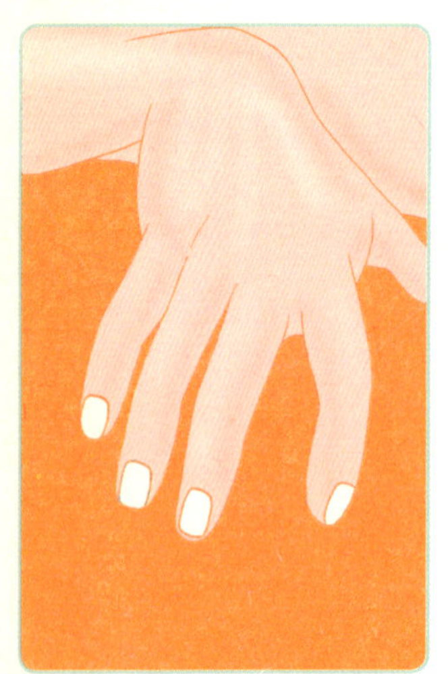

两腿屈膝分开，右手掌捂阴部，五指着力会阴，中指点按会阴穴（在肛门与生殖器之间），掌根、腕部着力脐下3～5寸，顺时针方向揉转50次，换左手逆时针方向揉转50次，以局部有酸、胀、轻微疼痛为度，然后将阴茎和睾丸握住向上提拉百余次。

5 按摩腰骶部

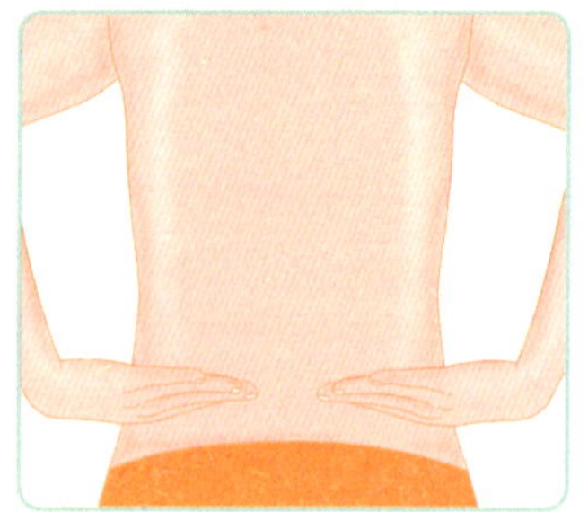

5-1 两手互相搓热后，上下来回摩擦两侧腰骶部50次，以有热感为度。

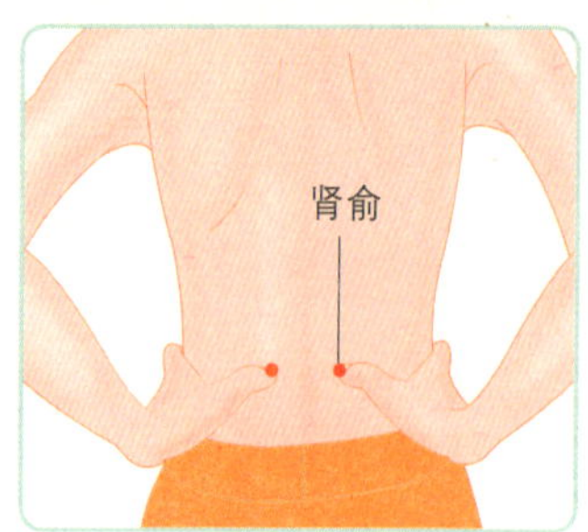

5-2 双手拇指点压双侧肾俞穴1分钟。

6 按揉足部穴区

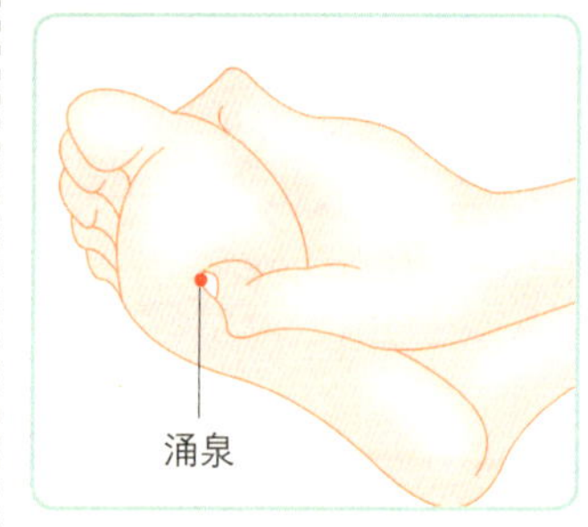

6-1 按揉涌泉30次。

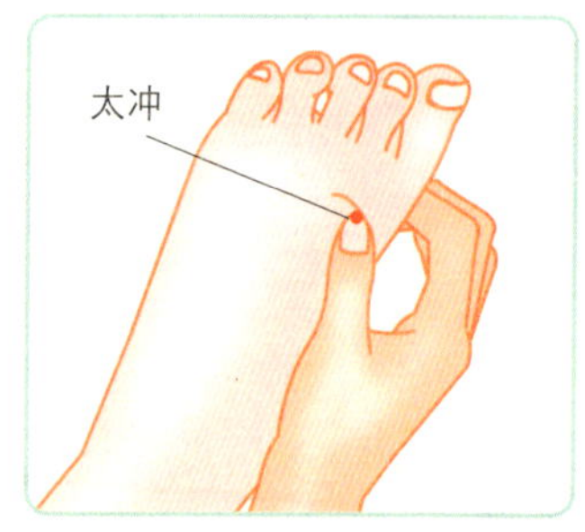

6-2 按揉太冲30次。

7 按揉反射区

依次按摩肾上腺（21）、肾（22）、输尿管（23）、膀胱（24）反射区，前列腺（50）、腹腔神经丛（20），两足底生殖腺（36）及上下身淋巴结（39、40）等反射区，按摩力度以局部胀痛为宜。

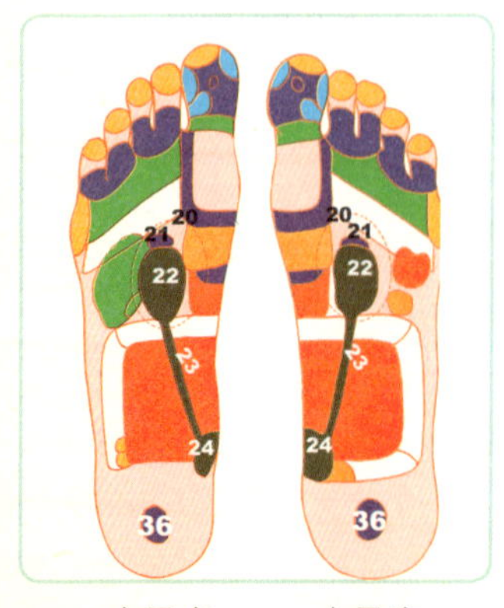

右足底　　左足底

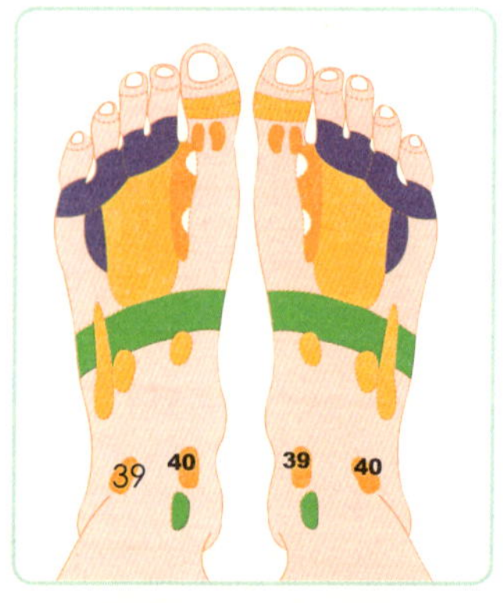

左足背　　右足背

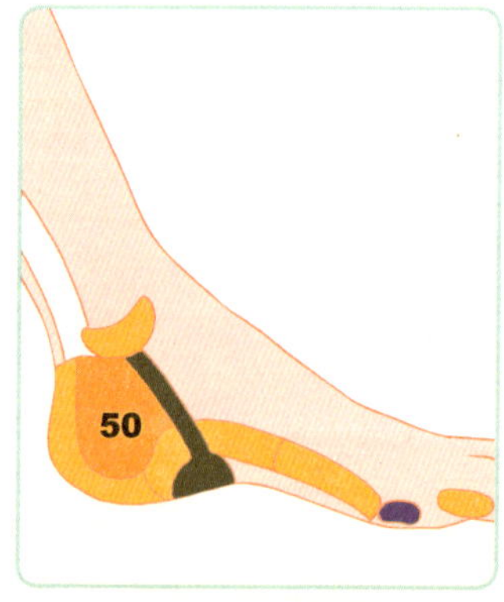

足内侧

part 08

抚触按摩，让宝宝感受真实的爱

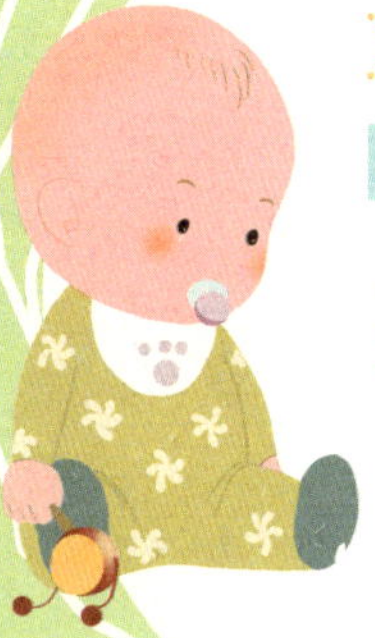

massage

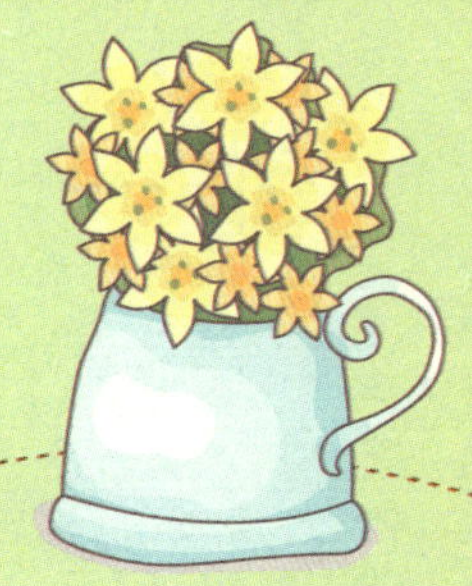

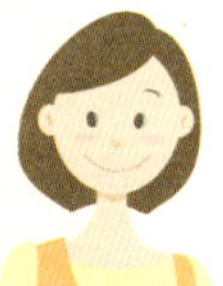
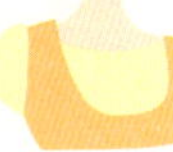

新手妈妈 抚触必修课

01 抚触前要准备什么

1 快乐的心情和关爱的笑容。

2 剪短指甲并打磨光滑，去掉手上的死皮。

3 取下戒指、手镯等可能伤到宝宝肌肤的饰物。

4 为宝宝准备好无刺激的润肤油或橄榄油。

5 用温水净手，并涂上润肤油或橄榄油。

6 房间的温度以23～25℃左右为最适宜。

7 选择中速、轻柔而有节奏的背景音乐。

02 何时抚触

1 沐浴后。

2 宝宝就餐30分钟后（注意：腹部的抚触在此时力度不宜过大）。

3 宝宝不犯困或者精神较佳的其他时间。

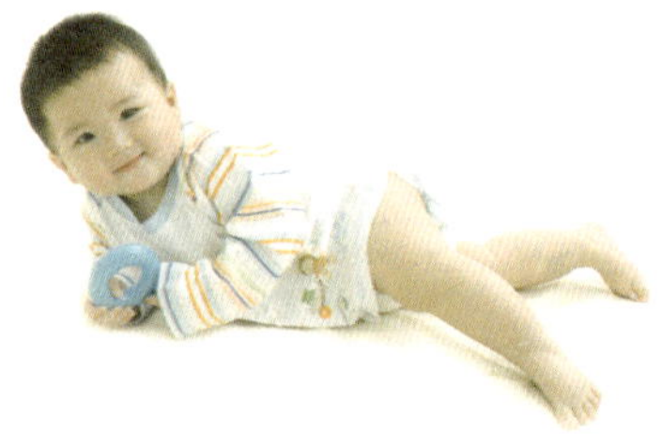

03 不宜抚触的情形

1 啼哭时应寻找原因，不应抚触。如果抚触中间啼哭或有不高兴情绪时也应停止这一节，改做下一节；若仍啼哭则停止抚触，抱一会儿或让宝宝睡一会儿，情绪变好时再做。

2 如抚触过程中宝宝睡着了，说明效果很好，应停止抚触，让宝宝睡。

3 宝宝皮肤有破溃时不应抚触，以免增加宝宝的疼痛，但可抚触其他不痛的部位。

4 宝宝发烧、身体不适、预防疫苗注射完48小时内，不要做抚触按摩。

04 抚触提要

1 最初为宝宝抚触时用力一定要轻且柔，然后逐渐增加推压力度。

2 抚触不是妈妈的“专利”，爸爸和其他的家庭成员也可以为宝宝抚触。无论是谁，抚触时一定要专注地看着宝宝的眼睛，温柔地微笑并注意适时地与宝宝进行交流。

3 新生儿的腹部抚触须在脐痂完全脱落后进行。

4 左边上、下肢的抚触可比右边多一次，以刺激右脑的发育和成长。

5 注意安全，保证周围不要有硬物磕着或硌着宝宝，尤其是为宝宝翻身时。

明目醒脑

面部抚触

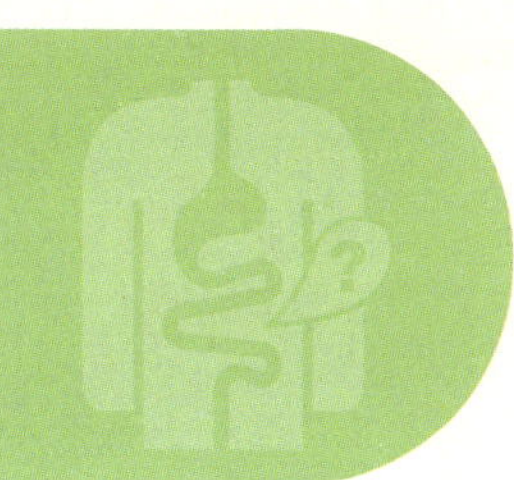

效能 舒缓面部肌肉、明目、醒脑等。

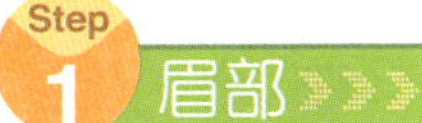

Step 1 眉部

【抚触力度】中度

【抚触速度】慢慢地

两手拇指水平置于宝宝的两眉头上部，其他四指放在头的后面。拇指自眉头上部向双颞侧水平推压至太阳穴处停止。或可继续至耳后或向下滑动至颈部结束整个动作。重复3次。

Step 2 鼻两侧

【抚触力度】中度

【抚触速度】慢慢地

两手拇指置于宝宝眼眶下、鼻的两侧，其他四指放在头后。两手拇指沿鼻梁两侧向下推压至鼻翼两侧后，拇指渐转为水平状绕过颧骨继续推压至宝宝耳前停止。重复3次。

促进血液循环

胸部抚触

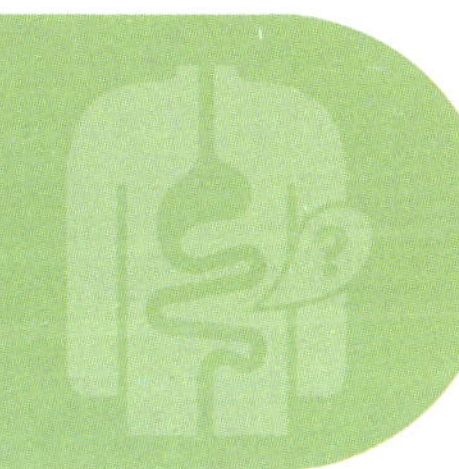

效能 舒展胸大肌，促进血液循环，增加胸部运动。

Step 1 胸大肌舒展

【抚触力度】力量稍大

【抚触速度】慢慢地

抚触者两手展平，置于宝宝胸部中央。指尖自胸骨下开始，全手掌面紧贴前胸向上推动，五指碰到锁骨后，慢慢推向两侧肩胛骨。重复4次。

Step 2 扩胸运动

【抚触力度】力量稍大

【抚触速度】慢慢地

两手握住宝宝的双手，向两侧水平伸展，然后向身体的中心部位交叉抱臂，右臂在上；再向两侧水平伸展，然后向身体的中心部位交叉抱臂，左臂在上。重复4次。

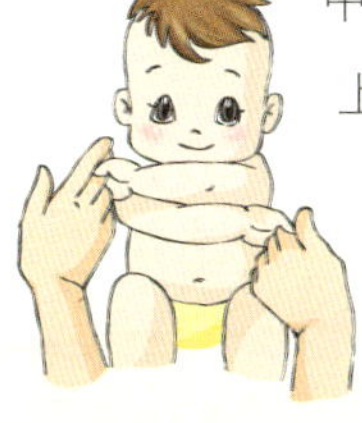

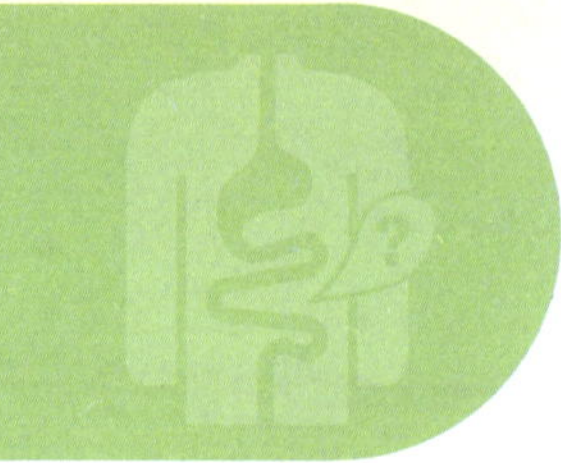

chapter

增强胃肠功能

腹部抚触

效能 促进肠蠕动，使大便通畅，增强胃肠功能等。

【抚触力度】 力量稍大，可看到指尖前的皮肤出现皱纹。

【抚触速度】 慢慢地

抚触者右手指尖向左，侧放在宝宝下腹部，全手掌接触到宝宝的皮肤后，沿顺时针方向开始推向左上腹，再转向右上腹、右下腹终止（图1）。随着右手，左手并排跟进，沿同一轨迹至右下腹处终止（图2）。重复3～4次。

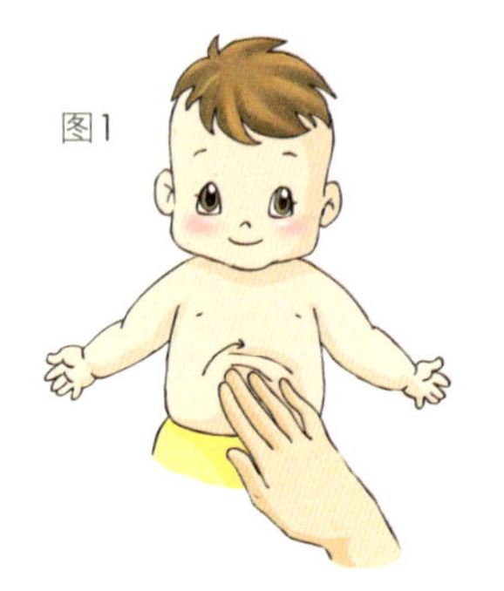

图1

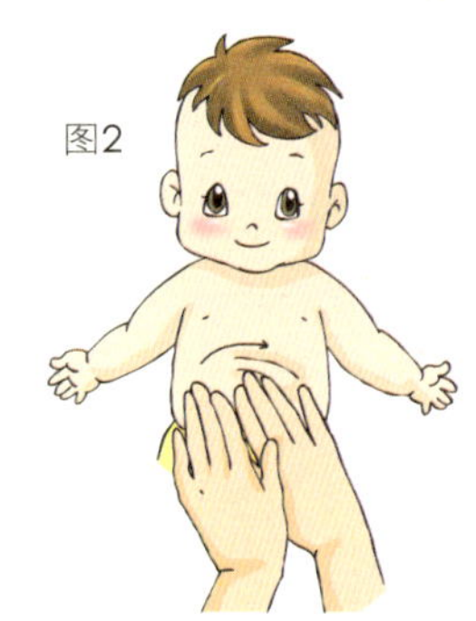

图2

按摩小贴士

不要在宝宝刚吃过奶后按摩，以免呕吐。腹部面积大，要切实注意两手的温度，温暖的手放在宝宝的肚子上才会让他舒服。腹部的抚触重点在结肠，但由于整个腹部都会接触到，所以用力要稍大。手部一定要润滑。

chapter

疏通神经

上肢抚触

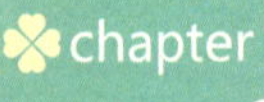

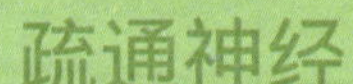

Step 1 搓手心

效能 手心里有全身的穴位，抚触手心可以刺激全身各穴位，同时也是清洁手掌的过程。

【抚触力度】 中度

【抚触速度】 中速

宝宝的手心朝上，抚触者将右手拇指放在宝宝横掌纹前部，并以此为支点用食指沿宝宝手掌部顺时针做环状搓动。右手16圈，左手24圈。

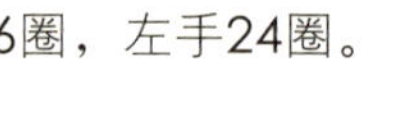

Step 2 搓手背

效能 刺激神经舒通，促进手背的血液循环和肌肉运动。

【抚触力度】中度

【抚触速度】中速

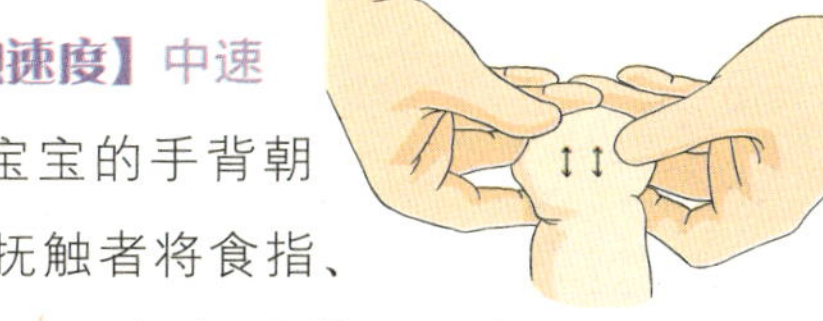

宝宝的手背朝上，抚触者将食指、中指置于宝宝手掌下，与无名指和小指配合轻轻用力夹住宝宝手指，两拇指一前一后在手背上搓动。右手搓16下，左手搓24下。

Step 3 转搓手指

效能 为精细运动做准备。

【抚触力度】轻度

【抚触速度】中速

抚触者用拇指、食指、中指轻轻拿起宝宝的1根手指，由指根处向指尖转搓，从大拇指依次到小拇指。右手每根手指做2次，左手做5次。

Step 4 抚触合谷

效能 清醒头脑，有助于心脏健康。

【抚触力度】中度

【抚触速度】中速

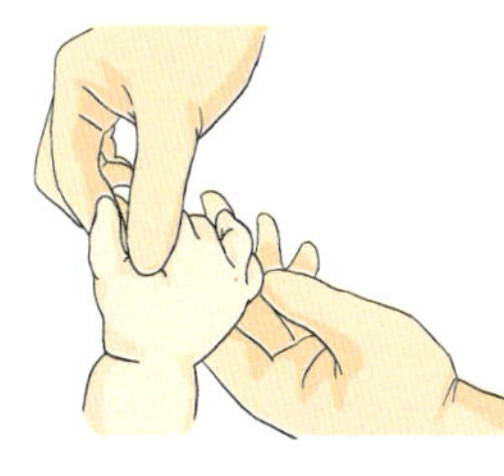

合谷穴位于拇指和食指延长线交叉前面，抚触者用拇指尖沿顺时针方向揉动。右手20～30圈，左手30～40圈。

Step 5 搓动手臂

效能 活动手臂肌肉，舒通血流。

【抚触力度】手心要全面与宝宝的手臂接触，但不要伤到宝宝的皮肤。

【抚触速度】中速

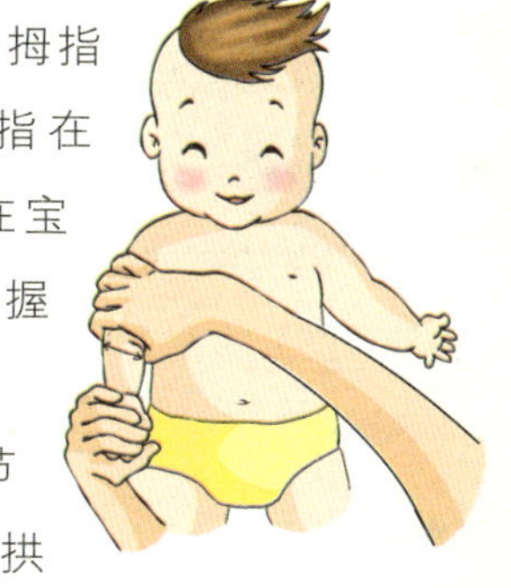

抚触者右手拇指在下，其他四指在上，松松地环在宝宝手臂上，左手握住宝宝5根手指，以自己的腕关节为轴心，手背拱起做前后转动的同时，自腕关节移动至肩关节，再移回至腕关节处为一个完整的过程。

Step 6 手臂大运动

效能 肩、肘、腕三处关节都得到了运动。

【抚触力度】转动时一定要注意跟随宝宝的身体来用力，不要弄疼宝宝。

【抚触速度】中速

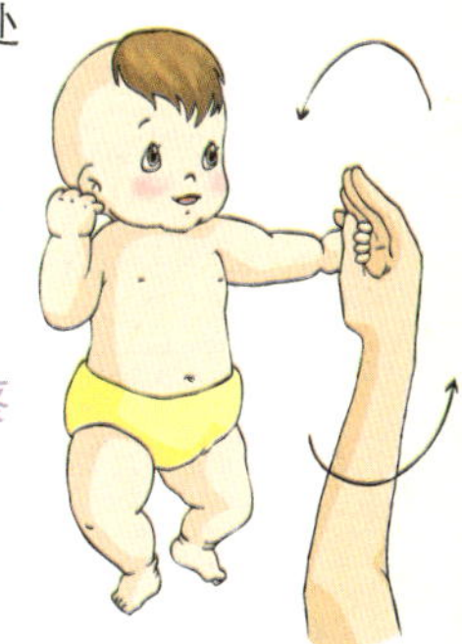

将宝宝手臂由身体的侧部提起，与身体呈90度处，以肩部为轴向外做循环转动一周后回到原位。以宝宝的手臂转动一周为一个完整过程，两臂各重复4次。

chapter

强壮身体
下肢抚触

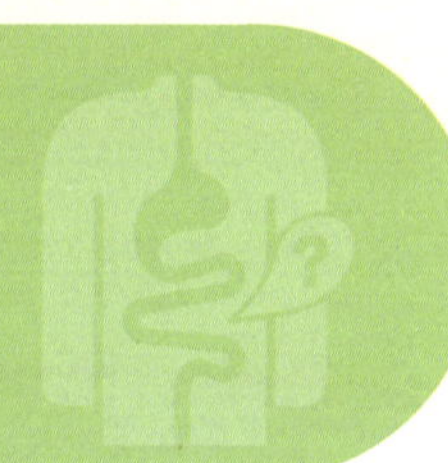

Step 1 按脚心

效能 脚底有全身的穴位，按脚心可促进全身器官功能的健全。

【抚触力度】中度

【抚触速度】中速

宝宝仰卧，抚触者将右手拇指放在宝宝脚跟处，并以此为借力轴心，使食指沿宝宝脚底内（外）沿做顺时针环状搓动。右脚16圈，左脚24圈。

Step 2 搓脚背

效能 活动肌肉，舒通血液。

【抚触力度】轻度

【抚触速度】中速

图1

宝宝仰卧，抚触者将两手食指、中指置于宝宝脚下，与无名指、小拇指配合，轻轻用力夹住宝宝的小脚（图1），两手大拇指横向一上一下搓动（图2）。右脚搓16下，左脚24下。

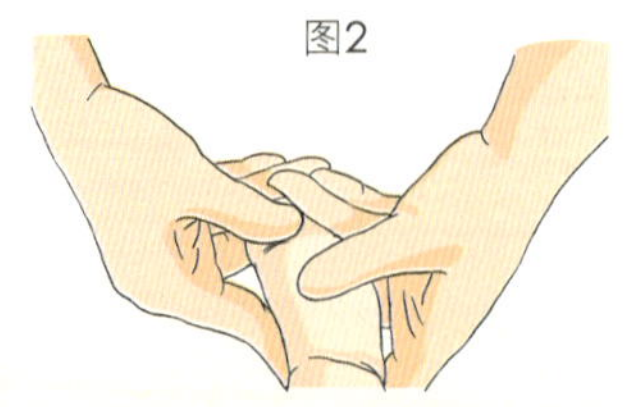
图2

Step 3 搓转脚趾

【抚触力度】轻度

【抚触速度】中速

抚触者用拇指、食指、中指轻轻拿起宝宝的一根脚趾，由趾根向趾尖搓转。从大趾依次至小趾。右脚每根脚趾搓转3回，左脚做5回。

Step 4 膝部弯曲

效能 让膝关节变得更加有力。

【抚触力度】中度

【抚触速度】中速

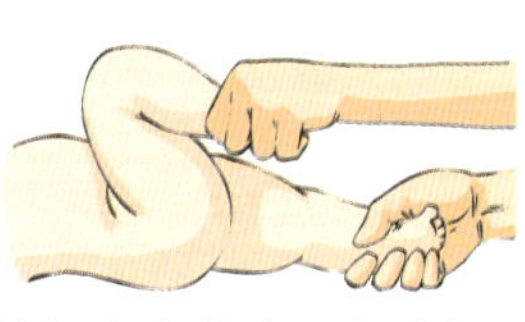

宝宝仰卧，抚触者执宝宝双腿，先抬起宝宝的右腿向腹部推动，使宝宝大腿紧贴其腹部后收回右腿，再抬起左脚做同样的运动。重复4次。

Step 5 双腿上举运动

效能 松筋练骨，增加腿部运动。

【抚触力度】这是个大动作，不要弄痛宝宝

【抚触速度】中速

宝宝仰卧，抚触者将双手放在宝宝的膝前部，拇指按在宝宝的小腿肚处，向上举起双腿达90度，再复原，重复4次。

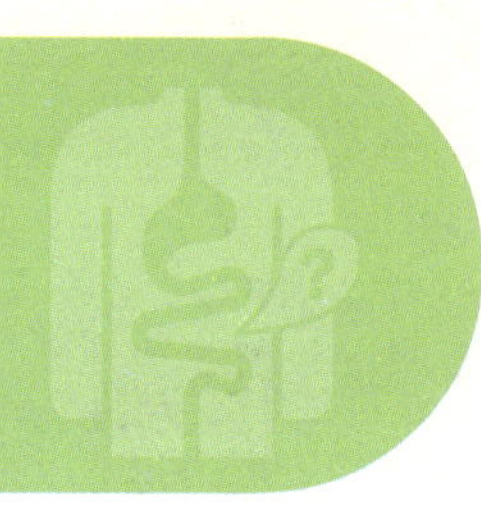

强化全身机能

背部抚触

Step 1 捏脊

效能 人体腹为阴，背为阳，腹有任脉，背有督脉，凡有关功能的经络都要循此经过。所以搓动督脉，可以动员全身阳气，尤其是强化脾的功能，使宝宝消化功能旺盛，增加食欲。

【抚触力度】高度，起初宝宝可能会因不适而哭泣，可采用转移注意力的方式

【抚触速度】中速，注意观察宝宝的反应，不可引起宝宝的疼痛和恐惧

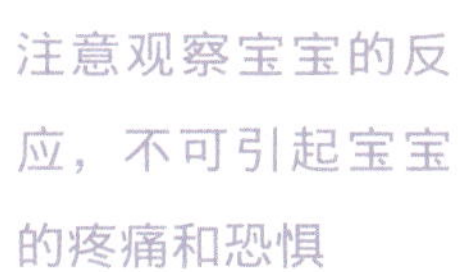

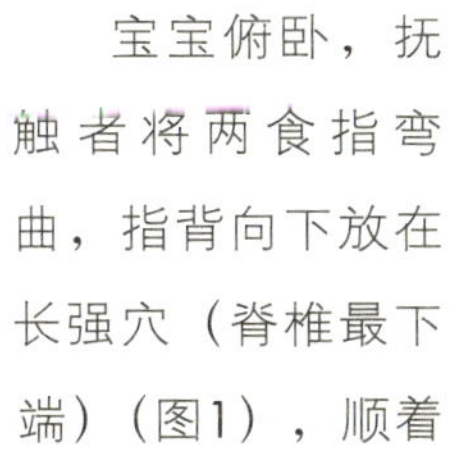

图1

宝宝俯卧，抚触者将两食指弯曲，指背向下放在长强穴（脊椎最下端）（图1），顺着脊椎两侧向上推动至皮肤起褶皱（图2），分3次推至大椎穴（颈椎下的隆起处）。重复3次。

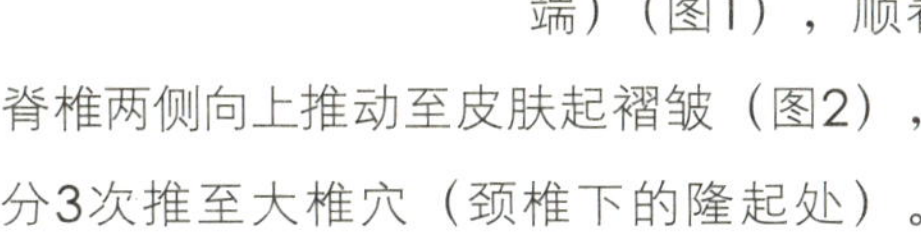

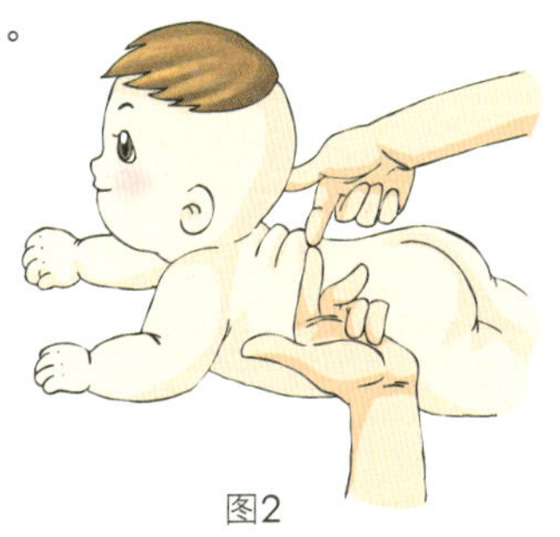

图2

Step 2 按脾俞、胃俞

【抚触力度】中度

捏脊两次后按脾俞、胃俞。在两侧胸廓下缘向中央连线，交叉在脊椎，其两侧的肌肉就是脾俞的位置（图1）。胸廓中央部向中连线至脊椎，其两侧肌肉就是胃俞（图2）。每穴用双手拇指按压2次。

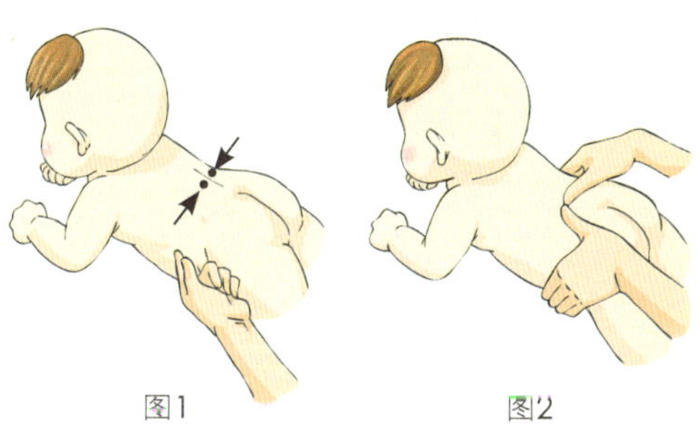

图1 图2

Step 3 按肾俞

【抚触力度】中度

捏脊三次后按摩肾俞。在第二腰椎下脊椎两侧为肾俞（图1），两手指横放向两侧分开（图2），轻轻按压3次。

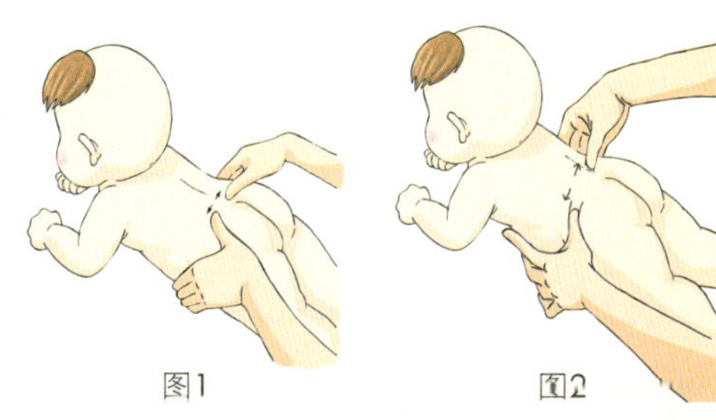

图1 图2

健康养生堂

图解人体经络穴位养生一本通

- 文字编撰　薛卫国　张　民　贾君君
　　　　　　农　艳　张　惠　李兵林
- 插图绘制　刘青松　吴橙子
- 模　　特　马逢迪　许　哲
- 摄　　影　文　冰
- 图片提供　(C) IMAGEMORE CO.,Ltd

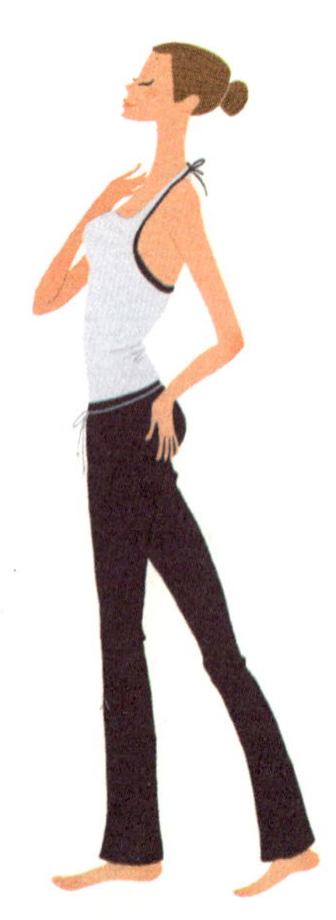